U0376980

KHONSARI'S CARDIAC SURGERY
Safeguards and Pitfalls in Operative Technique

KHONSARI 心脏外科手术
安全操作与风险防范

（原著第 5 版）

编　著　［美］Abbas Ardehali
　　　　［美］Jonathan M. Chen

主　译　丁以群

译　者（按姓氏笔画排序）

王鹏程　刘怀普　杜俊喆

吴文智　周晓东　郑丰楠

黄骏荣　提运幸

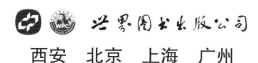

世界图书出版公司

西安　北京　上海　广州

图书在版编目（CIP）数据

　　KHONSARI 心脏外科手术安全操作与风险防范 /（美）阿巴斯·阿德哈利（Abbas Ardehali），（美）乔纳森·M. 陈（Jonathan M. Chen）编著；丁以群主译 . —西安：世界图书出版西安有限公司，2021.11
　　书名原文：Khonsari's Cardiac Surgery Safeguards and Pitfalls in Operative Technique
　　ISBN 978-7-5192-9031-3

　　Ⅰ.①K... Ⅱ.①阿...②乔...③丁... Ⅲ.①心脏外科手术—安全措施 Ⅳ.① R654.2

　　中国版本图书馆 CIP 数据核字（2021）第 204132 号

书　　名	**KHONSARI 心脏外科手术 安全操作与风险防范**
	KHONSARI XINZANG WAIKE SHOUSHU ANQUAN CAOZUO YU FENGXIAN FANGFAN
编　　著	［美］Abbas Ardehali　　［美］Jonathan M. Chen
主　　译	丁以群
责任编辑	马可为
装帧设计	新纪元文化传播
出版发行	**世界图书出版西安有限公司**
地　　址	西安市锦业路 1 号都市之门 C 座
邮　　编	710065
电　　话	029-87214941　029-87233647（市场营销部）
	029-87234767（总编室）
网　　址	http://www.wpcxa.com
邮　　箱	xast@wpcxa.com
经　　销	新华书店
印　　刷	西安雁展印务有限公司
开　　本	889mm×1194mm　　1/16
印　　张	23.5
字　　数	450 千
版次印次	2021 年 11 月第 1 版　2021 年 11 月第 1 次印刷
版权登记	25-2021-256
国际书号	ISBN 978-7-5192-9031-3
定　　价	318.00 元

医学投稿　xastyx@163.com　‖　029-87279745　029-87279675
☆如有印装错误，请寄回本公司更换☆

献给我们的家人

Mitra, Leila, Sara Ardehali

和

Abbie, Maddie, Atlas Chen

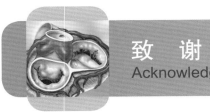

致 谢
Acknowledgments

首先，Chen 医生和我要感谢 Khonsari 和 Sintek 医生对心脏外科领域的诸多贡献以及他们在本书中留下的丰富内容资源。我很荣幸接受过他们的培训，并终生铭记他们所传授的智慧、给予的支持以及与他们重要的友谊。我还要感谢加州大学洛杉矶分校心脏外科的 Peyman Benharash 医生对腔内手术专题的贡献以及对其他章节的宝贵建议。

最后，我们要感谢 Wolters Kluwer 的编辑人员，特别是 Brendan Huffman 和 Keith Donnellan，感谢他们的帮助和奉献。我们还要感谢来自 BodyScientific 的 Lik Kwong 和 Carolina Hrejsa，感谢他们为创作和更新此次新版中的插图与设计所做的不懈努力。我们相信，第 5 版继承了之前版本的优秀传统，同时提供了关于心脏外科领域技术操作和风险防范的最新、最简洁的参考。

Abbas Ardehali

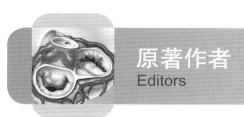

原著作者
Editors

Abbas Ardehali, MD

Professor of Surgery and Medicine

Division of Cardiothoracic Surgery

William E. Connor Endowed Chair in Cardiothoracic Transplantation

Director, UCLA Heart, Lung, and Heart-Lung Transplant Programs

David Geffen School of Medicine at UCLA

Los Angeles, California

Jonathan M. Chen, MD

Professor of Surgery

Sam and Althea Stroum Endowed Chair in Pediatric Cardiovascular Surgery

Chief of Congenital Cardiac Surgery

Seattle Children's Hospital

University of Washington School of Medicine

Seattle, Washington

插图

Timothy C. Hengst, CMI, FAMI

BodyScientific International, LLC

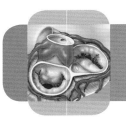

主译简介
Main Translator

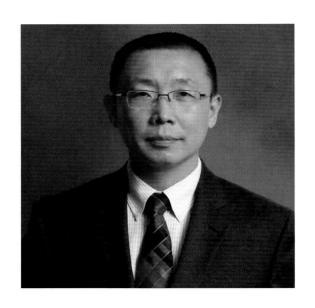

　　丁以群，医学博士，主任医师。全国先进工作者（2020 年），全国卫生系统先进工作者（2018 年），美国 STS 国际会员。1993 年毕业于北京医科大学医学系，同年进入广东省人民医院（广东省心血管病研究所）心脏外科工作；2000 年获得心血管外科专业医学硕士学位，2005 年获得心血管外科专业医学博士学位。2015 年，由深圳市政府引进并担任深圳市儿童医院心胸外科主任；2021 年，加入香港大学深圳医院，任职先天性心脏病外科主任，高级顾问医生。

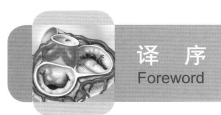

在我的心脏外科成长道路上，有三本书对我产生了很大影响，它们分别是 *Rob & Smith's Operative Cardiac Surgery*、*Khonsari's Cardiac Surgery*：*Safeguards and Pitfalls in Operative Technique* 和 *Manual of Perioperative Care in Adult Cardiac Surgery*。就内容的逻辑连贯性而言，第一本教给我们如何做手术，第二本教给我们如何做好手术，第三本则让我们能够在手术结束后，科学而有条理地应对手术后的病情变化。而有意思的是，我接触并仔细研读这些书的顺序刚好反过来，分别是在 2003 年——外科 Fellow 培训期间，2005 年——Fellow 培训结束、刚刚回国时，以及 2008 年。2009 年 10 月，我尚就职于广东省人民医院小儿心脏外科，忽然接替一位调离的医生任职手术组组长。庆幸之前所做的理论准备，在接棒的两个月后，便成功地主刀完成了我人生中的第一台 Norwood Stage I 手术。而这之后，我便将这三本书视为心脏外科培训的最基本教材，"纸上得来"与"躬行实践"的充分结合使我获益良多。我相信：如果外科技术真如 Richard Jonas 所说的"taughtable"，那么这三本优秀的著作就像我找到的可以教导我、指引我的"导师"。

何其幸运，近几年有机会我得以参加这三本优秀著作的翻译工作，第一本书（原著第 6 版）的中文版已于 2020 年 1 月出版，受到了业内的广泛好评。第三本书（原著第 6 版）的中文版计划于 2023 年与国内读者见面。

Khonsari's Cardiac Surgery：*Safeguards and Pitfalls in Operative Technique* 一书非常精彩，其对细节的追求近乎极致。比如：在分离升主动脉与主肺动脉间隔并过带时，应当正手操作抑或应该反手操作？欠佳的操作方法会面临什么样的问题？原著作者对此均进行了清晰的阐述：如果正手操作，过带钳的尖端可能会受到覆于右肺动脉与升主动脉右侧的脏层心包的阻挡，错误地导向背侧，进而刺入右肺动脉；而反手操作则会使过带钳尖垂直刺入此脏层心包，不会受到错误导向，也就不会伤及左、右肺动脉。这些看似"理所当然"，或者是"无聊的矫情"，是在最大限度地追求细节，而在这一领域，细节决定成败。

我喜欢这本书！读她，俨然是在读一本金庸先生的武侠小说：追求每个细节，宛如步向"独孤求败"的"风清扬"，在看似平静的目光中，无形且无限地展现着每一个剑招的气势——这样看来，第一本书 *Operative Cardiac Surgery* 更像"剑宗"，而这本书更像"气宗"。不敢彻底、放纵地沉浸在金庸先生的武侠小说中，还要感谢那么多对此书的翻译、出版做出贡献的人们。责任编辑马可为老师在我的上一本译著 *Operative Cardiac Surgery* 书中说道"一种情怀让梦想照进了现实……"，如果说对于那本书是一种情怀，那么对于这本书，便是一种"痴迷和癫狂"。

　　愿更多同道从中获益，让我们一起为中国的心脏外科学发展努力！

丁以群

2021 年 10 月

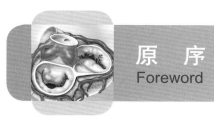

原　序
Foreword

　　最初编写 *Cardiac Surgery: Safeguards and Pitfalls in Cardiac Surgery* 一书的想法是在 35 年前。当时，我一方面想帮助外科住院医生掌握心脏外科技术，同时也可指导他们避免一些会导致不良后果甚至是致命结局的失误，因此，写作这样一本书就相当于为他们提供一种工具。经过 5 年的准备，这本书终于完成并于 1987 年年底顺利出版。书中的每一章节均由著名的欧美心脏外科医生进行了仔细的审阅修改，提出了宝贵的建议，他们丰富的临床经验为这本书增色良多。

　　在我的写作过程中，得到了来自莱顿（Leiden）已故 Gerry Brom 教授的大力支持，如果没有他的帮助和鼓励，这本书就无法完成。Joanie Livermore 和 Timothy Hengst 所提供的"栩栩如生"的插图成为这本书的标志和亮点。现在，本书已更新至第 5 版，并被翻译成葡萄牙语、日语和中文出版，足以说明她的成功。令人欣慰的是，我参观过许多国家的手术室，其中都陈列了本书或其不同章节的影印本。Colleen Sintek 医生是我近 30 年的搭档兼同事，也是本书第 2 版、第 3 版和第 4 版的共同作者，我非常感谢她的支持和帮助。

　　在本书第 5 版的编写中，我有幸邀请到一位受人尊敬的朋友和同事——加州大学洛杉矶分校 David Geffen 医学院的 Abbas Ardehali 教授，他承担起这份责任并延续了本书的成功。华盛顿大学西雅图分校外科教授兼儿童心血管外科首席外科医生 Jonathan Chen 对先天性心脏病部分进行了编辑和更新。他们对完成第 5 版 *Cardiac Surgery: Safeguards and Pitfalls in Cardiac Surgery* 所做的贡献给我留下了非常深刻的印象，对此我表示衷心感谢。

Siavosh Khonsari, MB, FRCS, FACS, FACC

Clinical Professor of Surgery

University of California

Los Angeles, California

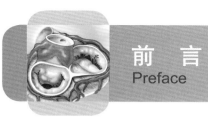
Khonsari's Cardiac Surgery: Safeguards and Pitfalls in Operative Technique 是心脏外科领域一部独特的著作。它以简洁、易读和图释的方式详细介绍了心脏手术中的重要技术要领，并着重突出了技术失误的防范和补救措施。无论对于初学者、实习生还是经验丰富的外科医生，本书均提供了重要的学习参考。

本书自第 1 版面世以来始终广受青睐，这归功于 Khonsari 医生无与伦比的手术直觉、智慧、判断力和对细节的关注，而他的这些特点贯穿全书。丰富详尽的插图已经并将继续成为本书的主要特征，以更加直观地突出内容重点。Sintek 医生在第 3 版和第 4 版中的贡献更是锦上添花。我们作为第 5 版的编著者尽最大努力保持本书的特色：强调心脏手术的技术层面问题，突出对失误的防范，力求简洁，并使用清晰的插图向读者传达信息。

从结构上讲，本书的前两个部分仍致力于成人心脏手术，而第三部分则涵盖了儿童心脏手术。我们对所有章节均进行了更新，添加了新的插图，并将一些插图变为彩图以提高清晰度。此外，还增加了新专题以反映该领域的进展，包括血管内手术、经导管主动脉瓣置换术、Norwood 重建的新方法、Ebstein 畸形的修复以及先天性矫正型大动脉转位的替代解剖学修复等。

本书的格式沿用了以前的版本：技术失误用危险符号 ⊘ 表示，重点阐述技术失误的发生机制及防范和纠正这些错误的技术。要点用特殊的注意符号 **NB** 突出显示。

Khonsari's Cardiac Surgery: Safeguards and Pitfalls in Operative Technique 长期以来一直被认为是心脏手术技术方面优秀的参考书籍。我们努力保持本书的核心优势：对心脏手术技术的简洁、图释和聚焦性描述。 我们相信，随着第 5 版的诸多改进，她将继续成为心脏外科初级医生和高级医生宝贵的学习资源。

Abbas Ardehali, MD

Los Angeles, California

Jonathan Chen, MD

Seattle, Washington

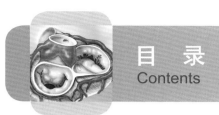

目 录
Contents

第 1 部分

总 论

General Considerations

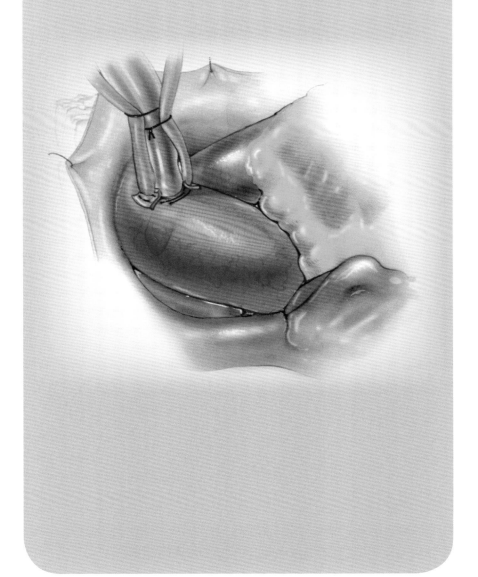

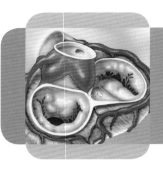

第1章
心脏和大血管的手术路径

骨正中切口

在心脏外科手术中，胸骨正中切口仍然是使用最为广泛的入路，它可为大多数涉及心脏和大血管的手术提供良好的显露。

手术技术

皮肤切口通常从稍低于胸骨上切迹的部位延伸至剑突尖端。一般选用带有垂直锯片的胸骨锯来锯开胸骨。对于小婴儿，可用胸骨剪来完成此操作。摆动锯则通常用于胸骨再次切开，以及一些存在皮肤切口限制因素的初次手术。在使用时，要求外科医生培养出能够"感觉"到锯刃何时穿透胸骨后壁（见本章"再次胸骨切开术"）。

⊘ 出　血

胸骨上窝处通常有一根明显的小静脉横跨，有时该静脉会较粗且充盈，特别是在右心压力较高的患者中。如果不小心将其损伤会导致明显的出血。知晓这条静脉的存在很重要，可将其电凝（如果很细）或用金属血管夹将其阻断。如果该静脉已经被切断且出现断端回缩，将会增加止血难度。可以先填塞胸骨上窝控制出血，然后继续锯开胸骨。当胸骨被锯开后，则可以比较容易地找到出血点并进行止血。

⊘ 胸骨感染

对胸骨上窝进行充分解剖，不但没有必要，而且会使颈部组织层面发生显露。虽然现在已经很少需要施行气管切开术，但总会有这种可能性。不管何时行气管切开，应尽可能在颈部高位做一单独的切口，这样，气管切开所致的浅表伤口感染就不易播散到胸骨上窝甚至纵隔，进而导致伤口问题及纵隔炎。

⊘ 进入腹腔

在切开腹白线或心包下方时，有可能会进入腹腔。应立即关闭切口，以防止溢出的血液或用于局部冷却的冷盐水进入腹腔，否则可能造成术后肠梗阻。

⊘ 胸骨不对称切开

应在胸骨正中切开胸骨。将拇指和示指置于切口，且分置于胸骨两侧的肋间隙中，这样可以定位劈开胸骨的准确位置，用电刀在骨膜上做好标记。不对称切开胸骨会导致一侧胸骨过窄，而胸骨缝合线会切割这部分窄的胸骨，导致胸骨哆开的概率上升。同理，肋软骨关节也会因此受到损伤（图1.1）。

⊘ 气胸和血胸

在使用胸骨锯时，手术医生应要求麻醉医生将肺放气，以保证胸膜腔的完整性。这对于罹患慢性阻塞性肺疾病和肺气肿的患者尤为重要。有时，胸膜腔会在锯开胸骨或游离胸腺和心包时被切开。如果破口很小且没有液体进入胸腔，可在关胸时将纵隔引流管的顶端置入胸膜破口内2~3cm处；也可将胸膜腔完全开放，这种情况常见于剥取胸廓内动脉的患者，此时可将一条胸腔引流管经肋下置于膈肌的外侧，引流液体、血液及排出空气。

⊘ 骨蜡的使用

应避免过度使用骨蜡来控制胸骨骨髓腔的出

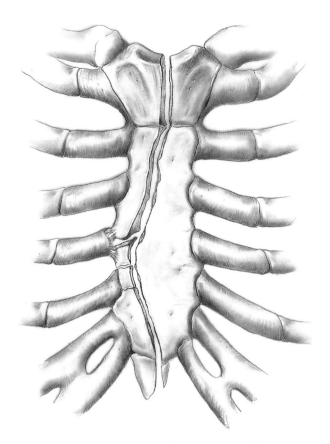

图 1.1 不正确的胸骨切开所导致的骨折

血，否则会增加伤口感染的可能性，影响伤口愈合；严重时，骨蜡甚至可导致肺栓塞的发生。然而，少量使用骨蜡仍是控制胸骨边缘出血的有效措施。我们发现万古霉素糊剂（将万古霉素粉末与 2.5 mL 盐水混合），具有一定的抗菌性，是一种有效的可用于胸骨骨髓渗血的药物。

⊘ 臂丛神经损伤

臂丛神经损伤与胸骨正中切开有关。手臂过度外展导致臂丛拉伸，加之撑开胸骨时神经干被压迫在锁骨和第 1 肋骨之间，可导致臂丛损伤。经颈静脉置入 Swan-Ganz 导管时也会造成臂丛损伤，一方面可能是操作导引器造成的直接损伤，另一方面也可能是穿刺点附近血肿造成的间接损伤。导致臂丛损伤最严重的原因是第 1 肋骨骨折（图 1.2）。应将胸骨撑开器的横臂放置在胸骨上部，叶片置于胸骨切缘的下 1/3 处，逐步撑开（每次 1~2 圈），以防止第 1 肋骨或胸骨骨折（图1.3A）。如果由于某些原因而需要将撑开器横臂

置于胸骨下段，仍应将撑开器的叶片置于切口下部。许多外科医生使用每侧带 2~3 个叶片的改良撑开器，将横臂放置在下方。撑开器旋开至可充分显露术野即止（图 1.3B）。⊘

用来取胸廓内动脉的撑开器（如 Favaloro 撑开器）也会造成臂丛损伤。因此，应当避免突然过度上拉撑开器。手术医生应通过调整手术台及其头灯位置来获得良好的显露，从而减少牵拉胸骨的上半部分。此外，当完成了胸廓内动脉的游离以后，即可减小对胸骨上半部分的撑开程度。这些简单的方法常常可以消除或降低臂丛损伤的发生率。

⊘ 无名静脉损伤

在解剖、游离或切除胸腺及其残余组织时，有可能损伤无名静脉，尤其是当前次手术后形成瘢痕时。此时应充分游离受损静脉两侧的瘢痕组织，然后通过简单缝合来控制活动性出血。在少数情况下，如果此静脉损伤严重，可将其切断并缝扎右侧断端，另一端则保持开放，以引流左颈内静脉的回流，直到准备撤离体外循环时，可用类似的方法缝扎此侧断端。⊘

无名静脉通路具有非常重要的临床价值，可用于监测中心静脉压，特别适用于婴儿和外周静脉情况不良的患者。在无名静脉上，用带心包垫片的 7-0 聚丙烯缝线缝置荷包，经皮穿刺，在荷包中央置管后打结，荷包缝合应严密，避免拔管后出血。有时，较大的胸腺静脉也可选做此用。

再次胸骨切开术

越来越多的患者需要进行第 2、3 次，甚至第 4、5 次手术来更换人工瓣膜、矫治先天性心脏缺损或反复心肌血运重建。这种趋势将有可能持续下去，因此，作为心脏外科医生，必须掌握再次手术的技巧。在切开皮肤时，并非总是需要将之前的瘢痕切除，除非瘢痕很粗、很厚时才需如此。依照常规，用"电切"切开皮下组织，然后沿着胸骨中线，用"电凝"做出标记。

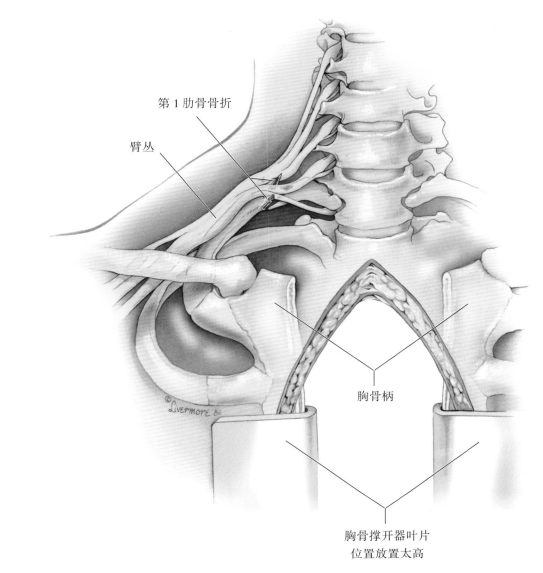

第 1 肋骨骨折

臂丛

胸骨柄

胸骨撑开器叶片
位置放置太高

图 1.2　臂丛损伤的机制

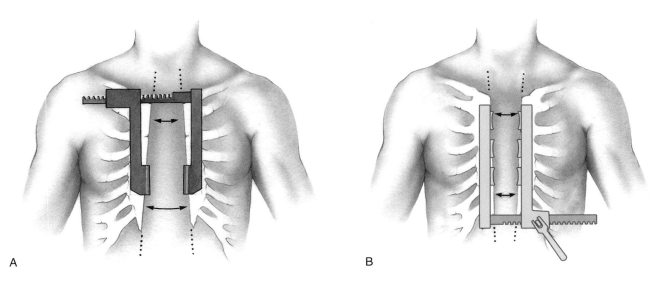

A

B

图 1.3　胸骨撑开器放置的技巧

手术技术

剪断前次手术遗留的胸骨缝合钢丝或非可吸收粗缝线，但不要去除，当摆动锯穿透胸骨后骨板时，这些残留的钢丝或缝线可以形成一定的阻力，有助于保护右心室免受损伤（图 1.4）。在胸骨上窝或剑突周围，可安全地进行小范围的锐性分离，以能放入小的甲状腺拉钩为目标。

⊘ 右心室损伤

对于以前做过胸骨切开术的患者，应尽量避免用手指在胸骨后方行钝性分离，这样做有可能会损伤到脆弱的右心室壁（图 1.5）。⊘

使用摆动锯锯开胸骨时，在胸骨上切迹上方及剑突下方分别置入拉钩，上提胸骨（图 1.4）。而后，将小的钉耙拉钩插入两侧骨髓腔内，垂直向上轻轻提起，这就可以使胸骨与心脏之间的粘连组织轻度绷紧，有助于用电刀或剪刀进行分离（图 1.6）。

虽然侧位胸片常常可显示右心室及升主动脉与胸骨后骨板的贴合程度，但 CT 扫描可以精确地判定升主动脉和胸骨背面的关系。如果发现升主动脉与胸骨背面有粘连，在锯开胸骨时就要做好充分的预防措施。

在锯开胸骨之前，可在右侧第 2 或第 3 肋间隙做一小的横切口。通过该切口，可从侧面分离升主动脉与胸骨后壁的粘连（图 1.7）。而后，可按前文所述的再次手术方法锯开胸骨，避免损伤主动脉。

我们倾向于在锯开胸骨前建立股动脉 – 股静脉转流并将中心温度降至 18℃（见第 2 章）。体外循环建立后，将患者体温降到 18~20℃。使用离心泵或负压辅助系统有助于静脉引流。主动脉瓣二叶瓣畸形、单叶人工机械瓣或衰败人工生物瓣所致的主动脉瓣关闭不全，可导致左心室膨胀。在左前外侧胸部做一小切口，将引流管经心尖插入左心室；体外循环开始后，经此行左心室引流，即可防止心脏过度膨胀（见第 4 章 "左心室心尖部引流"）。常规行经食管超声心动图（TEE）检查，以监测左心室容积。在体外循环开始时或心脏发生纤颤时，一旦发现左心室膨胀，应立刻放置引流管。

如果开胸顺利，未发生任何意外，则可逐步复温至预定温度，并按原计划完成手术；相反，一旦发生主动脉撕裂或横断，应首先在深低温停循环下完成升主动脉修补或置换，然后再按原计划完成手术。

🆖 这些重要的预防措施本身也存在引发严重并发症的可能，但它是预防灾难性出血导致死亡的唯一手段。

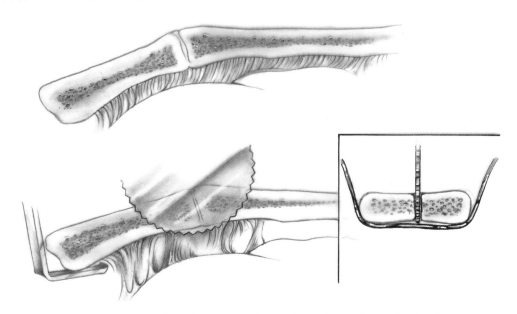

图 1.4　向上抬高胸骨后板，以增加摆动锯刃与下方组织之间的距离

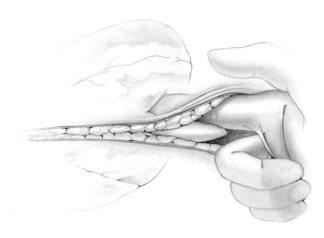

图 1.5 用手指钝性分离导致右心室损伤

NB 意外穿破主动脉

如果术前并未预判可能发主动脉损伤，但在开胸的过程中却遭遇此灾难，可立即使用巾钳拉闭两侧胸骨，对出血部位实施压迫。而后，在助手进行加压止血的同时，术者可依前文所述，迅

速经股动、静脉建立体外循环。

NB 分离胸骨后板

可在直视下用剪刀游离胸骨后板，通过钉耙拉钩略微上抬胸骨可协助完成。在胸骨柄体关节处进行此操作具有特别重要的作用，此处胸骨柄向后上走行（图 1.4）。NB

胸骨背面的纤维粘连主要位于前次胸骨锯开处。用电刀或剪刀将这些粘连组织分离后，胸骨可以获得一定的活动度（图 1.6）。然后再进行彻底的解剖、游离，使胸骨撑开器能安全地放入，并可以慢慢地撑开胸骨。

沿心脏的右下缘缓慢细致地进行锐性分离，就能相对容易地找到正确的解剖平面。有些外科医生发现将电刀能量调低后，完成上述分离可减少心包表面出血。逐渐向上分离，显露右心房和主动脉以备体外循环插管。

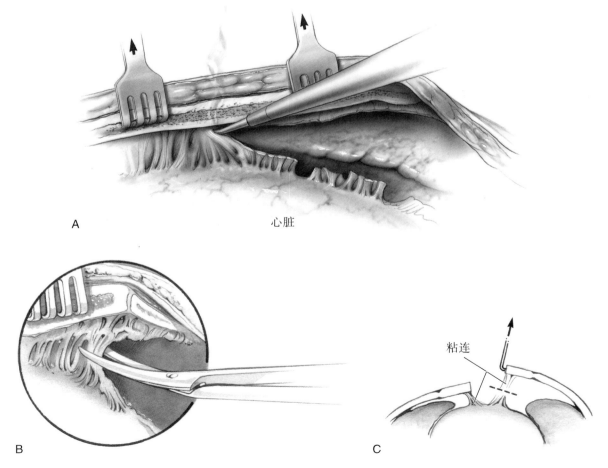

A 　　　　心脏

B

C 　　　粘连

图 1.6 逐步分离胸骨下的纤维粘连

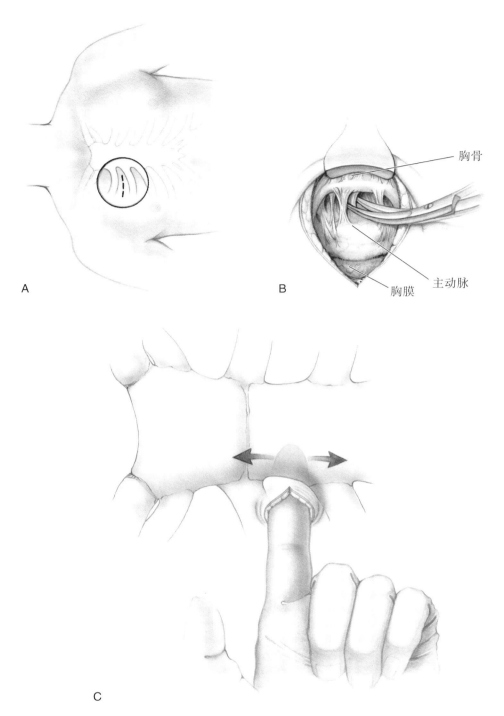

A

B

胸骨

主动脉

胸膜

C

图 1.7 再次手术中将升主动脉从胸骨逐步分离的技术

⊘ 右心室撕裂

插入一个小的牵开器并将胸骨轻轻地分开，过度撑开会牵拉右心室壁。电锯损伤或者胸骨过度撑开导致的右心室撕裂是一种致命的并发症。应立即直接压迫止血，同时尽快开始体外循环。当右心室完全减压后，用多个带垫片缝线修补伤口（图 1.8）。对于电锯损伤，将两侧胸骨并拢

并压迫心脏止血，直到完成股动、静脉插管。

⊘ 损伤无名静脉

反复胸骨切开的患者，无名静脉经常粘连在胸骨背面。有可能会被电锯直接损伤或在撑开胸骨时撕裂（图 1.8）。绝大多数情况下，可通过手指直接压迫静脉上的破口来控制出血。需同时将无名静脉从两侧胸骨柄背面仔细解剖、游离下

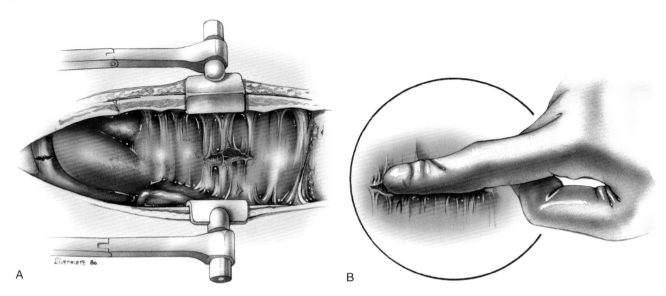

A

B

图 1.8　A. 再次手术时右心室和无名静脉撕裂的机制。B. 用手指控制右心室出血

来。如果不能迅速控制出血，则由助手拉闭胸骨并向下轻压以减少出血。必要时予输血，术者应尽快建立股动、静脉插管，在体外循环下游离无名静脉，并用 5-0 聚丙烯缝线进行修补。如果无名静脉损伤是复杂的撕裂伤或横断，无法进行修补，可立即将其右侧断端缝闭，保持左侧断端的开放，将出血用吸引器回收至体外循环中。

NB 在体外循环下，如果发生左锁骨下静脉和颈静脉的急性回流受阻，可导致中枢神经系统损伤。无名静脉左侧断端可在体外循环停机前予以缝合。

闭合胸骨

手术技术

在闭合胸骨之前，在纵隔和心包腔放置胸管进行术后引流。

⊘ 桥血管损伤

引流管的放置必须远离桥血管，无论是动脉桥还是静脉桥。持续的刺激和抽吸可能使桥血管穿孔，引发活动性出血。

⊘ 心肌损伤

引流管上的侧孔务必不要面向心肌，以防止负压吸引造成的心肌损伤和出血。⊘

用 6~8 根钢丝拉闭胸骨。通常情况下，这些钢丝是环绕胸骨的，仅在胸骨柄处穿缝胸骨。必须小心避免损伤到胸廓内血管。

NB 使用钢丝或钢带进行"8"字缝合以减少胸骨裂开的风险（图 1.9）。然而，必须注意的是，在重症监护室需要紧急开胸抢救时，去除"8"字缝合的钢丝比较费时，可能会导致复苏延误。**NB**

撤离体外循环较为困难的危重患者，心脏和

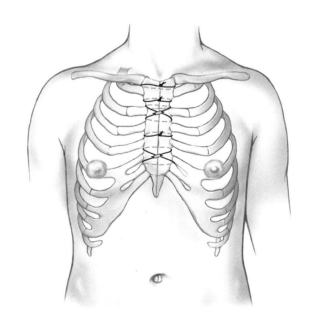

图 1.9　用钢丝和细钢带拉闭胸骨

肺会变得膨胀和水肿，这常见于婴幼儿患者。闭合这类患儿的胸骨会压迫心脏并损伤心脏功能。在这种情况下，可延迟关胸，用碘防护膜（Ioban，3M Healthcare，St. Paul，MN）覆盖皮肤切口，既可以观察前纵隔情况，也可在必要时快速进入胸腔。对于儿童，可在皮肤切口边缘缝一块硅胶片。当血流动力学稳定后，将患者送回手术室按常规关胸；也可在监护室无菌条件下关胸。

NB 当有明确指征时，外科医生应毫不犹豫地使用这一极其简单的延迟关胸技术。这是一项救命的措施，如果可以保持严格的无菌，胸骨感染的概率非常低。

⊘ 钢丝松动

术后疼痛程度在一定程度上与胸骨闭合的稳定性有关。两侧胸骨的相对运动会造成疼痛，并影响正常呼吸活动，导致术后肺部并发症。如果钢丝没有拧紧，即使是正常的呼吸活动也会导致钢丝对胸骨的切割（图 1.10）。

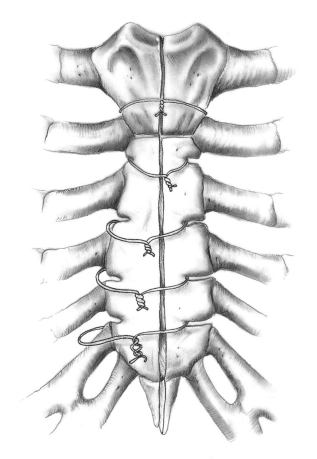

图 1.10 松动的钢丝对胸骨的切割

⊘ 改良 Robicsek 法

如果胸骨骨质疏松、质地易碎，或前次闭合胸骨时就已经发生骨折，绝大多数情况下可采用改良 Robicsek 法闭合胸骨。先用钢丝连续缝合于两侧胸骨旁，然后在纵行缝合的钢丝外侧水平间断缝合 6~8 道钢丝，并以常规方式拧紧（图 1.11）。

⊘ 胸骨骨折

采用常规策略拉闭已经骨折的胸骨较为困难。可将钢丝从胸骨外侧穿过骨折点上下的肋软骨，在胸骨旁将它们拧紧来固定骨折部位。再把两边的钢丝在胸骨前按常规关胸的方式拧在一起（图 1.12）。

术后胸骨伤口感染

在接受心脏手术的患者中，胸骨感染发生率为 1%~2%，发病率和死亡率很高。

一般因素

一些全身因素，如营养不良、心源性恶病质、肾衰竭、慢性阻塞性肺疾病、肥胖、糖尿病以及使用糖皮质激素，会导致患者术后容易发生胸骨伤口感染。手术前应尽量使患者达到最佳健康状态，这需要一段时间的营养支持或积极的治疗以改善心功能。对于合并慢性肺功能障碍的患者，呼吸道清理和呼吸锻炼会有很大的帮助。对于极度肥胖者，建议降低体重，但不要在临近手术时出现负氮平衡。对于胰岛素依赖的糖尿病患者，游离双侧胸廓内动脉会增加术后胸骨感染等并发症的风险；对于糖尿病患者来说，围术期积极控制血糖非常重要。伤口愈合不良与长期使用皮质类固醇有关，因此，术中需要小心处理组织，然后细致地闭合伤口。

特殊因素

需要考虑的特殊因素包括胸廓内动脉的游离、术后出血过多、再开胸止血、监护室内紧急开胸、长时间体外循环、术后早期严重低心排以及胸外心脏按压。在肝素化前，仔细地控制出血

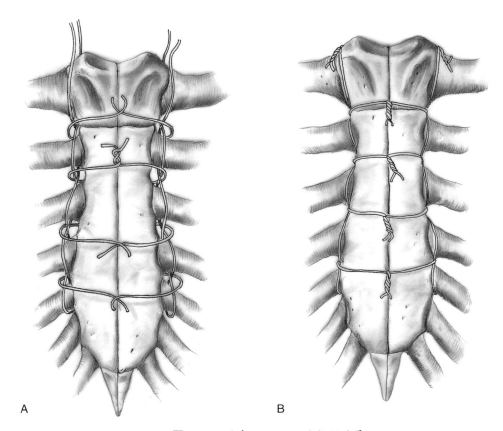

A

B

图 1.11 改良 Robicsek 法拉闭胸骨

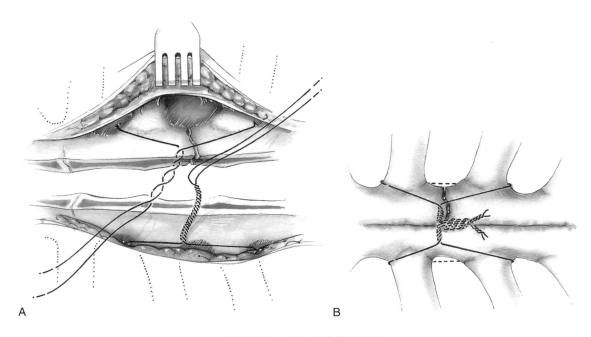

A

B

图 1.12 对合胸骨骨折部分

点确保充分的止血；一旦肝素化，血液就不易凝固。毛细血管渗血可用电刀止血，而较大的血管出血则可使用金属血管夹止血。再次手术时，创面较大，必须考虑到存在大量出血的可能。只有从容不迫地用电刀解剖游离并循序渐进地止血，才能防止术后出血过多。很多时候，尽管采取了所有预防措施，亦会因术后出血而需要开胸探查；有时，不得不在监护室开胸，以解除紧急心脏压塞。胸外心脏按压是挽救生命的方法，但会造成胸骨不稳定并引起伤口并发症，而且其在术后早期的效果相对不佳。低心排和灌注时间长也会对伤口愈合造成不良影响。严格遵守外科无菌操作和注意术中细节是防止伤口并发症的重要措施。

无论是否合并胸骨不稳定，伤口渗液都是胸骨伤口感染的第一征象。患者可能有脓毒症和发热，但经常没有任何自觉症状。感染一经确诊，应立即将患者送到手术室并实施气管插管全麻。然后，将切口完全开放，清理并切除所有坏死组织，修剪胸骨边缘确保骨组织有活性。留取标本用作细菌培养及药敏试验，而后用0.5%~1%的聚维酮碘（Betadine）稀释溶液或生理盐水冲洗伤口。如果患者没有脓毒症，且伤口干净，则常规拉闭胸骨。如果胸骨因为钢丝切割变得脆弱或因为清创变薄，则采用改良 Robicsek 技术。在胸骨后放置两条粗的胸管并连接闭式引流装置。引流管接低负压持续吸引 7~10 d。然后拔除所有胸腔引流管，采用常规预防方法避免气胸的发生。

NB 缺血性坏死

目前外科手术的患者日趋老龄，他们中的许多人都罹患多系统疾病。因此，外科医生会更频繁地面对伤口缺血性并发症。在这种情况下，并没有明确的感染征象，但却存在坏死的骨和软骨组织，需要仔细地予以清除。

⊘ 引流管的放置

引流管不能与主动脉、桥血管或胸椎椎弓根直接接触，否则可能会导致局部刺激、腐蚀和严重出血等问题（图 1.13）。需要确定好引流管侧孔的位置，不要直接接触心脏或桥血管，以免因吸引所致的损伤和出血。引流管应放置在胸腺组织上方，或心包胸膜组织和胸骨之间的隐窝旁。⊘

如果感染范围大或组织广泛坏死，应予彻底清创。为了降低再次感染的风险，广泛切除感染的胸骨和软骨至关重要。应用加压冲洗装置对伤口进行大范围冲洗以减少伤口内细菌的数量。当伤口看上去干净且没有明显的感染迹象时，即可使用胸大肌皮瓣或肌皮瓣行二次闭合（见下文）。如果皮下组织的质量有问题，应该敞开浅表伤口并延迟数天后再闭合。在上述两种情况下，全身应用抗生素至少 7 d，对于部分患者可延长至 6 周。

NB 负压辅助闭合系统

负压辅助闭合系统（VAC therapy，KCI，San Antonio，TX）对胸骨或下纵隔伤口延迟闭合非常有用，有助于持续引流液体，促进伤口边缘收缩，促进二次愈合。该系统的优点在于每 2~3 d 更换一次敷料即可。

⊘ 软骨坏死

必须切除坏死并感染的肋软骨，否则会形成慢性窦道。

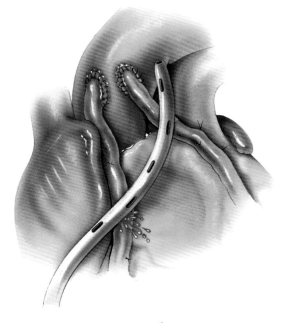

图 1.13　引流管放置不当

胸肌瓣

手术技术

经原切口从中线向两侧上提皮肤和皮下组织以显露胸大肌的表面，再从外侧向中线方向游离胸大肌至胸骨旁穿支动脉，通常距离胸骨边缘2~3cm。辨别肌肉下游离缘，钝性分离显露胸大肌与胸小肌。在肌肉附着部上做一小切口，重点保护头静脉以备将来有植入起搏器的可能。切断肌肉在肱骨上的附着，将肌肉瓣从内侧移入正中伤口内。必须将胸肩峰蒂组织切断以保证肌肉有足够的活动度，可折叠到胸骨伤口处。如果两侧的胸肌都被用到，容许其在存在轻度张力的情况下于中线处缝合在一起。有时，一个胸肌皮瓣就足够了，可将肌肉缝合至对侧的胸骨骨膜上。然后将皮瓣对拢并直接缝合。

NB 肌瓣的选择

在任何手术前都应该深入分析肌瓣的选择。纵隔重建的主要贡献来自胸大肌。采用翻转的胸肌瓣，以发自胸廓内动脉的胸骨旁穿支动脉为血管蒂，进而获得最大的肌肉块。对于大多数中到大型的伤口而言，需要用两侧的肌瓣来填充中线处的无效腔。对于较窄的缺失，有时只需要单侧的肌瓣。

⊘ 胸廓内动脉缺失

胸廓内动脉常被用于冠状动脉旁路移植术。在这种情况下，胸骨旁穿支动脉已经被切断，胸肌皮瓣就要以胸肩峰血管为血管蒂。

⊘ 下纵隔伤口的覆盖

尽管有胸肌皮瓣填充技术，但伤口下半部分仍是最难处理的。翻转的肌瓣不足以覆盖纵隔下1/4~1/3。负压辅助闭合系统可以有效地促进伤口边缘的收缩。也有人将大网膜移入胸部伤口来解决这类问题，要将大网膜移入纵隔就需要进腹腔，这会增加手术并发症风险，并有可能将感染扩散到腹腔。

上腹直肌瓣

另一种有效的方法是用上腹直肌作为肌瓣覆盖下纵隔伤口。

手术技术

将胸骨的切口向下延长至脐部。在低至脐部水平，通过提起肌肉外侧缘的皮肤和皮下组织，显露被选中的上腹直肌，并在脐水平将其横断。在横断肌肉的过程中，缝扎腹壁上静脉以避免供体部位肌肉血肿。然后将肌肉从腹直肌后鞘上提到肋缘。

⊘ 胸廓内动脉缺失

腹壁上动脉是胸廓内动脉的延续。在游离上腹直肌前，明确胸廓内动脉的完整性及通畅度是非常重要的。这些血管可能在心肌血运重建时被使用掉，或者在关胸时被损伤，因此一般都需要行选择性血管造影。

⊘ 腹壁动脉损伤

注意不要损伤从肋缘下进入上腹直肌的腹壁上动脉蒂。⊘

然后可以将肌瓣向上折叠填充纵隔的下1/3。将腹直肌和胸肌皮瓣与胸骨边缘缝合固定，用不可吸收缝合线修补腹直肌前鞘。

⊘ 血肿和皮下积液

无论是胸肌还是腹直肌，在供体肌肉部位最常见的并发症是血肿和皮下积液。

肌皮瓣

有时候将胸大肌以肌皮瓣的方式覆盖感染的胸骨伤口。

手术技术

如上文所述，对胸骨伤口进行清创，用生理盐水和聚维酮碘溶液冲洗。将两侧胸大肌肌皮瓣从胸壁上游离下来，上自锁骨高度，外至腋前线，下至腹直肌后鞘。整个过程使用电刀及钝性分离。无须保留穿支动脉。

将两侧肌皮瓣向中间移动，用可吸收线缝合在一起，其下方放置2~3根闭式引流管。用聚丙烯缝线间断缝合皮肤，或用可吸收线分两层缝合。

开胸术

胸部后外侧切口为许多闭式心脏手术提供了非常好的显露，例如主动脉缩窄矫治术、分流手术、胸主动脉瘤切除术、动脉导管结扎术、闭式二尖瓣交界切开术。对某些手术而言胸部前外侧切口就足够了。实际上，我们选择胸部外侧切口，根据需要将其向前或向后延长。

将患者以侧卧位安全地固定在手术台上。胸部两侧放置小枕头或棉垫卷，并在腋下放一个小卷。在膝盖之间放置另一个小枕头。通常枕头上面的腿伸直，下面的弯曲。用一条宽的尼龙粘带从手术台一侧跨过患者臀部到另一侧来固定患者。

⊘ 坐骨神经损伤

固定带要小心放置，以避免滑动和压迫坐骨神经。⊘

自腋前线开始，在乳头水平下 1~2 横指做皮肤切口。在肩胛下角下方向后延伸，上至肩胛骨和脊柱之间。用电刀游离皮下组织后，可以显露背阔肌和前锯肌。将这些肌肉切断后，上推肩部牵开肩胛骨，就可以显露肋间肌。向后延伸切口时，需要切断菱形肌和斜方肌。

⊘ 肌肉分支血管出血

背阔肌和前锯肌的血管非常丰富，尤其是长期罹患主动脉缩窄的患者，将其切断会导致大量的失血。因此，识别每条血管并结扎牢靠是非常重要的。虽然多数情况下电凝止血就足够了，但大的血管应进行缝扎处理。

NB 保护肌肉

通常，拉开前锯肌就能获得足够的视野进行开胸。这在婴幼儿中尤为重要。NB

从上往下数肋骨来获得所需的肋间隙，需知晓能摸到的最上面的肋骨是第 2 肋，不是第 1 肋。通过第 4 肋间隙就可以很好地显露动脉导管未闭和主动脉缩窄。在这里逐层打开，小心不要伤到下方的肺组织。然后在直视下完成肋间隙的切口。

⊘ 肺损伤

在进入胸腔的时候，麻醉医生应该临时将肺放气以保护肺组织。

⊘ 肋间血管损伤

肋骨有保护肋间血管和神经束的作用。切开肋间时，要紧贴肋骨上缘以避免损伤肋间动脉。⊘

肋骨撑开器要逐步撑大以避免肋骨骨折。如果需要增加额外的显露，可将上一肋或下一肋切除。在肋骨后面接近转角处分离切除一段肋骨也可以获得相同的效果。

NB 如果将受影响部分的肋骨节段切断并去除，可以明显减轻因骨折断端相互摩擦造成的疼痛。NB

应该在胸腔放置 1~2 根引流管并从前方引出。用 4~5 针大针间断缝合固定肋骨。使用间断或连续缝合，精确、仔细地对合前方的前锯肌和背阔肌、后方的斜方肌和菱形肌。然后缝合皮下组织及皮肤。

⊘ 缝针损伤肋间血管

在肋骨周围进行缝合时，应避免损伤肋间血管。

NB 在伤口水平上下 2~3 肋间的最后方区域，靠近肋间神经处，注射长效局麻药物实施肋间神经阻滞，对减轻术后疼痛效果最明显。

其他手术路径

为了使患者能早日恢复正常体力活动，达到更好的美容效果，减少术后疼痛，许多外科医生采用了另外一些心脏手术路径。除了小切口，微创手术路径也被引入以避免胸骨切开，可在非体外循环下行心脏手术。在这些入路中，创伤最小的是使用股动、静脉插管，为采用内镜技术实施心脏瓣膜手术提供体外循环支持。

其中 2 项技术皮肤切口美容效果更好，但胸骨要完全切开。2 种微创手术路径，包括胸骨上或下端切开和乳房下的右侧开胸。

NB 除 颤

因为可进入的心包腔空间有限，所有经微创

路径行心脏手术的患者都应该根据手术切口位置，在适当位置放置体外心脏除颤电极片。否则，就应当在手术台上准备好无菌的心包腔内儿童除颤电极板。

经乳房下切口全胸骨切开术

从美容角度说，双侧乳房下皮肤切口所形成的瘢痕易于接受，可用于需全胸骨切开、施行复杂心脏手术的女童和年轻妇女。

手术技术

在两侧乳房最下方轮廓之下 0.5cm 处做平行于其皮肤的切口。切口在胸骨和剑突交界处中线位置相连接（图 1.14）。

⊘ 乳房组织的下限

青春期前女孩乳房组织的确切边界可能并不明显。重要的是不要把切口开得太高，否则会在乳房上留下手术瘢痕。横跨剑突水平的切口在中线处略向上倾斜是安全的。⊘

用电刀将乳房和皮瓣从胸大肌上解剖下来。用 1~2 针粗丝线将皮瓣牵住。将缝线结扎在 Kerlix 纱布卷上。将纱布卷跨过麻醉师的头架并用适当的重物来固定 [通常是 5~10 磅（lb），1lb ≈ 0.454kg]。

⊘ 皮肤损伤

在粗丝线下放置纱布或棉垫来保护皮肤边缘以避免压伤。⊘

按常规切开和闭合胸骨。皮瓣自然地覆盖在胸肌上，用少量可吸收缝线将皮瓣固定在原位置。在皮瓣下放置 2 根扁的软引流管，通过切口最外侧的穿刺口中引出，连接闭式吸引系统。

NB 必须小心将乳房保持在正常位置，并对齐乳头以确保达到满意的美容效果。

NB 在脐部上方做一个弧形小切口，将一根纵隔引流管从中引出以减少瘢痕。

经正中小切口行全胸骨切开术

全胸骨切开术可安全地显露心脏，并可完成大多数的心脏手术。其自心脏外科诞生之初就是最主要的手术路径。因此，经正中皮肤小切口全胸骨切开入路最具吸引力。

手术技术

正中皮肤切口从胸骨体柄交界起，根据手术方式和患者体型，朝剑突方向下延 8~12cm（图 1.15）。大多数二尖瓣手术通过 8~10cm 切口即可完成手术，但对于主动脉瓣手术和冠状动脉旁路移植手术，可能需要延长至 15cm。通过电刀

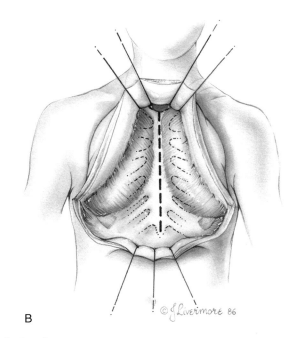

A   B

图 1.14　Brom 乳房下入路

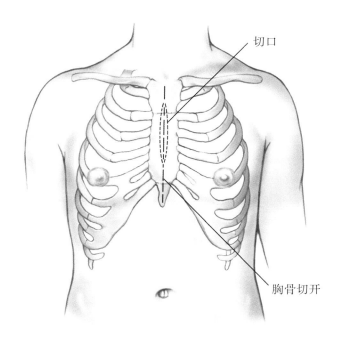

图 1.15　经皮小切口全胸骨切开术

游离整个胸骨表面的皮下组织。通常，需要向两侧游离 1~2cm 至胸大肌，向上游离至胸骨上切迹。通常能将标准的胸骨锯置入胸骨上窝，并从上往下锯开胸骨。有时，可能会用到儿科胸骨锯或摆动锯。

🚫 皮肤损伤

在使用摆动锯锯开胸骨时，要把切口两侧皮肤边缘小心牵开以避免损伤。同样，在使用标准骨锯从上方锯开胸骨时，要牵开切口下端的皮肤以避免损伤。🚫

用儿科或小的 Finochietto 胸骨撑开器分开两侧胸骨，将叶片逐渐分开至能获得足够的术野显露即可。将心包边缘悬吊在皮肤铺巾或撑开器上，使心脏最大限度地被提起至手术视野。

在手术结束时，至少使用 6 根钢丝闭合胸骨。在胸骨柄处放置两根钢丝以最大限度保证其稳定性，这一点非常重要。逐层缝合皮肤和皮下组织。如果胸骨前有明显的潜在腔隙，放置一根扁平引流管，连接闭式吸引装置，防止液体聚积。

NB 此切口美容效果满意，当患者穿 "V" 领或开领衣服时，可能看不到伤口。

NB 使用此手术路径，胸廓内动脉和肋软骨不易受到损伤。

低位胸骨小切口

对于房间隔缺损和某些室间隔缺损，选用低位胸骨小切口路径是可行的。这也可用于非体外循环下，使用左胸廓内动脉的冠状动脉旁路移植术。

手术技术

自两乳头连线中点至剑突顶端做正中皮肤切口（图 1.16）。必须解剖至第 3 肋间隙水平，向左或向右侧将胸大肌从胸骨上游离下来（先天性心脏病向右游离，欲获取左侧胸廓内动脉则向左侧游离）。用胸骨锯将胸骨从中线锯开至第 3 肋间隙水平。然后，用有角度的胸骨剪将左或右半胸骨剪开至第 3 肋间隙（图 1.17）。

🚫 肋软骨损伤

用胸骨剪剪开半边胸骨时，尽力保证进入两肋骨间的肋间隙，而不是剪到肋软骨。

🚫 皮肤切口的损伤

胸骨锯可能会损伤到皮肤切口的上缘。为了避免这种情况，以细长的拉钩拉开皮肤切口上端，使胸骨锯可以抵达第 3 肋间水平（图 1.17）。🚫

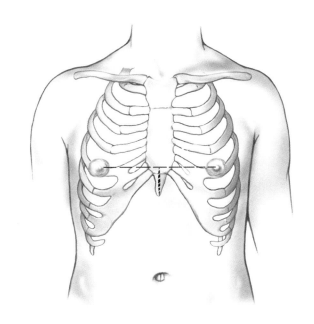

图 1.16　低位胸骨小切口路径的皮肤切口

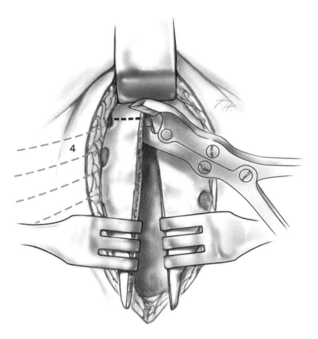

图 1.17 在使用胸骨锯锯开剑突和下段胸骨后，用带角度的胸骨剪剪开右侧半胸骨至第 3 肋间隙

然后，将单叶或双叶胸骨撑开器放置在两侧胸骨之间，横臂放在下方并缓慢撑开。切开并悬吊心包后，可以很好地显露右心房、下腔静脉、上腔静脉下段和近段升主动脉。通过该切口可直接完成主动脉插管，但主动脉阻断会有困难。在体外循环下诱发室颤，可以安全地完成继发孔型和大多数静脉窦型房间隔缺损的修补。

NB 显露上腔静脉

结扎右心耳尖端并向下牵拉，即可充分显露上腔静脉。

⊘ 左上腔静脉无法插管

如果存在左上腔静脉，则不应选择此入路。术前经胸心脏超声或术中经食管超声可以明确是否存在左上腔静脉。

NB 低位胸骨小切口的另一个优点在于：必要时，可以很容易地将切口延长成为全胸骨切开。

低位胸骨小切口的闭合

垂直放置 1 根钢丝来对合右侧胸骨的上下部分，用 3~4 根钢丝环绕胸骨下段的左右两半部分（图 1.18）。垂直放置的钢丝在所有钢丝放置好后才能收紧。

⊘ 右侧胸骨对位不良

切开的右侧胸骨上下部分对合不良会导致第 3 肋间隙水平的骨骼畸形。在拧紧垂直钢丝前要将上下部分推到同一平面。

⊘ 切口上部变形

肌层的缝合过紧会导致局部凹陷。皮肤切口头侧方向的组织只需宽松的对合。

高位胸骨小切口

一些外科医生通过高位胸骨小切口实施主动脉手术。该切口可充分显露主动脉和左心室流出道。

手术技术

在胸骨上切迹上 2~3cm 处开始，做 6~8cm 正中皮肤切口。将皮下组织向上及向下游离一小段距离，显露胸骨。用气动锯或小摆动锯自胸骨上切迹锯开胸骨至第 3 或第 4 肋间隙。用带角度的胸骨剪向左侧或（和）右侧肋间隙剪开胸骨。使用 Finochietto 撑开器就能提供良好显露。

⊘ 胸廓内动脉损伤

应当小心地张开撑开器的叶片，以防止损伤胸廓内血管。同样，胸骨剪也有可能损伤这些血管。

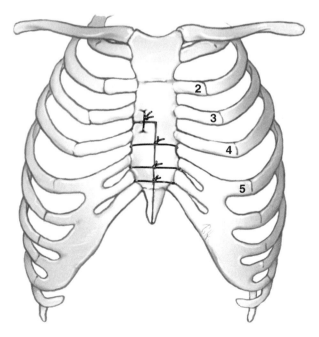

图 1.18 用 1 根垂直钢丝和 3 根水平钢丝拉闭胸骨下段

⊘ 肋软骨损伤

在切开一侧胸骨时，胸骨剪应该朝向肋间隙而不是肋软骨。

⊘ 皮肤损伤

要保护切口上、下缘的皮肤不被胸骨锯及牵拉损伤。

NB 改善术野显露

广泛切除胸腺和脂肪组织可改善显露。

NB 使用逆行灌注

在腔静脉插管前，插入逆行灌注管较容易。在右心耳下方做一荷包缝合，在荷包内插入逆灌管。轻拉右心耳有利于灌注管的放置。在经食管超声心动图引导下置入冠状静脉窦。

NB 减少左心室内气体

此切口不能采用常规心脏排气技术（见第 4 章）。可将一静脉输液管固定在切口边缘，通过其将二氧化碳注入手术视野，以置换术野中的空气，降低气栓发生的可能性。NB

在手术结束时，将一软的引流管置于纵隔内并从剑突下引出。最好在体外循环下心脏空虚时放置该引流管。用 4 根钢丝闭合胸骨，其中 2 根置于胸骨柄处。左侧或（和）右侧的上下段胸骨用钢丝垂直对合。逐层缝合皮下组织和皮肤。

右侧乳房下胸部切口

该切口对于需要行房间隔缺损修补的年轻女孩和妇女来说，在美容方面有很好的效果。它还可用于二尖瓣手术，尽管阻断升主动脉会有困难。

手术技术

对于成人，在右侧乳房下皱褶处做皮肤切口；对于青春期女孩，切口在预期的乳房皱褶处（图1.19）。沿此切口向胸壁解剖，游离胸大肌和胸小肌在肋骨上的附着处，并向上方到达第 4 肋间隙。在第 5 肋骨上缘切断肋间肌进入胸腔。

放置两个单叶撑开器：一个在肋间，另一个与第一个垂直放置并分开皮下组织和肌肉。然后用肺叶牵开器将肺挡在侧方（图 1.20）。

切开心包后，悬吊心包可以显露上腔静脉、下腔静脉和升主动脉近端。结扎右心耳尖端并向下牵拉，可有助于上腔静脉和升主动脉的插管。

⊘ 左上腔静脉无法插管

经此切口无法对左上腔静脉进行插管。

⊘ 升主动脉插管困难

通过此切口，年长儿童或成人的升主动脉插管会有困难。在主动脉显露不佳的情况下，使用头端带尖端引导器的主动脉插管可使插管过程更安全、可控。可能经常会用到腹股沟处的水平小切口来行股动脉插管。

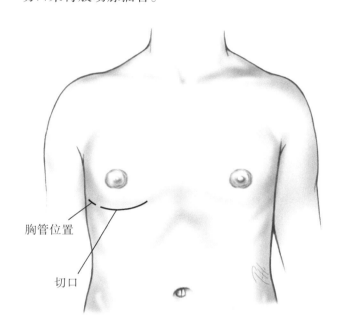

图 1.19 右侧乳房下胸廓切开的皮肤切口。注意胸管位置

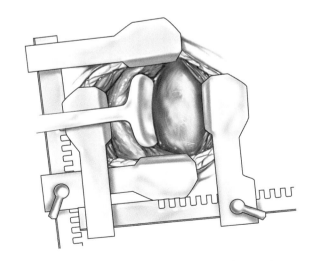

图 1.20 第 1 个单叶撑开器分开肋骨，第 2 个单叶撑开器牵开肌肉，"T"形钩在侧方挡住肺

⊘ 右侧胸廓内动脉损伤

应该朝向胸骨一侧切开肋间肌肉，以避免损伤右侧胸廓内动脉。

右侧乳房下胸部切口的闭合

在皮肤切口外侧做一小的穿刺切口，用于放置并引出胸管（图 1.19）。用粗的编织线对合肋骨。逐层缝合肌肉、皮下组织及皮肤。

NB 正确放置胸管

在皮肤切口外侧的切口置入引流管。如果胸管置入点低于乳房下线，会导致出现泳衣或吊带无法遮挡的瘢痕，而这种瘢痕完全是无必要的。NB

在关胸前，从胸腔内给入长效局麻药，对数条肋间神经实施阻滞麻醉，这一做法可减少术后患者对口服镇痛药的需求。

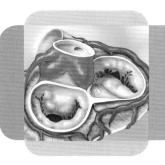

第 2 章
体外循环的准备

心脏的显露

手术技术

将残留的胸腺组织从心包上游离下来。对所有胸腺血管进行电凝，以避免术中形成血肿或棘手的渗血。较粗的血管用金属夹阻断。用干纱布将胸膜与下面的心包剥离，这样可以防止不小心进入胸腔。用电刀切开心包的同时对边缘进行止血。但如果电刀碰到心脏会引发室颤。因此，最好用剪刀或手术刀切开心包。常规将心包倒"T"形切开，并将其悬吊至皮肤边缘或牵开器上（图 2.1）。

胸骨撑开器应逐渐撑开，以避免损伤胸骨边缘。将横臂放置在切口上部，这样有助于防止各种泵管相互缠绕或挤在一起。撑开器的叶片放置尽可能低，胸骨撑开程度以刚好获得足够的显露即可。这可避免第 1 肋骨骨折和臂丛神经损伤（见图 1.2）。许多医生喜欢带有 3~4 个叶片的撑开器，其叶片能水平旋转，减少对胸骨边缘的压力。

游离主动脉

并非所有病例的主动脉后壁均呈游离状态，因此，阻断钳并不能阻断整个主动脉壁（图 2.2）。游离主动脉有助于确保将其完全阻断。对于首次心脏手术的患者，只需稍稍游离肺动脉和主动脉之间的区域，能够在主动脉后面通过大弯钳或直角钳即可。对于再次手术的患者，最好对主动脉后壁进行锐性分离。当游离出一个通畅的通道后，用钳子递过一条纱带环绕主动脉。牵拉纱带就能将主动脉从血管床中提出来（图 2.3）。

NB 动脉和静脉的外膜是血管壁的整体组成部分。应尽量保持其完整，而不是将其与血管的中层分离。**NB**

在闭合主动脉切口和上腔静脉及肺动脉等各种插口时，将足够的外膜组织缝合在切口处是一种安全、有效的手术技术。外膜，这种天然组织，可以起到加强垫片的作用，增加缝合切口的强度。

⊘ 主动脉损伤

在游离主动脉后方和穿递过带钳时，应格外小心，避免伤及主动脉后壁（图 2.4）。一旦发生，最好用手指控制出血或填压该区域，同时做好开始体外循环的准备（图 2.5）。体外循环开机后，阻断主动脉并将其切开，在直视下修补其后壁（图 2.6）。

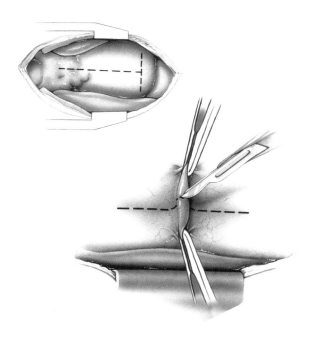

图 2.1　打开心包

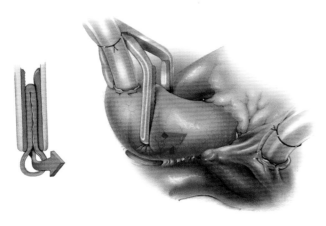

图 2.2　主动脉阻断不完全

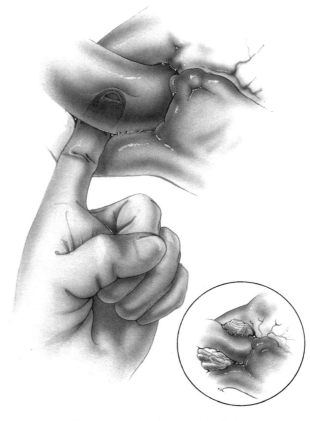

图 2.5　主动脉损伤后控制出血

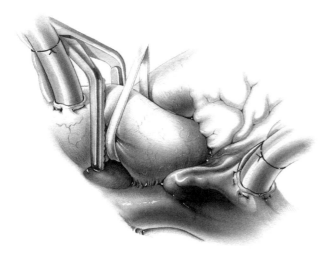

图 2.3　将主动脉自其血管床提起

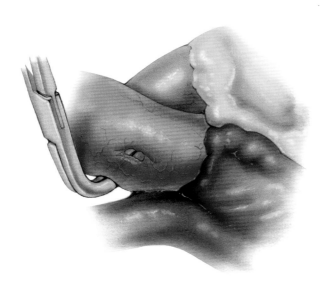

图 2.4　过带钳损伤主动脉

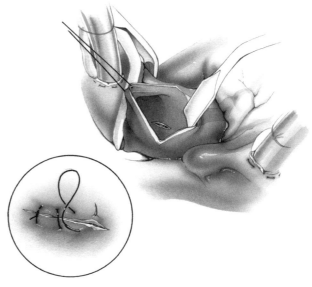

图 2.6　直视下修补主动脉后壁

⊘ 右肺动脉损伤

右肺动脉发出位置较低的情况较为少见，但这样的解剖结构可能会在游离主动脉时使右肺动脉受到损伤。如果出现这样的问题，最好通过填压控制出血，在全流量体外循环转机、心脏减压后，对伤口进行修补。在游离上腔静脉，特别是对其进行套带时，右肺动脉也可能受到损伤（图 2.7）。

游离腔静脉

建立体外循环，需要游离腔静脉并予以套带，该过程耗时较长，并有可能会对静脉造成损伤。分离腔静脉两侧的壁层心包，在腔静脉下方游离出一个平面，即能轻松地通过弯钳。用弯钳把套带从通道中引出并环绕各个腔静脉。

⊘ 膈神经损伤

有时，腔静脉的游离会非常困难，特别是当之前的手术造成了广泛粘连时。右侧膈神经沿腔静脉和右心房侧壁走行，位于心包的胸膜腔侧，容易被锐性分离或电刀的使用造成损伤。这会导致右侧膈肌麻痹，给患者术后呼吸护理造成困难，因此要尽可能避免损伤右侧膈神经。

⊘ 腔静脉损伤

腔静脉损伤后，先用手指控制出血。行主动脉插管、下腔静脉或右心耳插管，建立体外循环，在直视下修补腔静脉。用无损伤钳轻轻牵拉腔静脉，显露撕裂部位，用细的聚丙烯缝线缝合。偶尔，撕裂的腔静脉非常脆弱，可连同邻近的心包一起缝合进行加固及止血。在心包上做一弧形切口解除缝线处的张力（图 2.8）。另一种方法是用自体心包或牛心包修补腔静脉损伤。要求腔静脉在修补后不存在血流动力学上的明显狭窄。

动脉插管

主动脉插管

手术技术

除了一些特殊情况，多数可选择升主动脉插管行体外循环动脉灌注。主动脉插管位置应尽可能高，用 2-0 或 3-0 聚丙烯带线圆针浅缝血管外膜和中膜，做单层或双层荷包缝合。当体循环收缩压低于 90mmHg 时，用 15 号刀片刮开动脉最外层后做一穿刺切口。然后将插管顶端无创伤地插入主动脉切口（图 2.9）。可以用毡条或心包垫片加强，防止针眼出血。荷包缝合线末端套上一个橡胶或塑料管，并固定。将套管跟主动脉插管绑在一起，如果有需要，则进一步固定在切口的边缘（图 2.10）。将主动脉插管逆行注满血液，与动脉泵管连接，并确保排空管路中所有的空气和气泡。

NB 对于主动脉壁存在瘢痕的再次手术患者或儿童患者，在主动脉插管前，可以用适当大小的 Hegar 撑开器扩张穿刺切口。

⊘ 主动脉壁粥样硬化

尽管此主动脉插管技术通常是安全的，但也

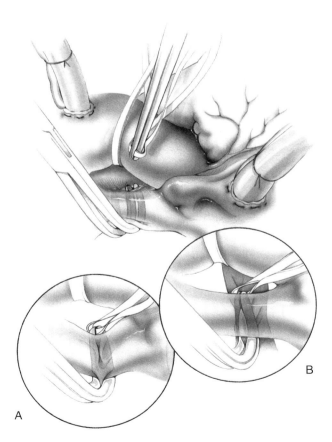

图 2.7 右肺动脉和上腔静脉损伤。A. 钳子夹住上腔静脉后壁。B. 钳子夹住右肺动脉前壁

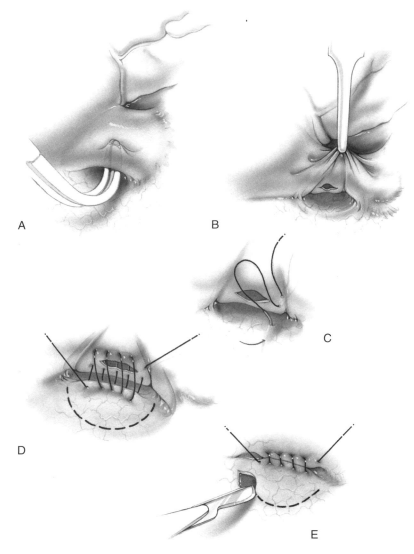

图 2.8 腔静脉损伤修补技术

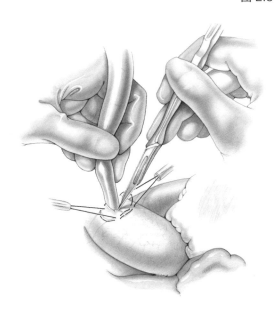

图 2.9 动脉插管

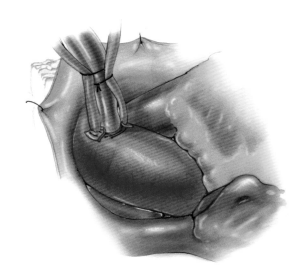

图 2.10 完成后的主动脉插管

会发生严重的血管并发症。经食管超声心动图（TEE）和经胸超声心动图（TTE）确诊和定位升主动脉粥样硬化较为敏感。常规触诊主动脉，检查是否有局部增厚和钙化斑块。如果可以，插管位置应该是没有病变的。通常，靠近无名动脉根部的主动脉前段或靠近肺动脉的主动脉内弯侧，钙化病变相对较少。

NB 在放置荷包缝线前，应该对主动脉表面扫描检查。将探头放入无菌塑料袋中，在探头顶部涂上润滑剂以提升成像质量。把心包腔灌满温盐水，扫描检查主动脉弓和升主动脉。

⊘ 陶瓷、铅管或蛋壳样主动脉

陶瓷、铅管或蛋壳样主动脉是指整个升主动脉钙化。在此类主动脉上进行插管或阻断可能导致严重的并发症，即卒中和无法控制的出血。在这种情况下，可以选择股动脉或腋动脉及右心房插管，在深低温停循环下行升主动脉置换或处理（见第 5 章）。

⊘ 侧壁钳

应避免使用侧壁钳，特别是主动脉压较高时，除非是用来控制活动性出血或其他并发症。侧壁钳会夹碎有病变的主动脉壁，引起内膜撕裂，导致主动脉夹层或破裂大出血。

⊘ 主动脉壁薄弱

当主动脉壁变薄或脆弱时，应该在插管两侧的荷包缝上 Teflon 或心包垫片进行加固，以防止主动脉壁损伤及针眼出血（图 2.10）。

⊘ 主动脉插管偏大

将过大的主动脉插管插入小的主动脉切口，会撕裂主动脉壁，使钙化斑块脱落，造成插管部位内膜分离和夹层（图 2.11）。持续扩大的动脉外膜血肿可能是创伤性主动脉夹层的首发征象。立即拔除插管，并小心地用侧壁钳将插管部位隔离（侧壁钳本身也会加重夹层分离），以防止夹层进展。在这种情况下，应立即建立股动脉逆行灌注，在可控的条件下对主动脉损伤进行处理。

⊘ 主动脉插管偏小

插管过小可能会造成显著的灌注压差。主动脉内插管过长会影响主动脉分支的灌注，尤其是当插管顶端进入头臂血管的某一个分支时。理想的主动脉插管应当有一个相对宽但短的头端。尽管大多数商品化插管都是根据这些规格生产的，但主动脉的大小因人而异；因此，外科医生应该谨慎地选择长度和外径合适的主动脉插管。

NB 主动脉直径较小

对于主动脉直径较小的患者，常规插管可能会造成占位，影响灌注效果。直角塑料插管有良好的血流特性，且血流不会冲击主动脉后壁。

⊘ 体循环高血压

如果体循环压力较高，拔除主动脉插管会面临很大的风险，且有可能导致棘手的出血。可通过静脉通路临时放出部分血液，把体循环压力降到满意的水平，然后再拔除动脉插管，牢固地缝合主动脉插管处。根据需要回输血液。⊘

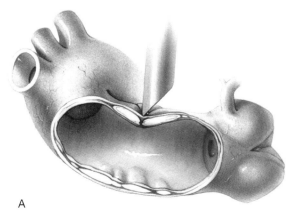
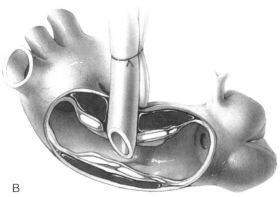

图 2.11 动脉插管时形成的创伤性主动脉夹层

一种效果一般、但较实用的技术是，用手指压迫主肺动脉，短暂降低血压后拔除插管。该技术对主动脉插管也有帮助。

NB 修复主动脉损伤

如果静脉管道已经被拔除，可暂时阻断腔静脉，使体循环压显著下降。拔除主动脉插管后，对变软的主动脉进行修补。然后去除腔静脉阻断钳，使静脉血流回右心房。但最好是在右心房重新插管，通过增加或减少血流量控制血压，在安全和可控的情况下修补主动脉。

股动脉插管

手术技术

在股深动脉分支起源处上方，游离一小段股动脉（有时为髂外动脉）。将两条套带分别环绕在拟插管点的上方及股浅和股深动脉的远端，在预定的动脉切口上下方放置血管钳。阻断或套住股深动脉。在动脉壁相对正常的地方做一个小的横切口。通过该横行的动脉切口，将尺寸适合的锥形插管轻轻插入动脉管腔内，并进行固定（图2.12A）。或者选择更常见的改良 Seldinger 技术，通过扩皮套管针连续扩大荷包缝合口，然后插管。在进行扩张前，必须通过超声看到降主动脉内的导丝。缝合切口时，在切口远端和近端用阻断钳阻断，并间断缝合关闭切口。

⊘ 插管滑动

灌注压力可能会导致插管滑出。应该将插管与环绕插管的套带绑在一起进行固定（图2.12B）。

⊘ 插管损伤动脉壁

插管的头部可能会损伤主动脉壁并导致内膜斑块分离，造成逆行主动脉夹层（图2.13）。因此应避免使用过粗的插管，并选择股动脉上相对健康的区域进行插管。

⊘ 动脉梗阻导致肢体缺血

股动脉插管偶尔会阻塞整个动脉管腔，导致远端肢体灌注不足。这个问题常常出现在那些动脉细小和侧支血流较少的年轻患者中。插管后，

应该用超声多普勒评估远端血管或足部灌注。如果灌注不足，用 Seldinger 技术将一个 5F 灌注管插入血管远端，并和动脉插管侧孔相连接（图2.14）。

⊘ 损伤股动脉

用于收紧股动脉近端阻断带的止血带或止血钳可能损伤动脉壁。可以在收紧阻断带前将一花生海绵（临床上俗称"花生米"）垫在下方，达到预防损伤的效果。

⊘ 股动脉夹层

外科医生应该检查股动脉插管中是否有搏动的血柱，如果没有明显的搏动，那么插管的头端可能不在血管腔内。

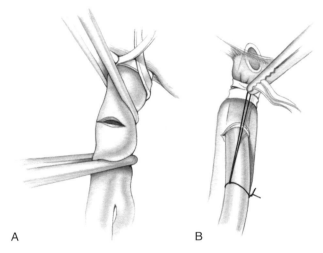

图 2.12　股动脉插管。A. 插灌注管所需的动脉横切口。B. 将插管固定在阻断带上

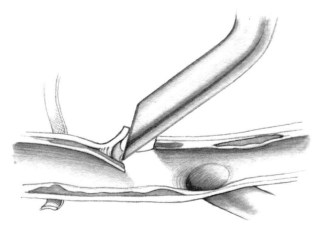

图 2.13　常规股动脉插管损伤导致逆行主动脉夹层

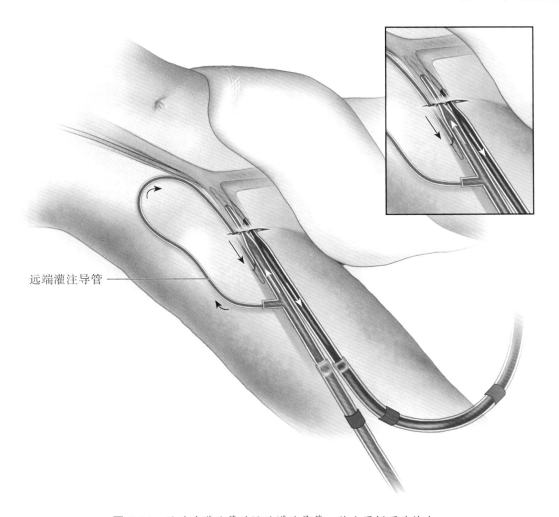

图 2.14　股动脉灌注管的远端灌注导管，防止同侧下肢缺血

远端灌注导管

腋动脉插管

　　腋动脉是一个安全、通常无病变的动脉插管位置选择。右腋动脉插管在需要停循环、顺行脑灌注的主动脉手术中特别实用。当使用右腋动脉插管行主动脉手术时，需行右桡动脉置管，用于监测停循环时的顺行脑灌注压力。

手术技术

　　在右锁骨中部下方 1cm 处，做一个 5~6cm、与锁骨平行的切口。切开皮下组织，并解剖至胸小肌附着处及三角胸肌间沟。解剖胸大肌，沿其肌束方向切开。切开三角胸肌筋膜后，先后显露腋静脉和腋动脉。必须找到位于血管束头侧的臂丛，在行腋动脉套带前，优先保护臂丛（图 2.15）。

⊘ 臂丛损伤

　　应该避免牵拉和移动臂丛。不要在臂丛附近使用电刀以避免神经损伤。⊘

　　尽管许多患者可以直接行腋动脉插管，但存在发生夹层的风险，因此许多外科医生用 5-0 或 6-0 聚丙烯缝线将一段 7~8mm 长的 Dacron 人造血管端 - 侧吻合到腋动脉上，然后在人造血管内插管（图 2.15）。体外循环结束时，用两个大的金属夹在平齐腋动脉壁处夹闭人造血管根部。将人造血管剪短至 1cm，并用 5-0 聚丙烯缝线缝合断端。

NB 腋动脉夹层

　　对于有主动脉夹层的患者，在行腋动脉插管前要重点明确腋动脉是否存在夹层。

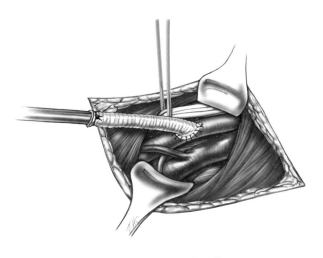

图 2.15　腋动脉插管

经心尖部主动脉插管

对于 A 型主动脉夹层患者，经左心室心尖部行主动脉插管是另一种可供使用的技术。

手术技术

在左心室前壁靠近心尖部但避开左前降支的地方做一个 1cm 穿刺切口。将一根带导芯的 22 F 主动脉插管（例如 Edwards Fem-Flex 主动脉插管）缓慢插入左心室（图 2.16）。在 TEE 引导下，跨过主动脉瓣，送入升主动脉。拔除插管后，用 2~3 根 4-0 聚丙烯带垫片缝线水平褥式缝合心尖部切口。

🅽🅱 在开始体外循环之前，必须确保插管头端在主动脉真腔内。可以通过 TEE 进行确认。🅽🅱

在深低温停循环前从左心室中拔除主动脉插管。将人造血管吻合到主动脉远端后，在人造血管上插管并恢复体外循环。

⊘ 重度主动脉狭窄

重度主动脉狭窄是施行此技术的禁忌证，因为插管有可能无法通过主动脉瓣。

⊘ 左心室壁出血

左心室心尖部穿刺点勿使用荷包缝合来固定插管，否则会导致难以处理的出血。

⊘ 左前降支损伤

插管的位置应该避开左心室前壁的左前降支。

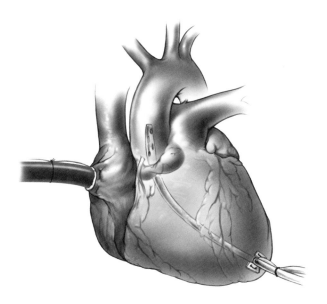

图 2.16　经心尖部主动脉插管，插管跨过主动脉瓣

静脉插管

右心房插管

手术技术

对于大多数心脏手术，单根大号双极心房 – 腔静脉插管可以提供满意的静脉回流。通过右心耳处荷包缝合插管，插管头端位于下腔静脉，"葫芦头"部分则置于右心房内（图 2.17）。

⊘ 窦房结损伤

窦房结位于靠近腔静脉 – 心房交界的界沟上端（图 2.18）。窦房结损伤（图 2.19）会导致暂时性传导功能障碍，通常需要在心房放置临时起搏导线，并在术后早期静脉应用异丙肾上腺素或多巴胺。少数情况下，需要放置永久性心房起搏器。

⊘ 右冠状动脉损伤

右冠状动脉位于右心房室沟内。钳夹右心耳时（通常在插管时），存在损伤窦房结和右冠状动脉的风险（图 2.20）。这种情况多在再次手术中发生。右冠状动脉损伤可以通过用大隐静脉从主动脉到右冠状动脉中部做旁路移植，绕过损伤的部分（图 2.21）。

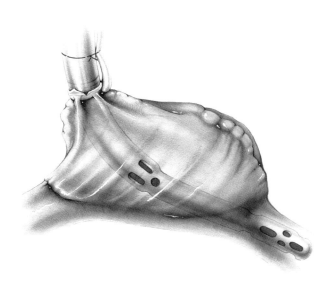

图 2.17　采用单根双极管行右心房插管

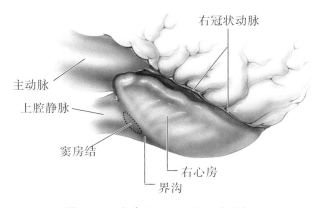

右冠状动脉

主动脉

上腔静脉

窦房结

右心房

界沟

图 2.18　窦房结周围结构的外科解剖

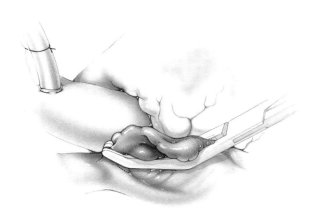

图 2.19　钳夹损伤窦房结

插管位置

如果右心耳过于脆弱，可在右心房的其他位置进行插管。心耳撕裂出血可用细聚丙烯缝线缝合，有时候可用小垫片来加强。

再次手术的心房插管

再次手术时，心房壁有时会比较薄弱，对它的游离既费时又危险。最好的做法是在心房壁上留一部分完整的心包，经此插管更安全、可靠（图 2.22）。

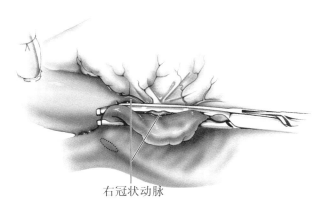

右冠状动脉

图 2.20　钳夹损伤右冠状动脉

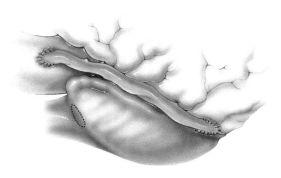

图 2.21　右冠状动脉钳夹伤的处理

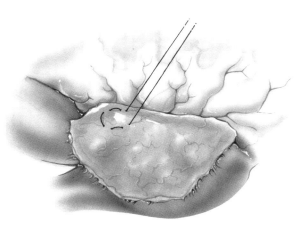

图 2.22　在心房壁上保留的完整心包上进行插管

上、下腔静脉插管

手术技术

一些手术需要完全显露右心的内部，如房间隔缺损、室间隔缺损或三尖瓣的修补，要求行上、下腔静脉插管。通过右心耳和右心房下部的荷包缝合完成插管（图 2.23）。目前，我们选择在上、下腔静脉直接插管（图 2.24）。这样可以理想地显露心房内结构，对婴幼儿患者尤其重要（见本章"腔静脉直接插管技术"）。

⊘ 上腔静脉套带位置

上腔静脉套带位置应该位于腔静脉 – 心房交界的上方约1cm，以避免损伤窦房结（图 2.23）。

⊘ 腔静脉套带

用直角钳通过上腔静脉或下腔静脉周围时，应非常小心，避免损伤腔静脉后壁。须行锐性分离，为过带钳建立安全的通道。另外，应缓慢抽拉阻断带，避免"锯伤"腔静脉。

⊘ 插管过长

过度置入上腔静脉插管会影响奇静脉和无名静脉的回流，从而阻碍上半身的静脉回流。持续监测上腔静脉压力，一旦压力升高，可及时提示手术团队。通常只需对插管进行微调即可解除梗

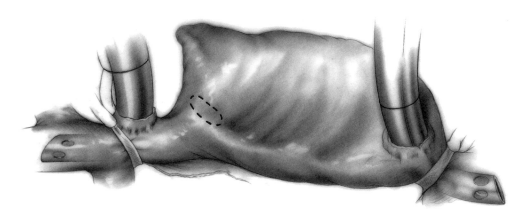

图 2.23　上、下腔静脉阻断套带的放置

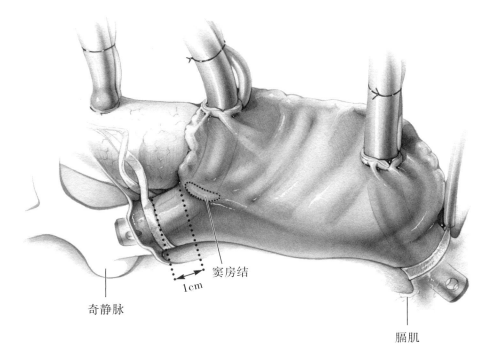

奇静脉　　　窦房结　　　1cm　　　膈肌

图 2.24　腔静脉直接插管

阻，否则会造成中枢神经系统的静脉淤血，导致神经系统后遗症。

ⓃⒷ 左上腔静脉

如果存在左上腔静脉且没有无名静脉，应在左上腔静脉直接置管。

腔静脉直接插管技术

下腔静脉

在下腔静脉和右心房交界处，用 4-0 或 5-0 聚丙烯缝线做荷包缝合。

ⓃⒷ 下腔静脉壁脆弱

当下腔静脉较脆弱，为安全考虑，将荷包缝在覆盖在膈肌上的壁层心包上。如果这样会导致心包张力大，在离缝合缘 1~2cm 处的心包做弧形切开。**ⓃⒷ**

在荷包缝合中央做一穿刺切口。用扁桃体钳扩大切口。插入合适大小的直角灌注管，收紧荷包固定插管。

上腔静脉

切开上腔静脉上的心包反折，以最大限度游离上腔静脉。在上腔静脉靠近它与无名静脉交界处的外膜上，用 5-0 或 4-0 聚丙烯缝线做矩形或椭圆形荷包缝合。分离荷包内的外膜，确认静脉壁并用刀切开。如果有必要，用扁桃体钳扩大切口。插入合适大小的直角灌注管，收紧荷包。对于胸腔较深的患者，用环形钳夹住灌注管并插入血管中。

或者，当上腔静脉插管完成后，体外循环部分流转，减少右侧心脏压力。再按前文所述进行下腔静脉插管。这对于婴儿或血流动力学不稳定的患者特别实用。

⊘ 腔静脉狭窄

上、下腔静脉的荷包缝合要能满足插管需求，同时足够小，在打结时不至造成狭窄，而这种狭窄更容易发生在腔静脉较细者或是婴幼儿身上。偶尔在拔除插管后需要做修补缝合来控制出血。如果是持续性出血，不建议做过多的修补缝合，而是在体外循环下做直视下修补。一旦怀疑有狭

窄，直接通过 TEE 测量近端和远端的压力。如果明确存在显著狭窄，经右心房插管重新在体外循环、直视下修补腔静脉破口。

股静脉插管

行再次正中开胸手术前，或有可能需要首先建立体外循环，此时可以通过股静脉插管获得静脉引流。该技术对微创手术也特别有用。

手术技术

股静脉可以经皮穿刺插管。如果拟同时建立股动脉插管通路，我们倾向于在腹股沟韧带下方做一小切口，经此显露股动、静脉。在股总静脉前壁用 5-0 聚丙烯缝线做荷包缝合。在荷包缝合中通过穿刺针送入导丝，然后再插入有多个侧孔的长静脉插管。静脉插管腔内插有扩张鞘芯，其头端呈锥形，将导丝从扩张鞘芯的中心插入。在导丝的引导下，将静脉插管和扩张鞘芯一同向上轻推送入。根据手术的需要，在 TEE 引导下，将静脉插管的尖端定位于右心房或下腔静脉中。手术结束后，将插管自静脉中拔除，结扎荷包缝线。

⊘ 髂静脉损伤

如果没有扩张鞘芯的引导，静脉插管常常在骨盆边缘处受阻，将会导致静脉回流不畅。如果试图强行将插管送入下腔静脉，则可能会导致穿破髂静脉这一灾难性问题的发生。

ⓃⒷ 为了确保获得充分的静脉回流，可使用离心泵或真空泵进行辅助。

充分的体外循环

体外循环启动的初期，由于晶体预充液携氧量低，器官灌注将会受到影响，非搏动性血流和快速的血液稀释会造成低血压。在体外循环开始的早期，包括大脑在内的各个器官仍处于正常温度，这将会导致不良影响进一步加重。因此，应缓慢启动体外循环，以减轻这些问题。当动脉流量和静脉回流增加时，检查体外循环是否存在问

题。在必要的情况下，可以随时停止体外循环，纠正并发症。

形成主动脉夹层的征象

泵压过高的同时，如果伴随灌注压低，通常提示主动脉夹层形成（见本章"逆行主动脉夹层形成"）

NB 在术中 TEE 对明确该诊断最有帮助。**NB**

只有立即对此并发症做出迅速诊断，并即刻停止体外循环，才有可能使患者存活。将动脉插管从升主动脉改到股动脉，并尽快恢复体外循环，确保手术能继续进行。进入动脉系统内的逆向血流会消除假腔，阻止主动脉夹层的进展。在可控的情况下，对升主动脉的损伤进行处理（见本章"创伤性升主动脉断裂及夹层"）。

腔静脉插管位置不恰当

静脉引流不充分会导致心脏膨胀。管道扭曲、心房壁包裹双极心房 – 腔静脉插管的"葫芦头"部分、腔静脉插管位置不恰当等，均会导致回流减少。下腔静脉插管过低会阻碍肝静脉回流，导致术后肝功能不全。上腔静脉插管过高，会影响无名静脉和奇静脉回流。如前文所述，头颈静脉回流不畅会导致脑水肿和术后神经系统并发症。如果选择上、下腔静脉插管，在通常情况下，仅有上腔静脉的回流即可开始体外循环，通过静脉回流量和和中心静脉压可判断引流是否充分。如果中心静脉压保持在较高水平，应该移动上腔静脉插管，直到中心静脉压接近 0。然后再启动下腔静脉引流。

逆行主动脉夹层形成

行股动脉或髂外动脉插管后，可能会导致灾难性的逆行主动脉夹层形成。主动脉病变、错误的插管方式及高速喷射性血流，是导致内膜撕裂、血管内膜与中层分离的重要因素。因此，选择适当尺寸的插管，倾斜、顺滑、无损伤地插入对相对正常的血管是十分重要的。外科医生应始终对主动脉夹层的形成保持警觉，逐步开始体外循环。主动脉夹层的最重要诊断特征是：低流量状态下仍存在高动脉管压。动脉回流的血液一经进入假腔，将会导致动脉管道压力过高、实际灌注不足，这也会引起静脉回流不足。该并发症一旦发生，应立即停止灌注。如果没有累及对侧股动脉或髂外动脉，可以选择在对侧重新插管；否则，应选择升主动脉、锁骨下动脉或腋动脉重新插管。

创伤性升主动脉断裂及夹层

虽然术中发生创伤性升主动脉夹层或断裂的情况比较罕见，但这的确是较为严重的心脏手术并发症。主动脉插管处、使用大隐静脉行冠状动脉旁路移植时的主动脉 – 冠状动脉近端吻合口、用于显露主动脉瓣的主动脉切口处，是最常发生该并发症的地方，而在再次手术过程中尤为如此。尽管错误的手术方式常导致该手术并发症的发生，但组织健康度差及存在感染是导致主动脉损伤最常见的关键因素。唯一的预防措施是认识此并发症，处理组织时小心谨慎地操作。大多数情况下，需要在心脏停跳下切除损伤的主动脉部分，并用 Hemashield 人造血管进行置换（Meadox Medicals，Oakland，NJ）（图 2.25）。

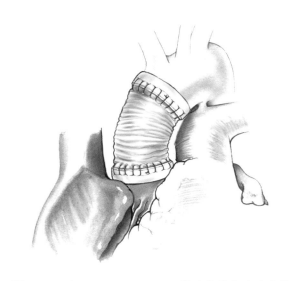

图 2.25 使用 Hemashield 人工管道修补主动脉破裂

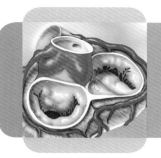

第 3 章
心肌保护

心肌保护技术使心脏直视手术可安全进行，且可重复实施。人们不断改进心脏停搏液的化学组成、最佳灌注温度（冷的或温的）及灌注途径（顺行或逆行）。随着心肌保护理念及外科手术方式的发展，插管技术及停搏液灌注系统的设计得到了优化。

主动脉根部灌注技术

在主动脉根部用 4-0 聚丙烯缝线做一周半的荷包缝合，在荷包缝线的中心插入心脏停搏液灌注针，收紧荷包缝线并与灌注针固定在一起。虽然可以使用任何大口径的穿刺针及插管，但套管导引针及带有侧臂的插管更为理想，侧臂可直接测量主动脉内压力，还可用于主动脉根部引流。

⊘ 灌注压不足

主动脉根部扭曲或灌注压力不足，可造成主动脉瓣对合不良，从而导致主动脉瓣反流。停搏液通过瓣膜开口进入左心室，将会引起左心室过度膨胀，对心肌造成直接损伤。用手指压迫主动脉瓣环水平的右心室流出道，可促进主动脉瓣叶的对合，防止心脏停搏液反流。

⊘ 灌注压过高

灌注压过高会损伤冠状动脉，造成缺血性心肌损伤。经特殊设计的灌注管侧臂可准确监测主动脉根部灌注压力。

⊘ 空气栓塞

冠状动脉的空气栓塞可造成严重的心肌损伤，必须尽可能排除灌注管中的气泡。目前，人们在心脏停搏液灌注管路中加入了气泡清除器，可显著降低空气栓塞发生的概率。

⊘ 心脏停搏液中含有杂质

心脏停搏液中可能存在杂质和颗粒，而这些杂质和颗粒会堵塞冠状动脉末端，造成心肌损伤。对心脏停搏液的制备过程进行严格的质量控制，可防止此类并发症。

⊘ 心脏停搏液变暖

在两次灌注间期，存留在灌注管中的停搏液会逐渐变暖。在灌注到冠状动脉系统前，应先将变暖的液体从侧臂或"Y"形接管冲出。

NB 维持均匀降温

灌注冷的心脏停搏液时，应使心肌均匀降温，这是心肌保护整体措施的一部分。有些心脏中心会在手术过程中将温度探头放置在室间隔及心室壁的不同位置，用以监测心肌温度。我们通常采用中度全身低体温、隔热垫和右心室表面局部冷却来确保心脏温度能均匀下降。

⊘ 右心室保护不足

尽管采取了各种维持心脏低温的措施，但由于周围空气的温度和手术室灯光的热辐射，心脏表面的温度会趋向于上升。将冷盐水浸泡的纱布覆盖在心脏上，可为右心室提供额外的保护。

NB 局部降温

在心脏停跳期间，可在心脏背侧放置一个隔热垫（一种市场有售的降温"夹克"）或一个降温垫，从而降低因降主动脉中的温血所导致的心脏复温的程度，但要注意不要冻伤左侧膈神经。

经冠状动脉直接灌注

当要切开主动脉根部进行操作时，例如主动脉瓣置换，可选用灌注管直接将心脏停搏液灌注至左、右冠状动脉开口（图 3.1A）。此技术也适用于存在主动脉瓣轻度以上关闭不全的患者。

⊘ 灌注管损伤冠状动脉开口

灌注管对冠状动脉开口施加的压力过大，会导致内膜损伤和远期的开口狭窄。

⊘ 灌注管大小

必须选择合适大小的灌注管，避免停搏液泄露。灌注管头部过大或对冠状动脉开口施压过大，不仅会影响冠状动脉灌注效果，还会导致冠状动脉开口损伤。

⊘ 冠状动脉左主干过短

如果冠状动脉左主干过短，使用上述灌注管会影响心脏停搏液的灌注效果。冠状动脉分支的开口可能会非常靠近左主干的开口，因此会被灌注管头部阻塞住（图 3.1B）。预先了解这种解剖的存在，外科医生就能采取预防措施。使用带侧孔的灌注管可以防止此并发症的发生。手持式的可弯曲、软头并带领圈的灌注管能满意地将心脏停搏液直接灌注到冠状动脉（图 3.1A）。灌注管的领圈压在主动脉壁和冠状动脉开口上，能防止心脏停搏液外溢。

逆行灌注心肌保护

尽管经冠状静脉窦逆行灌注停搏液可能无法充分灌注右心房、右心室和左心室下壁，但仍不失为一种较好的灌注手段。对于存在冠状动脉严重病变的患者，顺行灌注可能无法使部分心肌得到灌注，可以选用此技术。为了确保心肌保护效果满意，大多数心脏中心采用顺行灌注和逆行灌注相结合的方法。

几乎所有逆行灌注管都是双腔的，在灌注心脏停搏液的同时，还能够监测冠状静脉窦的压力。灌注管远端带有可手动或自动充气的球囊，球囊距灌注管头部约 1cm，并位于出水口的近端。灌注管中的导芯有助于准确置入灌注管。

手术技术

用 4-0 聚丙烯缝线在右心房中部做一个荷包缝合，将一根特殊设计的逆行灌注管插入荷包中心的穿刺切口，引导至冠状静脉窦中。可通过触摸或心脏超声来确认灌注管位于正确的位置。当确认了灌注管位置满意后，拔除导芯。将荷包缝线套带收紧，并跟灌注管绑在一起。

NB 如果放置逆行灌注管遭遇困难，可利用体外循环降压，并将心脏托起，直视观察冠状静脉窦走行，引导灌注管头部的插入方向。

NB 术中 TEE 常常可协助将灌注管头部引导至冠

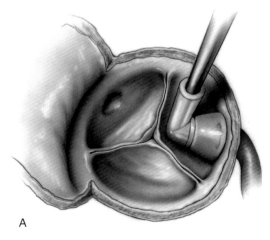
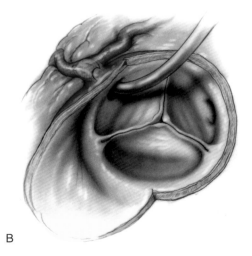

A　　　　　　　　　　　　　B

图 3.1　A. 手持灌注管直接灌注冠状动脉。B. 插入灌注管导致冠状动脉分支阻塞

状静脉窦中，并确认灌注管位置。这在微创小切口心脏手术时特别重要。

⊘ 冠状静脉窦穿孔

在将导芯和灌注管插入冠状静脉窦时，要非常轻柔；遇到任何阻力，都不要继续向前推进。冠状静脉窦壁非常薄，会被导芯或灌注管头穿破。⊘

如果冠状静脉窦发生撕裂，可用细的聚丙烯缝线将心外膜组织小心地缝合在裂口上（图3.2）。也可以在全流量体外循环时，用自体心包修补破口，以避免冠状静脉窦狭窄或梗阻。

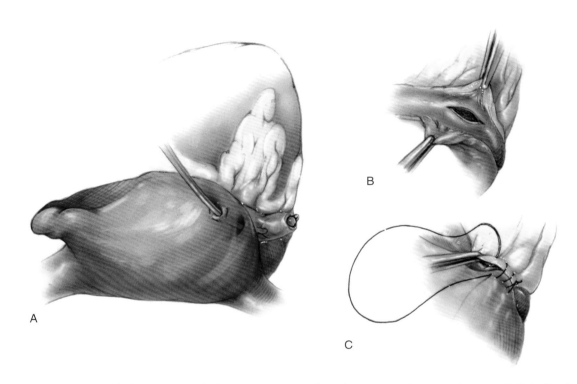

图 3.2 A.逆行插管导致冠状静脉窦穿孔。B.冠状静脉窦撕裂。C.用心外膜组织封闭冠状静脉窦的撕裂

NB 监测灌注压

将灌注压维持在 20~45mmHg，既可以获得有效的心肌灌注，还能避免水肿和冠状静脉窦破裂。要达到这种效果，就要根据需求相应地调整灌注管位置或灌注流速。

NB 监测温度

灌注师要监测灌注液离开灌注系统时的温度。一些特殊设计的逆行灌注管可以监测灌注液进入冠状静脉窦时的温度。

⊘ 心脏停搏液溢出至右心房

当球囊膨胀时，可以减少外溢进入右心房的停搏液。通常情况下，手动扩张的球囊可以更理想地防止回流、外溢。

⊘ 心脏停搏液进入右冠状静脉不充分

如果灌注管插入冠状静脉窦过深，膨胀的球囊会嵌顿于右冠状静脉 – 冠状静脉窦交界处，此时，心脏停搏液不能直接灌注右冠状静脉的属区。

切开心脏逆行灌注技术

如果选用上、下腔静脉插管，可在切开右心房后，将逆行灌注管直接插入冠状静脉窦。用 4-0 或 5-0 聚丙烯缝线在冠状静脉窦口做荷包缝合，固定灌注管球囊，防止停搏液泄露到右心房（图3.3）。此技术在儿童心脏手术中特别实用。此外，也可使用带手动扩张球囊的灌注管。将球囊适当扩张防止回流，并将其固定在理想的位置。

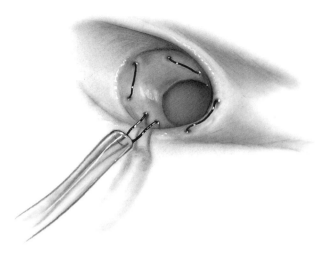

图 3.3　用于直接插管的冠状静脉窦内荷包缝合

⊘ **传导组织损伤**

必须将荷包缝在冠状静脉窦口内，以避免损伤传导组织。

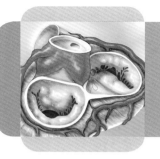

第 4 章
心脏引流与排气

左心引流是一项可有效降低心腔压力并排出心腔内气体的技术手段，为心内畸形的精确矫治提供了所必需的清洁术野，这一点非常重要。

左心室心尖部引流

经左心室心尖部实施引流易于实现，并特别适合进行左心室腔的排气，但目前已很少使用。对于再次胸骨切开的患者，如果开胸前需要对左心室进行引流，这一技术则显得尤为重要（见第 1 章"再次胸骨切开术"）。

手术技术

左心室心尖部可能较薄，并被脂肪覆盖。引流管置入的部位应远离冠状动脉分支，且无疏松的脂肪组织。在拔除引流管后，该部位可能发生出血。

在靠近左心室心尖的理想部位，用带 Teflon 毡条垫片的 2-0 不可吸收双头针缝线做一个"U"形缝合。两个 Teflon 垫片的距离与引流管的直径相等。用缝线末端套住一个窄的塑料管。

用 11 号刀片在"U"形缝线中央做一个 3~4mm 切口。用止血钳将这个左心室切口扩大到能将引流管毫不费力插入左心室。收紧止血套带，将其与引流管固定在一起。引流管的任一侧孔留在心脏外都无法进行有效的引流。

在心脏跳动时，引流管的重力虹吸作用即足以实现心脏减压和（或）排出心脏内的气泡。在心脏颤动或停跳时，特别是在灌注心脏停搏液后，应该对引流管施以充分且柔和的负压。拔除引流管后，将"U"形缝线打结；如有必要，可加固缝合。

⊘ 置管长度

如果引流管插入左心室过长，其顶端会跨过主动脉瓣，将转流的血液过度引出。这种情况较罕见，多发生在婴儿和幼儿中（图 4.1）。

⊘ 吸引损伤

吸引力过大会损伤左心室内膜。因此，有些引流管被设计为双腔结构，其中的一个腔与大气相通。或者，在引流管上加用单向阀门，这或许更为安全。

⊘ 撕裂或出血

如果左心室心尖部发生撕裂或严重出血，应做心腔减压，然后用不可吸收缝线和长的 Teflon 垫片修补破口，其技巧类似于左心室室壁瘤的切除（图 4.2）。最安全的做法是灌注停搏液，在停跳状态下完成修补。

⊘ 心室腔内的气体

如果负压过大或心尖部开口过大，空气反而会被吸入左心室并积聚于引流管周围。

经右上肺静脉引流

经右上肺静脉进行引流方便且有效，也是我们的选择。阻断主动脉后，在右上肺静脉的方形或椭圆形荷包中间做一个穿刺切口，将引流管插入左心房，通过二尖瓣送入左心室。将细橡胶管套入荷包缝线，收紧（图 4.3）。

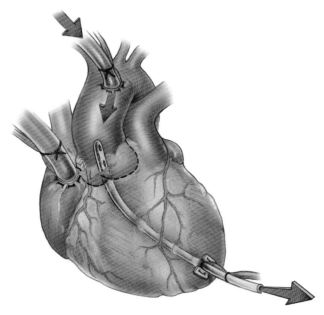

图 4.1 左心室引流管尖端越过主动脉瓣，吸出体外循环的血流

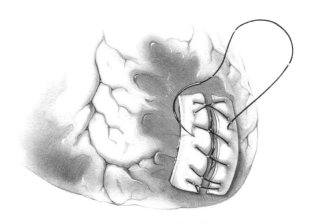

图 4.2 修补左心室心尖破口

⊘ 去除荷包内的外膜

将右上肺静脉荷包内的心外膜切除，防止其阻碍引流管的顺利插入。

⊘ 膈神经损伤

在右上肺静脉做缝合时，应小心避开走行于右上肺静脉前外侧、与壁层心包毗邻的膈神经。再次手术时易损伤。

NB 加固缝合

当组织薄而脆弱时，缝合荷包可用 Teflon 垫片加固。

⊘ 空气栓塞

阻断主动脉或诱发室颤后放置引流管，可防

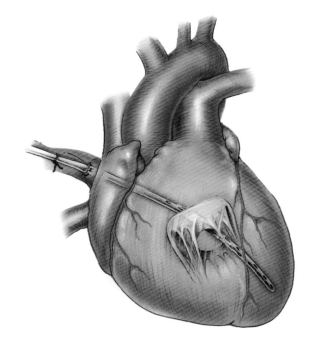

图 4.3 右上肺静脉引流

止空气栓塞。

⊘ 引流管损伤

应该将引流管经二尖瓣轻柔地插入左心室中，避免用力过大而造成二尖瓣损伤或左心房、左心室穿孔。该并发症容易在灌注冷心脏停搏液后心脏处于松弛状态时发生。心腔内不明原因的积血往往提示这种灾难性并发症的发生。在继续手术前，要找到撕裂的部位，并用带垫片缝线修补好（图 4.4）。

NB 引流管难于插入左心房

有时，将引流管插入左心房并不容易。在这种情况下，可在打开心脏后，将直角钳经房间隔缺损或未闭的卵圆孔穿到右上肺静脉的开口处，再将引流管拉入左心房中并放置在适当的位置。

经左心房顶部引流

也可经主动脉和上腔静脉间的左心房顶部进行左心房引流。此技术与前文介绍的经右上肺静脉引流技术类似。由于操作不便、且难于控制引流点的出血，所以较少使用（图 4.5）。

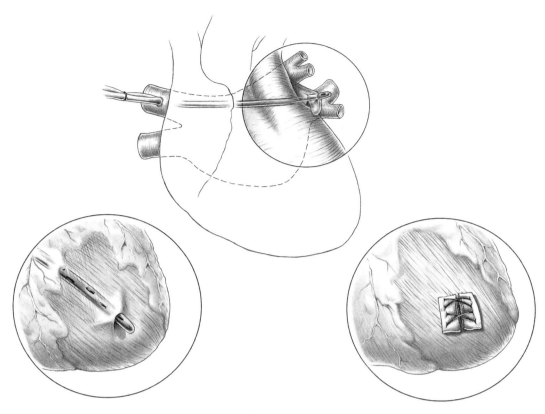

图 4.4 引流管损伤左心房和左心室

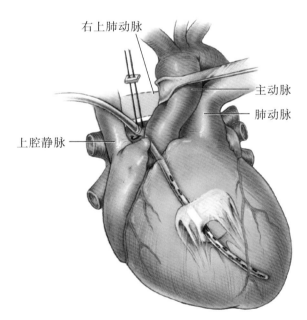

右上肺动脉

主动脉

肺动脉

上腔静脉

图 4.5 经左心房上部引流

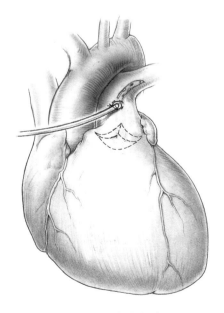

图 4.6 经肺动脉引流

经肺动脉引流

简单、有效地减轻心脏压力的方法是在肺动脉前壁做荷包缝合，经此插入引流管（图 4.6）。

此技术可防止双侧心腔的过度膨胀，同时没有发生体循环空气栓塞的风险。

⊘ 肺动脉撕裂

肺动脉壁有时可能像纸一样薄且脆弱，易造

成引流点撕裂。可在荷包缝合上使用垫片来防止该并发症。如果发生肺动脉撕裂，可直接用带垫片缝线进行缝合修补，操作较为简单。

经卵圆孔引流

我们发现：对于患先天性心脏病的患者，经卵圆孔引流左心房和左心室非常实用。通过这项技术，可以获得干净的术野，方便准确地矫治心脏畸形。

手术技术

切开右心房，将一个细的直角引流管送入卵圆孔，连接低负压吸引。如果卵圆孔已闭合，就在卵圆窝内做一个穿刺切口。在心内操作接近尾声时，拔除引流管并用细的缝线关闭切口。

心脏排气

空气栓塞是心脏手术的一个严重并发症，应采取一切预防措施减少其发生。一个非常有效的办法是向术野注入二氧化碳，这可以通过一条固定在心包上的无菌静脉导管持续注入二氧化碳来实现。二氧化碳取代了空气（特别是氮气），当心脏充盈时溶解在血液里。

心脏通常在主动脉开放后不久就会复跳。在开放主动脉阻断钳之前，如果使用逆行温血灌注技术，在闭合主动脉切口（如主动脉瓣置换术后）或心房切口（二尖瓣手术）时，心脏即会自行复跳（见第 5 章）。每跳动一次，即会将滞留于心腔中的一部分气泡排出。每个心脏手术团队都有各自的排气方案。我们采用以下技术。

停止心腔引流，减少静脉回流，使心脏缓慢充盈；将直角钳的尖端插入主动脉根部的停搏液灌注口或尚未完全缝闭的主动脉切口，将心腔内的血液和空气排出。有时可经左心室引流管缓慢注入生理盐水或血液，再经主动脉开口排出气体和血液。晃动心脏，小心地将左心耳推入左心房来排出其中的气泡。

⊘ 血栓及左心耳

血栓有停留在左心耳的倾向，特别是有二尖瓣狭窄及慢性房颤的患者。经食管超声心动图（TEE）可以很容易将它识别出来。一旦发现，必须清除这些血栓。⊘

开始低流量通气，心脏通常会恢复自主心律，并开始通过主动脉开口喷出血液。将排气针插入主动脉开口，接高流量根部吸引。心脏逐步充盈，放开主动脉阻断钳。常规使用 TEE 监测左心室功能，评估瓣膜修复效果及其功能，同时检查心脏内是否有残余气体存在。当左心室功能改善后，心脏有力的收缩会将残余气体排出。有时，尽管进行了上述操作，仍会有一些空气被困在左心室心尖部。在这种情况下，患者取头低脚高位（Trendelenburg 体位），在左心室心尖部插入大号针头，吸出血液和气体。右上肺静脉、左心耳、左心房位于上腔静脉和主动脉之间凹槽处的顶部，都可以用针穿刺抽吸。

⊘ 排气针损伤左心室

当左心室扩张、变薄及组织变脆弱，在左心室顶端用排气针吸引会有危险并引发出血。需要缝闭进针点。⊘

用一根长的 14G 或 16G 针穿过右心室前壁，穿过室间隔进到左心室心尖部附近，这种排气技术较为安全、有效。在给予鱼精蛋白后，如果右心室进针点仍有出血，则需要将其缝闭。

另外一个实用的技术是：将左心室引流管的开放端置于心包腔内的积血中任其射血，逐步地将左心室和心房内的气体排出。

NB 该技术要求心脏充盈并能射血，否则会将气体吸入心脏。

第 2 部分

获得性心脏病的手术治疗

Surgery for Acquired Heart Disease

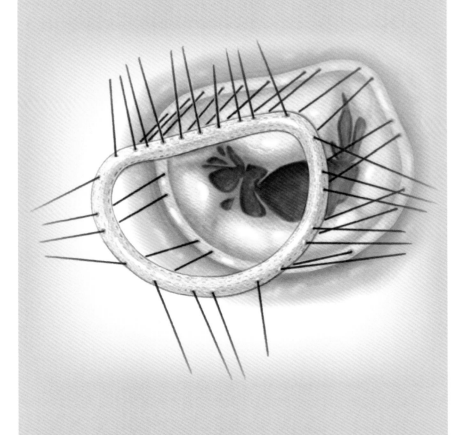

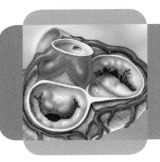

第 5 章
主动脉瓣手术

继发于退行性钙化、先天性主动脉瓣二瓣化畸形或风湿热的主动脉瓣狭窄，是最常见的主动脉瓣置换指征。因主动脉夹层、感染性心内膜炎或球囊瓣膜成形术所导致的急性主动脉瓣关闭不全需急诊外科治疗。因主动脉根部和瓣叶的慢性扩张所导致的慢性主动脉瓣反流，多见于主动脉瓣二瓣化等先天性畸形，以及风湿性疾病、感染性心内膜炎、瓣叶钙化或退变、主动脉壁退行性变等。手术时机的选择对于预防不可逆性左心室功能不全是十分重要的。

主动脉瓣的外科解剖

主动脉瓣有 3 个杯状的瓣叶：无冠瓣、左冠瓣及右冠瓣。它们都起自膨大的瓦氏窦（Valsalva窦）内的 3 个新月形瓣环上。主动脉瓣环平面是左心室腔和主动脉的分界。

主动脉瓣和左心室流出道的连接既存在肌性结构，也存在膜性结构（图 5.1）。3 个纤维环与不同性质的结构存在连接。无冠瓣瓣环的独特之处在于：不发出冠状动脉，仅通过膜部与左心室相连接。左冠瓣和无冠瓣瓣环相毗邻，交界对合处下方的一小块区域为纤维性主动脉瓣下幕帘，其与二尖瓣前瓣相延续。无冠瓣和右冠瓣及其交界的下方为右纤维三角（右纤维三角）和膜部间隔，后者又被邻近的三尖瓣附着线分为房室部和室间隔部。膜部间隔通常环绕于无冠瓣瓣环下，并与二尖瓣前瓣相延续。希氏束在分为左、右束支前，恰好通过膜部间隔的下方进入肌性室间隔。希氏束沿着左心室流出道中间向下走行。因此，传导组织邻近无冠瓣和右冠瓣瓣环。无冠窦的下方正对房间沟和左、右心房的一部分（这可以解释为什么无冠窦瘤破裂会进入这两个心腔）。

如前所述，部分右冠瓣瓣环通过右纤维三角与肌部室间隔相连。从右心室侧观察，右冠瓣瓣环与右心室流出道伴行，并在邻近肺动脉瓣环的交界处与左冠瓣瓣环相连。右冠状动脉起自右冠状窦的上部，并沿右心房室沟向下走行。左冠瓣瓣环的左侧或前部所处的位置是主动脉根部唯一不与任何心腔相关联的部分，左冠瓣的右侧或后1/2 对应左心房。左冠状动脉起自左冠窦的上部，在其后方走行一段较短的距离后发出分支，但这一节段的解剖存在较大的变异。

当考虑行瓣膜成形或保留瓣膜的主动脉根部手术时，理解主动脉瓣的功能性解剖是十分重要的。主动脉根部由 4 部分组成：主动脉瓣环、主动脉瓣叶、瓦氏窦及窦管交界。主动脉瓣环周长的 55% 通过纤维结构与室间隔相连，剩余的45% 与心室肌相连。主动脉瓣为半月形，正常情况下，其根部长度为游离缘长度的 1.5 倍。交界为瓣膜的最高点，瓣叶在此对合，位于窦管交界下方。瓣环呈贝壳形，正常年轻人的瓣环直径比窦管交界直径大 15%~20%，老年人则二者相近。主动脉瓣游离缘的平均长度为窦管交界直径的 1.5 倍。一般而言，无冠瓣略大于其他两个瓣，左冠瓣最小。

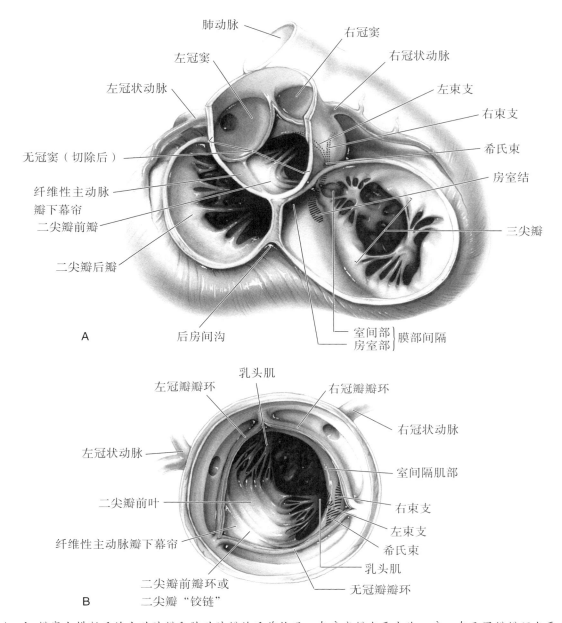

肺动脉

右冠窦

左冠窦

右冠状动脉

左冠状动脉

左束支

右束支

无冠窦（切除后）

希氏束

纤维性主动脉

房室结

瓣下幕帘

二尖瓣前瓣

三尖瓣

二尖瓣后瓣

A

后房间沟

室间部
房室部｝膜部间隔

乳头肌

左冠瓣瓣环

右冠瓣瓣环

右冠状动脉

左冠状动脉

室间隔肌部

二尖瓣前叶

右束支

纤维性主动脉瓣下幕帘

左束支

希氏束

乳头肌

二尖瓣前瓣环或

无冠瓣瓣环

B

二尖瓣"铰链"

图 5.1　A. 瓣窦上横断后的主动脉瓣和肺动脉瓣的后前位观。在房室瓣水平去除心房。在无冠瓣瓣环水平去除无冠窦和瓣叶。B. 主动脉根部上面观。瓣叶已去除

主动脉瓣手术路径

　　主动脉瓣手术可选择胸骨正中切口入路，可选择完全皮肤切口或小切口，或者经胸骨上段小切口路径（见第 1 章）。通常在升主动脉远端置入主动脉插管，右心房置入双极静脉插管。对于罹患弥漫性主动脉钙化/粥样硬化或主动脉夹层的患者，需改变主动脉插管位置，并改进操作方法（见"不耐受钳夹的主动脉的处理"）。

心肌保护

　　心肌保护的详细技术已在第 3 章中讨论。作者在瓣膜手术，尤其是主动脉瓣手术中，使用一种改良的同步心肌保护技术。

技　术

　　从冠状静脉窦置入心脏停搏液逆灌管，主动脉根部置入顺灌管，开始体外循环并降温（32℃）。经主动脉根部灌注 500mL 冷血心脏停搏液，然

后再经冠状静脉窦逆行灌注 500mL 停搏液。心肌电活动停止，心电监测显示一条直线。

⊘ 左心室膨胀

只有当主动脉瓣功能相对良好时，经主动脉根部顺行灌注心脏停搏液才能获得满意的效果（见第 3 章）。如果主动脉瓣存在明显关闭不全，心脏停搏液将漏入无收缩功能的左心室腔，这会导致左心室膨胀并可能出现心肌损伤。因此，当主动脉瓣关闭不全时，应逆行灌注心脏停搏液，借此实现彻底的心脏停跳。另外，应通过右上肺静脉置入左心室引流管。主动脉切开后，可经冠状动脉口灌注停搏液以增强心肌保护效果。

⊘ 冠状静脉窦插管困难

极少的情况下，无法将逆灌管安全地插入冠状静脉窦。此时可采用双腔静脉插管，直视下将逆灌管插入冠状静脉窦（见第 3 章）。

⊘ 逆行灌注停搏液实现心脏停搏

如果仅仅使用逆灌技术来实现心脏停搏，有时需要较长的时间，当心脏扩张时尤为明显。在这种情况下，应切开主动脉，经冠状动脉开口直接灌注。

⊘ 钙沉积

钙沉积可使主动脉瓣严重变形，遮挡冠状动脉开口，难于顺利地灌注含血停搏液。此时，应快速地切除左冠瓣，以便经左冠状动脉开口插管并灌注含血心脏停搏液。当心跳停止后，切除病变的主动脉瓣，再行右冠状动脉灌注。⊘

通常每 10min 逆行灌注一次冷血停搏液，以确保心电活动完全停止。在灌注间期，如果并不需要确保主动脉根部术野的清晰（例如，正在进行人工瓣膜缝合环上的缝线操作），则可经逆灌管持续灌入冷氧合血。为了达到最佳的右心室保护效果，每隔 20min 经右冠状动脉直接灌注停搏液，并将用纱布包裹的冰屑放置在心脏表面，以最大限度地避免心表复温。

将人工主动脉瓣置入瓣环并打结缝线后，开始复温。继续经冠状窦逆行灌注冷血或冷血停搏液以保证心肌活动完全停止。关闭主动脉切口时，可开始经冠状窦逆行灌注温血。通常在关闭主动脉切口时，即可恢复正常的心脏活动。如果患者同期行冠状动脉旁路移植术，可经静脉桥血管顺行灌注含血停搏液或冷血，并经冠状窦逆行灌注。

⊘ 右冠状动脉气栓

主动脉阻断钳开放后，应使用逆灌技术继续灌注温血数分钟，以最大限度地降低主动脉根部气泡进入右冠状动脉的风险。

主动脉横切口显露主动脉瓣

低位横切口可能最常用，且是许多外科医生的首选（图 5.2）。但右心室流出道和肺动脉的心外膜脂肪垫和外膜组织可能刚好覆盖于预期切口的位置，可将其游离，并用带垫片的缝线将其牵开（图 5.2A）。预期切口应在右冠状动脉起点上方 10~15mm 处，在拟行切口上下的主动脉外膜上缝置聚丙烯提吊线。阻断升主动脉后，在提吊线之间的主动脉壁上做一小切口。将一个小的瓣叶牵开器伸入主动脉腔以显露主动脉瓣。

⊘ 牵拉损伤

主动脉壁通常因扩张而变薄，特别是存在狭窄后扩张的老年患者。过度牵拉可导致主动脉根部管壁横行撕裂（图 5.3）。这种情况下，需行升主动脉置换或主动脉壁补片修补。⊘

在直视下，将切口向两侧延伸，注意保持在主动脉瓣交界上方 10mm 以上（图 5.2B）。也可向上和（或）向下斜行延长切口，将其转变成斜切口或裁剪以提供最佳显露（图 5.2C，虚线）。

⊘ 主动脉切口与右冠状动脉开口过近

主动脉狭窄后扩张常见于主动脉狭窄和先天性主动脉瓣二瓣化畸形的患者，这可能导致主动脉根部发生扭曲、右冠状动脉开口上移。常规的主动脉横切口可能因为位置太低而靠近右冠状动脉开口。对于这类患者，需要在切开主动脉前仔细辨认右冠状动脉起点。

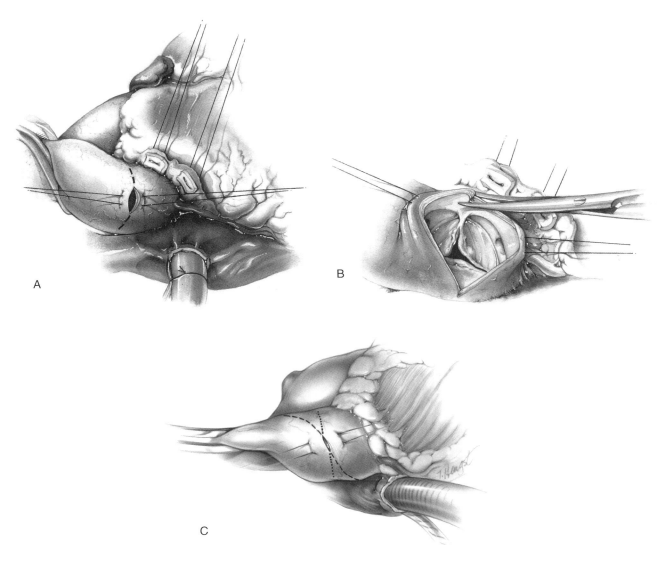

图 5.2　A.低位横切口显露主动脉瓣。B.延长横切口。C.根据需要，将初始的主动脉小切口横行或斜行延长

主动脉斜切口显露主动脉瓣

斜切口或曲棍样切口始于主动脉内侧高位，然后向下斜行延伸至无冠瓣，并止于其瓣环上方 10mm 处。将主动脉壁向两侧牵开（图 5.4）。这种切口尤其适用于主动脉根部较小的患者。

⊘ 主动脉切口向下过度延伸

切口的下限应在主动脉瓣环之上，以防止在瓣环上缝合人工瓣膜时缝线困难。这也有利于闭合主动脉切口。

⊘ 右心室血肿

覆盖在右心室的心外膜脂肪垫非常脆弱，如果受损，肝素化可使其发展成大血肿。可用带

垫片牵引线将心外膜脂肪垫从术野轻轻牵开（图 5.2A）。

主动脉瓣置换

几乎所有的主动脉瓣狭窄及多数主动脉瓣关闭不全患者均需行瓣膜置换术。瓣膜置换的选择取决于患者的年龄、合并症、生活方式及解剖因素。当今的人工机械瓣为双叶瓣，一般不需要再次置换，但需要抗凝，血栓栓塞事件风险较高。带支架生物瓣，包括牛心包瓣和猪瓣，则不需要抗凝，可在数年间维持良好的功能状态，但终会

因结构退化而需要再次手术。无支架生物瓣血流动力学更佳，特别适用于瓣膜较小的患者，但对植入技术有较高的要求，且容易因发生退行性变而需要再次置换。同种异体主动脉瓣与无支架瓣膜具有相似的优点，更为耐用，但来源存在问题。

自体肺动脉瓣移植是婴儿和儿童患者的最佳选择，具有生长潜能，可以长时间避免再次主动脉瓣手术。然而，这是一个双瓣膜的手术，需要对置换的肺动脉瓣再次干预。

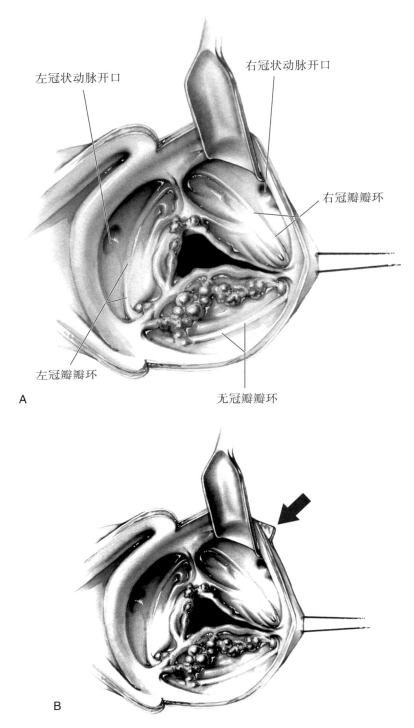

左冠状动脉开口　　右冠状动脉开口

右冠瓣瓣环

左冠瓣瓣环

无冠瓣瓣环

A

B

图 5.3　A. 病变主动脉瓣手术视图。注意主动脉切口应在瓣膜交界上方约 10mm 处。B. 主动脉壁牵开器损伤

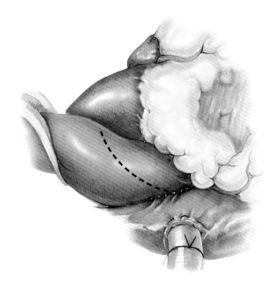
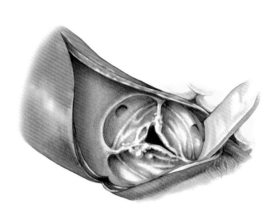

图 5.4 斜切口显露主动脉瓣

切除主动脉瓣

用剪刀切除病变的主动脉瓣叶，近瓣环处预留 1~2mm 边缘（图 5.5）。钙化灶需用咬骨钳压碎，然后将钙化碎片轻轻挤出或切除（图 5.6）。

⊘ 切除极限

过度靠近主动脉瓣环来切除瓣叶，可能会破坏主动脉瓣环，且残留组织过少不能牢固地持住缝线。因此，应保留瓣叶边缘，根据需要进行修剪。

⊘ 钙化颗粒的分离

必须要注意不能使钙化碎片掉入左心室腔，因为其可导致体循环栓塞。将吸引器的端头去掉，助手必须将瓣叶切除的所有碎片吸走。在切除瓣叶后准备进一步清除瓣环钙化时，将一个折叠的海绵或棉塞放入左心室（图 5.7），用以保护左心室流出道，使钙化颗粒或碎片掉落在棉塞或海绵上，而不是落入左心室腔。用冷盐水冲洗左心室腔，然后取出棉塞或海绵。

NB 一些医院可能要求棉塞或海绵加入不透射线的标记。

⊘ 保护冠状动脉开口

为了防止在取出钙化颗粒或取出海绵过程中导致冠状动脉栓塞，可用棉签、手持式停搏液灌注管或吸引头尖端暂时堵住冠状动脉开口。这些预防措施对保护左冠状动脉开口特别有用，右冠状动脉因为开口靠前而不容易显露钙化颗粒，且其实际上经常被牵开器叶片覆盖。

⊘ 二尖瓣前瓣分离

由于主动脉瓣和二尖瓣存在连续，在切除主动脉瓣叶时，可导致二尖瓣前瓣瓣叶与瓣环分离。外科医生去除钙化和修剪靠近左冠瓣和无冠瓣的主动脉瓣环时，也应注意发生这种情况的可能（图 5.8）。切除无冠瓣时，尤其易造成二尖瓣前瓣瓣叶分离，形成主动脉根部缺损，直接开口于左心房。当主动脉瓣有大量钙化，并像通常那样波及二尖瓣时，最容易发生这种意外。此时，应使用带垫片缝线间断缝合撕裂的二尖瓣瓣叶和瓣环，使二尖瓣前瓣瓣叶复位（图 5.9）。

⊘ 瓣环薄弱

当大力牵拉钙化灶，试图将其从瓣环移除时，有时会造成某一区域薄弱，导致心脏结构穿孔，也可破入其他心腔，因此，必须识别薄弱区域并用带垫片缝线加固（图 5.9）。

测量人工主动脉瓣膜

行主动脉瓣置换时，所选的人工瓣膜必须与瓣环相匹配。在每个瓣膜交界（图 5.10A）或与

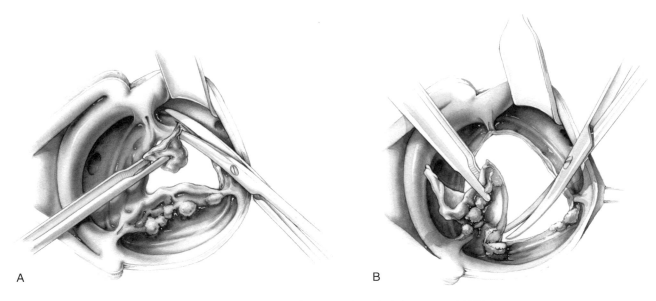

A   B

图 5.5 切除病变的主动脉瓣。A. 右冠瓣瓣叶。B. 无冠瓣瓣叶

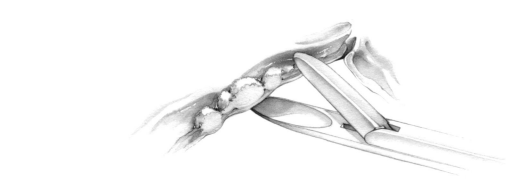

图 5.6 压碎并去除病变环上的钙化

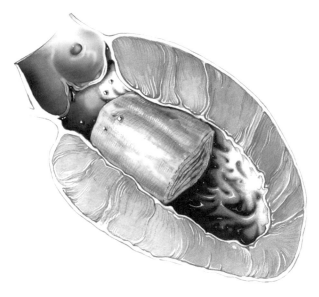

图 5.7 使用海绵防止钙化颗粒掉入左心室腔

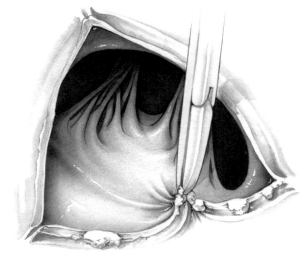

图 5.8 不当地牵拉主动脉瓣环的钙化灶，造成主动脉根部和其他心腔或心包腔之间发生穿孔性缺损（另见图 5.4）

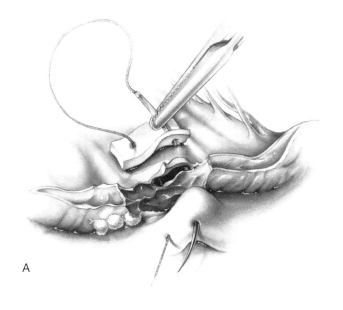

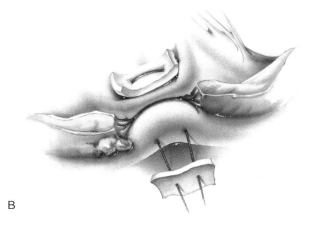

图 5.9　A. 二尖瓣前瓣瓣叶部分分离，造成左心房缺损。B. 用带垫片缝线闭合缺损，同时用来固定人工瓣膜

交界邻近的瓣环（图 5.10B）处，缝入 3 条简单的缝线。通过牵拉这 3 条缝线将瓣环打开。有时，将缝线缝在交界之间的瓣环最低点，以更好地扩开左心室流出道，更易于测量大小（图 5.10C）。从最小号开始，将不同型号的测瓣器依次插入瓣环，选择大小合适的人工瓣膜。

⊘ 瓣膜放置过松

如果瓣膜与瓣环的关系过松，则意味着瓣膜偏小，患者无法受益于大号瓣膜所带来的最佳的血流动力学。

⊘ 瓣膜放置过紧

瓣膜置入过紧，可能意味着瓣膜无法沉入理想的位置。瓣膜型号过大可能会导致主动脉瓣环破裂和（或）主动脉切口缝闭困难。

⊘ 测量瓣环

测瓣器是各个品牌人工瓣膜的精确复制品，所以必须使用与瓣膜匹配的特定测瓣器测量瓣环。如果选择环上瓣，这一点尤为重要。⊘

测量瓣环并选择合适的人工瓣膜时，应充分考虑左心室流出道、主动脉瓣环及窦管交界等因素。对于单纯主动脉瓣关闭不全的患者，其重要性可能并不明显。但对于罹患重度主动脉瓣狭窄的患者，肥厚的室间隔可造成左心室流出道狭窄；有时，窄后扩张可导致窦管交界界限不清，甚至发生扭曲。因此，在不同水平可测得不同的直径，这就给瓣环测量及人工瓣膜的选择带来困难。谨慎的做法是，分别测量左心室流出道、主动脉瓣环和窦管交界的大小，进而选择合适的人工瓣膜。

⊘ 主动脉根部钙化

如果主动脉根部发生严重钙化或在主动脉壁上存在钙化嵴，会使测瓣器插入出现困难。这种情况下，外科医生只能通过目测来判断人工瓣膜的大小。

NB 去除主动脉根部的钙化

主动脉根部的钙化常累及主动脉窦并向冠状动脉开口延伸。可根据经验去除特定位置的主动脉根部钙化，有利于植入合适大小的人工瓣膜。使用咬骨钳轻柔地压碎钙化的内膜，然后将其从主动脉壁去除。利用改良冠状动脉下无支架主动脉生物瓣或同种异体瓣膜的植入技术，对薄弱的主动脉壁进行部分加固。

⊘ 主动脉壁撕裂

为避免发生主动脉壁穿孔损伤，不应将钙化组织从主动脉壁上拉下来，这一点很重要。必须使用剪刀将与内膜连接的钙化灶锐性分离。

缝线缝置技术

使用 2-0（Tevdek 或 Ticron）双头圆针缝线间断缝合固定人工瓣膜。缝线深缝在瓣环上。缝线的末端由助手拉紧或按顺序固定在圆形缝线固定器上（图 5.11）。当瓣环上所有的缝线缝置完成后，使用单针或垂直褥式缝合技术，将缝线依次穿过人工瓣膜的缝合环；也可一步完成瓣环和人工瓣膜缝合环的缝合（图 5.12）。有时，某一部位的瓣环显露不全，可牵拉已经到位的缝线，这将有助于改善显露（图 5.13），外科医生可以用手拉紧或将其绷紧固定在缝线固定器上。

NB 去除嵌入的钙化颗粒

可以用缝针去除深嵌在心肌内的钙化颗粒（图 5.14）。

🚫 缝线的安全性

必须对每一条缝线进行测试，以确保它们可靠、牢固地固定在瓣环上。如果它们只是缝在退化的瓣叶组织或狭窄的瓣环边缘上，可导致组织

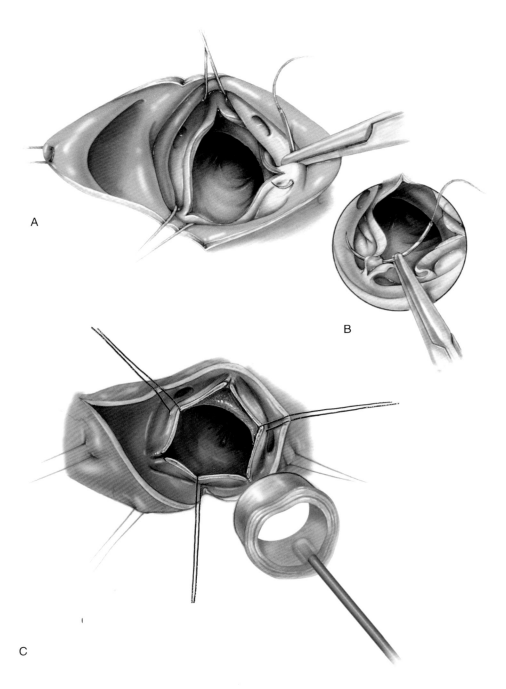

图 5.10　A. 主动脉瓣环上缝置 3 条简单的缝线，每个交界一条。B. 也可缝在邻近交界的瓣环。C. 缝线缝在瓣环的最低点以达到最佳大小

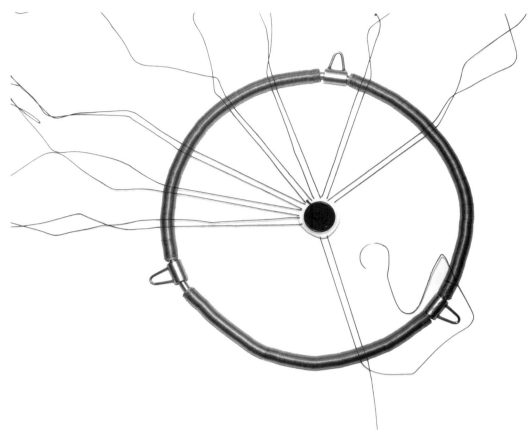

图 5.11　按顺序放置缝线的圆形缝线固定器

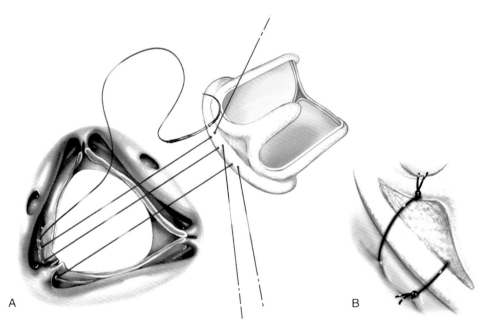

图 5.12　A. 将缝线直接穿过瓣环和人工瓣膜的缝合环。B. 人工瓣膜缝合环适宜的缝合位置，线结应远离瓣膜

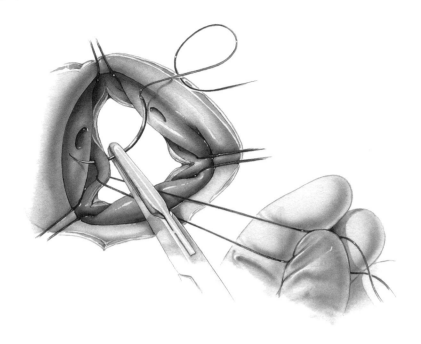

图 5.13　缝合主动脉瓣环缝线的显露

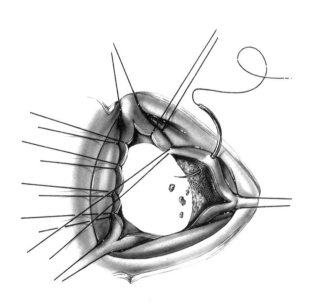

图 5.14　使用针尖去除侵入心肌的钙化

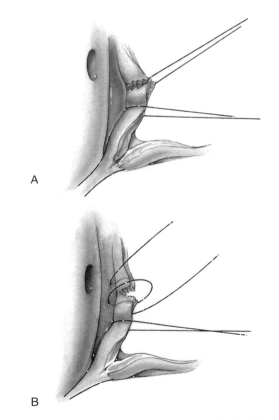

A

B

图 5.15　将不牢固的缝线（A）改为"8"字缝合（B）

撕裂。若缝线不牢固，要么将其拆掉，要么改为"8"字缝合（图 5.15），然后水平褥式穿缝人工瓣膜缝合环。

NB 带垫片缝线

　　如果瓣环因钙化、脆弱而不能牢固地持住缝线，带垫片缝线（2-0 Ethibond 或 Ticron）是一个令人满意的选择。将垫片放在主动脉瓣环上方，进行外翻缝合，比较容易操作（图 5.16A）。或

者，从下往上缝，将垫片放在瓣环的下方，可以提供可靠而满意的支撑作用（图 5.16C）。这种技术适用于环上型人工瓣膜的植入。如果使用碟

瓣，外科医生必须确保人工瓣叶没有受到垫片的影响。另外，在打结过程中如果发生断线，应将松脱的垫片取出。通常需要将人工瓣膜拆掉，以便在左心室中找到并取出垫片。无论带垫片缝线是从瓣环上还是瓣环下起缝，均应以水平褥式的方式缝在人工瓣膜缝合环上（图 5.17）。常规应用垫片可以显著降低瓣周漏的发生率。

⊘ 传导阻滞

靠近无冠瓣和右冠瓣瓣环的位置缝合过深，会损伤传导组织而导致各种类型的传导阻滞（图5.18）。当存在巨大的钙化延伸至室间隔，或感染性心内膜炎、脓肿形成导致组织脆弱时，传导阻滞则不可避免。建议对所有行主动脉瓣手术的患者留置临时心室起搏导线。若手术结束后仍然是完全性的传导阻滞，应留置心房起搏导线，以实现房室顺序起搏。若患者出院前仍然无法恢复正常的房室传导，则需要植入永久起搏器。

⊘ 左冠状动脉损伤

主动脉瓣环的病理改变、钙化及畸形往往会阻碍主动脉瓣环缝线的精确缝合。由于左冠状动脉走行于主动脉根部的后方，因此如果在左冠瓣环邻近组织上缝合过深，可刺穿左冠状动脉（图5.19）。这是一个非常严重的错误，外科医生需时刻保持警醒，采取一切预防措施避免其发生。为了防止心肌缺血损伤，需立即将缝线拆除。如果左主干的结构和功能的完整性受到损害，需对其所有分支行旁路移植。

⊘ 生物瓣脱水

生物瓣在干燥的环境中容易失去水分，无影灯所产生的热量会加重这一过程。这将使生物瓣受到永久性损伤，导致人工瓣膜过早衰败。为了预防这种情况的发生，应间歇使用常温生理盐水冲洗人工瓣膜以保持其湿润。

⊘ 人工瓣膜缝合环上缝线的放置

缝针从上往下穿过人工瓣膜的缝合环，从其外半部分和内半部分的交界处出针（图 5.12B）。通过这种方式在生物瓣的人工瓣环上缝置缝线，可以远离组织 – 缝合环交界，并避免导致瓣叶损伤或穿孔。同样，线结要远离机械瓣口，以防止其接触碟瓣或瓣叶。

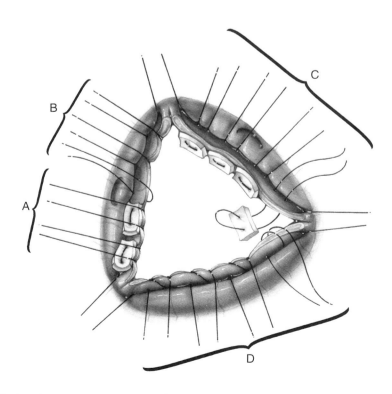

图 5.16　A. 外翻缝合，垫片放在主动脉瓣环上面。B. 单针缝合。C. 从下往上缝合，将垫片放在瓣环下面。D. "8" 字缝合

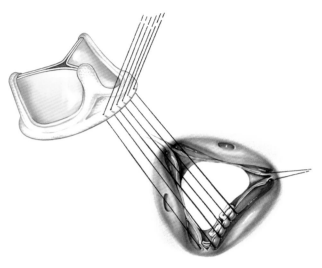

图 5.17 水平褥式缝合，将垫片放在瓣环下方，水平褥式缝合人工瓣膜缝合环

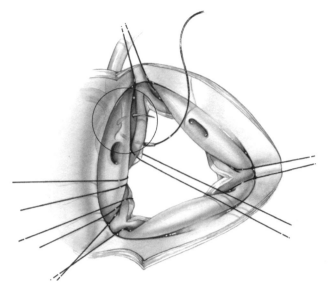

图 5.19 左冠瓣环邻近组织缝合过深，刺穿左冠状动脉

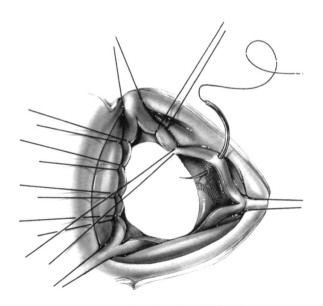

图 5.18 缝合过深损伤传导组织

⊘ 生物瓣瓣架的位置

在缝置人工瓣膜缝线前，需采取一切预防措施确保生物瓣的放置方向调整到位，使其瓣架不阻挡冠状动脉开口。对于主动脉瓣二叶瓣畸形患者，其左冠状动脉和右冠状动脉开口通常相距较远，在这种情况下，生物瓣的一个瓣架应放在两个冠状动脉开口之间，以确保其他两个瓣架不堵塞左或右冠状动脉开口。

人工瓣膜入座

当所有的缝合线都准确地缝置在缝合环后，

将人工瓣膜轻轻地推下并与瓣环紧密贴合。许多外科医生用生理盐水冲洗缝线，以起到润滑作用，使缝线在拉过缝合环时更顺畅。

⊘ 窦管交界狭窄

如果升主动脉窦管交界的直径小于主动脉瓣环，可能出现与瓣环匹配的人工瓣膜无法通过窦管交界的情况。在这种情况下，可去掉持瓣器，将低瓣架人工瓣膜竖起，然后向下推并安全地入座在主动脉瓣环上（图 5.20）。

⊘ 生物瓣化学或热损伤

抗生素或其他化学溶液可以与戊二醛发生化学反应，造成生物瓣不可逆性损伤。因此，只能用常温生理盐水冲洗人工生物瓣。

⊘ 人工瓣膜变形

有些生物瓣的瓣环是有弹性的。外科医生不应尝试将一个较大的人工瓣膜强塞入一个相对较小的主动脉瓣环中，否则会导致有弹性的瓣环和瓣叶发生变形，引起瓣膜关闭不全。

⊘ 梗阻因素

任何多余的组织碎片、钙化或瓣环下垫片均不应凸入左心室流出道，否则可能会阻碍瓣膜的开放和关闭（图 5.21）。最终固定瓣膜前，应确保瓣膜功能正常，所有梗阻因素均被清除。

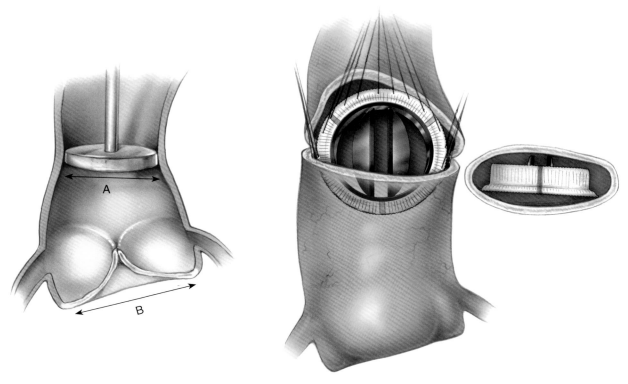

图 5.20 将最佳匹配瓣膜经狭窄的升主动脉送入主动脉瓣环。A. 窦管交界直径。B. 瓣环直径

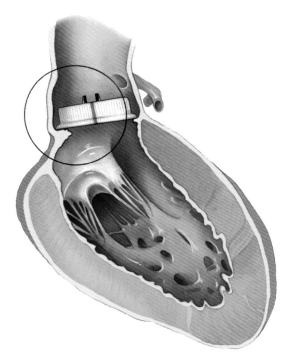

图 5.21 钙化灶或突入瓣环下的垫片可能会限制瓣膜活动

⊘ 打结方向

当人工瓣膜满意地入座后，打结，剪线。打

结的方向应平行于缝合环（图 5.22）。一旦违反该原则，缝线或外科医生的指尖都可能会损伤固有瓣叶组织或人工瓣膜的叶片。

⊘ 线结过长

应避免线结过长，线结的方向应朝向人工瓣环缝合环的外侧。过长的线结会刮伤瓣叶组织，造成慢性刺激和损伤，最终导致瓣叶组织穿孔。线结太长还会凸入人工瓣结构内，形成机械性梗阻，影响人工瓣膜的正常关闭。

⊘ 冠状动脉开口异常

左冠状动脉主干的开口有时会紧邻主动脉瓣环交界。需调整生物瓣的方向，避免瓣架遮挡冠状动脉开口，这一点非常重要（图 5.23）。

⊘ 人工瓣膜无梗阻

在关闭主动脉切口前，必须观察确定机械瓣能够正常启闭、无梗阻。

⊘ 室间隔肥厚

长期罹患主动脉瓣狭窄和（或）高血压心脏病的患者，可出现室间隔显著肥厚及左心室向心

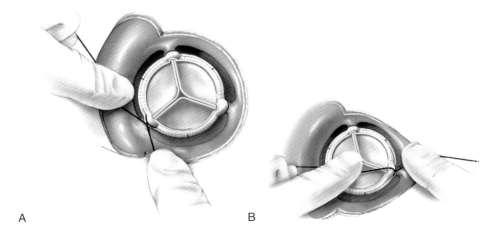

图 5.22　平行于缝合环的方向向下打结（A），不要跨瓣叶（B）

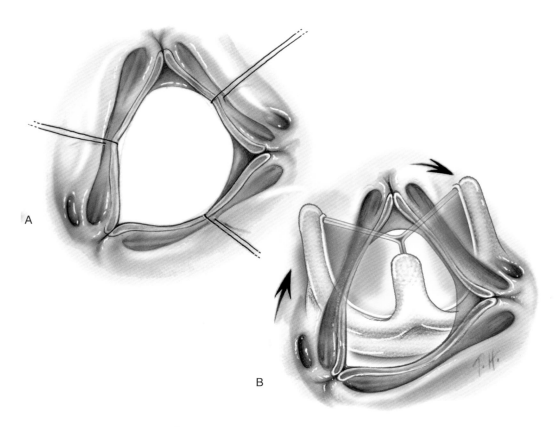

图 5.23　A. 冠状动脉异常开口于瓣膜交界。B. 旋转生物瓣以免其瓣架影响冠状动脉血流

性肥厚。外科医生必须能意识到可能存在的左心室流出道与主动脉瓣的不匹配。植入不同设计的瓣膜时，需考虑特殊的技术细节。⊘

　　以 Medtronic-Hall 机械瓣为例，单叶瓣植入后可通过旋转来确保瓣叶的自由活动。沉入左心室的小部分瓣叶必须远离室间隔。大部分的双叶机械瓣也可以旋转，确保瓣叶能够自由活动。瓣叶的位置通常平行于室间隔。对于室间隔极重度肥厚者，在邻近和平行于室间隔处，跨瓣血流可能会相对减少。这种理论上可能出现的缺陷，通常不会影响到血流动力学。

　　当室间隔肥厚显著影响左心室流出道时，可将室间隔的部分肌肉切除（图 5.24）；也可在室间隔肌上做数条垂直切口，借此打开左心室流出道。

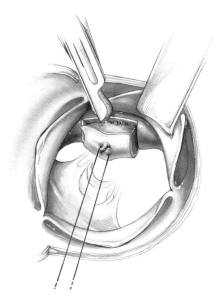

图 5.24 切除部分室间隔以开放左心室流出道

关闭主动脉切口

通常从主动脉切口两端开始，以 4-0 或 5-0 聚丙烯缝线连续双层缝合关闭切口。缝线在主动脉前相互打结（图 5.25）。

⊘ 主动脉切口两端出血

主动脉切口两端出血比较麻烦。在沿切口向前连续缝合前，向后回缝一针，并缝在未切开的主动脉壁上，或者两端加垫片，可在一定程度上预防这种情况的发生（图 5.25）。

⊘ 冠状动脉空气栓塞

左心室排气过程中，可能会出现冠状动脉空气栓塞，尤其是右冠状动脉更容易发生这种情况。必须采取一切措施预防或减少冠状动脉空气栓塞。降低泵流量，手指按压暂时阻断右冠状动脉。然后，外科医生将主动脉阻断钳部分打开，使血液与滞留于主动脉根部的空气混合，并从主动脉切口的排气口自由流出。主动脉根部的槽型排气针加上高流量根部吸引，可以持续去除在心室充盈和排气开始后射出的气泡（见第 4 章）。只有将空气全部排出后，才能将排气针拔除并结扎排气孔缝线。

⊘ 主动脉壁脆弱

如果主动脉壁脆弱，需要使用带垫片缝线加

强切口。如果主动脉壁外膜剥脱或主动脉壁变薄、脆弱，可使用自体心包条加强主动脉切口缝线（图 5.26）。

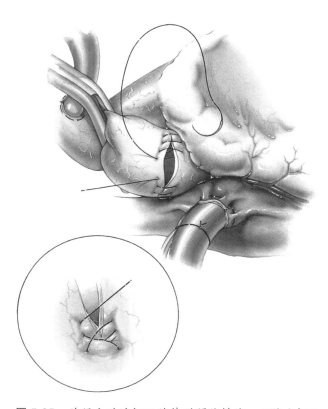

图 5.25 关闭主动脉切口的特别预防措施，以防止切口两端出血

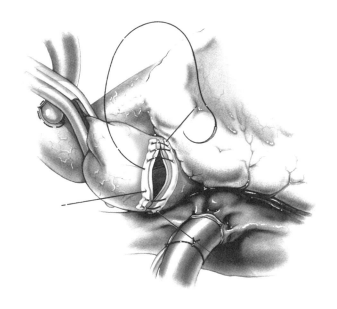

图 5.26 用心包条加强主动脉切口

⊘ 主动脉切口两端出血的控制

可暂时阻断主动脉或大幅度降低灌注流量，以控制主动脉切口两端的出血。这种相对谨慎的做法易于显露出血点，同时便于缝置带垫片缝线，以达到对出血的彻底控制。

🆖 关闭主动脉斜切口

在人工瓣膜入座前，从深入无冠窦的切口下端开始缝合主动脉切口并打结。连续缝合五六针后，保持缝线松弛并做标记。然后使瓣膜入座，并牢固打结。用神经拉钩将主动脉缝线收紧，并继续完成缝合。

🆖 主动脉切口扩大

有时，生物瓣的瓣架凸入主动脉切口，造成切口缝线张力增加。使用 Hemashield 补片扩大主动脉切口，可为人工瓣膜的瓣架提供足够的空间，并确保安全地关闭切口（图 5.27）。

⊘ 主动脉壁损伤

少数情况下，关闭主动脉切口时，主动脉前壁会被生物瓣的瓣架顶起，导致主动脉根部穿孔。（图 5.28）。这种情况下，需将受损的升主动脉切除，并用人造血管进行置换。关闭切口时，确保主动脉切口缝线没有缝住生物瓣瓣架，这是非常重要的，否则不仅会导致人工瓣反流，还会降低缝线的强度。

技 术

尽可能选择高位阻断主动脉，逆行灌注冷血心脏停搏液使心脏停跳。右上肺静脉放置引流管（见第 4 章）使心脏减压。切除撕裂和病变的主动脉。如果主动脉壁质地良好，可用戊二醛处理的自体心包或 Hemashield 补片修补管壁。相反，若主动脉壁非常薄、扩张且脆弱，则将主动脉与肺动脉游离开，并在紧靠主动脉瓣交界上方将其横断。主动脉壁用毛毡条加固，并与适当型号的人造血管吻合（见第 8 章）。以同样的方式，将人造血管远端与主动脉远心端吻合。

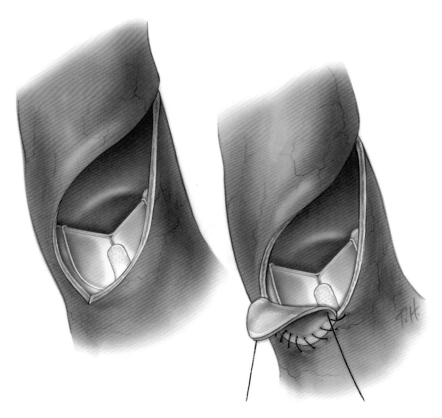

图 5.27　用补片扩大主动脉切口

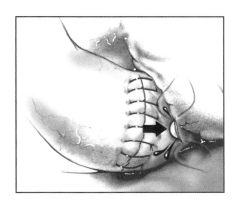

图 5.28　生物瓣瓣架导致主动脉壁穿孔

应用同种异体移植物、自体移植物和猪主动脉根部行主动脉瓣置换

机械瓣和生物瓣已在临床实践中被证实为有效的瓣膜替代物。然而，机械瓣因需要终生抗凝带来的不便和风险以及生物瓣有限的使用寿命值得关注。50 余年前，英国伦敦的 Donald Ross 和新西兰奥克兰的 Brian Barrat-Boyes 爵士提出应用主动脉同种移植物置换主动脉瓣。Ross 拓展了这一观念，将自体肺动脉移植物用于主动脉位置。对于儿童和年轻患者，主动脉异体移植物和肺动脉自体移植物均是良好的置换选择。无支架猪主动脉瓣已商品化，其具有与同种异体移植物相似的血流动力学，其优点是在手术室可获得齐全的型号。这些瓣膜的耐久性尚不明确。

技术：自体肺动脉置换主动脉根部（Ross 手术）

经胸骨正中入路，主动脉插管位置尽可能远心。通常单根心房 - 腔静脉插管已足够，但双静脉插管效果也同样令人满意。经右上肺静脉放置左心室引流管，使心脏减压并保持术野相对无血。体外转流后，开始全身降温。阻断主动脉，顺行灌注含血心脏停搏液。随后，持续逆行灌注冷血和冷血停搏液作为补充（见前文"心肌保护"）。

当然，最重要的是肺动脉瓣必须正常。所有考虑行自体肺动脉置换主动脉瓣的患者，均应做全面的术前评估。不过，在决定继续行此手术前，外科医生应亲眼观察并确定肺动脉瓣是正常的。

在靠近左、右肺动脉汇合处的肺动脉前壁做一横切口，直视检查肺动脉瓣，其必须为正常的三叶瓣外观，无任何病变。

⊘ 肺动脉瓣异常

如果肺动脉瓣有任何病变的迹象，如既往有感染性心内膜炎、二叶瓣或瓣叶穿孔，则保留原始的肺动脉瓣，以 4-0 聚丙烯线关闭肺动脉切口。然后，改用同种异体移植物或其他合适的人工瓣膜置换主动脉瓣。⊘

肺动脉瓣检查满意后，做一低位主动脉横切口。通过冠状动脉开口直接灌注冷血心脏停搏液，特别是右冠状动脉，以更好地保护右心室。

⊘ 先天性冠状动脉异常

冠状动脉在主动脉根部的起源异常可使手术复杂化，需要在手术技术上做出改进。⊘

切除主动脉瓣，并如前所述去除瓣环上的钙化。横断主动脉，将左、右冠状动脉开口连同一大块纽扣状主动脉壁一起切下。沿着冠状动脉的走行游离冠状动脉扣，以确保其有充分的活动度（图 5.29）。

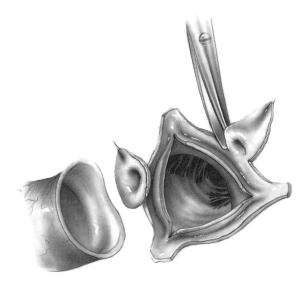

图 5.29　主动脉已被横断。冠状动脉开口连同一块大的主动脉壁被取出

⊘ 冠状动脉分支异常

必须特别注意不要损伤任何异常的冠状动脉。⊘

肺动脉已在其分支汇合处完全横断（图5.30）。使用低电流的电凝继续游离，使肺动脉及其根部与主动脉及下方的右心室肌肉分离（图5.31）。对所有出血的小血管都要电凝止血。

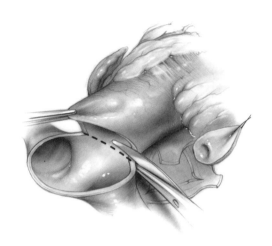

图 5.30　在左、右肺动脉汇合处横断肺动脉

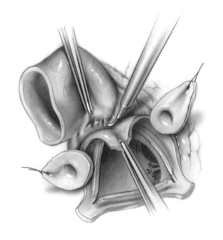

图 5.31　用低功率电凝将肺动脉从主动脉根部游离

⊘ 左冠状动脉主干损伤

左冠状动脉主干的走行与肺动脉及其根部关系密切。在此区域进行游离操作时须格外小心。

NB 通过冠状静脉窦逆行灌注血液可以发现出血的小血管，避免出现遗漏。止血在手术的这个阶段十分重要，因为一旦手术完成并开放主动脉阻断钳，该部位的出血很难控制。**NB**

充分游离肺动脉后，将一把直角钳经肺动脉瓣口伸入右心室。在肺动脉瓣环下方6~8mm处，右心室流出道被直角钳顶起的位置做一切口（图5.32A）。

⊘ 肺动脉瓣损伤

避免肺动脉瓣损伤是极其重要的，因为要将其放在主动脉瓣的位置（图5.32B）。⊘

将切口横向延长，跨过右心室流出道（图5.33）。在肺动脉瓣环下方6~8mm处，用刀切开右心室流出道后方的心内膜（图5.34）。以Metzenbaum剪刀将肺动脉剜出，剪刀的刀刃要形成一定的角度，避免损伤左冠状动脉前降支的第一室间隔支（图5.35）。

⊘ 冠状动脉第一室间隔支损伤

左前降支第一室间隔支的走行多变，有时非常粗大。利用剥离技术游离主肺动脉根部，可避免损伤第一室间隔支，防止室间隔大面积梗死。有些外科医生要求所有考虑行 Ross 手术的患者，术前均应做冠状动脉造影，以了解冠状动脉解剖的具体细节。如果第一室间隔支的发出位置很高且粗大，可能为 Ross 手术禁忌。若室间隔支被切断，应将两断端缝闭，避免形成冠状动脉-右心室瘘。⊘

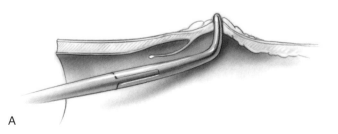

A

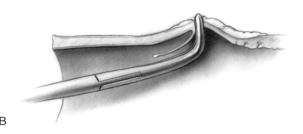

B

图 5.32　直角钳的尖端应放在肺动脉瓣环下方 6~8mm 处。A. 将肺动脉根部从右心室分离的最佳位点。B. 若心室切口位置太高可损伤肺动脉瓣

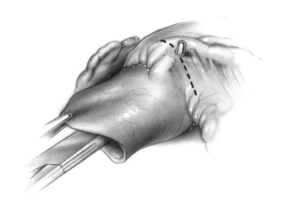

图 5.33　直角钳尖端及右心室切口（虚线）

将自体肺动脉从右心室流出道取下后，修剪掉过多的脂肪组织，然后将其浸泡在心包腔的血液里，恰位于右心房旁。

⊘ 肺动脉纽扣洞

为避免造成肺动脉壁纽扣洞损伤，在去除心外膜脂肪组织时，要小心地将手指放入肺动脉并穿过瓣膜。⊘

用 4-0 Ticron 缝线单纯间断缝合瓣环及瓣膜交界下方的组织，缝线间距非常近，形成同一平面的一圈缝线（图 5.36）。这需要将缝线缝在主动脉瓣下幕帘以及左心室流出道的膜部和肌部。然后，将主动脉瓣环上的缝线从肺动脉瓣环下方穿过自体肺动脉。

自体肺动脉移植物与主动脉根部的吻合也可以使用 4-0 聚丙烯缝线进行连续缝合。必须从左、右冠窦交界处开始缝合，主动脉瓣环上由内而外进针，自体肺动脉移植物上的缝合则由外而内。完成后壁的吻合后，换另一头针行前壁吻合。打结前，可用神经拉钩确保将缝线收紧。

⊘ 自体肺动脉移植物的方向

正确放置自体肺动脉的方向非常重要，应将自体肺动脉的瓣窦放在原主动脉瓣窦上，以便于左冠状动脉主干的移植。

⊘ 自体肺动脉移植物瓣叶损伤

在自体肺动脉上缝线时，应小心不要穿缝肺动脉瓣叶。⊘

将自体肺动脉推下就位，在自体心包条上打结缝线（图 5.37）。使用连续缝合时，也可在吻合线中加入心包条。在拟移植左冠状动脉纽扣的位置做一切口，用 4.0mm 打孔器扩大开口。采用 5-0 或 6-0 聚丙烯缝线连续缝合，将左冠状动脉纽扣吻合到自体肺动脉移植物上（图 5.38）。以同样的方式，完成右冠状动脉纽扣与自体肺动脉移植物的吻合。

⊘ 左冠状动脉主干弯折

应避免左冠状动脉主干弯折。将一个合适大小的探条插入左冠状动脉主干以确保其无梗阻。

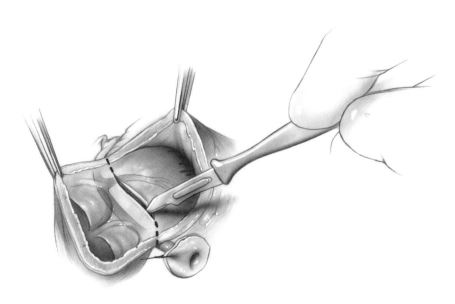

图 5.34　在肺动脉瓣环下方 6~8mm 处切开右心室流出道后壁心内膜

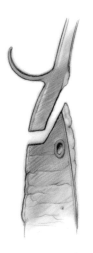

图 5.35　肺动脉根部被剥出，未损伤第一室间隔支

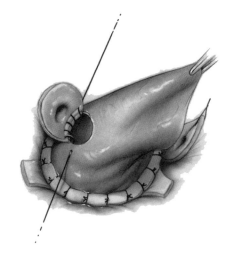

图 5.38　左冠状动脉纽扣与自体肺动脉移植物的吻合

NB 通常，较为谨慎的做法是：完成主动脉远心端的吻合后，再行右冠状动脉的吻合。短暂开放主动脉阻断钳，使主动脉根部充盈，精确标记右冠状动脉的吻合位置。重新阻断主动脉，完成右冠状动脉吻合。**NB**

修剪自体肺动脉移植物，使其与横断的主动脉相匹配，用 4-0 或 5-0 聚丙烯缝线连续缝合，完成远心端吻合（图 5.39）。此时可放开主动脉阻断钳，复温的同时完成右心室流出道的重建。

选择一个合适大小的冷藏同种异体肺动脉，依照生理解剖，将一个瓣窦置于后方，两个瓣窦

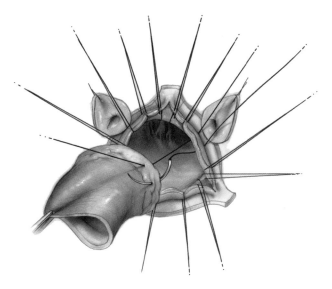

图 5.36　间断缝合主动脉瓣环和自体肺动脉移植物

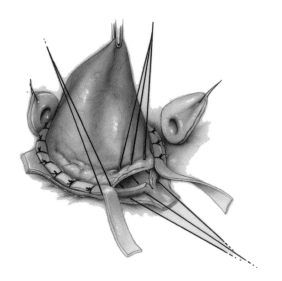

图 5.37　缝线在心包条上打结

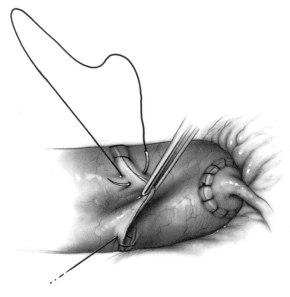

图 5.39　自体肺动脉移植物与主动脉吻合

置于前。适当修剪，用 4-0 或 5-0 聚丙烯缝线完成远心端吻合。

⊘ 同种肺动脉移植物弯折

同种肺动脉移植物留得过长，当心脏充盈后，可能会导致远端吻合口弯折。

⊘ 远端吻合口压力阶差

远端吻合口有出现压力阶差的倾向。可能是继发于免疫反应造成的纤维化，也可能是连续缝合产生的荷包效应导致的。为了避免这种并发症，缝线的间距应小。此外，应选择较大的同种肺动脉瓣移植物，即使发生一定程度的吻合狭窄，也可以减小压力阶差。⊘

用 4-0 聚丙烯缝线从右心室流出道切口的后壁开始近端的吻合。先完成内侧吻合后再完成外侧吻合，浅缝心内膜以避免损伤前降支第一室间隔支（图 5.40B）。完成前壁剩余部分的吻合（图 5.41）。使心脏充盈，排气，患者脱离体外循环。

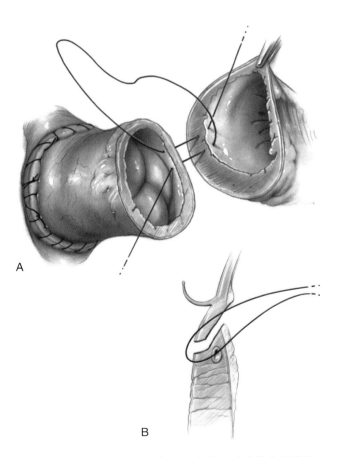

图 5.40　A. 吻合右心室流出道和冷藏的同种异体移植物。B. 全层缝合可能造成室间隔支被缝闭

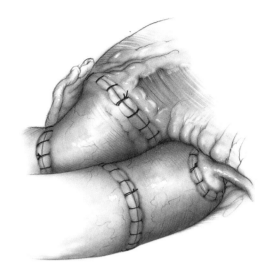

图 5.41　自体肺动脉移植物完全置换主动脉根部

⊘ 室间隔动脉损伤

全层缝合右心室后壁，有损伤高位冠状动脉室间隔支的风险。

NB 外科医生也可以在将自体肺动脉移植到主动脉根部前，完成同种肺动脉移植物与右心室和肺动脉的连接。

NB 自体移植物扩张

已经证实：当婴儿和幼儿患者接受自体肺动脉移植替换整个主动脉根部后，移植物可随身体生长而生长。但存在的问题是：此自体肺动脉可能会扩张，造成主动脉瓣关闭不全。将左、右冠窦完整切下，用这些原生主动脉组织替换相应位置的自体肺动脉组织，然后用保留的自体主动脉壁加强无冠窦部分，有助于防止自体移植物扩张（图 5.42）。另外一种防止自体肺动脉移植物扩张的方法是使用 Hemashield 人造血管将其包裹（图 5.43）。对于大龄儿童和成人患者，如果使用根部置换技术，肺动脉和主动脉根部的构型应相匹配，以避免主动脉瓣关闭不全。这可能需要用带垫片缝线在瓣膜交界处行水平褥式缝合进行折叠，以及（或）植入人造血管固定窦管交界的直径。另外，许多中心采用由 Ross 首先施行的改良冠状动脉下技术，对大龄儿童和成人行自体肺动脉移植。该技术与无支架生物瓣的植入技术相似。

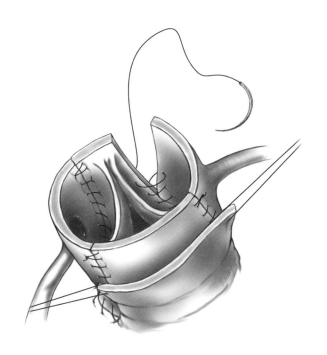

图 5.42 利用大冠状动脉组扣完全置换原主动脉窦。保留的无冠窦与自体肺动脉一起与升主动脉吻合，以加强自体肺动脉的无冠窦

技术：用无支架生物瓣或同种异体主动脉置换主动脉瓣

使用同种异体主动脉或无支架主动脉生物瓣置换主动脉根部，能够更好地维持主动脉根部的几何形状。相关细节已在"技术：自体肺动脉置换主动脉根部（Ross 手术）"一节中描述。改良的冠状动脉下置换技术也可用于同种异体主动脉置换，取得了很好的效果。无支架生物瓣冠状动脉下植入技术见下文。同种异体主动脉的移植也遵循这个原则。我们已采用类似的技术进行了无支架主动脉根部生物瓣的植入。

在主动脉前壁缝置 3 条牵引线（图 5.44）。先做一小的主动脉横切口，然后在直视下分别向上和向下延长，充分显露主动脉根部。切除主动脉瓣。用 3 条 4-0 Ticron 缝线单针缝在每个瓣环的最低点。牵拉缝线，最大限度地展开瓣环和左心室流出道，以精确测量主动脉瓣环（图 5.45）。

🚫 **主动脉切口过低**

如果主动脉切口太靠近端，则不能将人工瓣膜或同种异体移植物的交界重新悬吊到足够的高

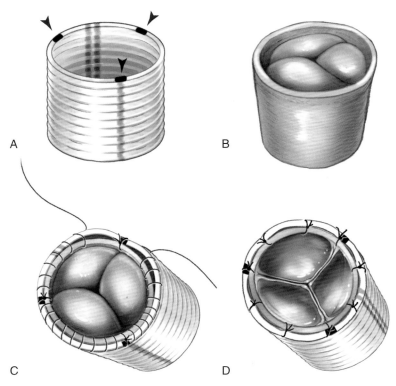

A

B

C

D

图 5.43 用 Hemashield 人造血管包裹自体肺动脉移植物

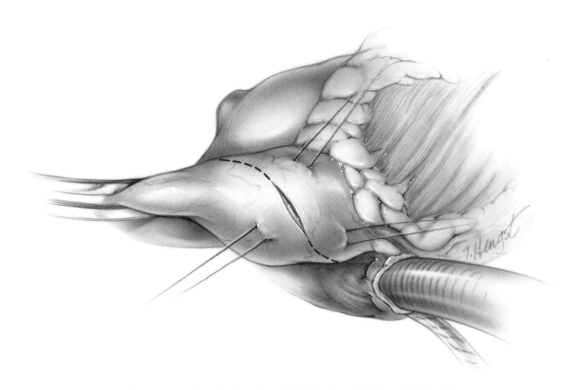

图 5.44 主动脉瓣无支架生物瓣置换的主动脉切口和显露方法

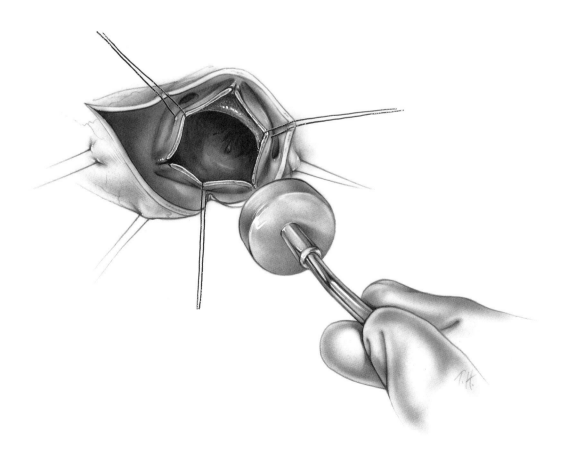

图 5.45 测量左心室流出道大小

度（见下文）。首先在右冠状动脉开口上方至少 1cm 处做一个小的横切口。通过这个切口，应该可以看到主动脉根部。如果切口太靠近瓣膜交界，则将其关闭，在更远的位置做一新的主动脉切口。

⊘ 瓣膜测量过小

测瓣器应与主动脉瓣环紧密贴合。建议将瓣膜多测 1~3mm。瓣膜的表面积越大，容纳的瓣叶组织越多，从而可降低瓣膜关闭不全的可能性。

⊘ 窦管交界和主动脉瓣环直径不匹配

如果窦管交界的直径比瓣环直径大 2mm 以上，则不能使用改良冠状动脉下技术。一些存在主动脉窄后扩张的患者会出现这种情况。这类患者行无支架人工瓣膜或同种异体瓣膜冠状动脉下植入，当主动脉根部压力增加及植入瓣膜的交界被向外牵拉时，将导致瓣膜关闭不全。有些外科医生主张应缩小这类患者的窦管交界，但改行根部置换（见前文）或选择带支架人工瓣膜可能更加安全。

Ⓝ 主动脉切口类型

对于主动脉根部大小适宜的患者，应在原瓣膜交界上方几毫米处做一横切口，这样有助于精确测量瓣膜大小及重新悬吊人工瓣膜的交界。对于主动脉根部较小的患者，做主动脉斜切口，向下延伸入无冠窦，有助于更好地显露，并易于缝置缝线。但是，斜切口会使主动脉根部扭曲，使重新悬吊交界更加困难。Ⓝ

用 4–0 Ticron 缝线在瓣环和交界下水平间断缝合，间距 2~3mm，形成第一平面的一圈缝线。这需要缝合主动脉下幕帘及左心室流出道的膜部和肌部。将原先缝置在主动脉瓣环最低点的 3 条缝线，从瓣尖最低点的下方，穿过相应大小的无支架生物瓣的涤纶缝合缘（图 5.46）。

⊘ 瓣叶损伤

保持缝针远离生物瓣瓣叶附着缘是非常重要的。缝针造成的瓣膜穿孔是不可修复的损伤（图 5.47）。⊘

以同样的方式将剩余的缝线缝在人工瓣膜的

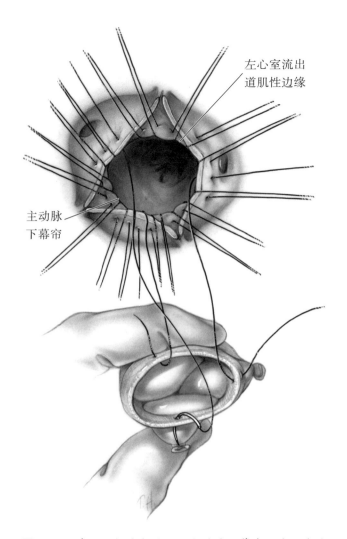

左心室流出道肌性边缘

主动脉下幕帘

图 5.46 单针间断缝合瓣环、主动脉下幕帘、左心室流出道和生物瓣

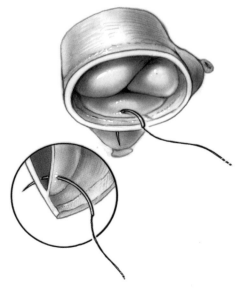

图 5.47 不正确的缝针位置导致瓣叶损伤

缝合缘。将人工瓣膜向下推到位，缝线牢固打结后剪断。

NB 许多外科医生喜欢将同种异体瓣膜反转"塞入"左心室，然后将其连续缝合固定到瓣环上。这种技术用时更短，效果非常好。但是，猪主动脉根部生物瓣不像同种异体移植物那样柔软，在将其反转、塞入左心室流出道、吻合完成以后再向上拉出的过程中，有可能造成损伤。使用多个间断缝合，可精准吻合近端，而不造成扭曲或荷包样作用。**NB**

人工瓣膜入座主动脉根部后，扇形切除无支架生物瓣的左、右冠窦部分，与患者自身的冠状动脉开口下方相对合，人工瓣膜瓣窦边缘留4~5mm 组织（图 5.48）。切除所有多余的组织，保留窦管交界下无冠窦的完整性（图 5.49）。将3 个人工瓣膜的交界向上拉到原主动脉瓣交界上方的2~3mm 处，用4-0 聚丙烯带垫片缝线将其等距离固定在主动脉上。此时暂不结扎缝线，以便调整瓣膜的方向（图 5.50）。当然，也可以省去这些缝线，但在吻合远端时，需要外科医生经常检查生物瓣的交界位置（图 5.51）。

NB 务必尽可能高地重新悬吊生物瓣交界。这一操作可以使瓣膜向上伸展，使其在舒张期有更大的对合面积，防止中心性主动脉瓣反流。**NB**

将部分扇形切除瓦氏窦壁的人工瓣膜吻合到主动脉壁上，保持人工瓣膜的瓣环与原主动脉瓣环平行，以确保精准吻合、不渗漏、缝合线远离冠状动脉开口。从每个冠状动脉开口下方的最低点开始吻合，并向上缝合至每个交界的顶端（图5.52）。将缝线在左、右冠状窦之间交界顶端的主动脉壁外打结。如果已经在交界处留置了缝线，将其在主动脉外打结，可用垫片加固。

⊘ 右冠状动脉开口过低

无支架猪生物瓣的右冠窦部分，有一个被涤纶边覆盖的肌肉条，不能将其切除。因此，右冠窦远端吻合必须在瓣环的上方几毫米处，以避免勾住人工瓣膜的肌肉条。如果患者的右冠状动脉开口非常低，应将人工瓣膜旋转120°，将肌肉条置于患者的无冠窦。然后将人工瓣的3 个窦壁做扇形切除。

⊘ 关闭主动脉斜行切口导致瓣膜交界扭曲

如果在保留的人工瓣膜无冠窦上方关闭原主动脉壁切口，可导致左、无冠窦交界和右、无冠窦交界相距过近（图 5.53），此时可借用人工瓣膜的无冠窦来扩大主动脉根部。将主动脉切口延伸至原无冠窦的中部。用4-0 聚丙烯缝线将"V"形切口的边缘与保留的生物瓣的无冠状窦壁相吻合（图 5.54A）。然后，将主动脉切口的远端部

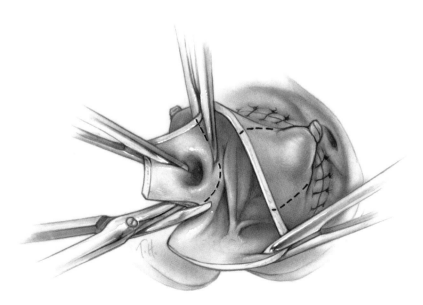

图 5.48 切除人工瓣膜的冠状窦

分吻合到保留的无冠窦顶端，并继续完成切口近端部分的吻合（图 5.54B）。为了校正由此造成的长度不匹配，在主动脉切口的远端做一垂直切口，长度等于保留瓣窦长度的一半（图 5.54C）。

或者，使用一小块三角形的 Hemashield 涤纶补片完成主动脉切口的闭合（图 5.54D）。

⊘ 保留的无冠窦壁凸入主动脉腔

在关闭主动脉切口时，如果人工瓣膜的无冠窦壁凸入主动脉腔内，而瓣膜交界的位置适宜，则可借用处理左、右冠窦的方法——将无冠窦壁同样行扇形切除，再将其重新固定到主动脉壁上。如果凸出部分不多，也可用单独的缝线将其固定到原主动脉壁上。

NB 关闭主动脉横切口

如果主动脉切口为横切口，那么，所闭合的切口的右侧部分常会包含未切除的人工瓣膜的无冠窦壁顶部。在主动脉切口右侧的后面缝合 2~3 针，即可形成近乎环绕主动脉一周的缝合。这样做有助于加强窦管交界，防止远期窦管交界扩张而导致的主动脉瓣关闭不全。NB

用另一条 4-0 聚丙烯缝线将生物瓣的无冠窦部分吻合到原主动脉壁上。用 1~2 条缝线由主动脉腔内向腔外穿缝，加用毛毡片后打结，可以消

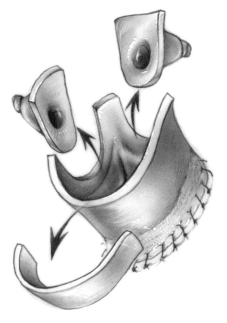

图 5.49 切除冠状动脉开口和多余的人工瓣膜无冠窦壁

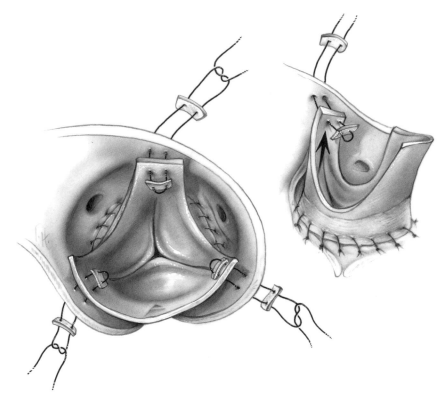

图 5.50 将人工瓣膜的交界悬吊在原主动脉瓣膜交界之上

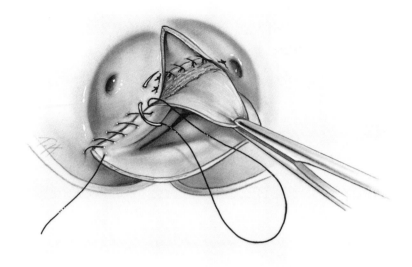

图 5.51 左冠窦下方的远端吻合，需经常检查瓣膜交界的摆放位置

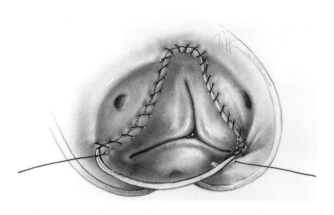

图 5.52 已完成两个冠状动脉开口下方的远端吻合

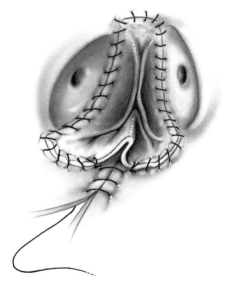

图 5.53 直接缝合关闭主动脉斜行切口可导致交界扭曲

除无效腔。最后用 4-0 聚丙烯缝线连续缝闭主动脉切口。如果主动脉切口为斜切口，应首先关闭切口的近端部分，然后将保留的人工瓣膜无冠窦壁吻合到原主动脉壁上。

主动脉瓣修复

主动脉瓣修复已成功用于主动脉瓣下隔膜和（或）室间隔缺损伴主动脉瓣脱垂等先天性疾病患者（图 5.55）。只有经过选择的成人患者才适合进行主动脉瓣修复。主动脉瓣狭窄并不适合行瓣膜修复。如果因瓣叶脱垂，或因主动脉根部一个或多个构件发生扩张，继而导致主动脉瓣关闭不全，只要瓣叶无增厚、活动良好、无钙化，则有可能进行主动脉瓣修复。

⊘ 超声去除钙化

由于此方法会导致瓣叶瘢痕和挛缩，因此，已弃用超声波去除狭窄主动脉瓣的钙化灶。

NB 在成人患者中，三叶主动脉瓣中的某一个瓣叶发生脱垂的情况较为罕见。可使用第 21 章中描述的技术进行修复。

技 术

要成功地完成主动脉瓣修复且疗效耐久，需

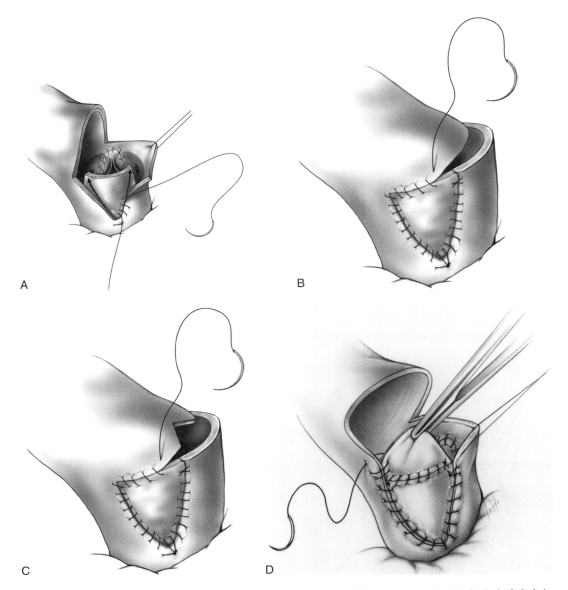

图 5.54 A.使用无支架瓣膜的无冠窦扩大主动脉切口，使瓣膜交界正确排列。B、C.使用原主动脉壁完成切口闭合。
D.使用 Hemashield 补片完成切口闭合

要全面理解主动脉瓣功能不全的发生机制。经食管超声心动图能显示瓣叶的质量、高度和对合水平，以及主动脉瓣环、瓣窦、窦管交界和升主动脉的直径（见前文"主动脉瓣的外科解剖"）。窦管交界扩张或主动脉根部动脉瘤并主动脉关闭不全，而瓣叶正常的患者适宜行保留瓣膜的手术（见第 8 章）。

感染性心内膜炎痊愈后留下瓣叶穿孔或医源性损伤导致的瓣叶穿孔，可使用经戊二醛处理的自体心包片进行修补（图 5.56）。修剪心包片，使其略大于缺损，用 5-0 或 6-0 聚丙烯缝线连续

缝合，将其置于瓣叶的主动脉侧。

主动脉瓣二瓣化畸形合并其中一个瓣叶脱垂，是成人主动脉瓣成形最常见的适应证。通常表现为前瓣冗长、脱垂，其上有一条嵴，而正常情况下应是左、右瓣叶的交界。若后瓣是正常的，可对前瓣进行修补。在两个交界的上方，穿过主动脉壁缝置缝线。通过牵拉缝线，可了解瓣叶游离缘的长度。切除前瓣上的嵴，用 6-0 聚丙烯缝线将其间断缝合，从而缩短前瓣游离缘长度，使其与后瓣相匹配（图 5.57）。由于这类患者多数合并主动脉瓣环扩张，所以需要对两个交界下

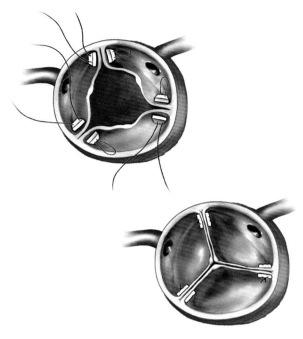

图 5.55 主动脉瓣交界成形

方的三角区域进行缩小。具体做法是：用 4-0 带毛毡片聚丙烯缝线在主动脉外做水平褥式缝合，从主动脉根部外侧向内侧缝合，从每个交界下方 2~3mm 处穿过两个瓣的瓣环，然后再从交界的下方 2~3mm 穿出主动脉壁。

⊘ **嵴切除**

只能将瓣叶的一小块三角区域切除，需避开

瓣膜的壶腹部，确保与后瓣有足够的对合面积。若中间的嵴比较柔软，也可以用聚丙烯缝线连续缝合将其折叠。

NB 主动脉瓣二瓣化畸形患者，如果主动脉根部直径大于 45mm，应行主动脉根部置换术。

NB 将冗长瓣叶的游离缘缩短后，可用 6-0 Gore-Tex 缝线双层连续缝合加固，将线结置于主动脉外，注意不要过度缩短游离缘。

⊘ **主动脉狭窄**

交界过度折叠可造成功能性主动脉狭窄。外科医生可使用测瓣器确保主动脉开口足够大。

困难病例

对于外科医生来说，主动脉不耐受钳夹、主动脉根部较小以及主动脉瓣心内膜炎的患者非常具有挑战性。常常需要采用其他手术方式和技术。

不耐受钳夹的主动脉的处理

由于寿命的延长，外科医生正遇到越来越多需要进行瓣膜或冠状动脉疾病外科治疗，但同时存在升主动脉粥样硬化的患者。主动脉病变的范围可以是几个孤立的粥样硬化斑块，也可能是波

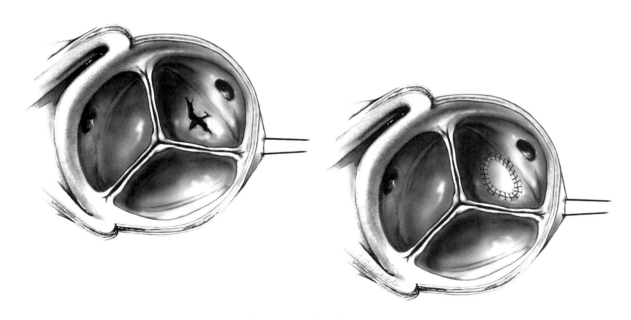

图 5.56 补片修补瓣膜穿孔

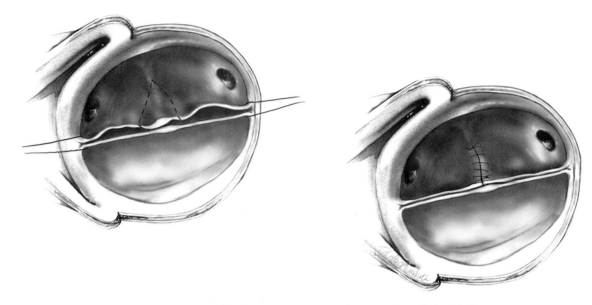

图 5.57   主动脉瓣二瓣化畸形修补：将嵴切除，缩短瓣叶游离缘

及整个主动脉导致主动脉完全钙化，后者亦称为瓷化主动脉。对这类病变的主动脉进行插管或钳夹是非常危险的，可能导致卒中或死亡。术前可通过 X 线胸片或 CT 扫描发现主动脉粥样硬化和（或）钙化的存在。术中经食管超声心动图可以发现升主动脉和降主动脉的粥样硬化改变。但是，主动脉表面超声检查是现有最特异性的检查，外科医生可以通过其对主动脉进行扫描并定位可行的插管和钳夹位置。主动脉粥样硬化的严重程度和范围对外科医生选择最佳的手术方法具有指导性。若主动脉近端和远端均严重钙化，则需要用人造血管置换整个升主动脉（见第 8 章）。通常，可以保留主动脉根部，但需要做内膜剥脱，以利于主动脉瓣置换，然后将主动脉远端与人造血管连接。更常见的情况是，病变在主动脉上分散存在，对于这类患者的处理可以更保守一些。

技　术

通过主动脉表面超声扫描确定插管安全区域，经此行主动脉插管。通常情况下，腋动脉质地柔软，是动脉插管的首选位置（见第 2 章）。也可以选择股动脉进行插管（见第 2 章）。经右心耳插入单根心房 – 腔静脉双极插管。开始体外循环，将患者缓慢降温至 18~24℃。经右上肺静脉或肺动脉置入引流管，使心脏减压。

完成降温后，将患者置于 Trendelenberg（头低脚高）体位并停止体外循环。切开主动脉并将其横断。将 Hemashield 人造血管与主动脉远端吻合。缝线可使用毛毡条加强。局部使用止血产品以彻底止血。为便于缝合，去除远端主动脉壁的钙化是必要的。一旦此处缝合完成，保持患者在 Trendelenberg 体位，使人造血管充盈血液后将其钳夹，开始前向转流（通过腋动脉插管）。修补吻合口，确保充分止血。在复温过程中，使用前文所述的技术置换主动脉瓣，并完成人造血管近端与原主动脉的吻合。

在较为少见的情况下，也可以使用低温停循环技术行主动脉瓣置换，以避免钳夹主动脉。

NB 低温停循环

务必牢记：低温停循环本身，特别是长时间的停循环，可造成神经系统并发症，这一点非常重要。因此，一般最好将停循环时间限制在完成人造血管远端吻合或内膜剥脱所需时间内。NB

对于一些老年患者，如果主动脉不耐受钳夹，或在胸骨后存在胸廓内动脉桥血管，使用心尖 – 降主动脉管道是一种安全的选择。

心尖－主动脉带瓣管道

心尖－主动脉带瓣管道并不是一个新的概念，该术式已有几十年的历史，可在成人和儿童患者中选择性实施。在体外循环或非体外循环下，将一条带有生物瓣的管道置于左心室心尖和降主动脉之间。

技　术

使用双腔气管插管让左肺萎陷，有利于术野显露。经第 5 或 6 肋间隙行左侧胸部切口，可充分显露降主动脉和左心室。结扎并切断下肺韧带，使左肺游离，可以改善降主动脉的显露。切开并牵拉降主动脉表面的壁胸膜，找到一段没有病变的主动脉，用一把大的 Satinsky 侧壁钳将其钳住。用 3-0 或 4-0 聚丙烯缝线将带瓣管道的远端吻合到主动脉切口。钳夹管道后开放侧壁钳。

NB 钳夹主动脉前，必须对患者进行肝素化。

⊘ 降主动脉钙化

如果计划使用该术式，必须排除降主动脉存在严重的粥样硬化和（或）钙化。通常，术前 CT 扫描可以做出判断。⊘

平行于左侧膈神经在其前方切开心包，用牵引线悬吊心包。选择左心室前壁近心尖处作为放置带瓣管道的位置。用多条带软聚四氟乙烯垫片"U"形 2-0 Ticron 缝线深缝肥厚的肌肉，然后将缝线穿过接口的缝合圈。在肌肉中做一个穿刺切口，将心肌打孔器经此戳入以形成新的流出道，并迅速地将坚硬、弯曲的心尖接头插入左心室。结扎所有缝线，可加用一条 3-0 聚丙烯缝线连续缝合以加强吻合口。

⊘ 左前降支损伤

管道的流出道要远离冠状动脉及左心室心尖的薄弱部分。

⊘ 左心室内血栓形成

需做详细的超声心动图检查，以排除左心室心尖部和室间隔上存在血栓。血栓脱落会造成体循环栓塞，并增加发生脑血管意外的可能性。

⊘ 乳头肌的位置

术中经食管超声心动图可以确定乳头肌的位置，以确保管道植入位置远离乳头肌附着的部位。⊘

适当修剪带瓣管道和接头，将其用 3-0 聚丙烯缝线连续缝合到一起。仔细排气后，开放管道上的阻断钳。

NB 在所有吻合口处应用生物胶和（或）止血产品以减少出血。

NB 在股动脉－股静脉转流（见第 2 章）支持下施行该手术可能会更安全。可以将心脏提起并诱导室颤，有利于将心肌打孔器和坚硬的接头插入左心室。

NB 虽然在这类患者中最常用的是带支架猪生物瓣，但无支架主动脉根部生物瓣（Medtronic，Minneapolis，MN）也已经用于心尖部和降主动脉人造血管的连接。

小主动脉根部的处理

没有任何人工瓣膜能在血流动力学上等同于患者自身的心脏瓣膜。因此，无论何时进行瓣膜置换，患者得到的都不是最佳的瓣膜替代品。无论是纤维化、钙化还是主动脉根部过小，都会限制主动脉瓣的最大开口径。在这种情况下，如果植入人工瓣膜过于轻松，那么，其血流动力学很可能是不能接受的。对于那些体格较大而主动脉根部较小的患者，这一问题尤为严重。当植入人工瓣膜的有效瓣口面积相对于患者的体格过小时，就会出现患者－人工瓣膜不匹配。这种不匹配会造成较高的跨瓣压差，不利于肥厚左心室的恢复，可增加心源性并发症和死亡率。已发展出多种技术用于解决这种患者和人工瓣膜的不匹配问题。

斜置人工瓣膜技术

根据人工瓣膜类型的不同，将植入平面倾斜 5°~10°，通常可以在主动脉根部植入一个相对较大的瓣膜。采用单纯间断缝合，将人工瓣膜固定到左、右冠瓣环上。从无冠瓣瓣环的任意一端开始，用双针缝线（2-0 Ticron）水平褥式缝合，自上而下先穿过缝合环，再穿过主动脉壁，向上至瓣膜最低点之上的 5~8mm 处。缝针最后在主动脉外穿过 Teflon 小垫片或毡条（图 5.58）。然后将人工瓣膜向下推至倾斜的位置，缝线打结。无冠瓣侧的缝线在主动脉的 Teflon 垫片上打结。

📵 主动脉切口的位置

主动脉切口的右缘比正常切口要高，至无冠瓣上方 1.5~2cm 处，以便于斜行缝合人工瓣膜，同时也可以令人满意地关闭切口。

⊘ 缝线的加固

所有在瓣环上方固定瓣膜至主动脉壁的缝线，均必须使用 Teflon 垫片、毡条或心包来加固。主动脉壁需要加固到足以维持人工瓣膜的位置。

⊘ 人工瓣膜碟片开放的角度

不同厂家的人工瓣膜的碟片开放角度不同。Medtronic-Hall 的碟片最大开放至 75°。这是一个值得关注的重要问题。瓣膜倾斜角度和瓣叶开放角度叠加后不应超过 80°~85°，否则，存在碟片开放后不能关闭的风险！⊘

斜置瓣膜的概念允许沿无冠瓣瓣环上的位置植入较大的人工瓣膜。

⊘ 使用双叶人工瓣膜

双叶人工瓣膜具有卓越的血流动力学表现，许多外科医生首选将其用于小主动脉根部患者。但当将其倾斜放置时，瓣叶可能会碰到主动脉壁而不能完全地启闭（图 5.59A）。必须适当调整瓣膜的方向，以确保瓣叶的自由活动（图 5.59B）。

⊘ 人工瓣膜大小不合适

试图植入一个内径大于左心室流出道或主动脉瓣环的人工瓣膜是无意义的。如果左心室流出道过窄，使用斜置技术进行瓣膜置换显然无法获得很好的疗效（图 5.60）。

📵 室间隔肌肉切除

重度主动脉狭窄患者的室间隔可显著肥厚。有时，左心室流出道会变得比主动脉根部还要狭窄。肥厚的肌肉可影响人工瓣膜的正常功能。做有限的肌肉切除或削除凸入左心室流出道的室间隔肌肉，可扩大心腔，并保证人工瓣膜的功能正常（图 5.24）。

补片扩大技术

当考虑瓣膜置换时，植入尽可能大的瓣膜总是第一选择。然而，当人工瓣膜比主动脉瓣环大时，就无法消除左心室流出道和主动脉间的压力阶差（图 5.60）。因此，若主动脉瓣环是主要的

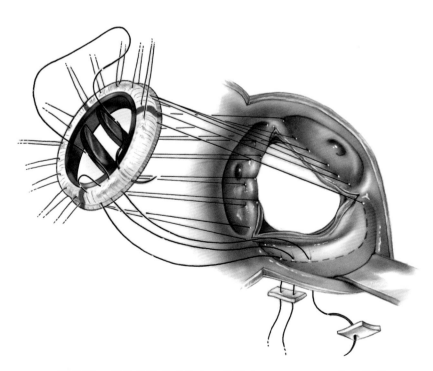

图 5.58　倾斜位固定碟片人工瓣膜（Medtronic-Hall）的技术

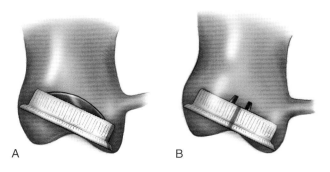

图 5.59 A. 倾斜放置主动脉双叶人工瓣膜，恰当的瓣叶方向。B. 可能干扰瓣叶功能的位置

梗阻因素，就必须扩大瓣环以植入一个更大的人工瓣膜。一般情况下，主动脉瓣下幕帘足够长，足以使主动脉根部扩大至令人满意的程度。将

主动脉斜切口向下延长，通过无冠瓣瓣环和左冠瓣瓣环的交界，至主动脉下纤维性幕帘上，但不要抵达二尖瓣环（图 5.61A）。将戊二醛处理的自体心包或牛心包裁剪成合适的形状和大小，以 3-0 聚丙烯缝线将其连续缝合到幕帘切口处（图 5.61B）。

当需进一步扩大瓣环时，将切口延伸跨过主动脉瓣下幕帘，穿过二尖瓣环，并在二尖瓣前瓣上走行一段距离。这必然需要切开左心房壁（图 5.62A）。将戊二醛处理的自体心包或牛心包裁剪成合适的形状和大小，以 3-0 聚丙烯缝线将其缝合至切口位置，包括左心房壁和二尖瓣前瓣叶（图 5.62B）。因此发生二尖瓣扭曲的情况较为

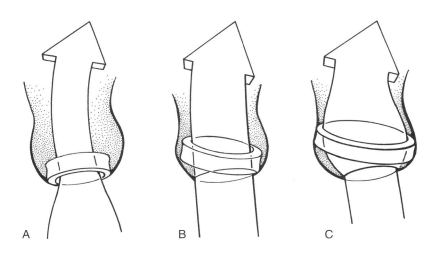

图 5.60 A. 由于左心室流出道大于人工瓣膜内径引起的血流梗阻。B. 当左心室流出道与人工瓣膜内径一致时，可有最大的血流。C. 当左心室流出道小于人工瓣膜内径时，血流无增加

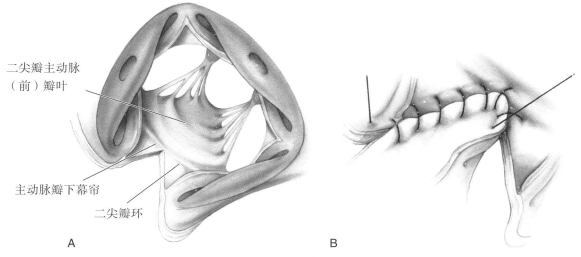

二尖瓣主动脉（前）瓣叶

主动脉瓣下幕帘

二尖瓣环

图 5.61 A. 主动脉切口延长至主动脉瓣下幕帘。B. 使用心包片扩大主动脉根部

少见，但易发生于一些左心房较小的患者，此时可采用第二块心包片扩大心房切口（图 5.62C）。这些主动脉根部扩大技术的另一个优点，是可以显著扩大左心室流出道和主动脉瓣环。而后，用前文所述的技术植入选择的人工主动脉瓣（图 5.63）。

🔲 斜置人工瓣膜

如前所述，应将人工瓣膜略倾斜放置，以使穿过补片的固定线可在主动脉瓣环上方 4~5mm 的主动脉壁外打结。然后，用 4-0 聚丙烯线连续缝合，以这块补片扩大主动脉切口。若自体心包片较薄且不牢固，可用一块 Gore-Tex 补片加强。

⊘ 溶　血

如果使用 Gore-Tex 补片或涤纶人造血管，应衬以自体心包片，防止术后可能发生的溶血。

⊘ 左心室流出道狭窄

前面讨论的技术可以十分有效地扩大主动脉瓣环。但若左心室流出道太过狭窄，依然会是一个限制因素。即使植入一个较大的人工瓣膜或扩大主动脉瓣环，仍不能从根本上解除血流动力学问题。

🔲 使用主动脉同种异体移植物或无支架瓣膜

较小型号的同种异体移植物或无支架瓣膜具有极好的血流动力学表现，不用扩大主动脉根部

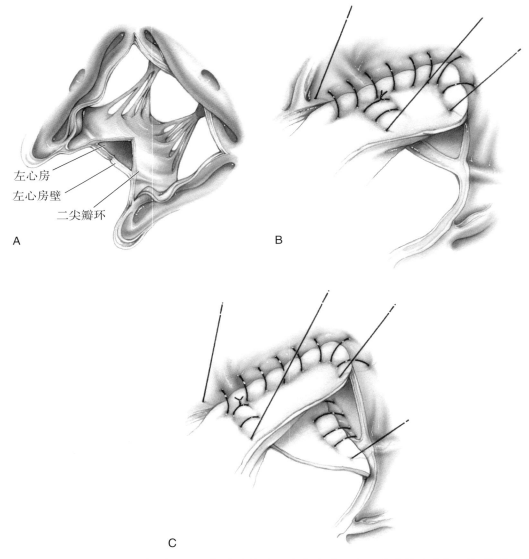

左心房
左心房壁
二尖瓣环

A

B

C

图 5.62　A. 主动脉切口延长至二尖瓣环及二尖瓣前瓣叶。注意已进入左心房（见正文）。B. 使用心包片扩大主动脉根部。注意左心房壁和二尖瓣瓣叶的缝合（见正文）。C. 用单独的补片闭合左心房切口

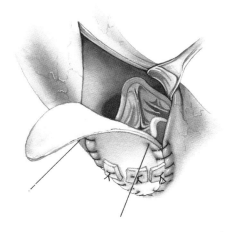

图 5.63 将瓣膜植入扩大后的主动脉根部

也能获得令人满意的效果。**NB**

大多数与主动脉根部过小相关的梗阻，都可以通过这其中的某一项技术获得圆满的解除。Rastan-Konno 主动脉室间隔成形术很少应用于成人患者（见第 24 章）。

心内膜炎

感染性心内膜炎是一种衰竭性的疾病，死亡率很高。主动脉瓣叶受到感染，并向瓣环和周围组织蔓延，造成瓣周或主动脉根部脓肿。对于植入人工主动脉瓣膜的患者，感染可累及心包瓣和猪瓣的瓣叶及缝合环。人工机械瓣的缝合环总是会受累。同种异体移植物和自体肺动脉移植物的感染类型与原主动脉瓣的一致。瓣叶上常形成赘生物，导致体循环栓塞，产生严重后果。

NB 重要的是要记住，抗凝并不能预防赘生物栓塞。**NB**

准确的诊断、及时而积极的药物治疗是必不可少的。留取血培养后，立即开始给予针对性的抗生素治疗，持续 6 周。如果患者在使用适当的抗生素治疗 3~4 d 后仍有脓毒症的迹象，则需要早期手术干预。若存在顽固性充血性心力衰竭、反复体循环栓塞、急性主动脉瓣叶撕裂和主动脉根部脓肿，则需要立即手术治疗。

NB 金黄色葡萄球菌心内膜炎毒性很强，可引起侵袭性的组织破坏。因此，若感染由该菌引起，

需要早期手术治疗。

NB **赘生物的大小**

有些细菌能够形成较大的赘生物，容易造成栓塞。如果主动脉瓣上的赘生物直径 ≥ 1cm，一般需要手术治疗。**NB**

因主动脉瓣感染性心内膜炎而需手术治疗的患者，往往合并多器官功能障碍，常伴有心力衰竭、进行性脓毒症、肾功能不全，许多患者在近期还有因菌栓脱落而发生卒中的症状。对这类患者，良好的心肌保护至关重要，从而可获得足够的时间彻底清除所有感染的组织，重建主动脉根部并保持主动脉瓣功能良好。

⊘ 赘生物脱落

主动脉根部顺行灌注心脏停搏液所产生的高压，可能会使大块的赘生物断裂并脱落，造成冠状动脉栓塞。对于此类病例，可逆行灌注心脏停搏液直至心脏收缩停止。切开主动脉后，在直视下将停搏液直接注入冠状动脉。

⊘ 交叉污染

为减少心内膜炎复发的可能性，应尽量避免交叉污染。这需要更换手套、局部洞巾和专门用于将感染物从术野中移除的手术器械。

NB **彻底清创**

手术最关键点是要彻底清除所有感染组织，甚至需要切除整个主动脉根部和邻近组织。**NB**

如果主动脉瓣环受到破坏，可在损毁区域缝置一块经戊二醛处理的自体心包或牛心包，重建左心室流出道和主动脉的连接。有时，需要用两个心包条夹住主动脉和左心室流出道，重建一个新的瓣环。采用前文所述的标准技术置换主动脉瓣。

⊘ 瓣环下坏死腔

在切除瓣环下坏死组织时，可能会造成小的空腔。周围脆弱的组织并不能很好地持住缝线。此时可使用带心包垫片的缝线，通过深缝来闭合这些空腔，而这些缝线在打结后可用来固定人工瓣膜。**⊘**

广泛感染和累及主动脉瓣环的脓肿是一种严

重的情况。在彻底清创后，重建主动脉与左心室流出道之间的连接会很困难。用前文所述的同种主动脉移植物或无支架生物假体置换主动脉根部，是一种有效的手术技术。

NB **使用自体肺动脉移植物**

尽管许多外科医生因为害怕感染进入右心室流出道，不愿对主动脉心内膜炎患者行 Ross 手术。但对于有心内膜炎的年轻患者，使用自体肺动脉移植物不失为主动脉瓣置换的一种替代选择。

瓣周漏

对于大多数患者，瓣周裂开所导致的主动脉人工瓣膜瓣周漏是手术技术欠缺造成的。前面已经讨论过一些诱发因素，如钙化或瓣环感染（使缝合线切割组织）。瓣周漏容易发生在无冠瓣瓣环以及相邻的半个左冠瓣瓣环。严重钙化影响主动脉瓣二尖瓣的连续性，使主动脉瓣环难以辨认，影响瓣膜缝线的正确放置。此外，从外科医生的一侧（患者的右侧）显露无冠瓣瓣环有时会比较困难。瓣环缝线常无意中被放在瓣环上方不太理想的主动脉壁上。随着时间的推移，这些缝合线可能会穿过主动脉壁而造成瓣周漏。在进行主动脉瓣置换术时，注意这些细节有助于防止远期瓣周漏的发生。

修补技术

直视下辨认瓣周缺损点。缺损的边缘组织常在 2~3 个月后发生纤维化。使用带垫片缝线深缝，穿过缺损的组织边缘，再穿过人工瓣膜的缝合环，然后打结（图 5.64）。

当缺损组织的边缘不完整时，先将缝线穿过人工瓣膜的缝合环，在主动脉瓣环附近深缝，穿过主动脉壁的全层至主动脉外侧。然后将缝线在 Teflon 垫片上打结（图 5.64）。

当有多个瓣周漏或漏的部位不明确时，需要取出原人工瓣膜，然后植入一个新的瓣膜，以确保所有的瓣膜缝线均在健康的组织上。

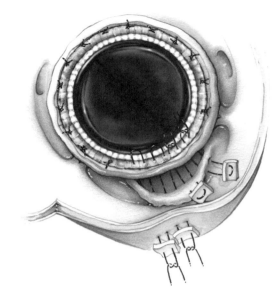

图 5.64　瓣周漏修补

NB **介入治疗闭合瓣周漏**

近年来，一些心脏中心在导管室采用房间隔缺损或动脉导管封堵器来闭合瓣周漏。这种手术可用于老年人或危重患者，避免再次手术。

经导管主动脉瓣置换

尽管对有症状的主动脉瓣狭窄患者行外科主动脉瓣置换的效果不断改善，但一些年老体弱的患者行外科主动脉瓣置换的死亡率和并发症发生率仍然很高。经导管主动脉瓣置换术（TAVR）的发展满足了这些高危患者的需要。目前，TAVR 技术在美国被批准用于估算死亡风险大于 7.5%（STS 风险评分）的患者，或那些有其他合并疾病的患者，如虚弱、肝病和升主动脉钙化等。

患者选择

就像传统的心脏手术一样，TAVR 术前需要对患者的诸多因素和数据进行评估，以确定适合选择此术式。患者必须有严重的钙化性主动脉狭窄（无论压力阶差如何）、预期寿命至少 1 年、行外科瓣膜置换风险较高。

需要使用主动脉根部多模影像评估瓣环大小、冠状动脉高度及钙化程度。超声心动图和三维重建多层螺旋 CT 扫描相互补充，可对 TAVR 候选患者进行综合评估。瓣环大小一般从 CT 上获取并用超声心动图确认，而冠状动脉高度是通过 CT 上的中心线距离得到的。对左心室血栓、主动脉瓣二瓣化畸形、室壁瘤、主动脉瓣下狭窄和心内膜炎等情况也要进行评估。一般来说，主动脉瓣环小于 19mm 或大于 31mm 是目前可用的商品化器械的相对禁忌证。

需要对整个主动脉、髂和股血管进行成像，以评估插入输送鞘所需的血管通路。第一代装置是 24F 的，所需要的血管直径较大；而新型可扩张鞘管（14F）可根据钙化范围用于直径小至 6mm 的血管。对患者的血管系统进行详细的评估，对于选择合适的手术部位以降低并发症是至关重要的。考虑到当前商品化的 TAVR 人工瓣膜输送鞘的大小，腹股沟血管并发症仍然是主要的风险，其发生率为 12%~19%。并发症包括髂动脉和股动脉夹层，以及较少见的撕脱和大出血。根据瓣膜大小，建议股动脉管腔直径最小值为 7~8mm，尽管如此，血管钙化和迂曲程度仍会影响这些并发症的发生。

手术技术

最好选在能够同时进行外科和介入手术的杂交手术室中进行 TAVR。在透视下将临时心室起搏器置入右心室并进行测试。在两侧腹股沟建立股动脉通路，较大的动脉用于置入输送鞘（18~24F），另一侧置入 5F 动脉鞘，用于输送猪尾导管。大多数情况下，这些血管通路都可以通过外科切开或经皮穿刺建立。通常在引入大鞘之前，先加入两个预闭合装置。长鞘置入降主动脉之后，将一条软头加硬导丝送入升主动脉和主动脉根部。然后穿过瓣膜，将加硬导丝通过长鞘送入左心室。必须对患者进行肝素化。将对侧的猪尾导管也向前送，并停留在其中的一个主动脉瓣窦内。在心室快速起搏下行瓣膜球囊扩张成形。此时，将大小合适的瓣膜装入输送系统，通过末端位于左心室的加硬导丝向前推送。恰当的主动

脉根部影像至关重要，通过猪尾导管向主动脉根部注射造影剂时，所有瓣窦的最低点必须可见（图 5.65）。回顾这些测量值和瓣膜尺寸，确保瓣膜不会遮挡冠状动脉开口。在心室快速起搏下仔细地定位并展开瓣膜（图 5.66）。联合应用主动脉造影、超声心动图和血流动力学检查评估瓣膜功能，尤其要注意瓣周漏。一旦确定瓣膜的功能满意，则撤回导丝并闭合股动脉。

NB 撤 鞘

在保留的导丝上撤回大鞘，在血管损伤的情况下，保留对侧入路。**NB**

选择经心尖路径时，应确定一个位于心尖外侧的安全插管区，这一点非常重要。避免损伤左前降支，同时提供一个更安全的插管区域。一般采用左前侧胸部切口进入心包。用手指压和超声心动图来确定合适的位置，即与主动脉瓣位置在一条直线上。做两个同轴荷包，并用大垫片保护 26F 鞘周围的心肌，连续扩张后，将鞘导入。手术的其余部分按前述方法施行。鞘的回撤应在血流动力学控制和心室快速起搏下进行。

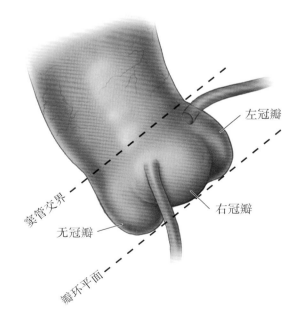

图 5.65 最佳的透视成像平面，3 个主动脉瓣的最低点排成一条直线

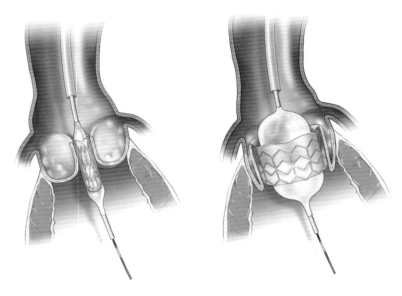

图 5.66 应避免瓣膜膨胀后堵塞冠状动脉开口

NB 心肌组织脆弱

对于心肌脆弱或再次手术的患者，应在心室荷包中加入自体心包，以加强支撑力。

NB 体外循环支持

对于有明显的肺动脉高压、心室功能差或冠状动脉病变未经治疗的患者，可以通过股血管路径快速建立体外循环，给予循环支持。**NB**

TAVR 候选者的主动脉瓣环既僵硬又脆弱，在进行激进的球囊瓣膜成形或瓣膜扩张时，易发生瓣环破裂。这一并发症通常表现为心脏压塞。少数患者可能发生心脏压塞，其原因可能是导丝所致的心房或心室穿孔、心尖入路出血、瓣环破裂或主动脉夹层。这些并发症可以通过经皮引流和纠正凝血功能来处理，但最终可能需要开放性外科手术修复。需要外科手术的瓣环破裂和夹层预后不佳。

在接受 TAVR 治疗的患者中，约 1% 发生瓣膜栓塞或放置不当。矫正瓣膜放置不当的策略取决于位置、患者血流动力学稳定性和总体风险。通常可使用血管内圈套器将瓣膜拉回主动脉。一旦到达降主动脉，可以将另一个 TAVR 瓣膜植入原来的位置，恢复前向血流。瓣膜导致的心室血栓通常需要进行心内直视手术。

瓣叶大量钙化、冠状动脉开口到瓣环的距离 <10mm 以及冠状窦较浅的患者，易发生冠状动脉梗阻。幸运的是，多数人接受了急诊冠状动脉介入和支架植入术。然而，如果团队认为有必要，可通过建立体外循环甚至外科血运重建来提供紧急的血流动力学支持。

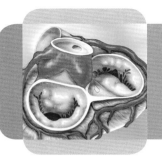

第 6 章
二尖瓣手术

在当今的北美及西欧地区，二尖瓣疾病最常见的病因为退行性和黏液样变。病变累及瓣叶及瓣下结构，导致二尖瓣反流。随着人口老龄化，继发于二尖瓣钙化性病变的二尖瓣反流越来越多见。

在世界范围内，风湿热依然是瓣膜病的主要病因。风湿热可导致全心炎，但其病理表现主要在心内膜和瓣膜，特别是二尖瓣。在心肌炎的急性期，左心室扩张导致二尖瓣瓣环被拉伸，继而引起暂时性二尖瓣关闭不全，当左心室功能恢复正常后即可消失。风湿性心脏病是一种慢性进展性疾病，早期的永久性改变表现为交界融合，进而出现瓣叶增厚和纤维化，这些病理改变会导致湍流。伴随着风湿病的进展，病变进一步加重，最终累及瓣下结构，腱索及乳头肌增粗、缩短、相互融合，并可与瓣叶融合。因此，随着病理改变的持续发展和湍流的日益加重，最终会出现严重的二尖瓣病变，主要是二尖瓣狭窄或（和）二尖瓣关闭不全，伴或不伴有钙化。

缺血性或非缺血性心肌病也可引起功能性二尖瓣反流。虽然瓣叶及瓣下结构正常，但瓣环扩张、左心室壁运动异常或心腔扩张和（或）乳头肌功能不全会导致瓣叶对合不良。缺血性心脏病和心肌梗死亦可由于乳头肌或腱索的缺血性损伤而造成二尖瓣脱垂。

细菌性心内膜炎对正常和异常的瓣膜均可造成影响。细菌侵入作用于二尖瓣环。偶尔，心内膜炎还可扩展到主动脉瓣和（或）瓣下结构。破坏二尖瓣瓣叶结构，导致严重的二尖瓣关闭不全。

二尖瓣的外科解剖

二尖瓣构成左心室的入口，其包含两个瓣叶：前（主动脉）瓣和后（壁）瓣。二尖瓣瓣叶直接附着在二尖瓣瓣环上，并通过初级和次级腱索连接到乳头肌。一系列的腱索起源于乳头肌的纤维顶部，与二尖瓣的游离缘和底面（心室面）连接，从而防止二尖瓣在收缩期脱入左心房，保持二尖瓣的正常功能。前后瓣叶附着于瓣环上，在前外侧和后内侧交界汇合。二尖瓣前瓣的附着缘占瓣环的 1/3，剩余的 2/3 瓣环为后瓣附着。从解剖学角度严格来看，虽然二尖瓣由两个瓣叶组成，但在后瓣叶存在多个裂隙，这些裂缝使后瓣叶呈扇贝状，可发生脱垂，引起瓣膜关闭不全。大多数外科医生和超声医生采用 Carpentier 的分类方法，将前叶和后叶分为 3 个功能区域（图 6.1）。

严格地从解剖学的角度研究后瓣环，可以发现其通过中间的一条狭窄的膜性组织与左心室心肌相连，因此，其实际上略高于左心室入口平面。

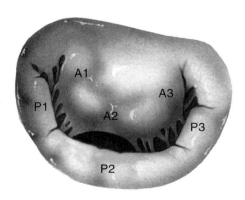

图 6.1　Carpentier 二尖瓣功能分区

瓣下的膜性组织在后瓣环的下方向两个交界区域延伸，并与心脏纤维骨架相融合。前瓣叶与相邻的主动脉左、无冠瓣瓣环的 1/2 以及左、无冠窦交界下方的纤维性主动脉瓣下幕帘相延续（图6.2）。

二尖瓣瓣环周围有许多重要的结构。邻近的左冠状动脉旋支在后房室沟环绕二尖瓣瓣环。冠状窦也位于房室沟的更内侧部分。房室结及其供血动脉（通常是右冠状动脉的一个分支）平行于靠近后内交界的二尖瓣前瓣瓣环走行。如前所述，前瓣环的剩余部分与主动脉瓣延续。这些毗邻关系在二尖瓣手术中具有重要的临床意义（图6.3）。

功能性二尖瓣反流继发于瓣环或左心室的改变，其瓣叶和瓣膜下结构在解剖上是正常的。左心室扩张引起的单纯瓣环扩张是其中的一个病因。在这种情况下，瓣叶活动正常，但瓣叶被拉开，阻碍正常对合。左心室壁局部运动异常造成乳头肌移位，使瓣叶被拉向心尖，导致二尖瓣在收缩期活动受限。部分患者的功能性二尖瓣反流是上述两种机制共同作用的结果。

技术考量

切　口

胸骨正中切口是最常用的手术入路。采用标准的主动脉和双腔静脉插管。右前胸部切口联合股动、静脉插管能够很好地显露二尖瓣而不需要正中劈开胸骨。

心肌保护

建立体外循环后，阻断主动脉，经主动脉根部灌注冷血心脏停搏液，使心脏迅速在舒张期停跳。通常采用逆行灌注的方式进一步给入含血停搏液（见第 3 章）。

⊘ 主动脉瓣关闭不全

只有当主动脉瓣的功能正常时，通过主动脉根部灌注心脏停搏液，才能获得满意的效果。如果存在主动脉瓣关闭不全，心脏停搏液可进入左心室，导致心室膨胀和心肌牵拉损伤。逆行灌注心脏停搏液可防止此类并发症的发生（见第 3 章）。

二尖瓣的显露

有多种不同的路径进入左心房，并良好地显

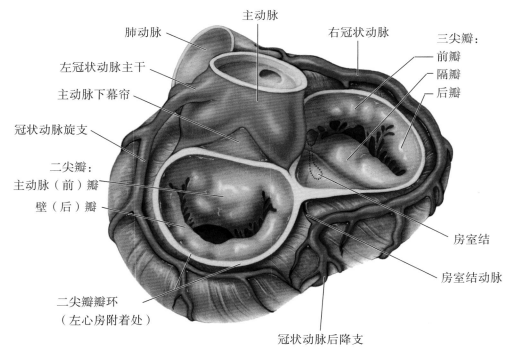

图 6.2　二尖瓣的外科解剖

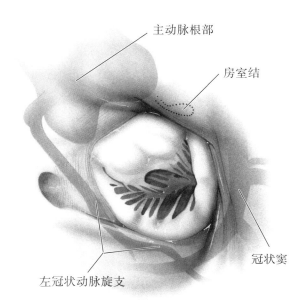

图 6.3　二尖瓣瓣环周围的重要结构

主动脉根部

房室结

冠状窦

左冠状动脉旋支

露二尖瓣。

房间沟路径

在房间沟后方切开左心房（图 6.4），可将切口向下延伸至左心房后壁。

⊘ 脂肪碎片

房间沟内总有数量不等的松散的脂肪组织。脂肪和松散组织碎片可在切开心房时进入左心房；同样，当闭合心房切口时，脂肪碎片可能会随着缝合被反转嵌入左心房。

⊘ 切口的延长

应避免在上腔静脉后向上延长切口，否则在关闭此类切口时可能会较为困难。在大多数情况

下，向下广泛延长切口至心脏背侧，可满意地显露二尖瓣（图 6.5）。直视下进行左心房内缝合，而关闭心房后部的延长切口也较为容易。

⊘ 心脏停搏液的引流

在灌注心脏停搏液时，应至少有一条腔静脉阻断带保持开放，以便将冠状窦静脉回流的停搏液引流至氧合器。如果两条阻断带均被收紧，心脏停搏液可导致右心膨胀。如果不准备切开右心房，则无须阻断腔静脉，此时的静脉回流是充分的。

⊘ 空气栓塞

切开左心房前必须阻断主动脉，以避免体循环空气栓塞。⊘

将特别设计的牵开器插入左心房。由助手持牵开器，保持其与二尖瓣瓣环的距离超过 1cm，将心房壁向上、向左牵拉，从而获得最佳的二尖瓣显露。还有一些自动拉钩可以改善二尖瓣的显露，在缺少助手的情况下，它们可能会特别有用。

⊘ 牵开器损伤

由于心房壁可能会比较脆弱，过度用力牵拉牵开器，可能会撕裂心房壁的边缘，导致切口闭合困难。在许多情况下，两个较小的牵开器比一个较大的牵开器可提供更好和更安全的显露，助手能够在必要时将牵引力从一个牵开器转移到另一个，以适应外科医生的视野需要（图 6.6）。

经心房斜切口

如果左心房很小，经房间沟路径也许不能很

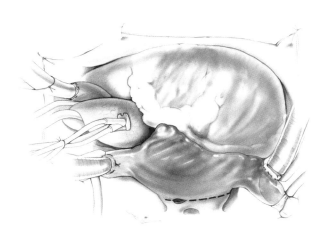

图 6.4　二尖瓣的外科路径

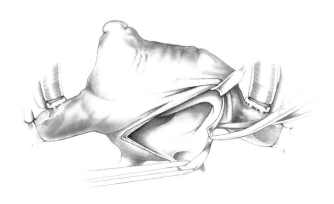

图 6.5　向下延长切口至心脏的背侧

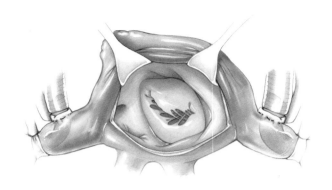

图 6.6　使用两个小的牵开器以避免撕裂心房壁边缘

好地显露二尖瓣。再次手术时，松解致密的粘连组织存在一定风险，特别是在近房间沟区域进行操作。在这种情况下，经心房斜切口路径可以很好地显露二尖瓣（图 6.7）。阻断主动脉，如前所述灌注心脏停搏液。主动脉阻断后，用一把长柄 15 号刀在右上肺静脉做一个斜切口，温血会经此口涌出，达到左心房减压的目的。使心脏迅速降温和停跳。

收紧腔静脉阻断带。将右上肺静脉的切口向右心房壁斜行延伸。轻轻牵开右心房壁边缘，延长切口跨过房间隔并通过卵圆窝，止于肌肉束支下方（图 6.7B）。此时，在直视下将一根逆灌

管插入冠状窦。可用聚丙烯缝线在远离传导组织的冠状窦开口做一个小荷包将其固定（见第 3 章）。这样，就可以将逆行灌注停搏液作为顺行灌注的补充。

🚫 房间隔切口过度延长

过度延长房间隔切口以至超过卵圆窝前缘，可能损伤二尖瓣瓣环，使所置换的二尖瓣牢靠性减弱，亦有可能在心房外形成一条与横窦相通的通道。因此，房间隔切口应止于卵圆窝前缘的远端。如果需要增加显露，可将房间隔切口在卵圆窝上方向下延长（图 6.7C）。🚫

用两个小的牵开器拉开房间隔边缘，可以很好地显露二尖瓣而不会导致其扭曲，当计划行二尖瓣成形时，这一优势显得尤其重要（图 6.8）。

经心房纵行房间隔切口

当前次手术造成广泛粘连时，通过纵行房间隔切口可以获得良好的二尖瓣显露。根据右心房的大小，在右心房壁做斜切口或纵行切口，可以很好地显露右心房腔和房间隔。沿着卵圆窝的后缘做一个纵行切口，并向上和向下延伸以充分显露二尖瓣（图 6.9A）。可将右心房切口延伸超过上腔静脉基底部，直达左心房顶（图 6.9B）。这样，房间隔切口也可以延伸到左心房顶（直至左

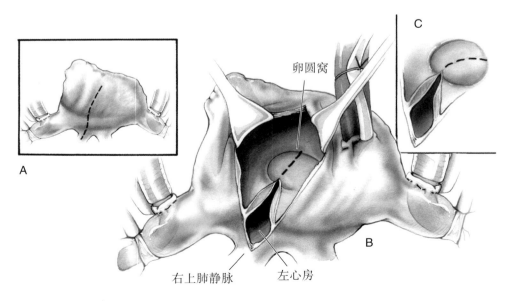

卵圆窝

右上肺静脉　　左心房

图 6.7　A. 右上肺静脉切口向右心房延伸。B. 经心房切口，延长切口跨过房间隔止于卵圆窝边缘。C. 为了更好地显露，可沿卵圆窝向下延长房间隔切口

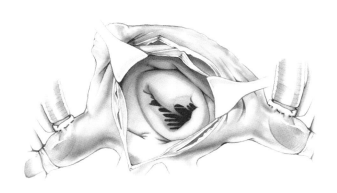

图 6.8 牵拉房间隔边缘以显露二尖瓣而不使其扭曲

心耳基底部），以良好显露左心房（尤其是当左心房未扩张时（图 6.9C）。

🚫 延长右心房切口超过上腔静脉基底部（横断上腔静脉）有可能会损伤窦房结动脉。许多患者会在术后几天内出现交界性心律，而后恢复窦性心律。如果 7~10 d 后没有恢复窦性心律，少数患者可能需要安装永久性起搏器。

🚫 **靠近二尖瓣瓣环**

二尖瓣瓣环位于卵圆窝最前面的肌性房间隔壁上。因此，纵行房间隔切口应做在卵圆窝后部，在切口和二尖瓣瓣环之间应保留足够宽的房间隔组织。牵开这部分房间隔以良好显露二尖瓣。

直视下交界切开矫治二尖瓣狭窄

因长期风湿热所致的二尖瓣狭窄仍然是影响全世界众多人口的最主要的二尖瓣疾病。风湿性心脏病在美国和西欧已非常少见，但在这些地区移民中的发病率却逐渐上升。

可在直视下安全、精准地完成二尖瓣交界切开。随着体外循环的普及，除了第三世界国家外，目前已经很少使用闭式扩张技术。

尽管经右侧或左侧胸部切口可以到达二尖瓣，但胸骨正中切口仍然是首选。

采用前文所述的其中一种技术切开左心房，

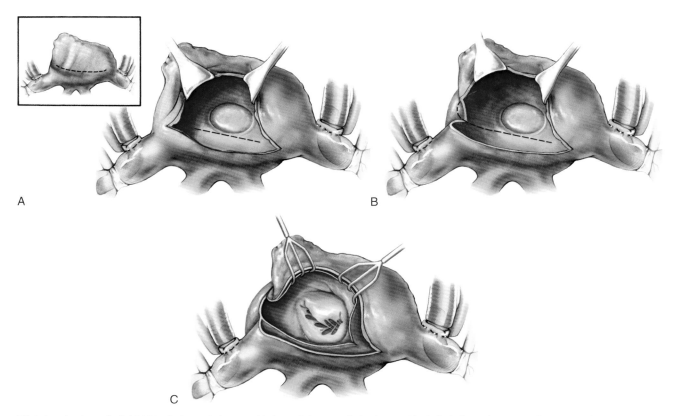

A

B

C

图 6.9 A.经心房房间隔纵行切口路径。B.将右心房切口延伸超过上腔静脉基底部，直达左心房顶。C.房间隔切口延伸至左心房顶（直至左心耳基底部）以良好显露二尖瓣

显露二尖瓣。辨认二尖瓣瓣叶，用两根细聚丙烯牵引线，将其轻轻向上方的左心房牵拉。有时，使用神经钩也能起到同样的效果。这种操作可以将瓣叶伸展开，显露瓣叶间形成皱褶的交界融合线。如果通过瓣口的视野足够好，必须检查腱索和乳头肌有无短缩和融合的迹象，尤其是瓣叶下方的融合。

通过二尖瓣口插入一把直角钳，直接放在融合交界的下方。将其在瓣叶下轻轻张开，以便于用 15 号刀片切开交界，而不切断腱索附着部（图 6.10）。有时，乳头肌与瓣叶下面融合，使得交界切开较危险。将直角钳在原位张开，首先切开靠近瓣环处的交界，在直角钳上将切口向内延伸，垂直切入乳头肌及增厚、融合的腱索一小段距离。

⊘ 乳头肌损伤

必须仔细地沿长轴分离乳头肌顶部与二尖瓣瓣叶心室面的融合。斜行切开可能会削弱甚至部分离断乳头肌，需要修补或再植，甚至行二尖瓣置换。

⊘ 交界切开过度

应尽可能完全地切开交界，而又不导致二尖瓣关闭不全。如果朝瓣环切开过多，则可能需要行瓣环成形（见本章"二尖瓣成形"）。

二尖瓣狭窄闭式交界分离术

闭式二尖瓣交界分离术在大多数西方国家已很少施行。因此，在当代心脏外科医生中，只有少数人对这一技术有足够的经验。但是，闭式二

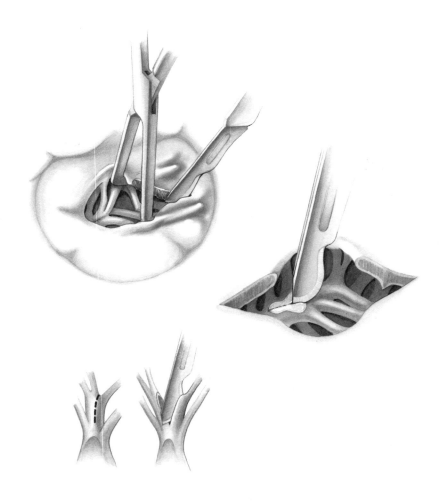

图 6.10　二尖瓣交界切开技术

尖瓣交界分离术在某些亚组患者中仍不失为一种良好的技术，其远期效果一直令人满意。在第三世界国家中，闭式二尖瓣交界分离术仍然是首选的治疗手段。与心内直视手术相比，它更简单，且成本更低。

技　术

经第 5 肋间隙行左后外侧或前外侧胸部切口。将肺组织向后下方牵拉，在膈神经前方做一与之平行的切口，然后用牵引缝合线悬吊心包。找到左心耳并用侧壁钳钳夹。以 2-0 聚丙烯线围绕左心耳做荷包缝合。用另外一条垫片加强的缝线在左心室心尖部做荷包缝合。在荷包缝线内切开左心耳，外科医生将右手示指经此插入左心房。触诊二尖瓣以检测钙化、二尖瓣狭窄程度，并确认是否存在二尖瓣关闭不全（图 6.11）。

⊘ 左心耳撕裂

示指应轻轻插入左心房，不应施加压力。若左心耳撕裂，将导致快速出血。

⊘ 血　栓

术前常规行超声心动图检查，以评估二尖瓣病变和左心耳是否存在血栓。但在钳夹左心耳或将手指插入左心房之前，应仔细触诊左心耳是否存在血栓。如果怀疑有血栓，应钳夹左心耳基底部，将血栓隔离后取出。如果无法实现，应放弃闭式交界分离术，转为体外循环下直视瓣膜切开术。

⊘ 堵塞二尖瓣口

示指堵塞二尖瓣口的时间不应超过 2~3 个心动周期，以避免促发心律失常或心搏骤停。⊘

当右手示指插入左心房时，用右手的其余三指和手掌一起将心脏抬起，显露左心室心尖部。外科医生左手持 11 号手术刀，在之前缝置的心尖部荷包中切开左心室。如果需要，也可以由助手来进行此操作。用 Hegar 探条顺次扩张切口，直至其能容纳 Tubb 扩张器。外科医生用左手将 Tubb 扩张器迅速地插入左心室，向前通过二尖瓣进入左心房。将扩张器迅速扩张至预设的 3.5~4.5cm 范围，然后收拢并撤回。外科医生将手指退出，收紧左心室心尖部的荷包缝线，并在垫片上打结。

⊘ 扩张器张开过早

最重要的是：只有当外科医生的右手示指在左心房内感觉到扩张器的头部时，才能将其张开。

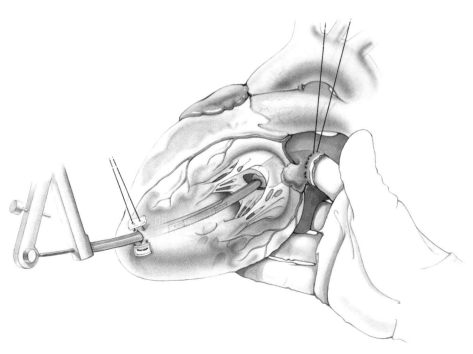

图 6.11　二尖瓣交界闭式分离术

过早张开扩张器可能损伤或撕裂瓣下结构，造成二尖瓣关闭不全（图 6.12）。

⊘ 扩张器没有完全闭合

完成扩张后，必须将扩张器完全闭合后才能将其撤出。如果扩张器没有完全闭合，会在其撤出的过程中造成左心室切口撕裂。

⊘ 瓣膜扩张不充分

当外科医生的右手示指还在左心房内时，应确认瓣膜扩张是否充分以及是否存在二尖瓣反流。

⊘ 空气栓塞

术中应采取一切预防措施防止空气进入左心房或左心室。

闭式二尖瓣扩张转直视下瓣膜切开

青年患者的二尖瓣病变可能是纤维性的，具有弹性，且没有钙化。外科医生可能会发现，用 Tubb 扩张器可将二尖瓣瓣口扩到最大，但去除扩张器后，瓣口又恢复到扩张前的狭窄程度。这类患者必须行开放性二尖瓣交界切开术。

NB 备用体外循环

在体外循环备用的情况下进行这种手术，是一种谨慎的预防措施，如有必要，外科医生就可以选择使用体外循环。可通过主肺动脉插管进行静脉引流。通过降主动脉或股动脉插管进行动脉转流。左心房切口可以良好地显露二尖瓣（图 6.13）。

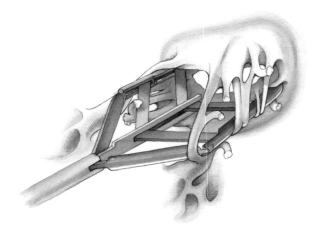

图 6.12　过早张开扩张器可损伤或撕裂瓣下结构，造成二尖瓣关闭不全

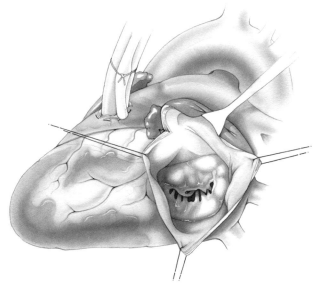

图 6.13　如果需要体外循环，则行左心房切开显露二尖瓣

二尖瓣成形

二尖瓣装置包括瓣叶、瓣环、腱索、乳头肌及左心室。二尖瓣关闭不全可能是由瓣环扩张、瓣叶畸形、腱索冗长或断裂、乳头肌损伤或移位，以及（或）左心室大小、形状或室壁运动的改变造成的。因此，有必要对二尖瓣复合体的各个方面进行详细的检查和评估，以使瓣膜成形取得满意的疗效。注意瓣环的形状和大小。用神经钩或镊子来确定瓣叶的柔韧性和活动度。瓣叶的活动度分为：正常（Ⅰ型）、脱垂（Ⅱ型）、受限（Ⅲ型）。然后评估腱索和乳头肌。二尖瓣成形策略可涉及维持瓣膜功能的任何一个部分（瓣环、瓣叶、腱索、乳头肌或心室），而当前多数技术集中于瓣环、瓣叶和腱索的处理。

前面介绍的手术路径都能良好地显露二尖瓣。经房间隔入路还有另外一个优点，即：能在二尖瓣处于正常解剖的状态下进行评估，不因过度牵拉、变形而发生错误判断。这一点对于二尖瓣成形是非常重要的（图 6.8）。

重建二尖瓣瓣叶

轻度无症状二尖瓣脱垂可逐步发展为临床表现显著的二尖瓣关闭不全，这主要是由于腱索的黏液样退行性变合并不同程度的瓣叶畸形所导致。P2 节段最易受累，可以通过手术进行矩形切除和瓣环成形。有些外科医生热衷对病变瓣叶进行三角形切除，以避免缩小瓣环，同时可使手术简化。也可以使用人工腱索牵拉脱垂的节段。

矩形或三角形切除

矩形或三角形切除后瓣叶的脱垂部分。可用 2-0 Ticron 缝线间断缝合 2~3 针缩小矩形切除区域的瓣环，在三角形切除中则不需要这一步。用 5-0 聚丙烯缝线将瓣叶的边缘重新缝合到一起，并在瓣叶的心室面或心房面打结（图 6.14）。常选用其中一种瓣环成形支撑系统加强后瓣瓣环（见下文）。

⊘ 瓣叶组织切除过多

当切除多余的脱垂瓣叶组织时，必须做好判断，切除太多可能会影响成形的效果。如果切除的瓣叶相对较大，可将剩余的瓣叶相向滑动，有利于将瓣叶重新吻合到一起。这一技术需要从交界到交界将剩余的后瓣叶与瓣环分离，并在对瓣环缩小成形后，将瓣叶重新固定到瓣环上。必须

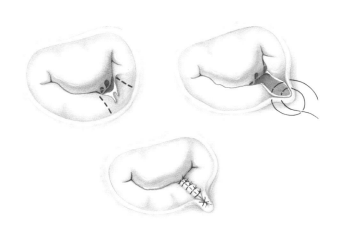

图 6.14 瓣叶切除同时行瓣环成形

使用一种瓣膜成形系统对后瓣环进行加强，以避免修补后张力过高（见下文）（图 6.15）。

⊘ 瓣叶对合不良造成二尖瓣关闭不全

重新吻合瓣叶时，若缝合边距过大，可造成瓣叶浪费、表面积减少，使瓣叶对合不良，从而导致二尖瓣关闭不全。

⊘ 瓣叶组织薄弱

瓣叶组织可能很薄且脆弱，缝合线切割可导致二尖瓣关闭不全的复发。可使用心包垫片加强缝线，但必须要注意避免瓣叶变形。

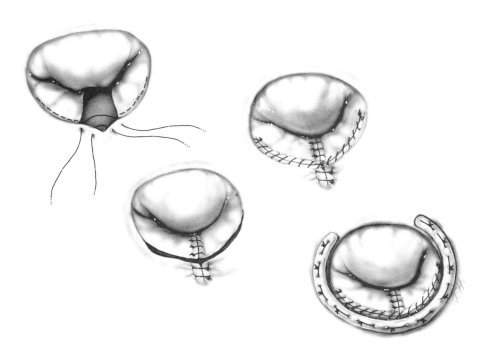

图 6.15 后瓣瓣叶滑动修复技术，并加强后瓣瓣环

⊘ **缝线松脱**

使用细聚丙烯缝线时，如果线结不够牢固有可能发生松脱，这将导致成形失败和严重的二尖瓣反流。因此必须牢记：细 Gore-Tex 线结松脱的可能性较高，应避免用于瓣叶修补。

⊘ **同时存在二尖瓣瓣环扩张**

几乎总是伴有二尖瓣瓣环扩张。因此，需要使用一种后面会提及的瓣环成形支持系统来加固后瓣瓣环，这是比较谨慎的做法。

制作人工腱索

除将脱垂节段和断裂的腱索切除外，还可以制作人工腱索重悬受累部位。现在有商品化的人工腱索，可随时用于腱索重建（W.L Gore & Assoc，Inc.，Flagstaff，AZ）。

Gore-Tex 腱索置换

技 术

用 5-0 Gore-Tex 双头角针缝线替换断裂或冗长的前瓣腱索。将缝针穿过病变腱索起源的乳头肌，然后将缝线锁定。

将 Gore-Tex 缝线的其中一头缝针穿过二尖瓣瓣叶上破裂腱索的附着点。用神经钩将受累瓣叶向上拉入左心房，使其余的腱索绷紧。将 Gore-Tex 缝线的长度调整到与其他正常腱索一致，然后将 Gore-Tex 缝线锁住，这将固定人工（Gore-Tex）腱索的长度。Gore-Tex 缝线的另外一头缝针完全遵循同样的路径、同样的方式调整长度，然后锁住。最后将缝线两端打结（图 6.16）。

⊘ **乳头肌**

乳头肌的顶端通常是纤维性的，非常牢固。当乳头肌顶端为肌性时，用心包垫片加强 Gore-Tex 缝线以增加可靠性。

NB **锁定的重要性**

将 Gore-Tex 缝线在乳头肌顶端和瓣叶附着处均进行自我锁定是非常必要的，可确保将人工（Gore-Tex）腱索的正确长度固定下来。

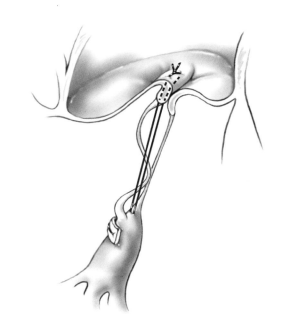

图 6.16　用 Gore-Tex 缝线置换断裂或冗长的腱索

NB **固定 Gore-Tex 缝线**

如果打结太少，Gore-Tex 的线结可能会松脱。当固定 Gore-Tex 缝线时，至少要打 10~11 个结。

⊘ **人工腱索过短**

如果 Gore-Tex 缝线自我锁定不牢靠，可能会在打结时发生滑动。这将导致人工腱索过短，限制二尖瓣前瓣活动，造成二尖瓣关闭不全。⊘

可将此技术进行改良并用于冗长和断裂腱索的处理。

缘对缘二尖瓣修补

对于复杂的二尖瓣病变、前瓣脱垂、功能性二尖瓣关闭不全、交界异常以及二尖瓣成形后残余反流，均可通过 Alfieri 缘对缘修补获得满意的效果。

技 术

如果瓣叶组织相对薄弱，可用 4-0 或 5-0 聚丙烯缝线将前瓣游离缘和对应的后瓣游离缘间断缝合 2~3 针，完成"双孔"型修补。当病变位于交界附近时，用 4-0 聚丙烯缝线将前、后瓣邻近的瓣叶游离缘缝合在一起，形成一个开口较小的单孔二尖瓣。

NB 常规使用成形环巩固二尖瓣成形疗效。

二尖瓣前瓣畸形

二尖瓣前瓣叶的腱索断裂或显著延长可造成二尖瓣关闭不全。将对应的后瓣叶及附着的腱索转移至二尖瓣前瓣叶上，可加强受累的腱索，这通常被称为翻转手术。

技 术

将正对二尖瓣前瓣断裂或冗长的腱索以及有正常腱索附着的一块矩形后瓣叶，从后瓣叶和瓣环上切下来。然后将其翻转，并用细聚丙烯缝线将其间断缝合至二尖瓣前瓣叶上。将翻转部分的所有次级腱索切断，使其有充分的活动度。可用前文所述的方法修补后瓣叶上的缺损（图 6.14）。

更简单的方法是使用 Gore-Tex 缝线替换断裂或冗长的腱索，从而避免破坏二尖瓣后瓣叶或瓣环。

二尖瓣瓣环成形

交界成形

一小部分患者的二尖瓣关闭不全仅仅是因为瓣环扩张造成的，可以通过交界成形有效地解决。在后瓣瓣环上做两个交界的连续"8"字缝合即可完成。

用 2-0 无损伤 Tevdek 缝线在交界处穿过瓣环，离开 1cm 后再次穿过后瓣环。然后，用同一条缝线在距交界 0.5cm 处穿过瓣环（或在前两针的中间位置）。最后，离开前一针 1cm 后穿过瓣环，收紧缝线并打结。若需要，可用同样的方法再做一个"8"字缝合，进一步缩小瓣环（图 6.17）。经过良好的判断，确定每一针的间距，才能完成良好的二尖瓣修补，而避免矫正过度。可用 Teflon 毡片对缝线进行加固。

⊘ 瓣环的对称性

保持二尖瓣瓣环的解剖对称是很重要的。因此，应使用完全一样的方式处理前外侧交界和后内侧交界。

⊘ 残余二尖瓣关闭不全

瓣环缩小不充分则无法矫正二尖瓣关闭不全。完成瓣膜成形后应向左心室内注入生理盐水，查看是否存在反流束，以评估是否存在二尖瓣关闭不全。

⊘ 二尖瓣狭窄

矫正过度将导致二尖瓣狭窄。可用手指检查瓣口大小，或者将一个大小合适的测瓣器插入瓣口，以确定瓣口是否足够大。

⊘ 退行性病变

当病理改变为退行性病变时，二尖瓣组织薄而脆弱，缝线可能会将其撕裂。使用 Teflon 毡片

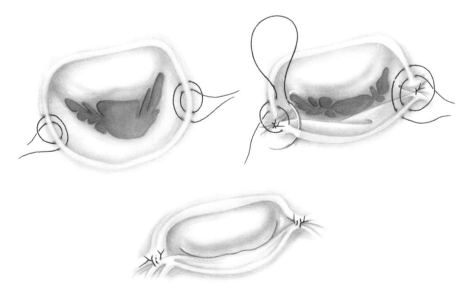

图 6.17　二尖瓣瓣环的"8"字缝合成形术

或心包垫片也许能够预防这种并发症。

⊘ 避免处理前瓣环

瓣膜成形时仅处理后瓣环而不包括前瓣环，因为通常仅有后瓣环扩张。处理前瓣环可造成二尖瓣结构变形，导致二尖瓣关闭不全。

⊘ 缝线的位置

应将缝线缝在纤维性瓣环上，而不是瓣叶或瓣环外的心房壁上。

瓣环成形

因左心室和二尖瓣环扩张而出现轻度二尖瓣关闭不全的患者，交界成形术对一小部分患者有所帮助。而对于大多数二尖瓣关闭不全的患者，最好是放置一个完全或部分成形环，其可作为一种单独的治疗方式，也可作为瓣叶和（或）腱索成形的补充。

NB 许多二尖瓣成形环和成形带已经商品化，其中有几种是专门针对不同病因所致二尖瓣反流而专门设计的。除了一些特殊的装置外，二尖瓣全环及后成形带（部分环）的植入技术相似。

二尖瓣全环

Carpentier-Edwards Physio Ⅱ 成形环（Edwards Lifesciences, Irvine, CA）是一种半硬式的全环，可以使二尖瓣的前、后瓣环有效地靠近，使二尖瓣瓣环恢复至正常形态（图 6.18）。

技　术

如果需要行瓣叶或腱索成形，应优先完成，然后再固定成形环。用 2–0 Ticron 缝线穿过瓣环的每一个三角区。在腱索后面放入一把直角钳，将前瓣叶轻轻展开，显露瓣叶的心房面。测环器大小必须与前瓣叶的面积和三角区域之间的距离相适应。通过这种方式可以选择合适大小的瓣环。在后瓣环上均匀缝置 7~10 条缝线，间隔 3~4mm。同样，在前瓣环的三角区域间缝置 2~4 条缝线。将所有缝线均匀地穿过成形环，然后将成形环往下推，打结缝线（图 6.19）。

NB 缝置缝线

在瓣环和成形环上缝置缝线时，应根据其长度差异进行调整，保持均匀的针距。这可能需要宽缝后瓣环，以保证成形环能正确入座。

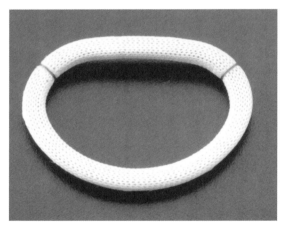

图 6.18　Carpentier-Edwards Physio 成形环（Edwards Lifesciences, Irvine, CA）

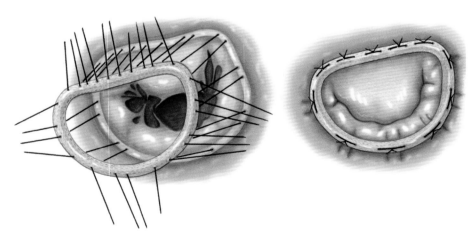

图 6.19　全环植入技术

NB 组织脆弱

左心房和瓣环组织常水肿、脆弱。在这种情况下，可采用带垫片缝线水平褥式缝合来代替单针缝合，以防止缝线撕裂组织。

二尖瓣不完全成形环

Cosgrove-Edwards 不完全成形环或成形带（Edwards Lifesciences，Irvine，CA）可单独支撑二尖瓣后瓣环（图 6.20）。成形环的选择（全环 vs. 不完全环）取决于外科医生的喜好，对于功能性二尖瓣反流，大部分外科医生倾向使用全环。

技　术

用 2-0 Ticron 缝线穿过瓣环的每个三角区域。通过找到与前瓣叶面积及三角区域间距离匹配的测环器，选择合适大小的成形带。在后瓣环上均匀地缝置 7~9 条单针缝线，间距 3~4mm（图6.21）。将所有缝线均匀地穿过成形带，然后将其往下推（图 6.22）。将缝线在持环器上打结，以保证精确缩小瓣环，最后移除持环器（图6.23）。

NB 进针应足够深，以缝在牢固的瓣环组织上。有时，可将缝线从心室穿过后环进入心房，但应注意：不要影响腱索的附着（图 6.21）。

NB 重要的是，缝线在瓣环和成形带上的间距应均匀。瓣环上的单针缝合距离大于成形环上的缝合距离，可以将瓣环折叠在成形带上，以缩小后瓣环。

⊘ 溶　血

如果二尖瓣成形理想，则可能仅有轻微的残余反流。但是，即使是一小股血液喷射在外源性

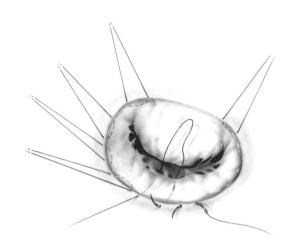

图 6.21　将缝线缝置在三角区域和后瓣环上

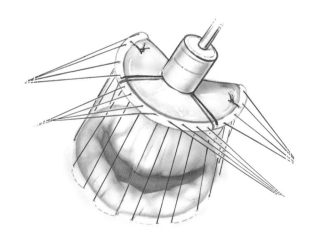

图 6.22　将缝线穿过成形带

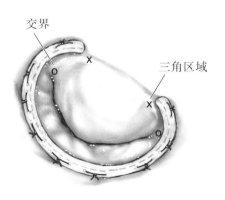

图 6.23　后瓣环成形带放置完毕

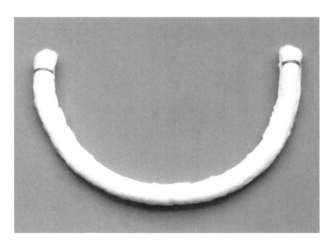

图 6.20　Cosgrove-Edwards 不完全瓣环成形条（Edwards Lifesciences，Irvine，CA）

材料上，也可能产生明显的溶血。外科医生应尽可能防止该并发症的出现。

NB 对于儿童患者，我们不使用任何成形环。而是通过在后瓣环上放置多条心包垫片来加固缝线，缩小后瓣环。这种技术允许二尖瓣环的生长。或者，用一根双针细聚丙烯缝线，沿后瓣环做从交界到交界的缝合，然后在一个与患者二尖瓣大小适宜的扩张器上打结。期望随着孩子的成长，聚丙烯缝线将会断裂，使瓣环得以生长。

NB 通常，应慎重选择较小的成形环或成形带。在不造成二尖瓣狭窄的前提下，三角区域间的二尖瓣瓣环长度应尽可能短。事实上，当左心室充盈时，二尖瓣瓣叶应显得冗长并充满二尖瓣口，以达到最佳效果。

腱索重建

修复断裂或冗长的腱索最有效的方法是制作人工腱索（见上文）。有时候缩短腱索也是一种方法，在开始缩短腱索之前，必须确定其异常延长的长度。为此，需用两条细聚丙烯牵引线或神经钩将瓣叶轻轻地拉入左心房。通过测量二尖瓣瓣环平面至冗长腱索与抬高的瓣叶附着点的距离，可以估算腱索延长的程度（图 6.24）。可将腱索多余的长度缝合至瓣叶的背侧（图 6.25）。

将腱索固定至二尖瓣瓣叶

用 5–0 双针聚丙烯缝线缩短冗长的腱索。将第一根针在二尖瓣环平面或稍下方穿过腱索，将第二根针穿过第一根缝线针与瓣叶背侧之间的中间位置。两根针向上穿过瓣叶，彼此非常靠近，然后在心房侧结扎固定。这样就将多余的腱索拉至瓣叶下，并将瓣叶拉至二尖瓣平面，恢复其与另一个瓣叶并列的位置（图 6.25）。

🚫 瓣叶撕裂

瓣叶必须稍微增厚或纤维化，否则，缩短腱索的缝线可能损伤或撕裂其他方面均正常的腱索，影响修补的效果，最终导致瓣叶撕裂。

NB 缩短的腱索仍具有生长潜能，因此主要用于儿童患者。对于成人患者，选用更简单的 Gore-Tex 人工腱索（见下文）。

缺血性二尖瓣反流

心肌梗死后，乳头肌延长、完全或部分断裂可造成缺血性二尖瓣脱垂。乳头肌完全断裂通常需要行二尖瓣置换。单个乳头肌顶部不完全断裂可采用腱索置换，或前文所述的方法转移和（或）将受累的瓣叶做部分切除。

多数缺血性二尖瓣疾病患者因瓣环和左心室扩张和（或）乳头肌移位，出现功能性二尖瓣反流。对于行冠状动脉血运重建的重度缺血性二尖瓣反流患者，同期行二尖瓣置换是最佳的选择。对于有中度缺血性二尖瓣反流、心力衰竭症状、瓣环扩张或侧壁心肌梗死的患者，使用成形环进行二尖瓣修复可能是一个理想的选择。大多数外科医生在这些患者中使用偏小的全环，并对所有缺血但存活的心肌进行血运重建。

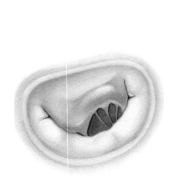
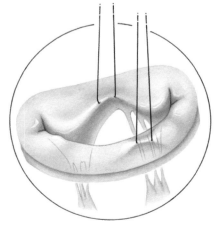

图 6.24 通过测量二尖瓣瓣环平面至冗长腱索与抬高的瓣叶附着点的距离，可以估算腱索延长的程度

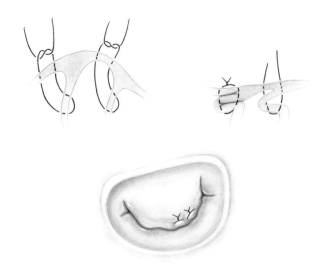

图 6.25　将冗长的腱索固定到二尖瓣瓣叶上

二尖瓣置换

随着二尖瓣修复经验的积累，大多数二尖瓣退行性病变或瓣环扩张的患者，都能用前文所述的技术成功地进行二尖瓣成形手术。然而，当成形手术不能长久保持良好的效果时，应考虑行二尖瓣置换。

近年来，通过实验和临床研究，已经明确了瓣下结构对于维持左心室正常形态和功能的重要性。因此，当需要行二尖瓣置换时，应尽可能保

留原有的瓣膜下结构，或用 Gore-Tex 缝线替代原有腱索，以保持二尖瓣环 – 乳头肌的连续性。

技　术

在两个交界间将病变的瓣叶从瓣环上切下来。如果前瓣叶病变不广泛，则椭圆形切除瓣叶组织，用带垫片水平褥式缝线将含有初级腱索瓣叶组织的边缘重新固定到前瓣环上，随后该缝线可用于瓣膜的植入（图 6.26）。如果瓣叶增厚或钙化，可根据瓣叶的大小将其分成 2~4 部分。然后将每一部分都修剪成带有腱索的瓣叶"组织扣"。用瓣膜缝线将这些"组织扣"按解剖位置固定到前瓣瓣环上（图 6.27 和 图 6.28）。如果能够不分割前瓣叶，则可以更好地保持左心室的形态。

若后瓣叶柔软，通常可以将其连同附着的腱索完全保留。将瓣膜缝线穿过瓣环后再穿过瓣叶的前缘，将多余的瓣叶组织折入瓣环（图 6.28B）。如果后瓣叶有增厚和纤维化，也可以将瓣叶在腱索附着部分之间切开或做楔形切除，以植入较大型号的瓣膜。

有时二尖瓣瓣叶和瓣膜下结构病变严重并存在钙化，必须将其完全切除。用粗线或镊子将病变的瓣叶轻轻展开，以显露其瓣环附着缘（图

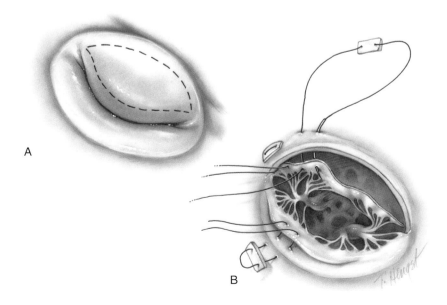

图 6.26　A. 椭圆形切除前瓣瓣叶。B. 将前瓣叶的边缘固定到前瓣环

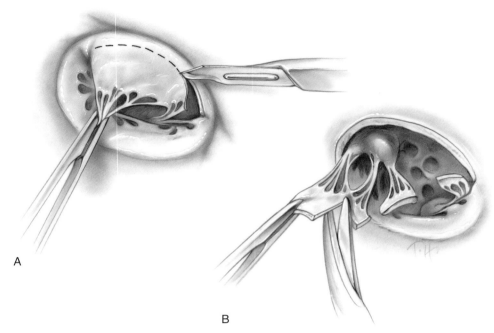

图 6.27 A.将前瓣叶从瓣环上切下。B.将前瓣叶修剪成有腱索附着的"组织扣"

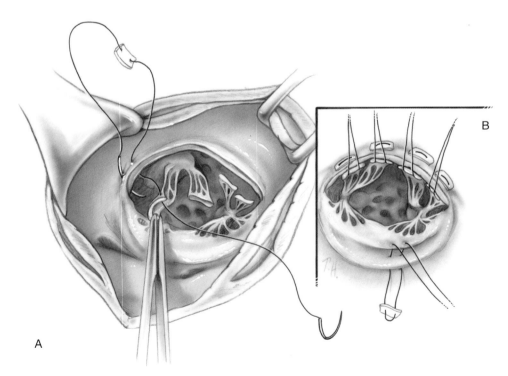

图 6.28 A.将每一个腱索扣重新固定到前瓣环，保留其正常的几何位置。B.完整保留后瓣叶，将多余的组织折叠入左心房

6.29A）。用长柄 15 号手术刀在距瓣环 4~5mm 处将瓣叶环形切下（图 6.29B）。后内交界附近缝置牵引线有助于良好的显露，并在完全切除病变瓣膜时可对抗牵引力（图 6.29C）。这条缝线随后可用于固定人工瓣膜。然后用剪刀切除病变的腱索（图 6.29D）。

⊘ 瓣叶切除过多

应在瓣环上留下良好的瓣叶组织边缘，以确保后续人工瓣膜置换缝线可牢靠固定。过度切除瓣膜可使瓣环脆弱，造成瓣膜置换不可靠，甚至导致左心房与左心室分离。

⊘ 乳头肌切除

只切除钙化和病变的腱索，保留乳头肌的纤维性顶部。过度切除乳头肌可使心室壁薄弱，造成室壁血肿，且面临心室破裂的可能（见下文）。

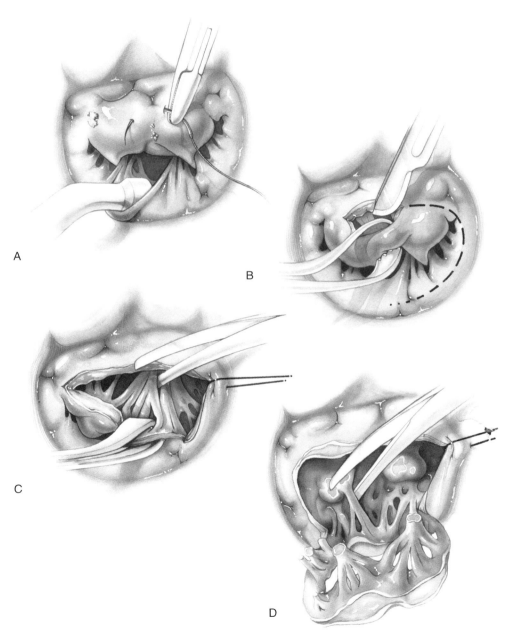

图 6.29　二尖瓣切除。A. 将病变的瓣叶用 Allis 钳或粗线牵拉展开，以显露其在瓣环上的附着处。B. 用长柄 15 号手术刀在距瓣环 4~5mm 处将瓣叶环形切下。C. 在后内交界附近缝置牵引线有助于良好的显露，并在完全切除病变瓣膜时可对抗牵引力。D. 用剪刀切除病变的腱索

⊘ 过度牵拉乳头肌

在瓣叶切除过程中，不应过度牵拉瓣膜组织。灌注心脏停搏液后，心脏变得松软，过度牵拉乳头肌可在脆弱的左心室壁上撕出一个纽扣洞样的破损（图 6.30A、B）。如果发生这样的灾难，应立即探查，并用带垫片缝线褥式缝合修补（图 6.30C、D）。冠状动脉后降支可能非常接近此心室壁撕裂部位。因此，在修补破损时，必须注意避免缝闭此处的冠状动脉。用带垫片无损伤双针缝线在远离冠状动脉的部位深缝，然后在另一个垫片上牢固打结。如果确切地缝合数针后仍然持续性出血，应使用 3-0 聚丙烯缝线将牛心包缝合在破损周围正常的心肌上，覆盖整个破损区域。修补后在室壁表面使用生物胶，这对于控制出血非常有效。在连续缝合过程中，可能会牺牲一些冠状动脉分支，在处理这种潜在致命并发症时，这

一牺牲难以避免，须牢记于心。

⊘ 二尖瓣钙化

二尖瓣和瓣环钙化十分常见。应在避免削弱瓣环的前提下，尽可能多地清除钙化。有时，清除钙化灶或退行性物质会在瓣环中留下空洞。应立即冲洗，并用带柔软垫片的缝线将其牢固闭合。使用或不使用这些缝线来固定人工瓣膜均可（图 6.31）。

⊘ 瓣环钙化

二尖瓣后瓣环可被大量钙化组织浸润，病变可延伸到房室沟和室壁的全层。过度清除这些严重的钙化可造成房室沟缺损。由于与周围组织的延续性，以及冠状动脉旋支位于房室沟内，使得修补此处缺损极其危险。

⊘ 房室沟破裂

过度清除二尖瓣后瓣环钙化灶或强行植入过

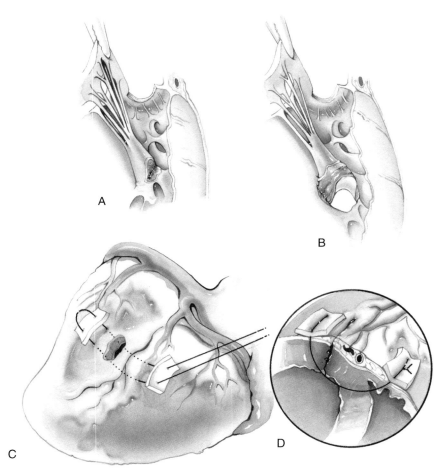

图 6.30 左心室壁纽扣洞样损伤的发生机制及其外科修补

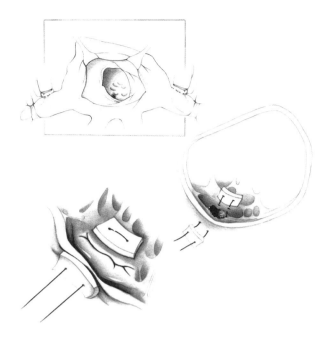

图 6.31　清除退行性钙化物质。清除过程中形成的空洞应予以冲洗，并用带垫片缝线将其闭合

大的人工瓣膜，可造成房室沟破裂。这种灾难性并发症常常是在撤停体外循环后，术野中涌入鲜红血液时才被发现。

NB 试图从心脏外修复这种损伤是危险的。重新开始体外循环，灌注心脏停搏液使心脏再次停跳。打开右心房，拆掉人工瓣膜。需对破损程度进行全面评估。将一大块经戊二醛处理的自体心包或牛心包裁剪成合适的大小和形状。将其缝合到左心室壁、左心房及左心房室交界，与破损的边缘保持足够的距离。间断缝合多条带 Telflon 毡片缝线加固吻合口。按常规方法重新植入一个较小的人工瓣膜，但要将其固定在心包上而不是后瓣环上。然后继续完成剩下的手术。

⊘ 左心房后壁损伤

在二尖瓣手术或迷宫手术中，过度清除左心房壁机化和（或）钙化的血栓可造成剪切伤和严重的出血。重新开始体外循环，在左心房内修补出血的部位是比较安全的。这可能很烦琐，但有经验的外科医生是不会在二尖瓣手术后将心脏抬起来修补后壁出血的，无论出血部位看起来有多小。

腱索置换技术

如果瓣下结构病变明显，如风湿病患者出现腱索融合、腱索短缩和乳头肌增厚，则将所有固有的腱索结构切除。然后用 4-0 Gore-Tex 缝线制作乳头肌头部至瓣环的人工腱索，重建二尖瓣环和乳头肌之间的连续性（图 6.32）。

将一条双针 4-0 Gore-Tex 缝线缝在乳头肌的纤维顶部。如果顶部没有纤维组织，则用一小块柔软的毡片或心包垫片加固，然后将缝线打结或自身锁定（图 6.32B）。在二尖瓣的 2、5、7、10 点钟位置将缝线两头的缝针穿过二尖瓣瓣环（图 6.32A）。确定 Gore-Tex 人工腱索的精确长度，将缝线自身锁定，然后打结固定。将 Gore-Tex 缝线锁定，避免对其牵拉，造成长度缩短。理想的人工腱索长度应当是使乳头肌和 Gore-Tex 缝线绷直，但不能太紧，当然也不能太松。不能使 Gore-Tex 腱索"弯腰"。通常可保留后瓣腱索附着，而只用 Gore-Tex 缝线置换前瓣腱索（图 6.32C）。

测量二尖瓣口

应选择尽可能大的瓣膜进行二尖瓣置换。依次将测瓣器插入瓣环，确定大小合适的人工瓣膜。测瓣器应与二尖瓣口疏松地贴合。

⊘ 测瓣器损伤

不要将测瓣器强行塞入瓣环中，这一点很重要。

⊘ 二尖瓣和主动脉瓣联合置换

当进行双瓣置换时，两个人工瓣膜都应选择稍小的型号，以确保它们都能顺利地入座。

瓣膜的选择

虽然曾有多种人工瓣膜被成功置换，但我们坚信：在二尖瓣位置植入双叶机械瓣或低瓣架生物瓣，可以大大减少技术因素造成的并发症，在需要保留后瓣结构时尤其如此。

缝线缝置技术

固定二尖瓣常采用的方法包括：单针缝合、

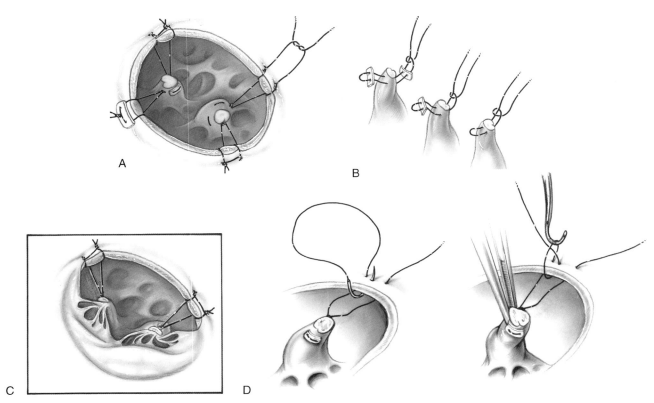

图 6.32　A. 用 Gore-Tex 人工腱索将乳头肌与二尖瓣的 2、5、7、10 点钟位置相连。B. 将 Gore-Tex 缝线固定到乳头肌上，可用 Teflon 毡片加固缝线。C. 置换前瓣腱索，保留后瓣腱索。D. 在瓣环水平将 Gore-Tex 锁住

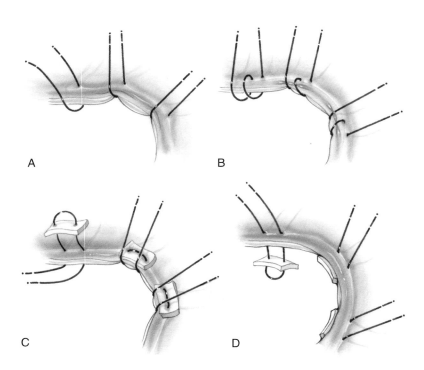

图 6.33　固定人工瓣膜的缝线。A. 单针缝合。B. "8" 字缝合。C. 带垫片翻转褥式缝合。D. 带垫片心室褥式缝合

"8"字缝合、带垫片翻转褥式缝合以及带垫片心室褥式缝合。如果瓣环清晰且牢固，使用2-0 Tevdek缝线行单针或"8"字缝合。相反，如果瓣环存在退行性变，带垫片水平褥式缝合可增加可靠性（图6.33）。有时2-0聚丙烯缝线也可成为首选。大部分外科医生更喜欢使用带垫片翻转褥式缝合（图6.33C），这也是我们的首选。可使用单针或垂直褥式缝合方式穿过人工瓣膜缝合环。

将"8"字缝合和褥式缝合的缝线以水平褥式的方式穿过人工瓣膜的缝合环（图6.34）。当所有缝线均已穿过瓣环和瓣膜缝合环后，将瓣膜往下轻推到位，然后打结。在打结时，必须将保留的瓣下结构拉到二尖瓣瓣环平面之上，防止影响人工瓣膜的机械活动，或造成左心室流出道梗阻（图6.35）。如果左心房内有保留过多的瓣叶组织，则使用4-0聚丙烯缝线将其固定到左心房壁上，使其远离人工瓣膜的缝合环。

容易发生缝合损伤的部位

二尖瓣瓣环附近有一些重要的结构（图6.36）。左冠状动脉旋支走行于后瓣瓣环外的房室沟内。冠状窦也环绕瓣环而行，容易在后内交界区遭遇。在缝置瓣膜缝线时，如果忽视这一解剖关系，有可能会缝住心脏停搏液逆灌管。房室

结动脉有时在后内交界上方平行于瓣环走行。主动脉瓣瓣叶与二尖瓣前瓣叶相延续，有时也可能被缝住。

瓣环组织退行性变或脆弱

发生退行性变或结构脆弱的瓣环组织无法牢固地持住缝线，从而不足以可靠地支撑人工瓣膜。使用垫片衬托缝线，可以避免切割脆弱的瓣环组织而形成瓣周漏。如果缝线收得不够紧也可能造成瓣周漏。

生物瓣的处理

应间歇性地使用常温生理盐水冲洗生物瓣，以使其保持湿润。如果没有采取措施，手术室灯光的热量将使其迅速脱水，造成生物瓣永久性损伤。

抗生素和生物瓣

永远不要让生物瓣接触抗生素溶液，否则可能发生组织化学反应，进而导致生物瓣过早纤维化和钙化。

影响人工机械瓣的关闭

心室面的垫片有时可能会影响人工瓣膜碟片的启闭。

线结过长

打结后应将缝线剪短，过长的线结有可能影

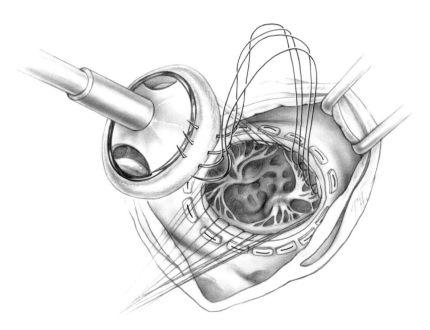

图6.34　将缝线穿过双叶人工瓣膜（St. Jude Medical，Minneapolis，MN）的缝合环

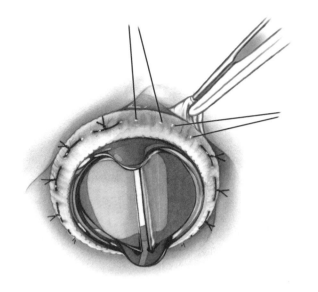

图 6.35 打结时，将保留的腱索和组织拉到二尖瓣瓣环平面之上

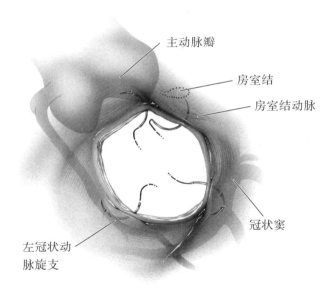

图 6.36 可能发生缝线损伤的部位

响部分人工瓣膜的正常启闭。

腱索"组织扣"保留过多

应将保留过多的腱索和瓣叶组织在二尖瓣瓣环平面之上缝合到心房壁上，使其远离缝合环，以避免影响人工瓣膜的机械活动。

离断的腱索

松弛悬挂的离断腱索可卷入人工瓣膜，妨碍其正常启闭，造成人工瓣膜关闭不全（图 6.37）。

钙化斑块造成梗阻

心室壁的钙化凸入瓣环附近的心室腔，可严重影响机械瓣瓣叶的活动。

瓣架突出的方向

人工瓣膜的瓣架应不受任何阻挡地突入左心室腔中。必须采取一切预防措施防止其与左心室壁接触，甚至嵌入左心室壁中。这将导致恶性心律失常，还会影响人工瓣膜的正常功能（图 6.38）。

人工瓣膜导致左心室流出道梗阻

放置生物瓣时，必须避免其瓣架对邻近的左心室流出道造成梗阻（图 6.39）。心包生物瓣是

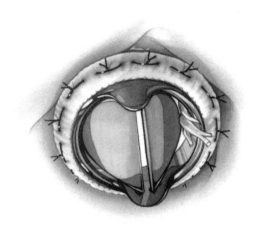

图 6.37 钙化或松散的腱索损害人工瓣膜碟片的机械活动

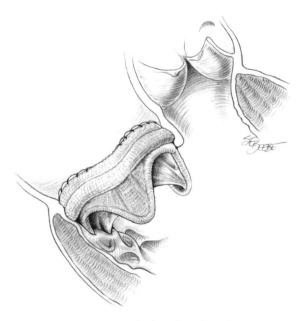

图 6.38 瓣架嵌入左心室后壁

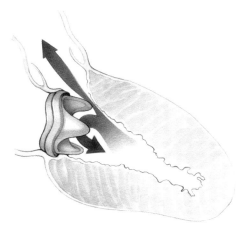

图 6.39 人工瓣膜导致左心室流出道梗阻

二尖瓣部位常用的生物瓣。其缝合袖有标记，以确保瓣架在左心室流出道中能摆放到最佳位置。

⊘ 瓣架缠绕

人工瓣膜的瓣架可能被缝线或瓣下结构缠绕，导致瓣叶变形并影响瓣膜功能。因此，在将瓣膜下放至左心室腔之前，保持其"束紧"状态是很重要的，可降低瓣架被缝线或瓣下结构缠绕的风险。

⊘ 缝线缝置

缝线必须缝置在瓣环和瓣叶组织上。无意中将缝线缝合在左心室心肌中会切割左心室壁（图6.40），可导致左心室血肿，当心室恢复收缩后，血肿会扩大并破至心脏外。

⊘ 瓣周漏

后瓣环脆弱或撕裂可在术中或术后造成人工瓣膜固定处裂开，从而可能出现瓣周漏。必须及时发现此并发症，并重新缝入带垫片缝线进行矫正，加强后瓣环。这样可以使人工瓣膜牢固地复位。

🆒 封闭左心耳

可将左心耳闭合，以防止血液淤滞及血栓形成，这对于房颤患者尤为重要。可结扎左心耳，或从外侧将其钉住，亦可在左心房内用荷包缝合关闭其开口（图6.41）。

儿童二尖瓣置换

对于幼儿患者，选择大小合适的人工二尖瓣非常具有挑战性。我们发现，将二叶人工主动脉瓣上下倒置之后植入二尖瓣的位置，可以获得令人满意的疗效。通过这种方式，瓣叶和缝合线将会远高于二尖瓣瓣环，完全位于左心房内，这样就可以安全地植入更大的瓣膜。

此方法也适用于下列患者：人工瓣膜与患者不匹配、二尖瓣瓣环纤维化或相对于患者的体表表面积过小，导致人工瓣膜功能异常而需要再手术的患者。

⊘ 瓣环上二叶人工主动脉瓣

永远不要将这种改良的瓣环上二叶人工主动脉瓣以倒置的形式固定在二尖瓣瓣环水平，否则会导致整个瓣膜和瓣叶都位于左心室内。

⊘ 二叶人工瓣膜的反流分数

二叶人工瓣膜会有 8%~10% 的反流。对于左心室较小的年幼患者的心脏而言，与每搏输出量相比，反流分数会比较高，因此人工瓣膜不能提

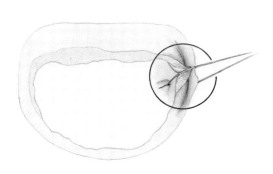

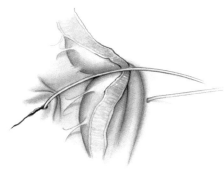

图 6.40 缝合过深可能切割左心室壁

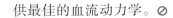

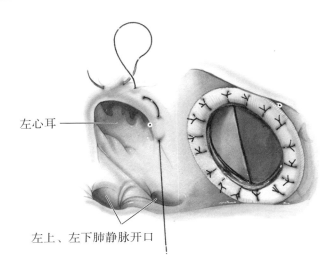

左心耳

左上、左下肺静脉开口

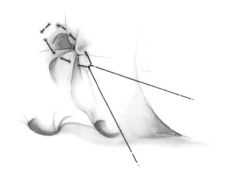

图 6.41　封闭左心耳

供最佳的血流动力学。⊘

　　另一种选择是植入生物瓣。先将瓣膜支架插入二尖瓣瓣环中，然后将缝合环固定到心房壁上。当然，这只是一个权宜之计，因为人工生物瓣在儿童中会很快发生钙化。

⊘ **肺静脉梗阻**

　　将缝合环固定到心房壁时，要远离肺静脉开口，以避免造成肺静脉梗阻。

远期瓣环并发症

后瓣环下室壁瘤

　　行二尖瓣置换术时，意外损伤二尖瓣后瓣环下膜性组织（见本章"二尖瓣的外科解剖"）易发展成瓣环下室壁瘤。这种损伤常发生于切除瓣叶或过度积极清除瓣环钙化的过程中。当患者出现这种情况时需要再次手术。将人工瓣膜取出，以利于辨认室壁瘤的边缘，用带垫片缝线水平褥式缝合或用涤纶补片修补室壁瘤（图 6.42）。然后将瓣膜重新植入，后瓣环缝线穿过加固后的室壁瘤闭合缘或涤纶补片的上缘。

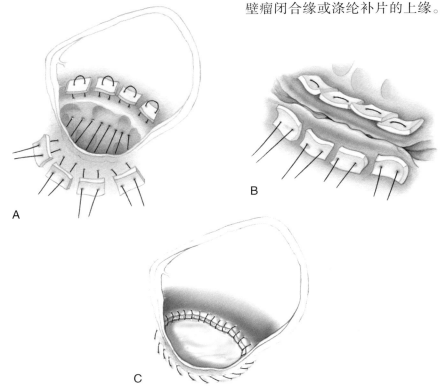

图 6.42　A、B. 直接缝合关闭二尖瓣瓣环下室壁瘤。C. 用涤纶补片关闭二尖瓣瓣环下室壁瘤

瓣周漏

人工二尖瓣瓣周裂开引起瓣周漏，多数是由于外科操作欠理想。一些诱发因素已在前文中讲述，如瓣环钙化或退行性变（使缝合线容易切割组织）等。瓣周漏常沿后瓣环出现。严重钙化会影响主动脉 - 二尖瓣瓣叶的连续性，使瓣环模糊不清，影响固定线的正确缝置。另外，如果靠近主动脉瓣的二尖瓣瓣环显露欠佳，可导致缝线被缝在心房壁或肌性室间隔上，而不是瓣环上。随着时间的推移，这些缝合线可能会切割心肌壁并产生瓣周漏。因此，外科医生了解这些细节很重要，以便采取必要的预防措施。

直视下探查瓣周漏。缺损的边缘组织通常在前次手术后发生纤维化。首先用带垫片缝线深缝缺损边缘组织，然后穿过人工瓣膜的缝合环并打结。

当缺损边缘组织不理想时，将缝线首先穿过人工瓣膜的缝合环，在瓣环附近深缝，穿过心房壁全层。然后将缝线在 Teflon 毡条上打结。如果瓣膜缝线广泛裂开，需将人工瓣膜取出。外科医生必须采取前述的各种预防措施，并植入一个新的瓣膜。

⊘ 冠状动脉旋支损伤

缝合过深可导致冠状动脉旋支损伤，造成心肌损伤、出血，使患者不能成功脱离体外循环。

闭合心房切口

房间沟路径

用 1/2 弧 4-0 聚丙烯双头缝线，从心房切口的两端开始缝合。为了使切口闭合得更可靠，缝合时应将房间沟组织纳入其中，发挥其支撑作用（图 6.43）。为了保证充分止血，应超过切口缝合一针，然后再继续缝合（图 6.43 下图）。继续向两侧进行。每一侧的缝合缘都用另一头缝线再缝合一遍。当左心房切口在心脏后方向下延长时，直视下从心房内开始缝合有利于切口的闭合（图 6.43）。

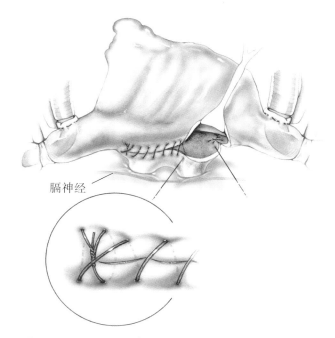

膈神经

图 6.43 闭合后方的房间隔。下图：缝合应超过切口两端

NB 闭合心房切口

虽然单层缝合已经足够，但双层缝合可确保更可靠地闭合心房切口。

经心房斜切口路径

用 4-0 聚丙烯缝线连续缝合关闭切开的房间隔，从切口的远（前）端开始，向右上肺静脉方向缝合。用另外一条缝线关闭心房切口，然后用第三根缝线缝合右上肺静脉上的切口（图 6.44）。

⊘ 右侧膈神经损伤

闭合右上肺静脉切口时要小心，避免将膈神经缝合在内。

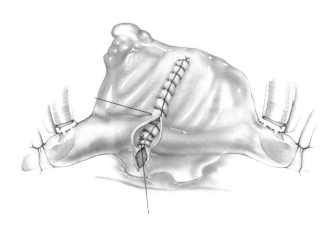

图 6.44 经心房斜切口的闭合

在房间隔上缝合的深度

有时房间隔很厚，应全层缝合，包括房间隔两侧的心内膜。否则，缝线可撕裂肌性房间隔，造成房间隔缺损。

支撑缝线

有时卵圆窝组织可能很脆弱，不能很好地固定缝线（图 6.45A）。可用卵圆窝邻近的组织支撑缝线（图 6.45B），或者使用心包条或 Teflon 毡片加固缝线（图 6.45C）。

经心房纵行房间隔切口路径

手术完成后，用 4-0 聚丙烯缝线连续缝合关闭房间隔切口，用另一条 4-0 聚丙烯缝线关闭右心房切口。

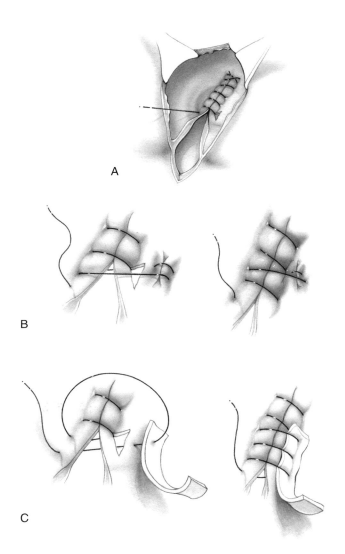

图 6.45 A. 关闭卵圆窝处的撕裂。B. 用卵圆窝邻近组织加固。C. 用 Teflon 毡片加固

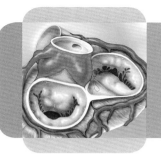

第 7 章
三尖瓣手术

功能性三尖瓣反流是三尖瓣手术最常见的适应证。二尖瓣疾病晚期及肺动脉高压的患者常出现功能性或继发性的三尖瓣关闭不全。在完成二尖瓣修复或置换后，三尖瓣关闭不全可能消失或明显改善。目前针对继发性三尖瓣疾病的治疗策略更为激进，对瓣环扩张或轻度以上的三尖瓣关闭不全采用瓣环成形术。

风湿热仍然是最常见的引起三尖瓣器质性病变的原因。在许多患者中，除极少数例外情况，风湿热还与二尖瓣及主动脉瓣疾病有关。通常会同时出现瓣膜狭窄和关闭不全。退行性三尖瓣疾病比较少见，但严重的三尖瓣反流可能需要手术修复。三尖瓣细菌性心内膜炎可见于静脉药物滥用者，偶尔见于长期中心静脉置管的患者，但很少见于膜周部小室间隔缺损的患者。通常情况下，感染会侵蚀瓣叶组织，进而导致三尖瓣关闭不全。医源性三尖瓣功能障碍的原因包括起搏器导线引起的三尖瓣反流，以及放射治疗可能导致的瓣叶挛缩、钙化。类癌累及三尖瓣，亦常累及肺动脉瓣，造成瓣膜狭窄及关闭不全。

技术问题

三尖瓣和右心室的外科解剖

三尖瓣是右心室的入口。由隔瓣、较大的前瓣和较小的后瓣组成，三者相接续并附着在三尖瓣瓣环上。这些瓣叶是纤维组织强化的心内膜的皱襞。在两个大瓣叶的夹角之间常出现小的副瓣

叶。房室结位于房间隔上，与隔瓣毗邻，就在冠状窦的前面。它的位置可以被精确定位在 Koch 三角（其边界为隔瓣附着缘、Todaro 腱和冠状窦口）的顶部。房室束（希氏束）从房室结经右纤维三角延伸至室间隔膜部下面到达心室，它由许多细小的肌肉纤维组成，约 2mm 厚。除了房室束传导组织外，心房和心室之间通常没有肌肉连续，但也可能存在畸变，从而导致节律失常（图 7.1）。

与圆锥形的左心室腔相比，右心室腔呈管状三角形，由凹形的前、后壁和凸形的间隔壁包绕形成。至少有 3 组乳头肌起源于右心室腔的内部。腱索是一种无弹性的组织条索，发自乳头肌，融合到三尖瓣叶的游离缘和心室壁。每个乳头肌的腱索控制着两个瓣叶毗邻的边缘。因此，腱索从一个较大的前乳头肌发出连接前瓣和后瓣。后乳头肌通常由两个或两个以上的组件构成，它发出附在后瓣和隔瓣上的腱索。最后，从一组不同类型的小室间隔乳头肌上，呈扇形向外发出并固定在三尖瓣前瓣和隔瓣上的腱索。起源于室间隔的调节束，跨过右心室腔到达游离壁，它也是前乳头肌的起源。有一条与传导系统相关的特殊的组织束在调节束内走行（图 7.2）。

切 口

胸骨正中切口是获得性瓣膜病的首选切口，经此入路可以充分显露二尖瓣、主动脉瓣和三尖瓣。三尖瓣手术也可以选择胸骨下段小切口或右乳房下切口（见第 1 章）。

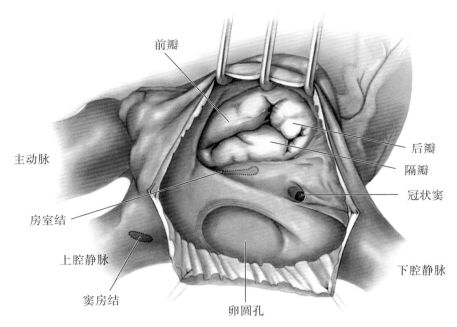

前瓣

主动脉

后瓣

隔瓣

冠状窦

房室结

上腔静脉

下腔静脉

窦房结

卵圆孔

图 7.1 右心房和三尖瓣的外科解剖

历史上，在体外循环转机开始前，曾采用手指经右心耳荷包触诊评估三尖瓣关闭不全。现在，采用术中经食管超声心动图评估三尖瓣。由于三尖瓣关闭不全与心室负荷有关，因此临床病史、术前超声心动图和（或）右心导管检查资料对于确定其关闭不全是否需要治疗是有帮助的。一些外科医生主张在所有接受二尖瓣手术的患者中探查三尖瓣，以直接测量环的大小。

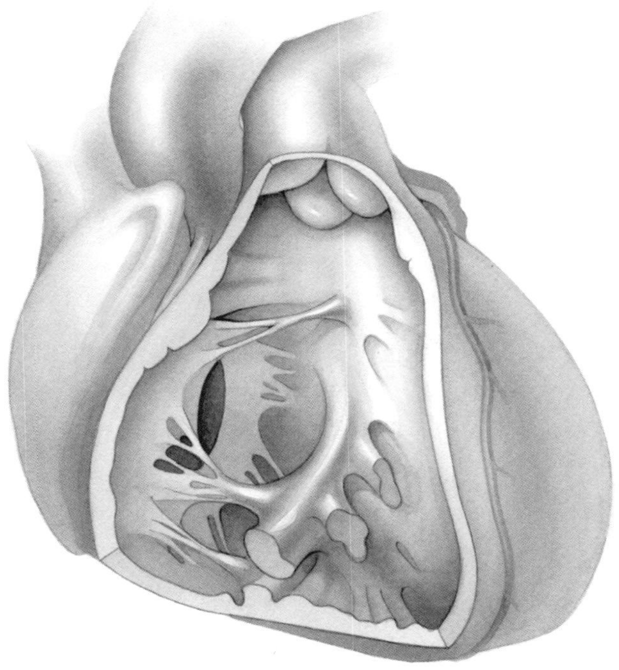

插 管

当进行三尖瓣手术时，直接行上、下腔静脉插管（图 7.3）。升主动脉插管，然后开始体外循环转流。

单纯的三尖瓣手术可以在体外循环、心脏常温跳动的情况下进行。大多数情况下，三尖瓣置换或修复是二尖瓣和（或）主动脉瓣手术、伴或不伴冠状动脉旁路移植术的组合手术的一部分。

图 7.2 三尖瓣外科解剖的右心室面观。心室游离壁已被移除，可见三尖瓣瓣下结构和凸出的室间隔

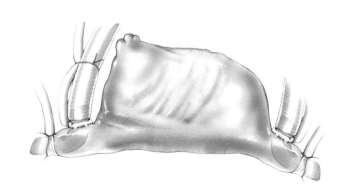

图 7.3 腔静脉直接插管

在完成这些操作后，开放主动脉阻断钳，并完成左心排气。在复温的同时修复三尖瓣。

显露三尖瓣

于房室沟后约 1cm 处平行房室沟纵行或斜行切开心房。用悬吊线牵开心房切口的边缘，用适当大小的拉钩进一步显露三尖瓣。

⊘ 窦房结损伤

在上腔静脉插管和送入导管时容易损伤窦房结。心房切口应远离窦房结，切口向上延伸距右心房上缘要大于 1cm。

功能性三尖瓣反流

对于功能性三尖瓣反流的处理存在争议，这反映了精确区分同一疾病过程的两个阶段——可逆和不可逆的三尖瓣反流——的难度。不可逆的功能性三尖瓣反流是慢性右心室扩大的结局，伴随永久的右心室容积扩大和三尖瓣瓣环扩张。当然，如果出现严重的三尖瓣反流，必然会存在三尖瓣的病理改变，这一改变极有可能是不可逆的。但是，不可逆性的三尖瓣病理改变也可能只存在轻度或中度的三尖瓣关闭不全，这是因为三尖瓣反流的严重程度取决于评估时的右心室前、后负荷。瓣环大小可能是一个更好的评估不可逆改变的指标。通过右心房切口直接测量前隔交界至前后交界的距离，如果这一距离 ≥ 70mm（2 倍于正常大小），三尖瓣瓣环几乎不可能恢复到正常，并可能持续扩张。

NB 如果在行左心瓣膜手术时合并三尖瓣重度反流，或者经食管超声测量三尖瓣瓣环直径 >40mm（或 >21mm/m^2），则推荐行三尖瓣修复术。**NB**

功能性三尖瓣反流治疗首选成形环植入。作为另一种治疗三尖瓣反流的手术技术，De Vega 瓣环成形术可能会有更高的三尖瓣反流复发率。对于轻度到中度的三尖瓣功能不全或瓣环扩张较轻的患者，采用三尖瓣二瓣化手术操作更快捷，这可能是更优的选择。一些外科医生发现，与

De Vega 瓣环成形术或二瓣化手术相比，成形环植入术后三尖瓣关闭不全复发率更低。

技 术

De Vega 瓣环成形术

斜行或纵行切开右心房，探查三尖瓣。通常用 2-0 Ticron 或聚丙烯缝线双头针，从隔后交界的瓣环处起针，沿着瓣环的圆周逆时针（每隔 5~6mm）深吃针进心内膜的纤维环上连续缝合（图 7.4），先后经过隔后交界、后瓣、前后交界、前瓣到达隔前交界。另一头针沿着此前缝合的路径外 1~2mm 同样完成缝合，路径两头缝线上都加一块小垫片以支撑，然后在三尖瓣内置入适当大小的二尖瓣测瓣器，收紧缝线并打结，以确保成形后的三尖瓣瓣环大小是可预见的。缝合过程中可以加入一条自体心包或一块 "C" 形的 Teflon 毡条进行加固（图 7.5）。

成形环瓣环成形术

有几种部分成形环和有弹性的成形带可供选用，它们符合三尖瓣的正常形状，但不包括隔瓣区域部分。成形环的尺寸取决于从隔前交界到隔后交界的纤维性隔瓣环的长度，同时达到略微缩小瓣环的目的。通过采用多条 3-0 Tevdek 缝线间断或褥式缝合将成形环固定在前后瓣环的适当位置，不包括隔瓣环（图 7.6A）。成形环上的缝线

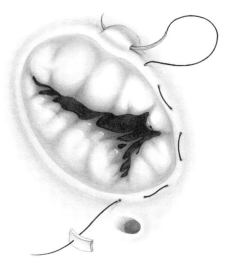

图 7.4 De Vega 瓣环成形缝合技术

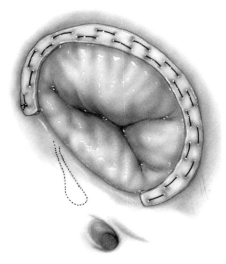

图 7.5 用 Teflon 毡条加固的瓣环成形术

间距更紧密，以缩小三尖瓣环（图 7.6B）。将成形环装置送下，缝线打结。用成形环完成三尖瓣成形，缩小三尖瓣瓣口并尽可能将瓣膜恢复到正常形状（图 7.6C）。使用成形带的一个潜在优点是当心室收缩时，它可以使三尖瓣口产生生理性弯曲。

⊘ 缝合深度不够

缝合进针深度要够深，否则缝线可能会撕脱，导致成形不满意。

⊘ 房室结损伤

不可在隔瓣环上或冠状窦附近缝针，以避免损伤房室结。

⊘ 瓣叶撕裂

缝合应局限于纤维瓣环，并避开薄的正常瓣叶组织，因其可能撕裂，导致瓣膜关闭不全和修复不完全。

三尖瓣二瓣化

三尖瓣前后交界和隔后交界处成形术可减轻三尖瓣关闭不全。通常，缩去整个后瓣环，将三尖瓣转换为二叶瓣是有效的。可用 2-0 Ticron 缝线缝置多个远离冠状窦口位置的"8"字形缝合来实现，远离冠状窦口是为避免产生术后心脏传导阻滞（图 7.7）。另一种方法是用 2-0 Ticron 带垫片缝线从前后交界到隔后交界缝两个同心的水平线，收紧后缩去后瓣环。

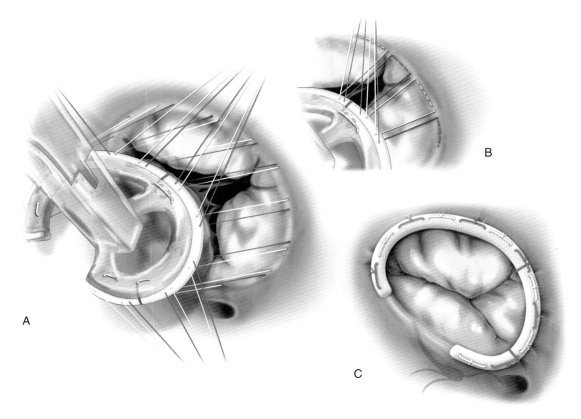

图 7.6 瓣环成形。A. 锚定褥式缝线。B. 缩小瓣环。C. 恢复瓣膜至正常形态

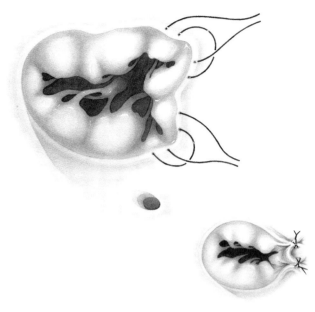

图 7.7 三尖瓣二瓣化技术

器质性三尖瓣疾病

风湿性三尖瓣疾病

风湿病累及三尖瓣通常导致混合性的关闭不全并狭窄，许多这类患者需要瓣膜置换（见下文）。

有时以狭窄为主要表现，同时伴有瓣交界融合、瓣叶增厚、纤维化变性和腱索缩短。这些患者可以行瓣交界切开术。

三尖瓣交界切开技术

用 11 号刀片小心翼翼地切开瓣膜交界至距瓣环 1~2mm。由于三尖瓣的自然特性，交界切开术仅限于切开一个或两个交界，以避免产生关闭不全（图 7.8）。

⊘ 隔前交界切开

很少会进行隔前交界切开，因为其常会导致关闭不全。

⊘ 三尖瓣重建

如果出现瓣膜关闭不全，则必须采用环成形术进行瓣膜重建（见前文）。通常，二瓣化技术即可解决三尖瓣关闭不全的问题。

退行性三尖瓣疾病

三尖瓣反流可由波及三尖瓣的黏液瘤性疾病引起，最常见的是累及前瓣，腱索延长或断裂引起瓣膜脱垂或连枷样改变。须通过经食管超声心动图明确反流的详细机制，以便准确修复瓣膜。在二尖瓣修复中，经常需要使用 Gore-Tex 缝合线进行腱索置换（见第 6 章）。每一次修复都用成形环或带加固（见前文）。

⒩ 缘对缘三尖瓣修复技术

如果在尝试所有修复手段后仍然存在严重的三尖瓣关闭不全，可考虑行缘对缘修复。这项技术可能对有明显肺动脉高压的患者有特效。

技　术

用数条 4-0 聚丙烯带自体心包垫片缝线 "U" 形缝合拉拢前瓣、后瓣和隔瓣正面边缘的中点，即初级腱索的附着点，因此形成了三孔三尖瓣。心室注入盐水测试瓣膜，检查有无残余反流或瓣叶扭曲。可在相邻瓣叶交界直接缘对缘缝合以解决轻微的残余反流。用 Hegar 扩张器测量所有的瓣口，以确保总瓣口面积满意。

起搏导线引起的三尖瓣反流

心脏起搏器的心内膜导线可能扭曲，最终嵌入三个瓣叶中的一个，导致瓣膜关闭不全。可切

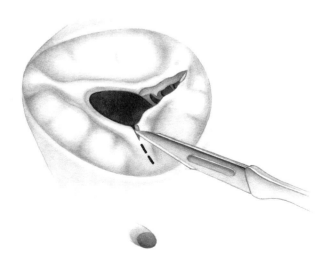

图 7.8 三尖瓣交界切开术

除受影响瓣叶的一部分并行重建。取出心内膜导线后放置心室心外膜导线。然而，如果瓣膜损伤范围较大，则可能需要瓣膜置换。在这种情况下，起搏器导线可以放置在瓣膜的缝合环和患者自身瓣环之间。

三尖瓣置换术

由于三尖瓣通常可以修复，所以很少需要更换。然而，当瓣膜严重变形无法进行满意的重建时，就必须进行瓣膜置换术。这种情况偶见于风湿病累及三尖瓣的病例。由类癌或辐射引起三尖瓣疾病而需要手术的患者，有瓣膜置换手术的指征。在置换瓣膜时，如有可能，可保留瓣下结构，并将瓣叶组织缝合到三尖瓣瓣环上（见第6章"二尖瓣置换"）。然而，当需要进行三尖瓣置换时，瓣下结构和瓣叶往往被损坏至无法保留的程度。在这些需切除三尖瓣的病例中，先切下前瓣和后瓣，并于右心室内腱索附着处切断，将游离下来的前瓣和后瓣瓣膜翻入右心房，显露清楚隔瓣，并将其切除。如果可能，应保留较宽的隔瓣瓣环附着部以及其上附着的腱索。最好是保留隔瓣或所有瓣膜完好，以用于锚定适当大小的人工瓣膜。慢性三尖瓣疾病患者的右心室会逐渐失去正常的管状和三角形形态。扩张的右心室可以很容易地容纳人工瓣膜瓣架。

用3-0带垫片Teflon缝线穿过除隔瓣区域外的瓣环，隔瓣区域缝合线只通过瓣叶组织及其附属结构，以避免产生心脏传导阻滞。然后，缝线穿过人工瓣膜的缝合环（图7.9）。将人工瓣膜送到三尖瓣瓣环上，缝线打结后剪断。在将人工瓣膜送入塌陷的心室时，要注意避免损伤右心室心内膜。与二尖瓣置换术一样，人工瓣膜尺寸不仅要根据房室环的直径，还要根据心室腔的大小来选择。通过在人工瓣膜缝合环上缩短针距来收缩三尖瓣瓣环尚未出现任何问题。然而，如果在右心室植入过大的人工瓣膜，可能会对室间隔造成严重损伤。

⊘ **瓣叶组织引起碟瓣故障**

为保护右心室功能而保留瓣叶及其瓣膜下结构时，可选用机械双瓣及生物瓣膜。

⊘ **房室结和传导组织损伤**

固定人工瓣膜的缝线应远离传导组织，以避免出现心脏传导阻滞。

⊘ **室间隔损伤**

生物瓣植入空间较小的右心室会导致室间隔损伤，此种情况下应选用双叶机械瓣或低瓣架生物瓣。

NB **类癌患者瓣膜的选择**

随着类癌药物治疗的进步，生物瓣膜类癌斑块可以得到预防。生物瓣膜的应用让有肝功能障碍和凝血障碍的患者避免了抗凝。

NB 对于三尖瓣置换的患者，应考虑放置永久性心外膜心室起搏导线。这些导线可埋在左上象限后腹直肌鞘前方的囊袋中，如果需要，以后可连接永久性起搏器。

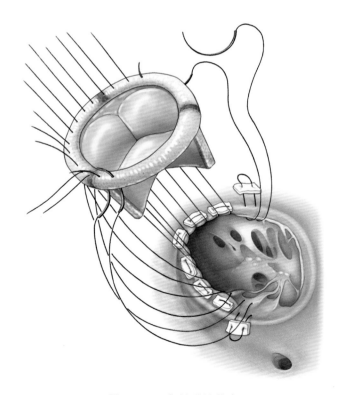

图 7.9　三尖瓣置换技术

三尖瓣心内膜炎

当三尖瓣心内膜炎对抗生素或抗真菌治疗无效时,可能需要瓣膜切除和更换。然而,应该尝试保留原生瓣膜。通常可发现附着在瓣叶组织上大的赘生物,感染常常会破坏瓣叶及其附属结构。如果累及后瓣,则将坏死区域边缘的健康组织扩大切除;然后施行二瓣化手术,用带或不带自体心包垫片的 2-0 Ticron 缝线做水平褥式缝合去缩后瓣环(图 7.10)。如果累及前瓣或隔瓣,则梯形切除受累部分;然后用 2-0 Ticron 缝线水平褥式缝合进行局部瓣环成形术,根据组织健康状况决定是否使用心包垫片。用 6-0 或 7-0 聚丙烯缝线间断缝合瓣叶切缘(图 7.11)。由于切除和修复隔瓣可能导致完全性房室传导阻滞,应在这些患者体内放置永久性心外膜起搏导线。

对于细菌性心内膜炎累及三尖瓣且伴有室间隔缺损的患者,使用心包补片通过三尖瓣修复室间隔缺损(图 7.12)。首先清理室间隔缺损的边缘,小心地切除坏死组织和赘生物。用戊二醛固定自体心包补片,然后切取与缺损的大小和形

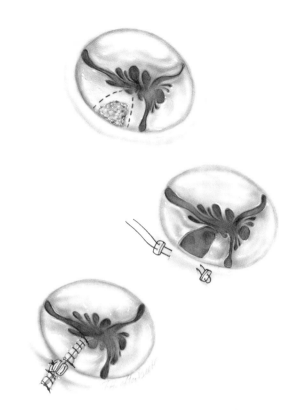

图 7.11 三尖瓣瓣叶部分切除联合瓣环成形术和瓣叶缝合技术

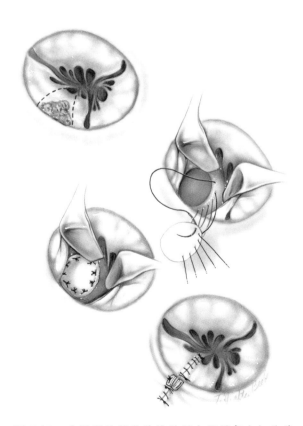

图 7.12 室间隔缺损补片修补联合隔瓣部分切除重建技术

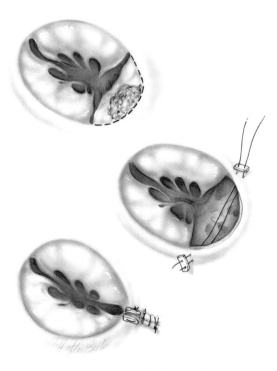

图 7.10 三尖瓣后瓣切除及二瓣化技术

状相匹配的补片。用 4-0 聚丙烯缝线连续缝合或 4-0 Ticron 缝线间断水平褥式缝合，将其固定在室间隔缺损的边缘。在位于三尖瓣隔瓣下的室间隔缺损的上边缘，补片可固定在毗邻瓣环的瓣叶组织上。如果可能，这个区域的缝合线不应该穿过瓣环，因为房室结很可能会受损伤。如果这部分瓣叶有赘生物需要切除，则应尝试保留一条靠近瓣环的瓣叶边缘。用补片完成室间隔缺损修补后，用带或不带心包垫片的 2-0 Ticron 缝线水平褥式收紧隔瓣瓣环，用 6-0 聚丙烯缝线间断缝合瓣叶组织（图 7.12）。心内膜炎患者的三尖瓣修复效果令人满意。

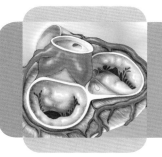

第 8 章
主动脉手术

急性主动脉夹层

　　急性主动脉夹层发作突然，是真正的外科急症。通常由内膜或内膜和中层的横向撕裂引起，这种破坏性的损伤会导致中层内的血肿。左心室射血的搏动力量引起主动脉壁的纵向分离，分离主要位于中层，并沿中层发展。这种分离可向远端和近端进展。病变向远端进展时，越过主动脉弓，沿胸主动脉和腹主动脉继续发展，并可累及其分支。血肿向近心端可扩展到主动脉根部，使主动脉瓣叶变形或冠状动脉开口受压，这会导致主动脉瓣关闭不全和急性心肌缺血，两者均能导致死亡。此外，急性剥离可导致主动脉破裂，血液进入心包导致心脏压塞。因此，基于其对主动脉瓣、主动脉壁或主动脉分支的不同影响，主动脉夹层的症状可表现出很大的差异。

　　急性主动脉夹层的发生涉及许多因素，最重要的病理是主动脉壁中层退变或中层囊性坏死。马方综合征是一种常染色体显性血管胶原病，常出现急性主动脉夹层。然而，非马方综合征的患者也可发生主动脉根部扩张并导致急性主动脉夹层。临床上，大多数夹层病例与高血压、二叶主动脉瓣及主动脉缩窄有关。

　　目前根据主动脉夹层侵犯升主动脉的情况将其分为两种类型（Stanford 分型）。A 型，或称"前型"，通常始自升主动脉，多位于窦管交界处上方 1~2cm 处，并沿升主动脉走行一段距离。B 型，或称"后型"，通常始于锁骨下动脉起

源远端的降主动脉。夹层可向远心端发展一段距离，向近心端延伸的情况较为少见，是一种逆行的 A 型夹层。

　　DeBakey 分型基于夹层的解剖位置。Stanford A 型对应于 DeBakey Ⅰ 型和 Ⅱ 型，而 Stanford B 型则包括 DeBakey ⅢA 型和ⅢB 型（图 8.1）。从临床实践的角度来看，Stanford 分型较简单，且可指导初步的管理措施（外科手术和保守治疗），同时也可提示手术入路（正中胸骨切口与左后外侧胸切口）。

　　所有急性主动脉夹层的即时处理原则是降低并维持收缩压，确保满意的脑和肾灌注。所有疑似急性主动脉夹层的患者均应立即行 CT 增强扫描。急性 A 型主动脉夹层是一种外科急症，大多数情况下保守治疗无效。而急性 B 型主动脉夹层则首选应用药物进行抗高血压治疗。有些情况下，CT 并不能诊断急性 A 型主动脉夹层。对于这些病例，可以在重症监护室、急诊科或手术室完成经食管超声心动图检查，以排除夹层侵犯升主动脉的可能。

主动脉瘤

　　主动脉瘤是指主动脉局部扩张，主动脉的任何部分均可受累。在过去的 20 年中，胸主动脉瘤的发病率增加了 2 倍。这种发病率的增加可能部分是由于人口日益老龄化，也可能是由于影像技术的进步，或者是真正的发病率增加。据估测，每 10 万名老年人中就有 10 人罹患胸主动脉瘤。

升主动脉是最常见的受累部位（45%），其次是降主动脉（35%）；主动脉弓受累（10%）可以是孤立的病变，也可表现为升主动脉病变的延伸，而因降主动脉瘤进展的情况较为少见。动脉瘤的进行性增大是手术切除并行人造血管置换术的适应证，此类病变最终会发生破裂，导致患者死亡。

升主动脉和胸主动脉动脉瘤的切除并行人造血管置换的技术与 A 型和 B 型主动脉夹层的手术技术相似。此外，对于主动脉陶瓷样变性或严重动脉粥样硬化的患者，在行主动脉瓣置换的同时，可能需要行升主动脉置换。

升主动脉置换

经胸骨正中切口可显露升主动脉。术野应同时包含双侧腹股沟，经股动脉或髂外动脉插管提供动脉供血。对于升主动脉瘤患者，主动脉弓近心端插管或许可行，但许多心脏中心会优先选择右腋动脉。

NB 通常情况下，主动脉夹层很少累及右侧股动脉，因此右股动脉作为右腋动脉之后的次选。

⊘ 经假腔逆行灌注

主动脉夹层患者的夹层病变会向远心端发展，有时会累及股动脉。因此，必须注意不要将动脉插管置入股动脉假腔行逆行灌注。

⊘ 髂外和股外血管闭塞性疾病

在重度动脉粥样硬化的老年患者中，股动脉和髂动脉病变明显，经此插管可能面临危险。插管方法有很多种，可经皮穿刺或直视下切开，使用改良的 Seldinger 技术置管（图 8.2）。除非是体型很大的患者，否则 20F 插管所提供的流量对大部分人都是合适的。腋动脉可作为插管的替代位置。静脉引流常常使用双腔静脉插管。

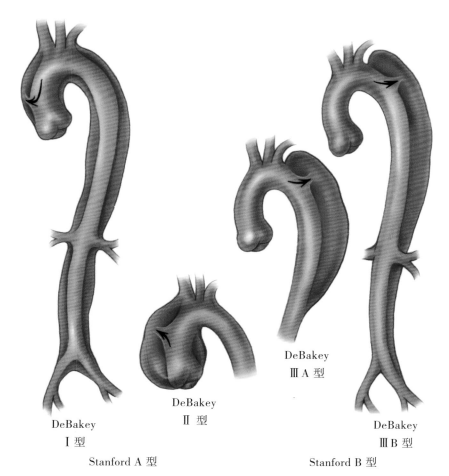

DeBakey
I 型

DeBakey
II 型

Stanford A 型

DeBakey
IIIA 型

DeBakey
IIIB 型

Stanford B 型

图 8.1　主动脉夹层的分类

NB 如果粗大的升主动脉妨碍右心房的显露，难以行右心房静脉插管，则可经股静脉插管。

⊘ 再次开胸

如果是再次手术，在切开胸骨之前经股动、静脉插管建立体外循环，必要时全流量转流是明智的（见第 2 章）。

⊘ 血流动力学不稳定

对于血流动力学不稳定的患者，在全身麻醉前，经股血管开始体外循环以防止循环衰竭是明智的做法。对于可疑心脏压塞或明显压塞者，这一点尤为重要。⊘

股静脉插管使用带多个侧孔的长插管可实现良好的静脉引流（图 8.2）。这个插管装置的重要特点是它配有导丝，且插管内含有一个锥形的扩张鞘。该导丝可使插管更轻松、顺畅，可安全地通过骨盆边缘。插管有多个侧孔，可以送入右心房，提供上腔静脉引流。

⊘ 髂静脉损伤

无导丝引导的静脉插管常难以通过盆腔边缘，进而导致静脉回流不足。如果试图将插管送入下腔静脉，可能会导致髂静脉穿孔，造成灾难性的后果。右股静脉走行路径比左股静脉更直，通常插管更容易通过。⊘

如有需要，正中劈开胸骨后，可在右心房放置额外的静脉插管。通过右上肺静脉置入左心室引流管（见第 4 章）为心脏减压并加快手术过程。主动脉瓣关闭不全时，左心引流尤为重要。

逆行脑灌注

如果计划行深低温停循环，一般会将患者的膀胱温度降至 18~24℃。如果预期的停循环时间少于 15~20min，中度低温（膀胱温度 26~28℃）

是安全的。在患者头部周围包裹冰袋。上腔静脉套阻断带（见第 2 章）。在上腔静脉外膜与心包交界层用 4–0 聚丙烯缝线缝置荷包。将上腔静脉荷包缝线内的外膜组织清除，并在荷包内做切口。用血管钳或剪刀的尖端扩大开口，并将一个长的直角插管送入上腔静脉，引导其向上超过无名静脉（图 8.3）。当循环停止时，该插管连接到心脏停搏液灌注系统的侧臂或动脉管路，经上腔静脉灌注低温血液。收紧上腔静脉周围阻断带，防止血流回流到右心房的同时固定插管。

⊘ 隔开奇静脉

上腔静脉阻断带应在紧贴奇静脉上方收紧，以防止冰冷血液流入奇静脉系统（图 8.3）。

NB 可考虑将冷血逆行脑灌注的概念扩展到对胃肠道甚至身体其他部位做逆行灌注。因此，有时通过奇静脉灌注低温血液可能是有利的。**NB**

在颈内静脉或锁骨下静脉用 Swan-Ganz 导管侧臂测量中心静脉压，不应超过 30~40 mmHg。灌注流量为 400~800 mL/min。尚无证据证实逆行性脑灌注可为大脑提供营养支持，然而，很明显它的确可使脑部均匀降温。而此技术最重要的优点在于防止空气或碎屑向上进入主动脉弓血管，导致脑栓塞。当见到从主动脉弓分支血管流出深色的低氧血并伴有动脉粥样硬化碎片时，就可以证实。

停循环结束后，停止逆行脑灌注，并拔除插管。收紧上腔静脉荷包并打结。如果脑部逆行灌

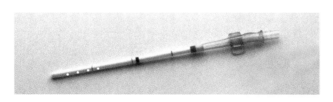

图 8.2 可经导丝送入的多侧孔股动脉插管

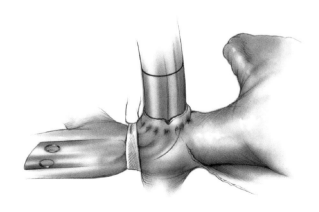

图 8.3 上腔静脉直接插管逆行脑灌注

注是经心脏停搏液灌注系统侧臂完成的，可在恢复体外循环后，继续逆行灌注 1~2min，以防止气栓进入主动脉弓。恢复体外循环前，保证主动脉根部充满血液且无气泡，这一点也同样重要。

选择性顺行脑灌注

逆行脑灌注的最新替代方案是经右腋动脉选择性顺行脑灌注。停循环时，将无名动脉阻断，经右颈动脉顺行灌注，可提供有效的脑保护。在体外循环时，右腋动脉灌注也可用于体循环灌注。

开胸之前，在锁骨外侧 2/3 的下方，平行于锁骨做 5~8cm 切口，显露右侧腋动脉。沿着肌纤维的方向分离胸大肌，切开胸锁筋膜，向外牵开胸小肌，可见位于腋静脉之上的腋动脉。锐性分离腋动脉的近端部分。静脉给予肝素后，用一把小的侧壁钳钳夹腋动脉，在其上做一长约 1cm 的纵行切口，用 5-0 聚丙烯缝线以端 - 侧吻合的方式将一根 8mm 的 Hemashield 涤纶血管（Medox Medical，Oakland，NJ）吻合到腋动脉上（图 8.4）。在人造血管内插入一根 24F 的动脉插管，排气后固定。通过人造血管的灌注比直接腋动脉插管更安全。监测右桡动脉的压力可以更准确地进行脑灌注。在低温循环停止

时，调整腋动脉血流以保持右桡动脉压力维持在 50~60mmHg 水平。

NB 监测动脉插管侧的桡动脉或肱动脉的压力，以防止手臂的过度灌注是很重要的，手臂过度灌注会导致不良后果，包括截肢。

手术技术

体外循环心脏减压后，对病情做初步评估。必须考虑到同期行其他手术，如冠状动脉旁路移植术。应该在这个时候对手术操作顺序做精确的编排。

当鼻咽温度达到 18~24℃时，将患者置于头低脚高位（Trendelenburg 位）。停体外循环，启动逆行脑灌注或选择性顺行腋动脉灌注。在主动脉壁前方做横行或纵行切口（图 8.5）。当存在夹层时，首先进入的可能是假腔，需要进一步打开真腔。

钳夹主动脉

仅当升主动脉动脉瘤局限且远端组织正常时，才可钳夹主动脉，也仅在这种情况下才能钳夹阻断主动脉。当升主动脉瘤累及主动脉弓或主动脉弓也存在动脉瘤，以及所有主动脉夹层患者，均采用深低温停循环逆行脑灌注。

⊘ 钳夹造成主动脉损伤

在急性主动脉夹层时使用主动脉钳会进一步损伤主动脉壁。此外，它可能会压迫假腔，导致夹层的进一步恶化，并可能阻塞一些主动脉分支，

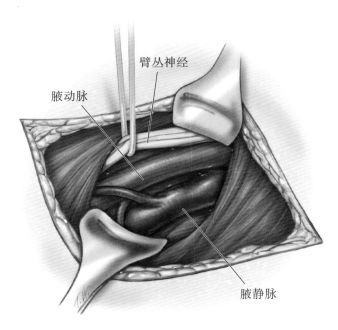

图 8.4 右腋动脉插管

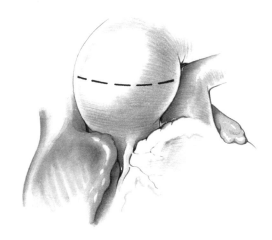

图 8.5 横行切开主动脉瘤

甚至可能造成主动脉破裂。

⊘ 主动脉壁内血块

主动脉壁内常可见到血凝块。在动脉瘤患者中，血块可能陈旧并机化。必须小心地将它们和动脉粥样硬化碎片一并移除，以防止继发栓塞的可能。

心肌保护

如有必要，可对每条冠状动脉顺行注入冷血停搏液。如果夹层累及冠状动脉的一个开口，这一操作就尤其重要，否则由这条冠状动脉供血的心肌可能由于血流阻塞而无法充分降温。同时还要经冠状静脉窦逆行灌注心脏停搏液。

NB 如果心脏停搏液管路也用于逆行冷血脑灌注，则需要等灌注完心脏停搏液并冲净管路内的停搏液后，才能开始逆行脑灌注。**NB**

确定产生主动脉夹层的破口位置。夹层可能已经延伸到主动脉弓和主动脉根部，并累及冠状动脉口，最常见的是右冠状动脉口。从主动脉窦管交界上方切到无名动脉水平。

NB 有时会原位保留分层的主动脉壁，在手术完成时将其松散地缝合到人造血管上。这一技术可以防止可能的纵隔感染，并提供额外的保护。**NB**

一般情况下，切除主动脉弓的小弯侧以尽可能多地切除病变主动脉。解剖出 1cm 相对正常的主动脉袖带，尽可能保留完整的外膜组织，以便远端吻合。

NB 主动脉壁加固

解剖好远端主动脉后，将生物手术黏合剂（CryoLife，Inc.，Kennesaw，GA）注入假腔，以加强主动脉壁（图 8.6）。需在真腔内放置一块海绵，以防止生物黏合剂溢出。

NB 将主动脉腔内的海绵轻轻压在靠近冠状动脉口的主动脉壁上，防止生物黏合剂堵塞冠状动脉。

⊘ 生物胶造成栓塞

如果主动脉弓内存在另一破口，则不应在主动脉远端夹层壁内注射生物胶。生物胶可能在远端破口处脱落，栓塞是此手术一个严重并发症。⊘

先用 3-0 聚丙烯缝线行 6~10 针间断褥式缝

合或连续褥式缝合，再用 Teflon 毡条对远端主动脉的内壁和（或）外壁进行加固（图 8.7）。如果对生物胶黏合主动脉壁的完整性满意，则可能不需要使用 Teflon 毡条。另一种替代的方案是，将主动脉的外膜修剪得比内膜长。后将长的外膜折叠进真腔，并间断褥式缝合固定（图 8.8）。

切取适当大小的 Hemashield 人造血管，斜行剪开以适应主动脉弓的下口，也可直接横断，在无名动脉水平与主动脉吻合。然后用 3-0 聚丙

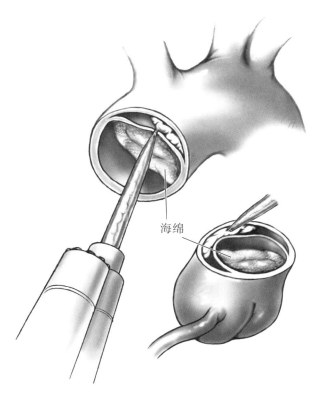

海绵

图 8.6 在假腔内注射生物黏合剂，加强主动脉壁

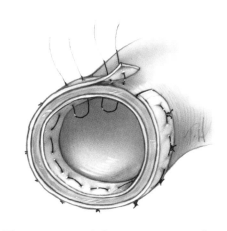

图 8.7 远端主动脉用双层 Teflon 毡条加固

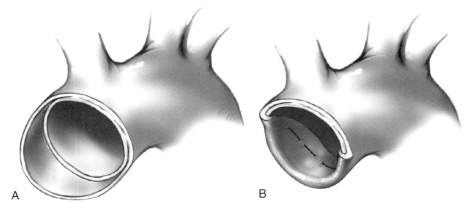

A   B

图 8.8 用外膜强化主动脉壁

烯缝线连续缝合将人造血管与加强的主动脉袖吻合。

NB 缝线的张力

助手牵线时应保持适当的张力，这一点非常重要。否则，可能需要多次间断缝合进行加强补救，以确保吻合口密闭。**NB**

当患者处于头低脚高（Trendelenburg）体位时，逆行脑灌注的血可积聚并充满主动脉弓。可以让空气和碎片通过人造血管流出。此时，在人造血管内置入另一根动脉插管，嘱灌注师以极低

的流量通过人造血管进行顺行动脉灌注。在离吻合口较远、离插管较近的地方钳闭，逐渐停止逆行脑灌注，重新开始静脉引流（图 8.9）。逐渐恢复至正常灌注流量和压力，复温。然后检查远端吻合口的后壁，根据需要加固缝合止血。

NB 对于动脉瘤患者，可用股动脉插管恢复体外循环。将逆行动脉灌注流量逐渐增加到正常，开始复温。虽然通过单独的人造血管插管对下肢进行顺行灌注不是必要，但这样可以更早地拔除股动脉插管，修复股动脉，降低肢体缺血的风险。

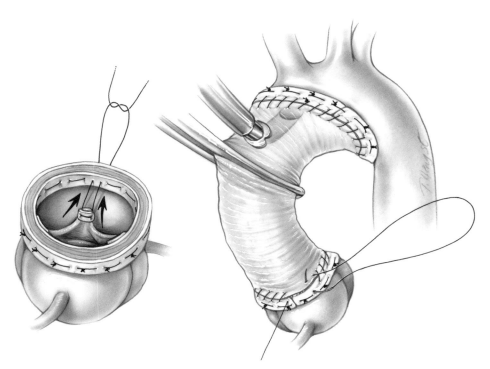

图 8.9 完成近端吻合。左图：重新悬吊主动脉瓣交界

⊘ 逆行动脉灌注和主动脉夹层

主动脉夹层可使血液通过内膜破口进入主动脉壁。这种夹层可能导致血管内膜沿着主动脉向远心方向撕裂，进而出现另一破口。当重新启动体外循环时，逆行血流可通过远端内膜撕裂口进入假腔，并在原来破口重新进入真腔。然而，在修复主动脉、植入人造血管修复原破口后，逆行血流自远端破口进入假腔却无法流出，这将会导致主动脉夹层恶化。因此，恢复体外循环时，在真腔内建立顺行血流很重要。

Ⓝ 如果采用右腋动脉插管，可以移除无名动脉上的阻断钳以使人造血管排气。然后夹闭人造血管，恢复全流量。

Ⓝ 重建体外循环后，每隔 10~20min 逆行灌注或经冠状动脉口顺行灌注额外剂量的心脏停搏液（见第 3 章及第 5 章）。Ⓝ

如果主动脉正常，无主动脉瓣关闭不全，在主动脉瓣交界处以上约 1cm 处横断近端主动脉，用生物胶和单层或双层 Teflon 毡条加固。按前文描述的方法行远端吻合。裁剪人造血管至适当长度，用 4-0 聚丙烯缝线连续缝合，吻合到近端主动脉（图 8.9）。

然而，主动脉根部夹层或扩张常会伴发主动脉瓣关闭不全。如果瓣叶没有病变，主动脉根部其他部分也正常时，则应尽量保留主动脉瓣。夹层的主动脉根部用生物胶黏合，并在外部用毛毡条加固，重新悬吊所有功能不全的瓣交界。通常，在每个瓣膜交界上方都用一条带垫片聚丙烯缝线缝合打结，以使瓣膜交界进一步悬吊。通过近端吻合口的处理，重建一个新的窦管交界，并重新悬吊瓣膜交界，以确保主动脉瓣功能良好（图 8.9）。

主动脉根部置换

如果主动脉瓣病变无法修复或夹层延伸到瓣窦内，则必须行全主动脉根部置换及冠状动脉再植。

Bentall 最初描述的主动脉根部置换术，要求置换主动脉瓣和升主动脉，包括主动脉根部，并将原主动脉内的冠状动脉移植至人造血管，用原主动脉壁包裹人造血管。由于吻合口被主动脉所包裹掩盖，故止血不确定，假性动脉瘤的发生率可能因此增加。随着人造血管和主动脉根部导管的改进，以及引入更好的吻合和止血技术，现在多选择更简单地植入一个带瓣管道。

植入技术

在主动脉瓣交界上方约 15mm 处横断主动脉，随后切除所有病变的主动脉壁，至主动脉弓的小弯。用电刀自主动脉根部取下带主动脉壁的 1.5~2cm 宽的冠状动脉纽扣。切除主动脉瓣，选择合适尺寸的复合人造血管。St. Jude Medical（Minneapolis，MN）提供了一种带瓣人造血管，由高侧缘的双叶瓣膜连接经胶原浸透的人造血管（Hemashield）。在主动脉瓣环内紧密地间断缝置 2-0 Ticron 带垫片缝线（图 8.10）。然后将缝线经带瓣人造血管的缝合环下部穿过，缝合环的上部留出 2~3mm 的冗余，送下人造血管，将缝线打结，所采取的预防措施与主动脉瓣置换术时相同（见第 5 章）。

Ⓝ 需要保留 6~8mm 的主动脉壁并缝合到瓣环上。用 3-0 聚丙烯缝线将保留的主动脉壁及外膜组织连续缝合到人造血管的缝合环上部（图 8.11）。针穿缝的顺序为外膜、瓣环、缝合环，然后回到折叠的外膜。此外，用 Teflon 毡条支撑近端缝线（图 8.12）可降低主动脉根部发生渗漏的风险。Ⓝ

用眼科烧灼装置在人造血管上烧制用于冠状动脉纽扣再植的圆孔。为了便于缝合，这些开口最好高于缝合环一段距离。用 5-0 聚丙烯缝线将冠状动脉纽扣连续缝合到这些开口上（图 8.13）。

Ⓝ 通常用一条自体心包片或一条窄的毛毡片加强冠状动脉纽扣缝合线，使吻合更为牢固。

Ⓝ 通常建议在主动脉远端吻合后再吻合右冠状动脉纽扣。短暂地移除阻断钳让心脏充盈，以明

确右冠状动脉纽扣的吻合点。

⊘ 冠状动脉吻合口出血

植入冠状动脉纽扣时要仔细，针距要小，最好用心包条加固。在手术的下一个环节对吻合口的止血是一个挑战，尤其是左冠状动脉吻合口的出血，在吻合口处应用生物胶可能有助于止血。⊘

适当修剪人造血管，并如前文所述吻合至远端主动脉。如果远端主动脉已经吻合了一个人造血管，则将这两根人造血管断端修剪合适，并用 3-0 或 4-0 聚丙烯缝线连续端 – 端吻合。

🅽🅱 复合瓣膜与人造血管植入术

这些患者许多都存在弥漫性主动脉病变。使用带瓣人造血管优于单独主动脉瓣置换联合窦管交界以上的主动脉人造血管置换。后一技术可能留下病变的瓦氏窦，使得患者后期有发展为主动脉窦动脉瘤的风险。

⊘ 冠状动脉无法直接吻合到人造血管

行带瓣人造血管置换，需要重新植入冠状动

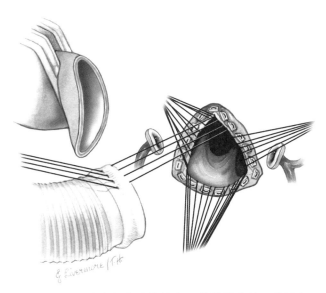

图 8.10 主动脉根部置换技术：带瓣管道瓣环的缝合

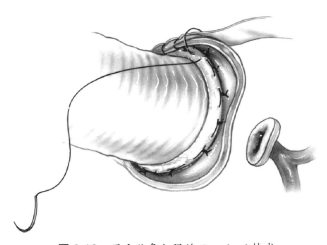

图 8.12 用毛毡条加强的 Copeland 技术

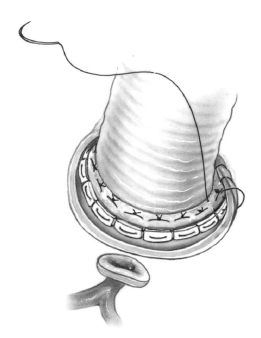

图 8.11 用于加强近端缝线的技术（改良 Copeland 技术）

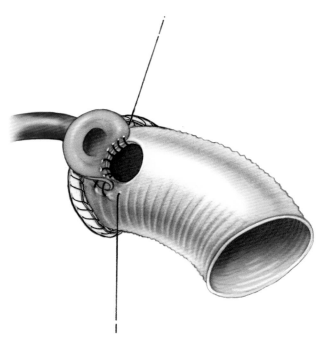

图 8.13 主动脉根部置换术：冠状动脉纽扣再植入

脉。如果无法将冠状动脉直接安全地吻合到人造血管，则利用大隐静脉移植到冠状动脉的主要分支，以此技术作为替代方案，这需要缝闭冠状动脉口。另外一个替代方案是：用一小截 8mm（长度不足 1cm）的 Hemashield 人造血管连接冠状动脉口和主动脉人造血管。对于那些难以游离冠状动脉纽扣的患者，此技术被证实确有帮助。

⊘ 冠状动脉移植

移植的冠状动脉如果出现弯折和扭曲，会影响冠状动脉的正常灌注并引起心肌缺血。术者在吻合时必须意识到这一点，避免吻合错位。

⊘ 冠状动脉口狭窄

为减少冠状动脉狭窄的可能，每个冠状动脉纽扣上的主动脉壁要足够大，并在人造血管壁上开一个相应较大的口（图 8.13）。

🅽🅱 大隐静脉旁路移植术

当患者合并冠状动脉疾病时，可能有必要在主动脉手术的同时使用大隐静脉或合适的动脉血管桥对阻塞的冠状动脉行旁路移植术。🅽🅱

患者复温时，确保所有吻合口无渗漏，排出心腔中的气体，让患者逐渐脱离体外循环。

🅽🅱 在移除主动脉阻断钳之前，用排气针给主动脉根部排气。然后在人造血管的前壁、排气针口的远端用阻断钳重新部分阻断（见第 4 章）。

⊘ 排 气

排气针不可插在人造血管远端的正常主动脉上，以避免产生新的夹层。

生物瓣主动脉根部置换技术

若选择生物瓣用于主动脉瓣及根部置换，可将猪或牛心包支架瓣膜缝在 Hemashield 人造血管内。通常情况下，所选择的人造血管直径要比生物瓣大 3mm，以便更好地匹配。将瓣膜置入人造血管，用 4-0 聚丙烯缝线将其连续缝合到管道的缝合环顶端。在人造血管的 0°、120° 和 240° 位置进行标记是非常重要的，标记处应与生物瓣的瓣架对齐。打 2 个结后，2 根针各缝缝合环的一半（图 8.14）。用植入机械瓣人造血管一样的操作植入手工制作的带瓣人造血管。

也可以使用无支架的生物主动脉带瓣血管替代主动脉瓣和主动脉根部。在瓣环水平和瓣交界以下平面简单间断缝置一系列严密的 4-0 Ticron 缝线。然后将缝线穿缝合适大小的无支架瓣膜的涤纶缝合缘。推下生物瓣，垫上一条 Teflon 毡片后打结。移除生物瓣上原有的冠状动脉残端，用 5-0 聚丙烯缝线将冠状动脉纽扣吻合到相对应的切口上。如有必要，可以用一个 Hemashield 涤纶人造血管延长生物瓣，替代升主动脉。

🅽🅱 Freestyle 生物瓣通常可以置入解剖位置而不

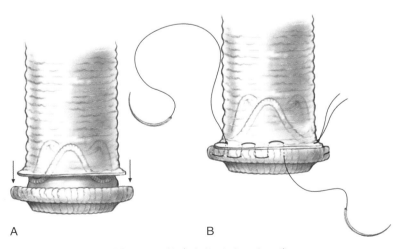

A   B

图 8.14 构建生物瓣膜人造血管

影响冠状动脉纽扣的吻合。实际上，将生物瓣上的冠状动脉残端外翻可以减少对广泛游离冠状动脉纽扣的需要。但是，如果原主动脉瓣为二叶瓣结构、冠状动脉纽扣相距大于120°，则需要将无支架生物瓣旋转120°。为了吻合冠状动脉纽扣，只需要移除一个冠状动脉残端，而在无冠窦内用4mm的主动脉打孔器打另一吻合口。剩余的冠状动脉残端用5-0聚丙烯缝线加固。

保留主动脉瓣的主动脉根部置换术

主动脉根部疾病如马方综合征，尽管其主动脉瓣叶正常，但主动脉窦和主动脉瓣环都会发生进行性扩张，导致主动脉瓣关闭不全。对这些患者，可以通过植入一段涤纶人造血管替换病变的主动脉根部，并保留主动脉瓣。

在瘤样扩张的主动脉上方将其横断。如前文描述，分别游离出左、右冠状动脉纽扣。环形游离主动脉根部，直至瓣环最低点的下方。切除3个瓦氏窦，留下5mm的连接主动脉瓣环的主动脉壁（图8.15A）。用2-0 Ticron缝线在主动脉瓣下的左心室流出道，由内向外间断水平褥式缝置12~14针。在主动脉瓣附于心室肌处，沿左、右冠状静脉窦交界的边缘缝合（图8.15B）。在左心室流出道主动脉瓣与纤维组织的连接处，将

缝合线缝在同一水平面上。

传统上，根据以下公式计算心室-主动脉交界的外径，选取与之匹配的涤纶人造血管。

直径 =（平均瓣叶高度 ×1.33）+（2× 主动脉壁厚度）

然而，为了模拟瓦氏窦的自然结构，常选择直径大4~6mm的人造血管。理论上，模拟的瓣窦可最大限度地减少收缩期瓣膜与涤纶人造血管之间的接触，降低舒张期瓣叶闭合的应力，这两种机制都可提高瓣膜的耐久性。在人造血管的一端做3个等距标记。将之前缝置的水平褥式缝线穿过涤纶人造血管，注意瓣膜交界要与人造血管上的标记相匹配。主动脉瓣环扩张患者的左心室流出道纤维部分需要更多的缝合线，它们在涤纶人造血管端的间距更近，从而矫正瓣环的扩张。将人造血管送入扇形主动脉瓣，缝合线中间夹一条狭窄的毛毡加固，在人造血管外侧打结。在瓣膜交界上方2~3cm横断人造血管，用4-0聚丙烯带垫片缝线褥式缝合悬吊瓣膜交界。向人造血管内注入生理盐水以确定瓣膜交界方向正确和瓣膜功能良好。采用4-0或5-0聚丙烯缝线连续缝合将瓣膜植入人造血管内（图8.16）。使用较大的人造血管便于瓣膜的缝合，且不会造成主动脉组织的冗余。用5-0聚丙烯缝线将冠状动脉纽扣

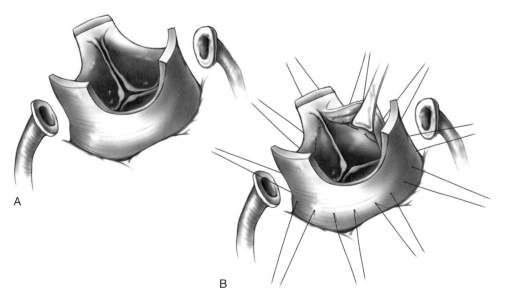

图 8.15 保留主动脉瓣的主动脉根部置换：A. 切下冠状动脉纽扣。B. 间断缝置近端缝线

重新连接到人造血管上各自的新瓣窦内。在每个瓣交界上 1cm 处，用 5-0 聚丙烯缝线做 "8" 字缝合，将人造血管折叠 2~3mm，完成主动脉根部重建。在升主动脉扩张的情况下，不缝置褶皱。而用一根直径小一些的与之前公式计算出的心室 - 主动脉交界外径相对应的人造血管与主动脉根部人造血管上端吻合，从而可有效缩小新的窦管交界。然后用第 2 根人造血管替代升主动脉（图 8.17）。

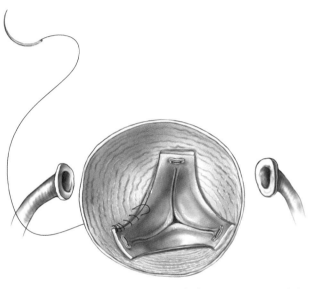

图 8.16 保留主动脉瓣的主动脉根部置换：远端的缝合

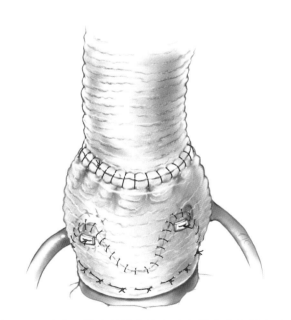

图 8.17 用另一根直径较小的人造血管完成保留主动脉瓣的主动脉根部置换

主动脉弓部动脉瘤置换技术

如果增大的动脉瘤累及主动脉弓，或动脉瘤从升主动脉或降主动脉进展至主动脉弓，可能需要置换主动脉弓。该手术需采用深低温停循环和右腋动脉选择性顺行灌注脑保护技术。

在患者的头部周围放置冰袋，中心温度降至 18℃。降温过程中解剖游离主动脉弓和头臂血管。将两根 8mm 分支 Hemashield 涤纶人造血管端 - 侧吻合至 12mm 人造血管上，或将两根 10mm 分支人造血管端 - 侧吻合至 14mm 人造血管上，完成三分支人造血管的构建。深低温停循环后，在距主动脉弓的分支血管起始处 0.5cm 以远钳闭离断。开始选择性顺行脑灌注，调整血流以维持灌注压在 50~60mmHg。将三分支人造血管的分支修剪至合适长度，用 5-0 聚丙烯缝线将三个分支按照左锁骨下动脉、左颈总动脉、无名动脉的顺序与主动脉弓的分支血管吻合（图 8.18）。松开左锁骨下动脉和左颈总动脉阻断钳。Willis 环完整时，通常会有血液从分支血管反流，将空气和碎屑冲出到人造血管的主干。然后松开无名动脉进行最后的排气。于人造血管主干侧支的近端阻

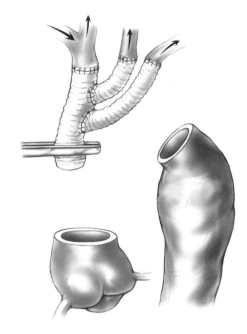

图 8.18 主动脉弓置换：制作完成连接左锁骨下动脉、左颈总动脉和无名动脉的三分支人造血管

断，使头部和上肢能够顺行灌注。

随后开始重建主动脉弓。切开主动脉弓，去除带有碎片和血凝块的多余的主动脉弓组织，并完全离断升、降主动脉。将适当大小的 Hemashield 人造血管插入降主动脉管腔（图 8.19）。用 3-0 聚丙烯缝线将其与正常主动脉壁连续缝合。有时，在降主动脉外侧用 Teflon 毡条加固（图 8.20）。可用生物胶进一步加固缝合线。然后将血管移植物从降主动脉拉出（图 8.21）。在弓部人造血管内置入动脉插管，钳闭人造血管。当人造血管弓部排气后，逐渐开始下半身灌注。然后用 4-0 聚丙烯缝线将弓形人造血管与升主动脉吻合。此时，在不中断灌注的情况下，于弓形人造血管上做一个切口，修剪三分支人造血管末端成斜面，并用 5-0 聚丙烯缝线将其吻合到弓形人造血管上（图

8.22）。在这个吻合过程中，通过心脏停搏液管路输入温血逆行灌注心脏。在排气后，松开所有阻断钳。

象鼻技术

当降主动脉也有病变，需要切除和替换时，则需使用象鼻技术。这需要翻转约 3cm 的 Hemashield 人造血管。

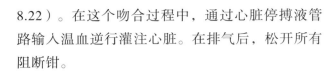 人造血管翻转

将一段较短的人造血管翻转包裹到长段人造

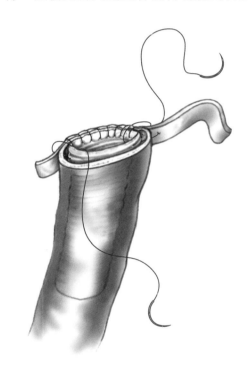

图 8.20 弓部置换术：将人造血管与主动脉壁缝合，外侧用 Teflon 毡条加固

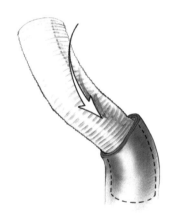

图 8.19 主动脉弓置换：在降主动脉插入一根人造血管并实施远端缝合

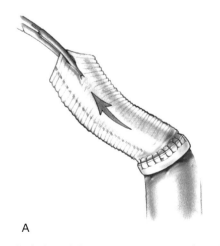

A

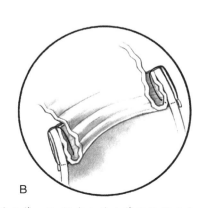

B

图 8.21 主动脉弓置换。A. 从远端主动脉中拉出人造血管。B. 拉出人造血管后远端吻合口的近观

血管的外侧。**NB**

与之前一样，将此双层人造血管置入降主动脉腔内。然后用 3-0 聚丙烯缝线将双层人造血管缝合在降主动脉上，并在主动脉壁外侧用 Teflon 毡条加固（图 8.23）。此外，生物胶的使用可以加强吻合口。

NB 缝针要穿过双层人造血管、主动脉壁和 Teflon 毡条。**NB**

完成吻合后，从主动脉腔内拉出长段的人造

血管，在降主动脉腔内留下一段约 3cm 的象鼻，即前述的短段血管。

NB 待数周至数月后切除胸主动脉，将象鼻与另一根人造血管吻合。

NB 如果象鼻吻合的颈部不在左锁骨下动脉远端，远端吻合口的位置可近达升主动脉近端，这取决于主动脉弓最狭窄的部分（图 8.24）。在这些情况下，主动脉弓分支残端用 4-0 聚丙烯线缝闭。

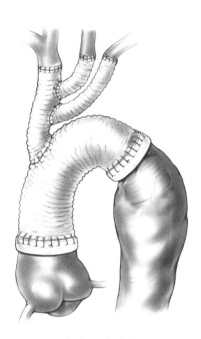

图 8.22 应用象鼻技术完成主动脉弓置换术，象鼻伸向降主动脉

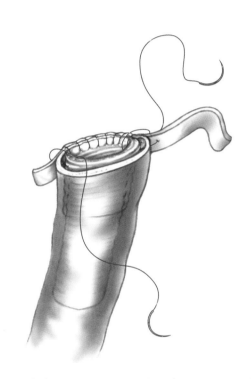

图 8.23 象鼻技术：将双层人造血管缝至主动脉壁上，并在主动脉壁外侧用 Teflon 毡条加固

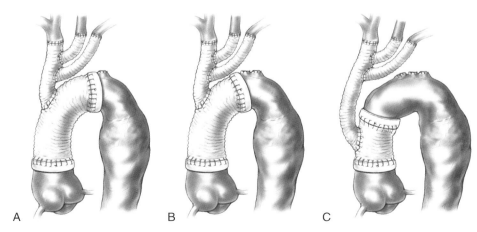

图 8.24 在主动脉弓近心端或远心端施行象鼻吻合技术

B 型主动脉夹层的管理

B 型主动脉夹层累及降主动脉，初始治疗方案是用药物控制高血压。相比需要急诊手术干预的 A 型主动脉夹层，药物保守治疗的 B 型主动脉夹层患者的预后相对良好。然而，择期手术干预仍是最好的治疗方式，对年轻且无其他伴随疾病的患者远期疗效更好。因此，胸主动脉支架或置换是年轻、其他状况健康的慢性 B 型夹层患者及降主动脉瘤扩张的老年患者的治疗手段。然而，在采取了最大限度的药物治疗后患者仍然感到疼痛，有包裹性破裂的证据，或因夹层累及动脉分支而出现肢体或主要器官缺血，都应立即手术干预。

NB 介入放射科医生已成为主动脉夹层患者治疗的重要参与者。他们通常能够通过打开内膜瓣或植入支架到真腔或假腔内，来重建受损或闭塞的主动脉分支的血流。这可使 B 型夹层的患者稳定下来，择期进行手术。近来，已经可以对急性降主动脉夹层包裹性破裂节段进行支架植入（见下文）。对于行升主动脉置换后仍然有明显的单支或多分支血流梗阻的 A 型主动脉夹层患者，介入放射科医生也可成功地治疗。

胸主动脉置换技术

经第 5 肋间做胸部后外侧切口，可以充分显露胸主动脉。有时，在低位做另一切口更便于远端吻合。分离粘连时要极度小心，以免损伤肺脏或病变的主动脉。确定解剖平面，将血管套带或阻断带在左颈总动脉和左锁骨下动脉之间绕过横弓，左锁骨下动脉及远端降主动脉也套带。对所有的此类病例，都要消毒腹股沟区，并置于术野内。

几乎在所有的胸主动脉手术中，我们都会常规使用左心转流。股动脉插管作为动脉灌注，股静脉、肺动脉或肺静脉作为静脉引流（见本章"升主动脉置换"）。使用部分转流可以控制患者的血压，同时可提供下半身的灌注，并保护脊髓。

先阻断横弓和左锁骨下动脉。在近端阻断钳下方不远处阻断远端主动脉，尽管远端主动脉夹层可能已经进展到横膈以下。在主动脉上做一小切口，然后扩大切口以提供足够的术野（图 8.25A）。当打开主动脉并减压后，通常可以在锁骨下动脉起源以下、夹层以上置入一把单独的阻断钳，以保证左锁骨下动脉的灌注，这一操作可减少发生截瘫的风险。用 3-0 聚丙烯缝线缝闭肋间动脉的开口。

用 3-0 聚丙烯缝线将一根合适尺寸的 Hemashield 人造血管连续缝合到主动脉近端腔内（图 8.25B）。通常在主动脉外壁包绕或（和）主动脉腔内都加一条 Teflon 毡条支撑和加固缝线。用阻断钳阻断人造血管，移除主动脉近端的阻断钳，检查吻合口的出血，根据需要加缝止血。在吻合口外侧使用生物胶以加固吻合缘。将人造血管修剪至合适长度，并用 3-0 聚丙烯线将其与远端主动脉壁连续缝合，同时放入 Teflon 毡条加强吻合缘（图 8.26A）。然后将剩余的主动脉壁重新覆盖吻合到人造血管上（图 8.26B）。另一种方法是在拟吻合的位置横断主动脉，解剖出一长段主动脉壁做袖套，用 Teflon 毡条加强后，将人造血管插入，用 3-0 聚丙烯缝线连续缝合吻合近端及远端吻合口。

NB 肋间动脉再植

慢性夹层或动脉瘤的患者，其低位胸肋间动脉有时可能相当粗大。虽然人们已经接受了直接缝闭肋间动脉开口，但也应考虑肋间动脉再植，以降低瘫痪的发生率。

技　术

将人造血管在与肋间动脉相对应部位剪去一个小的椭圆形缺口。用 3-0 聚丙烯缝线将肋间动脉"岛"与人造血管缺口连续缝合，吃针要深（图 8.27）。应用生物胶可加固吻合口。

之前采用了所谓的象鼻技术进行升主动脉和主动脉弓置换的患者，近端吻合就很简单。开始体外循环后，将血压临时降至 60mmHg，切开主动

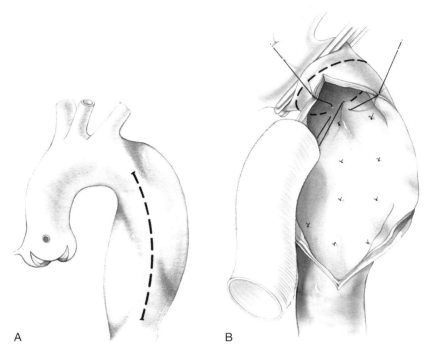

图 8.25　降主动脉置换。A. 主动脉切口。B. 近端吻合线

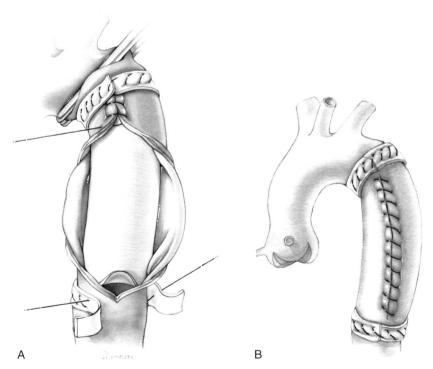

图 8.26　降主动脉置换。A. 远端吻合口。B. 包裹人造血管

脉远端，找到留下的象鼻，阻断象鼻（图 8.28）。用 3-0 或 4-0 聚丙烯线将降主动脉段人造血管与象鼻端吻合。用前文所述的方法完成人造血管与远端的吻合。

手术也可在不使用左心转流的情况下进行。通常仅需阻断主动脉近端。通过血液回收机将主动脉远端的血液吸出并回输。使用这种开放技术可使远端的吻合不受远端阻断钳的影响。

NB 上半身的灌注

可能会遇到这样极少见的情况：左心转流切开降主动脉瘤时，发现需要切除的近端的边界已

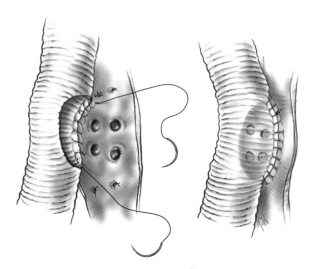

图 8.27 降主动脉置换：人工管道内肋间动脉再植

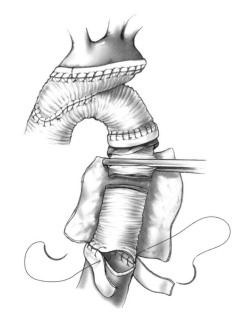

图 8.28 应用象鼻技术完成降主动脉置换

经超过了近端阻断钳，位于主动脉弓内。此时就需要完全停循环。通过股动脉的逆行灌注因阻断了胸主动脉而不能灌注头部和上半身，需要在升主动脉单独插管。经标准的左胸切口可以很容易地完成升主动脉插管，特别是左心转流心脏减压后。如果遭遇困难，可将切口向内侧延伸，以提供更为理想的显露。术者与灌注医生充分交流，设计全身灌注的插管方案，这是非常重要的。完成主动脉连续性重建后，最好改经主动脉或股动脉插管，以完成进一步的灌注和复温。

NB 停循环和顺行脑保护

在降温的同时，游离左锁骨下动脉。应用一个小的侧壁钳在其上做一个约 1cm 长的纵切口。用 5-0 聚丙烯缝线将一根 8mm 的 Hemashield 涤纶人造血管端 – 侧吻合到左锁骨下动脉上。停循环后，阻断左锁骨下动脉近心端，确保其远心端灌注压维持在 50~60mmHg。如果左颈动脉和无名动脉出现血液回流，则证实可经左侧椎动脉和 Willis 环进行顺行脑灌注。

NB 真腔和假腔远端的连接

如果慢性夹层进展到远端，保持真腔和假腔的连通就显得极为重要。这要求在远心端吻合口的远端切除一小段主动脉内膜，使所有发自假腔和真腔的主动脉分支都能得到灌注。

⊘ 食管损伤

缝合时如果吃针过深，可能会意外缝住食管。横断主动脉并游离主动脉后壁，可以使缝合更确切，避免食管损伤。

⊘ 主动脉阻断引起高血压

主动脉阻断常引发阻断近心端的高血压，需要使用药物进行控制。

⊘ 脊髓缺血

远端灌注压的明显降低有时会导致截瘫。必须采用所有可能的手段来避免这一严重并发症。一些技术，包括左心房/肺动脉至股动脉，股静脉至股动脉的部分转流均有预防的效果。将带肝素涂层的人造血管用于左心转流也有效用。然而，缩短主动脉阻断时间可能是预防发生瘫痪的最佳措施。

脑脊液引流术

阻断主动脉会导致包括脊髓动脉在内的远端灌注压明显降低，而在阻断钳近端则会出现高血压，这会引起颅内组织充血及颅内压升高，可能造成脊髓缺血。虽然没有明确证据证明脑脊液减压有益，但在临床实践中，我们常在手术过程中及术后 1~2d 内持续引流脑脊液，使其压力维持在 10mmHg 左右。

🔠 脊髓保护技术

在主动脉阻断过程中，应监测脊髓功能：刺激胫后神经并记录大脑皮层的反应，以监测体感诱发电位。虽然许多中心使用这种监测技术，但其临床意义尚未完全确定。

胸主动脉瘤的血管内修复技术

对大多数患者来说，通过开放性手术来修复胸主动脉瘤是安全的。通过体外循环维持远端灌注、应用多种脊髓保护措施、选择性肋间动脉再植使预后得以改善。但是左侧经胸切口及阻断胸主动脉的手术创伤很大，报道的与开放手术修复相关的累积致残率超过 50%。大多数患者可能需要 4~6 个月机体功能才能完全恢复。另外，还有相当一部分患者因合并其他疾病存在开放手术禁忌，无法手术。因此，胸主动脉瘤的血管内修复是一个很有吸引力的方案。

作为血管内治疗的候选患者，其主动脉瘤附近的主动脉内径要在 23~37mm，且这段所谓的"锚定区"要没有明显的栓塞或钙化。另外，在动脉瘤的近端和远端都要有 2cm 长的正常主动脉，确保支架固定（图 8.29）。市场上已有多种血管内人造血管，并可适应各种颈部血管的几何形状和角度。

⊘ I 型内漏

如果腔内血管固定不确切，就会出现动脉瘤的 I 型内漏。I 型内漏的动脉瘤被认为是未治愈。偶尔会采用固定节段球囊扩张的方法治疗 I 型内漏，但更多是在近端或远端置入延长袖带，以完全隔离动脉瘤。

🔠 正确地选择血管内支架的尺寸

在行胸主动脉腔内血管支架植入术前就要测量动脉瘤远端和近端颈部的直径、需要的支架长度、远近端所成的角度。使用三维重建的计算机断层血管造影术可以获得这些信息（图 8.30）。根据中心线长度估测所需的支架长度。支架过小会导致固定不良、内漏或支架移位。支架尺寸过大可能导致支架弯曲和阻塞或主动脉损伤和破裂。

技 术

手术需在配有透视机的手术室或血管造影室中进行。大多数患者采用气管插管式全身麻醉。20F、22F 或 24F 鞘适用于大多数血管内装置。根据所用血管内装置的尺寸选择鞘的大小。术前计算机断层造影范围应包含腹部和骨盆，以评估股动脉和髂动脉的大小、弯曲和钙化情况。24F 鞘的外径约为 9mm。如果股动脉不能容纳计划使用的输送鞘，则可通过侧腹小切口，在髂动脉上吻合一根涤纶血管，然后插入鞘管（图 8.31）。

⊘ 髂动脉损伤

如果鞘管直径大于髂外动脉直径，有可能造成髂动脉损伤。这种损伤通常在支架植入后拔除鞘管时发生。髂动脉损伤和大量腹膜后出血

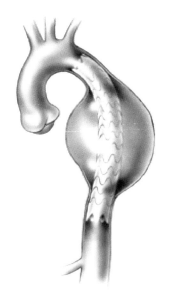

图 8.29 充分固定腔内血管支架近端和远端

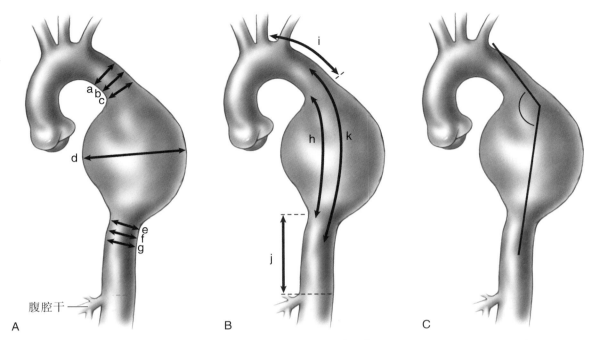

图 8.30　术前需要测量胸主动脉的直径、长度和角度（源自 *GORE TAG Training Manual*）

会有严重低血压的表现。如果导丝仍未退出，可迅速将球囊阻塞导管（CODA balloon，Cook，Bloomington，IN）送入终末主动脉，暂时止血。然后经同侧腹膜后入路显露髂动脉，植入人造血管修复损伤的动脉（图 8.31）。⊘

　　一般情况下，在送入支架装置或行髂动脉 – 人造血管吻合前，都要进行全身肝素化。对侧股动脉使用 5F 鞘管建立通路。用导丝在该通路引导插入猪尾动脉造影导管，行主动脉弓、降主动脉、腹主动脉近端动脉造影术，标出并描绘主动脉弓和肠系膜血管的位置。需要使用高速注射器快速注射造影剂进行主动脉造影，并确保显影充分。在透视控制下，通过交换导丝建立支架进入主动脉的通道。在导丝上插入工作导管（Glide 导管）保持通道，然后在硬导丝（Lunderquist 或 Amplatz 超硬导丝）上插入带有锥形扩张器的大鞘。

NB 所有导丝、导管和鞘管的置入操作必须在透视下进行，以避免形成假通道和内膜损伤。在透视控制下，利用加硬导丝导入支架并展开。通常需要植入额外的支架，以达到所需的治疗长度。

NB 可使用与之前植入的支架直径相同或大 1~2 号的支架，并与之前植入的支架重叠放置。

⊘ 额外血管内支架的尺寸选择

　　误将较小的血管内支架插入较大的支架内，将导致较小的支架缺乏固定并发生移位。在较小的支架内植入过大的支架可能会导致大支架发生弯曲和阻塞。

NB 近端颈部长度不足

　　如果左锁骨下动脉远端的直径为 23~37mm、正常的主动脉段长度不足 2cm，可以考虑在左颈总动脉和左锁骨下动脉之间的弓部将支架展开。

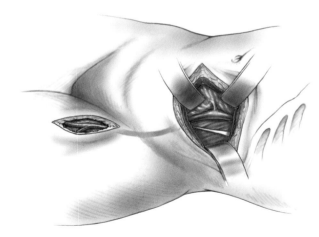

图 8.31　经侧腹切口手术显露终末段主动脉、髂总动脉、髂内动脉和髂外动脉

⊘ 锁骨下动脉阻塞

一般来说，患者不需要辅助手术就可以很好地耐受血管内支架造成的左锁骨下动脉闭塞。然而，也有患者依赖于左锁骨下动脉的顺行血流。这些患者的右侧椎动脉较小，表现为左椎动脉优势，术后将有脑血管意外的风险。之前使用了左胸廓内动脉行左前降支旁路移植的患者也要保持左锁骨下动脉通畅。对这些患者，必须先行左颈总动脉 – 锁骨下动脉旁路手术，然后再行降主动脉内支架植术，以避免脑或心脏并发症。可通过锁骨上小切口显露左颈总动脉和锁骨下动脉，施行左颈总动脉 – 锁骨下动脉旁路手术（图 8.32）。

NB 放置支架的远端距离不足

一些患者的动脉瘤远端延伸靠近腹腔动脉，以至于在腹腔干近端的正常主动脉长度不足 2cm。传统上认为这些患者需要进行胸腹主动脉修复术。对于大多数开胸手术低风险的患者，应考虑胸腹主动脉修复。对于高风险患者，腹主动脉去分支可提供足够的血管内修复的长度。在这种开放的血管内联合手术中，可以通过末段主动脉或髂动脉的人造血管旁路连接腹腔和肠系膜上动脉。这些患者仍需经腹腔或腹膜后入路显露腹主动脉。肠系膜血管改道后，可以用支架修复胸主动脉。这种方法可避免胸腹联合切口和主动脉的阻断。

NB 脊髓缺血高风险的患者

一些患者可能曾经进行过腹主动脉瘤修复，或者可能有髂内动脉闭塞。其他一些患者的动脉瘤可能从近端弓广泛累及横膈水平，需要多次重叠的血管内支架植入。对这些患者行胸主动脉瘤的血管内修复会增加脊髓缺血的风险。血管内支架阻断左锁骨下动脉可能会加剧这种风险，因为作为脊髓前动脉侧支的椎动脉受到了损害。术前，为这些患者置入腰椎引流管可降低风险。除了腰椎引流外，避免术中及术后低血压是维持脊髓灌注要着重考虑的一个因素。

NB 内 漏

在置入血管内支架后，有些动脉瘤仍能保持与血液循环连通，称为"内漏"。这些血管内漏可以在治疗结束前行主动脉造影时被发现。内漏也经常在影像学随访检查中被发现，例如 CT 造影。针对不同类型和位置的内漏有多种治疗方法。

Ⅰ型内漏 是最常见的类型，泄漏发生在近端或远端支架锚定处。通常植入延长的支架即可成功治疗。

Ⅱ型内漏 发生于侧支血管，如肋间动脉或腰动脉，这些侧支血管与动脉瘤囊保持连通。通常采用基于导管的弹簧圈栓塞治疗。

Ⅲ型内漏 由支架撕裂、模块型支架附着处撕裂、支架断开或解体引起。常规在旧的支架内

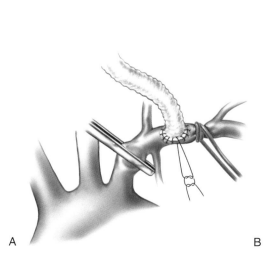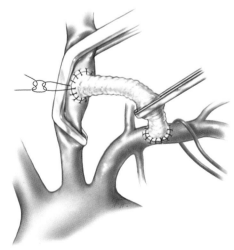

图 8.32 经锁骨上切口显露及完成左颈总动脉 – 锁骨下动脉旁路术

131

植入另一支架。

Ⅳ型内漏 血液经人造血管材料和金属支架之间的缝线针眼渗漏时发生。如果持续渗漏，可在原支架内插入覆膜支架来治疗。

Ⅴ型内漏或内张力 是指经治疗后动脉瘤仍在扩大，但没有任何证据显示动脉瘤囊有渗漏，可能是人造血管纤维间的渗漏引起。如果动脉瘤持续扩大，可以重新植入支架。

对接受血管内支架植入的胸主动脉瘤患者，需进行密切的术后随访，进行序贯的胸部、腹部和骨盆CT检查。在手术顺利修复后2~4周进行第一次常规CT检查，之后每年一次。随访时要仔细行增强CT检查。术后出现的所有Ⅰ型和Ⅲ型内漏都应进行治疗。Ⅱ型内漏（肋间动脉未闭）患者一般可观察到无动脉瘤扩张。持续的Ⅱ型内漏可通过栓塞未闭的肋间动脉来治疗。

主动脉弓动脉瘤的血管内修复

对于主动脉弓开放修复手术和停循环高风险患者，可以考虑血管内入路手术（去分支手术）。在这种开放－血管内联合手术中，使用升主动脉人造血管旁路为无名动脉、左颈总动脉和左锁骨下动脉提供灌注。然后在发生动脉瘤病变的主动脉弓内植入支架，阻断头部血管的起源。

技　术

根据主动脉的病理情况，目前已有多种去分支技术及其改良技术。所有这些技术都包括头部血管改道，而后行病变主动脉的血管内覆盖及头部血管起源的覆盖。此手术可经胸骨正中切口在非体外循环下完成。如果病变未累及升主动脉，可在升主动脉中部放置侧壁钳。将分叉或3分支血管的主干与升主动脉吻合。分别进行左锁骨下动脉、左颈总动脉和无名动脉的远端吻合（图8.33A）。可以采用端－端或端－侧的方式进行吻合。最后，如前文所述，通过分支人造血管顺行或通过股血管逆行植入支架人造血管（图8.33B）。

NB 左锁骨下动脉显露困难

当左锁骨下动脉游离困难时，可经单独的锁骨上入路行左颈总动脉－锁骨下旁路手术（图8.32）。

NB 升主动脉长度不足

如果窦管交界与头部血管起始处之间可用的主动脉长度不够，则应实施体外循环并阻断主动脉。**NB**

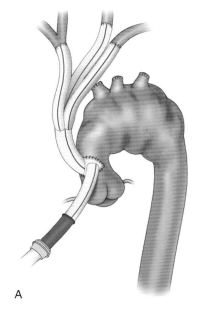
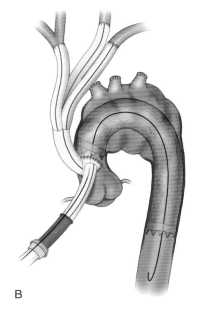

A　　　　　　　　　　　　　B

图8.33　主动脉弓去分支技术。A. 3分支人造血管的远端分支分别与左锁骨下动脉、左颈总动脉和无名动脉吻合。B. 展开人造血管支架

　　若升主动脉有病变并需要置换（动脉粥样硬化严重或陶瓷主动脉），主动脉杂交手术可以减少停循环时间和手术的复杂性。在这些手术中，采用标准的腋动脉或主动脉弓远端插管的方式启动体外循环。在降温并阻断主动脉后，使用 4 分支人造血管重建升主动脉（图 8.34A）。在充分降温后停循环，并开始顺行或逆行脑灌注。游离头部供血血管，并将涤纶人造血管远端与主动脉弓吻合（图 8.34B）。现已通过 4 分支人造血管的第 4 支建立体外循环，将头部供血血管分别连接到 4 分支血管的各分支上（图 8.34C）。在开始下一分支血管吻合前，打开阻断钳并排气。缝闭头部供血血管的起始处。复温，脱离体外循环，最后通过 4 分支血管的第 4 支植入支架人造血管（图 8.34D）。

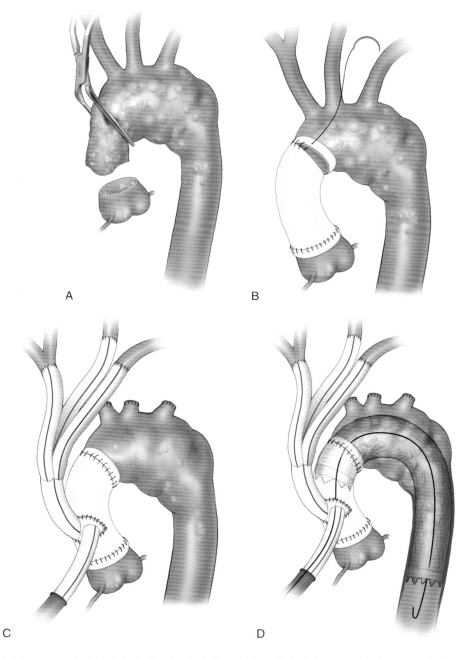

A

B

C

D

图 8.34　升主动脉置换及主动脉弓去分支术。A. 主动脉与人造血管近端吻合。B. 停循环下，完成主动脉人造血管远端吻合。C. 头部供血血管与分支连接。D. 放置支架人造血管

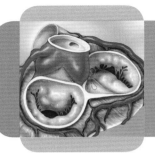

第 9 章
冠心病的外科治疗

心肌血运重建手术依然是治疗多支冠状动脉病变最为持久和有效的方法。然而，随着冠状动脉内支架的发展，冠心病的介入治疗可以在早期取得与外科旁路移植（搭桥）相似的效果，这对行冠状动脉旁路移植患者的数量及类型产生了很大影响。因此，现在接受旁路移植的患者普遍年龄较大、存在更多的共病、左心室功能不全更严重，且之前可能接受过介入治疗。这些患者手术风险更高，靶血管条件更差。为了更好地治疗这一类患者，外科医生需要学习新的治疗方式，如心脏不停跳下的手术、激光心肌血管重建术及血管再生和细胞技术等。

外科手术的最终目的是使患者的桥血管有最佳的长期通畅率。胸廓内动脉作为桥血管的金标准，15 年通畅率超过 90%，并且能提高患者的长期生存率。原位左胸廓内动脉可作为左前降支的桥血管。相较于原位左胸廓内动脉，原位右胸廓内动脉通畅率略低。对于年轻的患者，原位右胸廓内动脉是中间支、钝缘支近段或者右冠状动脉中段至远段的理想桥血管。与原位胸廓内动脉相比，游离的胸廓内动脉的通畅率略低。

⊘ 右冠状动脉缺血

如果患者为右冠状动脉优势型，并且右冠状动脉粗大，右胸廓内动脉流量可能不够。

⊘ 胸骨并发症

对于胰岛素依赖型糖尿病患者，应避免同时使用双侧胸廓内动脉旁路移植，否则会增加发生胸骨并发症的风险。⊘

其他动脉桥血管包括腹壁下动脉、胃网膜动脉及桡动脉等。腹壁下动脉通畅率较低，目前已很少使用或者几乎不用。由于获取需要进入腹膜腔，胃网膜动脉也很少使用。目前认为桡动脉是动脉桥血管的次选方案（次于胸廓内动脉）。可以联合使用一侧或双侧桡动脉及单侧或双侧胸廓内动脉，实现全动脉血运重建。桡动脉近端可以吻合至主动脉，或与胸廓内动脉端 – 侧吻合形成"Y"形桥，或吻合到静脉桥血管上。

大隐静脉获取容易、操作简单、流量充足，是最为广泛使用的桥血管。大隐静脉内镜获取技术创伤较小，使人们重新对大隐静脉桥血管燃起热情。大隐静脉桥血管的 10 年通畅率为 60%~70%，而且通过抗血小板药物、降胆固醇药物及血管紧张素转化酶抑制剂可以提高长期通畅率。

胸廓内动脉获取技术

胸廓内动脉非常脆弱、易受损伤，因此，要非常小心地将胸廓内动脉带蒂分离。

常规正中开胸，轻轻下压壁胸膜和心包，确认胸廓内动脉的走行，起源靠近第 1 肋骨，终点大致在腹直肌肌鞘内的分叉处。Favaloro 或 Rultract System 撑开器都能提供很好的术野显露，而后者创伤更小。将后方的腹直肌肌鞘从胸骨和肋软骨下游离，可以更好地撑开胸廓，显露胸廓内动脉。

⊘ 损伤肋骨或肋软骨关节

如果撑开器将一侧胸骨过度抬高，可能导致

肋骨骨折，甚至造成肋软骨断裂。对于胸壁畸形、病态肥胖或有骨质疏松的老年患者，更容易发生此类情况。⊘

尽管不进入胸膜腔就可以分离胸廓内动脉，但我们更倾向打开左侧胸膜腔，这样可以很好地显露胸廓内动脉，非常便于获取此桥血管。**NB** 打开胸膜腔可以使左胸廓内动脉偏离中线，可降低再次手术时受到损伤的风险。**NB**

也可以通过低位小切口、横断左侧胸骨开胸的方法获取左胸廓内动脉。用 Favaloro 撑开器抬高左侧胸骨，可以获得充分的显露来游离胸廓内动脉。可借用此技术在不停跳下行左胸廓内动脉到左前降支的旁路移植手术（见下文）。

通常获取带蒂的胸廓内动脉。电凝可用于广泛的胸壁创面止血，但不能用于胸廓内动脉蒂止血。沿着胸廓内动脉走行，将其内侧 7~10mm 附着于胸壁内肋间肌筋膜的壁胸膜切开（图 9.1）。然后用电刀的刀头下压胸廓内动脉蒂，将其与胸壁分离。用最小的电凝对胸廓内动脉和静脉的分支进行止血。用精细金属夹夹闭胸廓内动脉上的分支。从腹直肌肌鞘到锁骨下静脉（胸廓内动脉从其下方穿过）将胸廓内动脉带蒂分离下来。小心辨认并切断两个肋间分支，一条从锁骨下静脉前通过，另一条较高，为第 1 肋间分支，经行锁骨下静脉的侧上方。

⊘ 血流动力学不稳定

如果患者情况不稳定，可以在体外循环下获取胸廓内动脉。

⊘ 胸廓内动脉损伤

由于胸廓内动脉结构脆弱，任何牵拉、钳夹或金属夹放置不当都会造成永久性的血管损伤，使手术的短期或长期疗效不尽如人意。在游离胸廓内动脉过程中，应避免过度拉扯，预防血管壁夹层。

⊘ 热损伤

钳夹胸廓内动脉分支后，用电刀切断分支血管时，热量和电流可以通过金属夹与胸廓内动脉主干的连接处传导，造成胸廓内动脉热损伤。因此，应该用剪刀剪断分支，或远离靠近胸廓内动脉主干的金属夹进行电凝。

⊘ 胸廓内动脉的最大长度

必须沿着胸廓内动脉的走行进行全程分离，即从第 1 肋间靠近胸廓内动脉起源处到分叉后进入腹直肌肌鞘，以获取最大长度的胸廓内动脉。

⊘ 胸廓内动脉窃血综合征

找到胸廓内动脉的第 1 肋间分支并将其切断，避免分支血管引发的窃血现象。⊘

在开始体外循环前，将罂粟碱溶液轻轻喷在胸廓内动脉蒂上，确认胸廓内动脉流量是否充足。如果胸廓内动脉无血流，将直径 1mm 的血管探

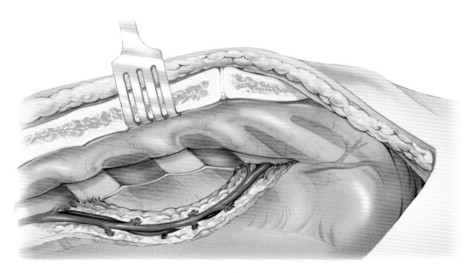

图 9.1 胸廓内动脉的获取

子（Parsonnet）小心地插入一小段动脉腔内，此过程要特别小心，以免损伤血管内膜。一般情况下，行此操作后即能获得良好的血流。除非在获取过程中损伤了胸廓内动脉，否则胸廓内动脉都能提供足够的血流量，不应轻易放弃使用。

NB 对于高龄患者，相较于带蒂获取胸廓内动脉，更倾向骨骼化获取。这样可以减少胸骨无血管化坏死或感染的发生。**NB**

将胸廓内动脉置于心脏表面，确定其适宜的长度。用镊子捏住血管蒂的末端将其阻断，使胸廓内动脉充血扩张。然后锐性分离，清理干净血管周围的组织。将胸廓内动脉斜行切断，"脚跟"位于动脉蒂的筋膜面，并修剪成一个大的风帽状开口。

NB 在多处切开胸廓内动脉蒂筋膜，可以显著增加胸廓内动脉长度，而骨骼化的胸廓内动脉可以达到其最大长度。切开筋膜时要避免切断胸廓内静脉。如果经过上述处理后，胸廓内动脉仍然过短，可以在近心端将其切断，作为游离桥血管。

⊘ 线样征

过度的牵拉或过高的张力会造成胸廓内动脉管腔狭窄，甚至发生桥血管废用。在胸廓内动脉选择性造影时可呈现"线样征"。

⊘ 胸廓内动脉的最佳长度

必须确认胸廓内动脉的准确长度后，才能在远心端将其切断。在胸廓内动脉充盈及肺完全张开的情况下，应确保动脉蒂能很宽松、无张力地"趴"在心脏上。否则，胸廓内动脉会受到牵拉，发生吻合口撕裂。⊘

同样，胸廓内动脉也不应过长。如果动脉蒂过长，会在胸骨下卷曲或弯折，增加二次手术时的风险。

NB 胸廓内动脉的口径越小、动脉蒂越长，血流阻力就越大。走行弯曲的胸廓内动脉会为日后的介入治疗制造相当大的困难。

⊘ 胸廓内动脉内血栓形成

完全游离并切断胸廓内动脉。只有在全身肝素化后才能用无创血管夹——"哈巴狗钳"

（bulldog clamp）——阻断胸廓内动脉，以防止在血管腔内形成血栓。

NB 切开心包以便于对旋支实施旁路移植

在胸廓内动脉蒂跨越心包处，用电刀向下切开心包至膈神经上方 1cm 处，这样能使胸廓内动脉位于心脏侧壁，即贴在肺的内侧，而不是跨过肺尖。这种做法尤其适用于当左胸廓内动脉移植到钝缘支时。

NB 右胸廓内动脉走行

原位右胸廓内动脉可以容易到达对角支、中间支或钝缘支的近心处。应当让动脉蒂跨过靠近无名静脉的升主动脉远端，并用胸腺和脂肪组织将其覆盖。如果将右胸廓内动脉移植到左前降支，此桥血管将会跨过相对近心端的升主动脉，但这样将使其在再次手术时面临较高的损伤风险。

桡动脉获取技术

获取桡动脉前，通常先确认非优势手臂，避免在非优势手臂进行静脉插管或穿刺。用多普勒超声探头进行艾伦（Allen）试验，确认尺动脉能充分灌注手掌动脉弓。通常在手术前使用多普勒超声评估桡动脉大小及手掌动脉弓的通畅情况。

⊘ 桡动脉钙化

桡动脉远端易发生钙化。除非需要额外长度，否则在一般情况下都会原位保留桡动脉的远心端，不会获取。

⊘ 桡浅神经损伤

桡浅神经支配拇指桡侧和手背部的皮肤感觉。该神经在桡动脉的中段 1/3 处与桡动脉伴行，因此容易受到损伤。过度向侧方牵拉肱桡肌也会造成此神经的损伤，导致拇指感觉麻木。有 5%~10% 的患者在获取桡动脉后会出现此并发症。

NB 避免桡动脉痉挛

取下桡动脉后，用含血的肝素和罂粟碱溶液轻轻冲洗。术中及术后常规使用钙离子通道阻滞剂或硝酸酯类药物，直至患者可以口服药物。对于大多数使用游离动脉桥血管的患者，出院带药将给予口服硝酸异山梨酯（消心痛）。

内镜下获取桡动脉

　　将手臂外展 90° 置于手架上。在无菌条件下，对手臂进行消毒，铺巾。将无菌的血压计袖带放置在上臂，并连接到血压计。此外，可以将一个小卷块放在手腕下，使前臂过伸。在桡动脉远心端手臂上做一 1 英寸（1in=2.54cm）的纵行切口，切口的位置应能被长袖衬衫的袖子遮住（图 9.2A）。在直视下，向近端和远端游离一小段桡动脉。血压计袖带充气，压力比患者收缩压高出约 20mmHg。从切口插入内镜，并在皮下隧道内注入气体。首先分离桡动脉下方的组织，然后再环绕动脉进行分离。小心游离桡动脉的侧支血管，需保证分支血管有足够的长度，以便在电凝止血时不会损伤桡动脉壁。然后将分离器换成有电凝功能的剪刀，切断桡动脉所有的侧支血管（图 9.2B）。在肘部做一对应切口，将桡动脉的近心端切断并止血。也可以经隧道放入结扎器，可以用结扎器套住桡动脉近心端，从而避免肘部切口。将桡动脉从隧道中取出，用金属夹夹闭桡动脉的

侧支血管（图 9.2C）。结扎并切断桡动脉远心端。松开血压计袖带，内镜下严密止血。分两层缝闭手腕处切口，并用无菌敷料加压包扎。用肝素盐水冲洗桡动脉，并将罂粟碱溶液喷在动脉蒂上，防止桡动脉痉挛。

开放获取桡动脉

　　将患者手臂外展 90°，置于手架上，消毒铺巾。在前臂中段肱桡肌肌腹处做切口。将近心端切口向肱桡肌与肱二头肌肌腱之间的方向稍做延长（图 9.3），而远心端则朝向腕横纹方向稍做延长。根据我们的经验，虽然这种切口相对较小，但仍能为获取桡动脉提供足够的术野显露。

　　在分离桡动脉前，应先在其远心端切开筋膜，然后在桡侧腕屈肌和肱桡肌肌腹之间向近心端解剖。用一条血管套带环套桡动脉，这将有利于桡动脉的显露。将桡动脉与两根伴行的静脉一起分离，双重钳夹所有动脉分支后锐性切断。桡动脉完全游离后，在手臂近端和远端分别找到桡返动脉和掌浅动脉，根据这两条大分支决定桡动脉的获取范围，注意保留这两条大分支（图 9.3）。

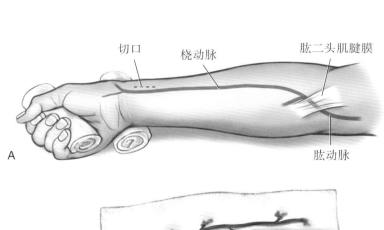

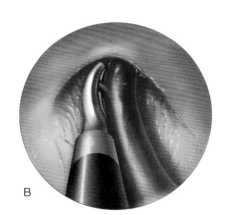

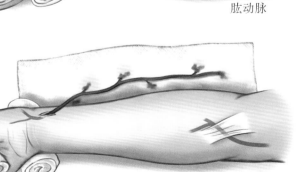

图 9.2　内镜下取桡动脉

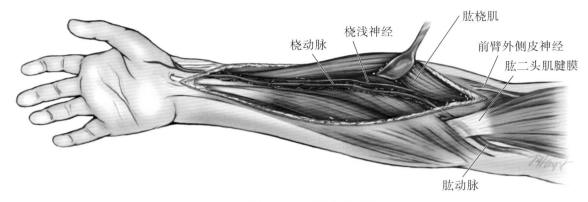

图 9.3 开放获取桡动脉

在桡动脉的近心端和远心端将其横断，置于含血、肝素和罂粟碱的溶液中。用可吸收缝线分两层连续缝合切口，在处理远心端时务必缝合皮下组织。

NB 为了减少患者术后不适，皮肤切口的远心端应在腕关节上方至少 3cm 处。

⊘ 血肿形成

只能在皮肤及皮下组织层面使用电刀。所有桡动脉分支的处理均需使用小金属夹进行夹闭，然后切断。另外，桡动脉的近侧断端应用缝线结扎，防止出血和血肿形成。

⊘ 筋膜室综合征

获取桡动脉后发生筋膜室综合征的情况很少见，而一旦发生，如果没有及时发现和处理，就会造成广泛肌肉坏死及远端缺血。因此，术后每隔一段时间就应检查患者有无手臂运动障碍及感觉缺失，以防止发生严重后果。⊘

游离桡动脉远端伴行的静脉及周围组织，修剪成一个斜行切口。为了与冠状动脉相匹配，可在桡动脉做一斜行开口，并在其"脚跟"部做一个短的纵行切口以扩大开口。

大隐静脉获取技术

传统的开放获取技术需要行一个长的切口或者多个间断的小切口，这将会造成明显的伤口并发症，如伤口感染或慢性下肢水肿。内镜下获取技术可以避免长切口带来的问题，对糖尿病、肥胖或外周血管病的患者尤其有益。

内镜下大隐静脉获取技术

在膝关节稍上方的内侧做一 2cm 横行切口（图 9.4A），找到大隐静脉并套带。向切口内吹入二氧化碳，在大隐静脉表面形成一个操作空间，插入内镜。然后用分离器环绕静脉，游离大隐静脉。游离血管侧支至少达到 5mm 长，以免电凝时损伤静脉壁（图 9.4B）。取出分离器后，插入特殊的电凝/剪刀切断静脉侧支（图 9.4C）。当分离到达近端时，做一对应切口，便于切断静脉、缝合残端，然后从膝部切口将静脉轻柔取出。

如果需要两条静脉桥，可采用前文所述的技术剥取股部静脉。如果需要增加一条静脉桥，可经同一膝部切口，应用内镜向下直接剥取小腿部静脉。

分两层缝合这两个切口，并用弹性绷带加压包扎 24h。

⊘ 血管内血栓形成

选用内镜获取方案时，所吹入的二氧化碳会使静脉受压，导致血流淤滞。因此，应在操作前静脉注射肝素，避免血管内血栓形成。

⊘ 血肿形成

用电刀仔细止血，以免血肿形成。如果分离致大片无效腔形成，应在皮下隧道内放置一根软的引流管，并连接到密闭引流装置，保留 24h。

⊘ 静脉牵拉损伤

在游离或从内镜隧道取出大隐静脉时，过度牵拉会导致血管内膜受损及侧支撕脱。应使用电

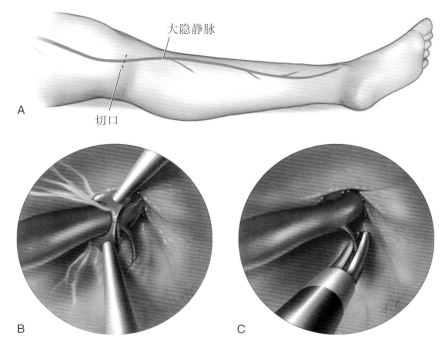

图 9.4　内镜下大隐静脉获取术

凝或剪刀进行广泛分离，避免发生此类情况。⊘

　　内镜的学习曲线比较陡直。随着经验的积累，用内镜取大隐静脉所增加的时间相对整台手术而言可以忽略。当需要 2 根以上的静脉桥血管时，我们一般选择使用内镜。

开放获取大隐静脉技术

　　在距股动脉搏动内侧一指的腹股沟处做一切口，解剖皮下组织，显露大隐静脉。此处的大隐静脉走行弯曲，穿过股鞘的筛状筋膜后汇入股静脉。沿静脉走行方向向下延长切口，也可以将内踝前切口作为起点向上延长。很多外科医生认为后者更为方便，也更常使用。

　　使用"无接触"（no touch）技术取下静脉，即：在对静脉进行操作时，只能用无创血管钳钳夹血管外膜。仔细解剖并切断大隐静脉分支，将大隐静脉轻轻地从血管床上取下。

⊘ 皮肤感染或溃疡

　　避免从有感染或溃疡的一侧下肢获取静脉。

⊘ 意外切断静脉

　　将示指放于切口内大隐静脉之上，与其平行并向前推开组织，用锐利的剪刀将皮肤切口在示指上向前延伸。用此方法可以防止意外切断较表浅的大隐静脉，并能避免形成不必要的无效腔或多余的皮瓣。

⊘ 神经损伤

　　隐神经与大隐静脉伴行。必须特别小心，避免切断此神经，否则会导致术后皮肤感觉异常。

⊘ 膝关节皮肤切口

　　膝关节处的切口张力较大，且在膝关节活动时，切口会受到多个方向的牵拉。患者会因此感觉不舒服，伤口愈合也往往令人不满意。因此，应保留膝关节处皮肤的完整性（图 9.5）。

NB 间断皮肤切口

　　如果患者合并有糖尿病或外周血管病，或者有伤口愈合不良的易感因素，应行多个间断切口，保留切口间皮肤的完整性，以利于闭合伤口，减少皮肤边缘缺血的发生（图 9.5A）。

⊘ 伤口愈合

　　小腿下部的伤口愈合较慢，尤其是对合并外周血管病的老年糖尿病患者。进行组织操作及伤口闭合时要非常谨慎。

NB 对于老年糖尿病或外周血管病患者，避免获取小腿的血管也是可以的。NB

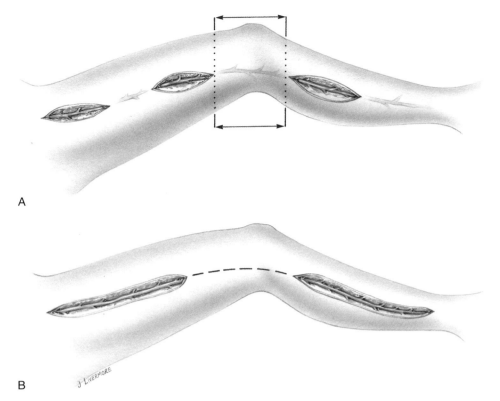

A

B

图 9.5　开放获取大隐静脉。A. 多个间断切口。B. 连续长切口，在膝关节处保留皮肤完整

如果两侧的大隐静脉已被剥脱或在之前旁路移植手术中已被使用，可以使用单侧或双侧的小隐静脉，通常也可以获取足够的长度。这时，患者体位及铺巾要能充分显露患者下肢后侧。

⊘ 静脉曲张

不应使用罹患静脉曲张的大隐静脉。曲张后的静脉血管壁扩张、形态异常，管腔过大也会降低血流速度，易在早期即发生桥血管血栓或堵塞。

⊘ 局部血管曲张

沿着血管壁轻轻扩张静脉，可以发现局部的血管曲张。可以用金属夹与静脉壁平行钳夹多余的组织，部分消除局部血管曲张（图 9.6）。

⊘ 内膜损伤

不能为了方便分离而牵拉或拖拽大隐静脉。大隐静脉的内膜层非常脆弱，容易被撕裂，从而引起血小板聚集，极易发生早期桥血管堵塞（图 9.7A）。采取多个间断切口从皮肤桥下方取出大隐静脉的方案，更容易发生此种损伤。

⊘ 大隐静脉过度扩张

应轻柔地扩张静脉，任何过大的压力都会导

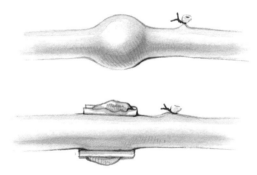

图 9.6　消除局部静脉曲张

致静脉撕脱或破损。有商品化的防高压装置，可将血管内压力控制在 150mmHg 以下。

⊘ 撕脱伤

牵拉静脉可能会导致小侧支压力过大，造成撕脱伤。可用 7-0 或 8-0 的聚丙烯缝线缝合静脉壁上的破口，这样做虽然可以止血，但却已经破坏了静脉内膜的完整性。⊘

必要时，可以使用有弹性的血管带，轻柔地拉动静脉（图 9.7B）。

侧支血管可以用缝线结扎，也可以用金属夹夹闭，然后切断（图 9.8）。

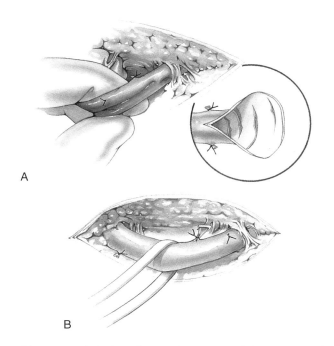

图 9.7 A.牵拉或拖拽大隐静脉损伤血管内膜。B.用弹力带轻拉静脉

⊘ 侧支残根

应在距离主干 1mm 处结扎或夹闭侧支，避免形成残根。残根会引起血栓形成及早期桥血管堵塞（图 9.9A）。可以用一个精细金属夹平行静脉壁在线结下夹闭侧支，易于消除残根。

⊘ 桥血管狭窄

同样，线结或金属夹不能夹带任何静脉壁组织，以免造成桥血管的局部狭窄（图 9.9C）。如果不慎带上静脉壁，应小心松开线结或移除金属夹。用粗针持在金属夹的闭合环处施压，有助于分开金属夹的两端，便于移除。然后重新结扎或放置金属夹。

⊘ 外膜缩窄

在结扎某个分支时，有可能会将血管外膜组织带入结扎线圈，产生局部缩窄。应使用 Potts 剪刀仔细切断外膜约束带（图 9.10）。⊘

当游离了足够长度的静脉后，将血管两端切断、移除。腹股沟和踝部的静脉残根牢固结扎。

缝合皮肤切口

用可吸收缝线逐层缝合腿部伤口。在腹股沟区域或伤口较深的部位，可能需要再额外缝合一层。用细的可吸收缝线以皮下缝合的方式关闭皮肤切口。

⊘ 伤口引流

如果伤口较深或持续渗血，则使用密闭系统引流 24h。这样可以防止血肿形成及感染。

⊘ 伤口感染

合并糖尿病或外周血管病的患者罹患伤口感染的风险较高，因此，闭合伤口时尽量减少损伤且不要遗留任何无效腔。在关闭切口前，确保止血充分。真皮下皮肤缝合可用深缝的间断水平褥式单股缝线加固，缝线保留 2~3 周，直到愈合满意。⊘

无论使用何种取血管技术，都要用一枚橄榄形针头插入静脉远端，并用肝素化自体血轻轻扩张静脉。找到破裂的侧支，用 4-0 丝线结扎牢靠，或用 7-0 或 8-0 聚丙烯缝线缝合，且需预防之前提到的各种情况（图 9.11）。

⊘ 缝合静脉壁

有时，需要缝合静脉壁的侧支撕裂处。可以在扩张静脉时，用 7-0 或 8-0 的聚丙烯缝线纵向缝合静脉壁。横向缝合可能引起静脉局部狭窄（图 9.12）。⊘

切断静脉末端，避免任何静脉瓣的残留，修

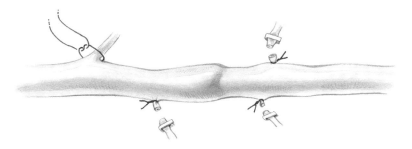

图 9.8 结扎或钳夹静脉分支

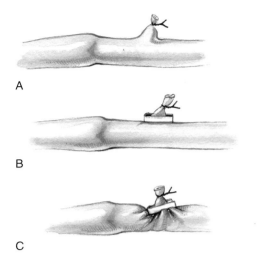

图 9.9 A.静脉残根过长。B.用一个金属夹消除残根。C.金属夹造成静脉狭窄

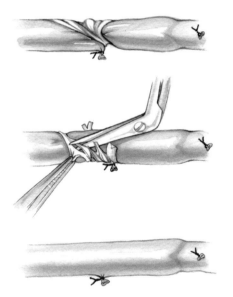

图 9.10 切开外膜束带，解除静脉缩窄

剪末端形成一个平滑的风帽状的开口，以便于冠状动脉吻合（图 9.13）。

NB 静脉末端

如果静脉的管径较小，可以在静脉的"脚跟"处切开，扩大开口。

⊘ 静脉瓣瓣膜切除器损伤

一些外科医生建议使用瓣膜切除器切除大隐静脉内的静脉瓣。有时这样做会有用，但会在静脉壁上产生纽扣样缺损。因此，如果使用静脉瓣瓣膜切除器，应非常小心。我们常规不切除静脉瓣，除非其恰位于吻合部位。

NB 腿上部与下部静脉

通常而言，腿下部的静脉与冠状动脉口径更匹配，且静脉瓣较少，可以承受较高的腔内压力，因此更适宜作为较细冠状动脉的桥血管。然而，动脉化过程和内膜增生可以造成小的大隐静脉早期即发生闭塞。此外，相对一个标准的主动脉吻合口而言，口径较小的静脉桥血管近端可能过小，使得近端吻合不得不做在一个较小的主动脉切口上，而不是在常规打孔器打出的孔上。

体外循环下冠状动脉旁路移植术

在过去的 10 年间，涌现出许多可用于冠状动脉旁路移植手术的入路，包括胸部小切口技术，但目前大部分病例依然选择正中开胸。对于一些特定患者，尽管可以考虑不停跳旁路移植，

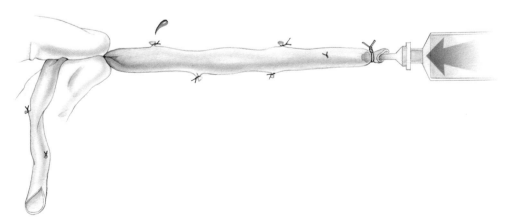

图 9.11 轻轻扩张静脉

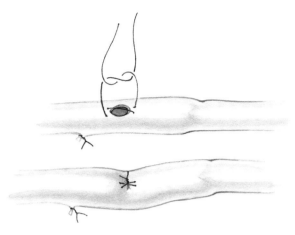

图 9.12 横向缝合撕脱的侧支血管导致静脉狭窄

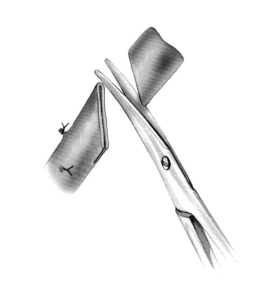

图 9.13 修剪静脉末端，形成一个风帽状开口

但大部分患者仍需在体外循环下完成冠状动脉血运重建。

对于大多数接受冠状动脉旁路移植的患者，通过单根心房 - 腔静脉插管即可充分引流。如果需要同期施行其他心脏手术且需要打开右心时，应使用上、下腔静脉插管，并通过升主动脉直接插管将氧合后血液回输至患者体内。极少数情况下，由于升主动脉瘤或主动脉壁广泛钙化，不适宜进行主动脉插管，可以使用股动脉或腋动脉插管代替（见第 2 章）。

左心引流可以通过右上肺静脉或肺动脉插管来实现，但对于大部分患者并没有此需要（见第

4 章）。在极少数情况下，需要再次手术对旋支进行单根旁路移植时，可以通过左侧开胸，此时，可以通过股动脉和股静脉插管建立体外循环（见第 2 章）。

心肌保护

首先从主动脉根部灌注冷的含血心脏停搏液，使心脏停跳；在主动脉阻断期间，每间隔 10~15min 灌注一次。完成远端吻合后，可以通过静脉桥血管灌注额外的停搏液。全身降温到 34℃，用冰盐水或心脏表面降温来强化心肌保护。冠状动脉重要分支近端的严重病变可能影响心脏停搏液的均匀分布，从而影响心脏完全停跳。在冠状动脉旁路移植时，经冠状静脉窦进行逆行灌注是达到最佳心肌保护效果的有效辅助手段（见第 3 章）。

对于急性冠状动脉阻塞或即将发生心肌梗死的患者，首先对病变冠状动脉旁路移植，使心脏停搏液能通过静脉桥血管分布到病变累及区的心肌。

NB 当使用动脉作为桥血管时，逆行灌注心脏停搏液尤为有效，因为在这种情况下心脏停搏液也不能通过桥血管灌注。

NB 对于再次冠状动脉旁路移植的患者，如果静脉桥血管通畅但有病变，则存在桥血管碎片堵塞远端冠状动脉血管床的风险。此时，建议逆行灌注心脏停搏液。

NB 当原位胸廓内动脉桥血管存在且通畅时，顺行灌注停搏液不能到达桥血管供应的区域。这时要先找到通畅的桥血管，暂时用"哈巴狗"夹闭，然后可以顺利进行逆行灌注。

NB 心脏停搏液含有高浓度钾离子，禁止直接注入静脉桥血管，否则会造成静脉内膜损伤。

动脉靶血管的切开原则

体外循环下，心脏停跳并处于舒张状态，用手指检查冠状动脉，判断是否存在病变或钙化。选择一个适合的位置切开动脉靶血管，应尽可能避开有显著病变的位置。用特殊的小圆刀（如

Beaver Mini-Blade A6400，图 9.14A）将冠状动脉表面的心外膜划开，并向两边推开，这样可以更好地检查冠状动脉壁。选择好冠状动脉切口的部位后，用小尖刀（如 Beaver Micro-Sharp Blade A7513）切开冠状动脉的前壁（图 9.14B）。

NB 外科医生应记住冠状动脉造影中冠状动脉的确切解剖，这样才能把桥血管搭到狭窄部位的远端。

⊘ 冠状动脉切开的位置

小心地沿着冠状动脉中线将其切开，斜行的切口会导致桥血管在吻合口的"脚跟"或"脚尖"处发生扭曲。如果试图调整切口的方向，则会在动脉壁上形成一个瓣片，影响吻合效果（图 9.15）。

⊘ 损伤动脉后壁

要采用特殊的预防措施以防损伤冠状动脉后壁。切开冠状动脉时，如果刀刃垂直于血管，就容易损伤后壁。因此，刀刃应与冠状动脉呈 45°（图 9.16）。如果刀刃切穿动脉后壁到血管外膜，用 8-0 的聚丙烯缝线缝合，并在血管外打结（图 9.17）。

⊘ 动脉壁钙化或僵硬

有时，冠状动脉壁会严重钙化，变得没有弹性，这将给冠状动脉切口及修剪造成困难，影响吻合质量。这时，可以在冠状动脉切开的部位将前壁切除一块。切除的动脉前壁为三角形，这是此操作的关键（图 9.18）。否则，钙化的主动脉

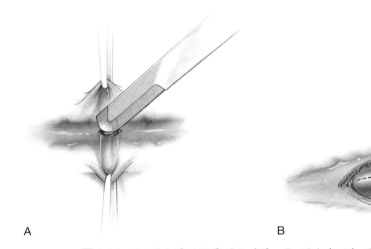

A   B

图 9.14　A. 用小圆刀显露冠状动脉。B. 用小尖刀切开冠状动脉前壁

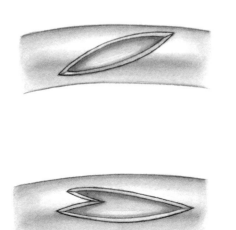

图 9.15　斜行动脉切口并尝试将其矫形，形成动脉壁上的瓣片

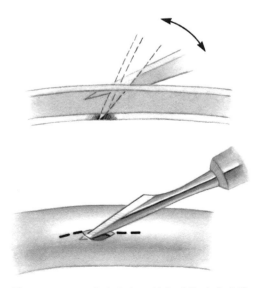

图 9.16　刀刃过于垂直，损伤冠状动脉后壁

壁会造成桥血管吻合口管腔的狭窄。⊘

　　然后，向近端或远端扩大切口（图9.19）。可以用特殊改良的Potts剪刀在特别困难的部位扩大冠状动脉切口。将带有刻度的探子经靶血管切开点轻轻插入冠状动脉，可以测量冠状动脉管径并发现远端是否存在引起梗阻的斑块（图9.20）。

⊘ 远端梗阻斑块

　　应尽量在冠状动脉上寻找相对正常的部位进行吻合。如果吻合口"脚尖"部仍然存在局部斑块，会对血流造成影响，导致早期桥血管梗阻。

因此，越过梗阻斑块扩大冠状动脉切口非常重要（图9.21）。同时，应将桥血管远端相应地进行扩大，然后进行吻合。如果梗阻的部分太长，不能采用此技术，要在梗阻部位的远端移植第2根桥血管。

⊘ 内膜损伤

　　用探子探查冠状动脉时必须轻柔，避免用直径过大的探子强行插入血管腔内，防止内膜撕裂。

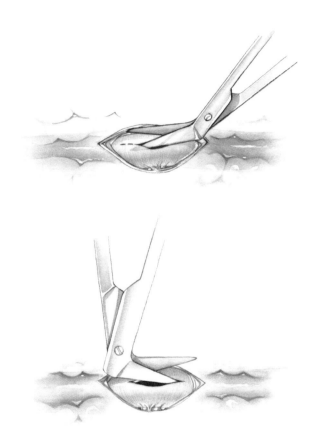

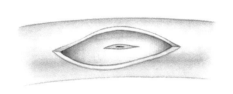

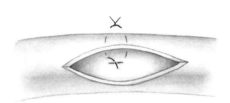

图 9.17　缝合修补切穿的冠状动脉后壁，在血管外打结

图 9.19　用 Potts 剪扩大冠状动脉切口

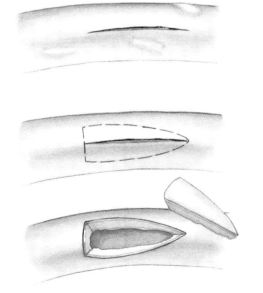

图 9.18　从钙化的冠状动脉上切除一三角形部分

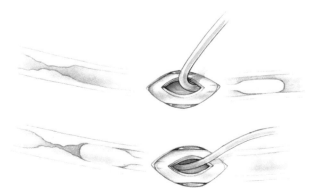

图 9.20　用探子测量冠状动脉的口径

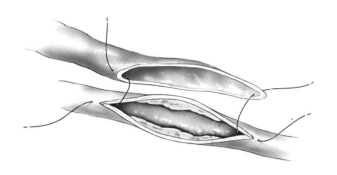

图 9.21 扩大冠状动脉切口，需越过导致狭窄的斑块

🚫 心肌内走行的冠状动脉

冠状动脉可以在心肌内走行，因此有时必须要分离到心肌才能找到。切断冠状动脉上的心肌桥时必须非常小心，冠状动脉在心肌内的部分几乎很少存在病变。切断心肌桥应仅限于为了获得满意的吻合所需的范围，然后用低电流的电凝器烧灼心肌桥边缘止血。

🚫 冠状动脉寻找困难

有些患者的与冠状动脉伴行的心外膜脂肪会妨碍寻找冠状动脉。这种情况下，先找到冠状动脉的侧支，然后沿着侧支向主干追踪。随后，将冠状动脉上的脂肪组织分离干净。当找不到左前降支时，可以先找到后降支，然后顺着它到达心尖部位，左前降支的远端就应该在此附近。

摆放心脏，显露冠状动脉

显露心脏的前表面

排空心脏，将一块用冰盐水浸泡的大纱布置于心包内、心脏的后方，这样可以很好地显露心脏的前表面。左前降支、对角支及中间支（适度微调后）都可以轻松看到（图 9.22）。

显露右冠状动脉及其分支

右冠状动脉通常较大，位于右心房室沟内，被心外膜脂肪覆盖。其远端分支即后外侧支和后降支动脉，在朝心尖部走行过程中越来越表浅。

将手术台升高，患者略微处于头低脚高的体位。将右心室的锐缘轻轻抬高，由助手用手辅助，可以看到右冠状动脉的远端及其分支的近端部分（图 9.23）。切开房室沟上的心外膜，找到右冠状动脉远端，并分离一小段距离。如要显露后降支和后外侧支动脉，可将心尖抬高，并朝向患者右肩（图 9.24）。

显露旋支及分支

稍稍降低手术台并向患者的右侧转动手术台，使左侧升高。在心脏后方靠近左心房放置冰纱布。将排空、松弛的心脏轻轻抬起，由助手用右手扶住。采用此方法，稍加调整，就可以看到旋支的钝缘支及右冠状动脉的后侧支（图 9.25）。

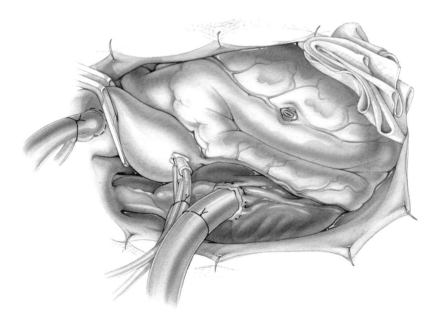

图 9.22 摆放心脏，显露心脏前面的冠状动脉分支

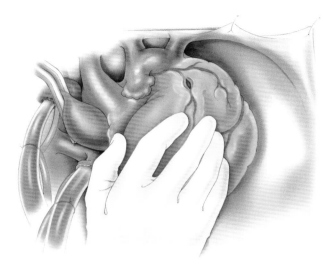

图 9.25 摆放心脏，显露旋支及其分支

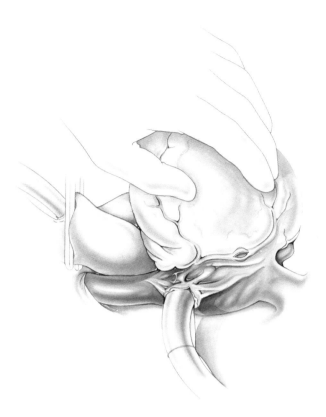

图 9.23 摆放心脏，显露右冠状动脉及其分支

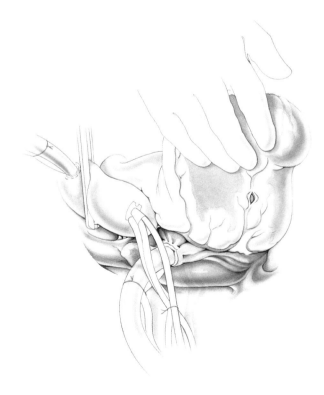

图 9.24 显露后降支及后外侧支

吻合技术

所有的冠状动脉吻合技术本质上都是相同的。在选好的部位做切口，用 Potts 剪刀将切口扩大至 5~7mm 长。桥血管的远端要修剪成斜的风帽状，保证其周长至少比冠状动脉切口大 25%（图 9.13）。用 30 英寸（76.2cm）长的 7-0 或 8-0 聚丙烯带双头锥形缝针的缝线开始远端吻合。第 1 针从主刀医生一侧的桥血管穿入，距离 "脚跟" 部位 2mm。然后将缝针由内而外穿过冠状动脉的管腔，距冠状动脉右侧的 "脚跟" 部 2~3mm（图 9.26）。用同一缝针由外向内再次穿过桥血管，沿顺时针方向并靠近前一针。同样沿顺时针方向，在靠近前一针的位置，将缝针由内而外穿过冠状动脉（图 9.27）。重复此顺序，直到在胸廓内动脉或静脉桥血管上缝合 4 针，然后轻拉缝线两端，以拉锯的方式将桥血管向下推到靶血管上（图 9.28）。

通常由助手用两把无创镊子提着静脉或胸廓内动脉（图 9.26），且最好提着血管的外膜组织。这有些困难，但如果镊子夹住血管壁全层包括内膜，会造成血管壁损伤，导致桥血管早期闭塞。

术者也可以用左拇指和示指轻轻捏住桥血管，用右手进行血管吻合（图 9.29）。该方法可以避免镊子对血管损伤，而且不需要助手的帮助。尽管刚开始这么做时会有些笨拙和困难，但当有了一定经验后就会轻车熟路，而且实际上会加快吻合速度。另一个可供选择的方法是将血管置于心脏上，靠近并平行于冠状动脉上的吻合部位（图 9.30）。一些外科医生更喜欢通过轻轻牵拉

外膜来平展桥血管。对于上述吻合技术，缝线的顺序都是相同的。

⊘ "脚跟"处吻合口漏

在"脚跟"处的缝线必须要非常密，减少吻合口漏的可能。在此区域进行加固缝合很困难，而且会影响吻合口的管腔。

⊘ 确认吻合口"脚跟"部管腔的通畅性

用大小适当的圆头探子插入冠状动脉、胸廓内动脉或静脉桥血管一小段距离，以确认"脚跟"部的吻合口是通畅的（图 9.28）。

NB 上述的探子可以留在冠状动脉腔内阻断血流，以便更加精准地缝合。**NB**

在缝线的左侧末端加上套有橡皮的钳子，可起到轻微的牵引作用。用缝线另一头的针连续缝合，在桥血管上由外而内，在冠状动脉上由

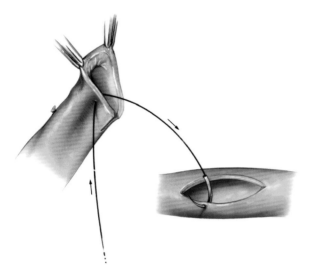

图 9.26　远端吻合技术步骤 1

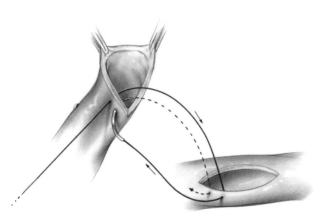

图 9.27　远端吻合技术步骤 2

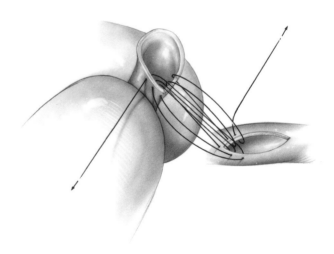

图 9.29　用左拇指和示指夹住静脉桥血管

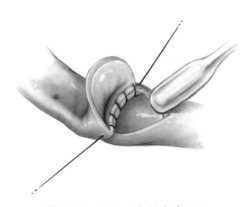

图 9.28　远端吻合技术步骤 3

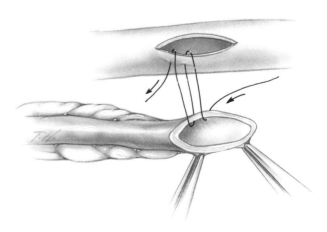

图 9.30　将桥血管放在心脏上冠状动脉吻合部位附近

内而外（图 9.31），连续缝合至完全绕过吻合口的"脚尖"部（图 9.32）。

在"脚尖"部的冠状动脉，针距要小，缝合要浅。

NB 缝合时，缝针可以带上周围纤薄的心外膜，以降低发生吻合口漏的风险。**NB**

此时，通过吻合口的"脚尖"部送入适当大小的探子，确保其通畅。继续进行缝合，直到与缝线的另一头会合。

⊘ 动脉壁钙化

如果冠状动脉壁严重钙化，使用 7-0 聚丙烯角针缝线进行吻合。这种针非常坚固，可以轻易穿过钙化斑块。当冠状动脉的边缘钙化时，还可以选择将静脉桥血管置于动脉腔内，隔离钙化部

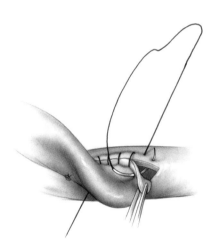

图 9.31 完成远端吻合

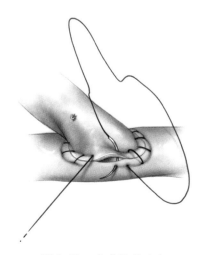

图 9.32 完成远端吻合

分。由于静脉桥血管的直径大于冠状动脉，因此吻合口的管径也足够（图 9.33）。

⊘ 不慎缝到冠状动脉后壁

吻合口的"脚尖"部是其最关键的部位，决定了桥血管的流量。当靶血管管腔小或显露不佳时，缝针可能会缝到动脉后壁（图 9.34）。将一个大小合适的探子或一次性塑料探条插入动脉远端，走行一小段距离，有利于进行精确缝合，可防止上述问题的发生。

⊘ 吻合口"脚尖"部狭窄

尽管吻合"脚尖"时，缝针从冠状动脉内缝出可以减少缝住靶血管后壁的可能，但也很难准确预估缝针穿出的部位，这有可能是一段较大、较长的血管壁。收紧缝线时，会在吻合的"脚尖"处产生褶皱，造成狭窄。应非常小心避免此情况发生（图 9.35）。

NB "脚尖"处吻合口外观

吻合口的"脚尖"处，桥血管上缝针的间距要比冠状动脉上大一些，当血流建立后，桥血管

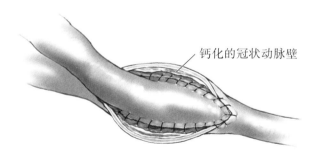

图 9.33 将静脉桥血管封在冠状动脉腔内，隔离冠状动脉钙化部分

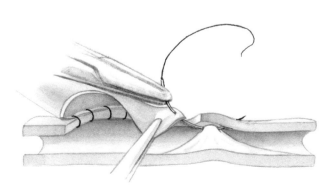

图 9.34 缝针不小心缝住吻合口"脚尖"部的动脉后壁

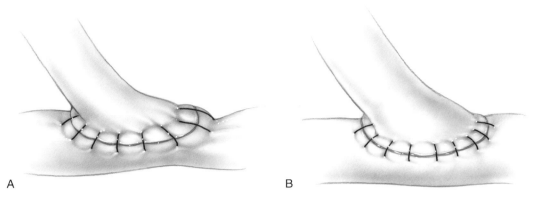

图 9.35　A. 吻合口 "脚尖" 处形成褶皱和狭窄。B. "脚尖" 处针距小、针脚密，可以防止吻合口狭窄

会在吻合口上鼓起，呈风帽状。🆚

收紧缝线前，通过桥血管轻轻注入含血心脏停搏液进行排气，防止冠状动脉内形成气栓。谨慎收紧缝线，牢固打结缝线（图 9.36）。同样，移除血管夹后进行胸廓内动脉排气。如果要行其他冠状动脉吻合，完成缝线打结后，再重新放置血管夹。

🆚 在进行此操作前，常常先用含血心脏停搏液进行逆行灌注，将碎块及空气从远端冠状动脉中冲洗出来。

🆚 吻合时缝入心外膜

吻合时会经常将冠状动脉切口两侧的心外膜组织一起缝入，使吻合口更牢靠。🆚

用 6-0 聚丙烯缝线将胸廓内动脉蒂缝合固定

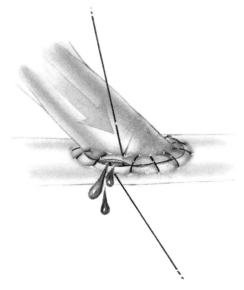

图 9.36　打结前，从桥血管注入停搏液

在吻合口两侧的心外膜上，可以防止动脉蒂扭转，避免血流受阻。

⊘ 将胸廓内动脉扁平化

如果固定缝线位置距离冠状动脉太远，充盈的心脏会横向拉伸动脉蒂，造成胸廓内动脉受压、桥血管流量减少。

⊘ 吻合口漏

将含血心脏停搏液注入桥血管可检查是否存在吻合口渗漏，此时补针能达到最佳的止血效果，但要小心，不要使吻合口内径受到影响。在渗漏的部位，可以将周围的心外膜组织一并缝入。

其他远端吻合技术

间断缝合技术

也可以使用间断缝合来完成远端吻合。理论上，间断缝合效果更好。许多外科医生把连续缝合和间断缝合结合起来，在吻合口的 "脚尖" 处用间断缝合。间断缝合的一般原则与上文描述的连续缝合相同，但吻合口漏发生率比较高，需要进行加固。

序贯吻合

当可使用的静脉桥血管长度有限时，可以使用序贯吻合。更多的时候，因为序贯桥可以提高流量，很多外科医生倾向常规进行序贯吻合。尽管序贯吻合可用于任何靶血管，但仍最常用于左前降支和对角支或后降支和右冠状动脉远端。有时，进行多个序贯远端吻合，而近端吻合只有一个，一般认为这并非理想的状况。序贯吻合技与上文所述相同，但冠状动脉上的切口排列会有不同，形成侧 – 侧、"T"形、"Y"形或菱形的排列形状。

⊘ 冠状动脉切口过大

进行序贯吻合时，术者应避免在冠状动脉上做过大的切口，以免出现吻合口偏平的情况。

⊘ 桥血管远端闭塞

最远端冠状动脉吻合口的通畅度取决于较近端冠状动脉的血流特征。最远端的靶血管应该是血流量最大的冠状动脉。如果最近端的冠状动脉血流显著高于最远端的冠状动脉，则连接远端冠状动脉的桥血管会逐渐阻闭。

⊘ 桥血管打结

吻合口之间的桥血管长度必须适宜，可以使桥血管很舒展地趴在心脏上，不会发生弯折。⊘

如果能做到以上技术细节要求，序贯吻合可以获得很好的长期效果。

先吻合"脚尖"处的吻合技术

由于右冠状动脉及其分支的走行特点，其易于进行序贯吻合。缝合第 1 针时，缝针在吻合口的"脚尖"处由外向内缝入靶血管腔内（图9.37），然后将缝针由内向外穿过桥血管。用同一根缝针再次由外向内穿入靶血管腔内，与上一针靠近，略偏向术者的右侧（图 9.38），并从桥血管内缝到血管外（图 9.39）。将缝线的一端夹住，然后将桥血管向下推到位。此时，把一个大小合适的探子插入冠状动脉管腔，以确保"脚尖"处吻合通畅。

将缝线另一端的缝针穿过桥血管壁，由内向外穿过动脉壁（图 9.40）。重复连续缝合，直到完全绕过吻合口的"脚跟"处（图 9.41 至图9.44），然后钳夹此针。将另一根缝针由外向内穿过动脉壁，随后由内向外穿过桥血管（图 9.45）。然后完成吻合，并在灌注心脏停搏液和排气后，结扎缝线两端（图 9.46）。

⊘ 意外缝住后壁

缝合时可能会缝住冠状动脉后壁（图 9.47）。缝针穿过桥血管前，如果能完全看见吻合口"脚

尖"处的管腔，就可以避免此并发症的发生（图9.48）。此处的吻合也可用间断缝合完成。

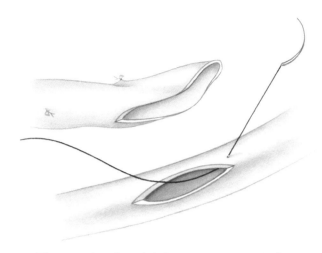

图 9.37 先吻合"脚尖"处的远端吻合技术步骤 1

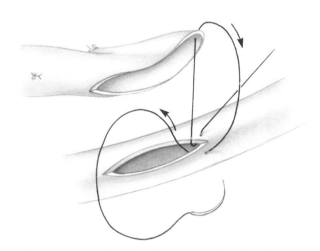

图 9.38 先吻合"脚尖"处的远端吻合技术步骤 2

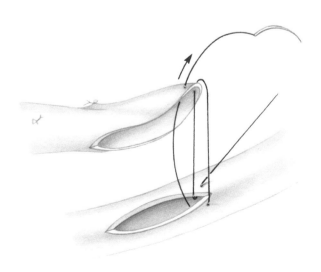

图 9.39 先吻合"脚尖"处的远端吻合技术步骤 3

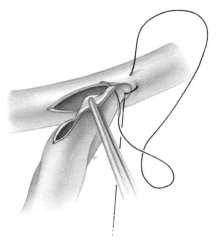

图 9.40　先吻合"脚尖"处的远端吻合技术步骤 4

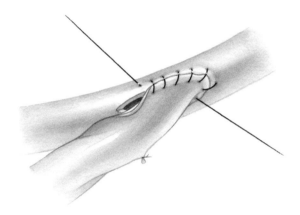

图 9.41　先吻合"脚尖"处的远端吻合技术步骤 5

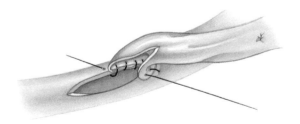

图 9.42　先吻合"脚尖"处的远端吻合技术步骤 6

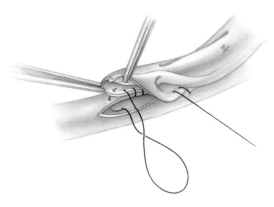

图 9.43　先吻合"脚尖"处的远端吻合技术步骤 7

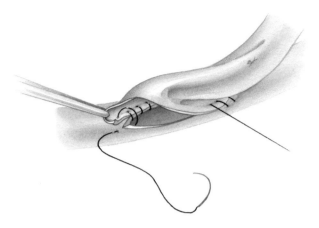

图 9.44　先吻合"脚尖"处的远端吻合技术步骤 8

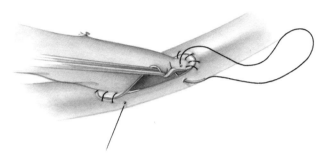

图 9.45　先吻合"脚尖"处的远端吻合技术步骤 9

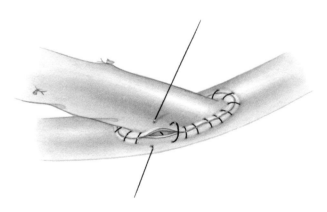

图 9.46　先吻合"脚尖"处的远端吻合技术步骤 10

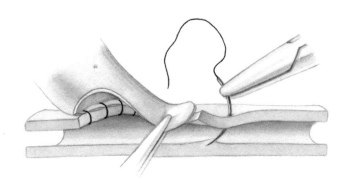

图 9.47　"脚尖"处缝针缝住冠状动脉后壁

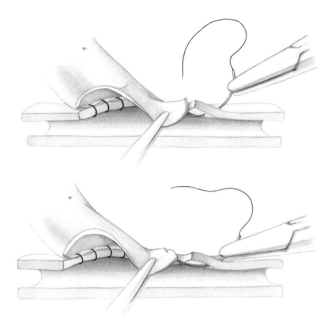

图 9.48 "脚尖"处正确的缝针位置

动脉内膜剥脱术

对冠心病患者行冠状动脉内膜剥脱术仍存在争议。许多术者采用此方法获得了很好的结果，并在处理冠状动脉主要分支时使用这一技术；有些外科医生只在处理右冠状动脉远端时行内膜剥脱；而另有一些医生则完全不做剥脱。在许多情况下，动脉内膜剥脱术是为旁路移植提供适宜血管管腔的唯一方法。冠状动脉内膜剥脱后可能会降低远期通畅率，而且会增加围术期心肌梗死的发生率。但如果使用得当，仍然不失为一项有用的技术，能获得很好的效果。

技　术

切开覆盖于病变冠状动脉的心外膜组织，用常规方法在靶血管表面做一 1cm 切口。用动脉内膜剥脱器在冠状动脉壁钙化的中层和弹力外膜之间进行剥离。沿血管周径将钙化的核从近端和远端的动脉壁上剥除（图 9.49）。在"花生米"剥离器提供的牵引和对抗牵引下，用钳子或镊子将钙化斑块轻轻拉出（图 9.50），并用剪刀切断。轻拉远端的部分，向外拉出直到其断开。

🚫 冠状动脉壁撕裂

钙化核心常常黏附在动脉壁上，被剥离时容

易造成动脉壁撕裂，因此剥离时必须非常小心。如果造成撕裂，要直接缝合，保证动脉管腔足够大；也可以将受损的部位缝入动脉切口与静脉桥血管的吻合口中。🚫

内膜剥脱后，充分冲洗冠状动脉血管腔以去除碎片，之后，采用常规方法将静脉桥血管与靶血管进行吻合。

🚫 吻合口狭窄

吻合口的长度有时会很长，这时要小心避免连续缝合产生荷包收缩效应。

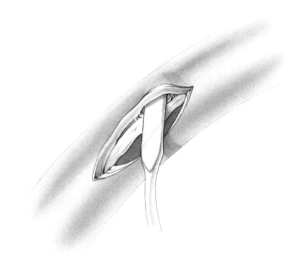

图 9.49 *动脉内膜剥脱步骤 1*

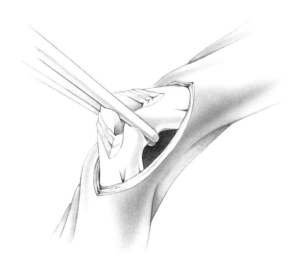

图 9.50 *动脉内膜剥脱步骤 2*

⊘ 室间隔支闭塞

切除钙化斑块会使一些冠状动脉分支出现闭塞。对左前降支进行内膜剥脱时要尤其小心，因为室间隔支的完全闭塞可导致围术期心肌梗死。

NB 如果进行冠状动脉内膜剥脱，最好不使用胸廓内动脉作为桥血管。因为当冠状动脉上有长切口时，胸廓内动脉容易在"脚跟"处弯折，影响流量。

近端吻合

在主动脉阻断下完成所有近端吻合的做法越来越流行，该策略能避免因钳夹损伤主动脉而导致钙化斑块脱落，因此能降低术中卒中的发生。术者在开始体外循环前记住心脏的大小，并预设好如何摆放静脉桥血管是很重要的。在心脏排空并处于松弛的情况下，正确估计静脉桥血管的长度比较困难。通过壁层心包的轮廓估计静脉桥血管的长度是一个好方法，也可以通过充盈心脏来确定桥血管的准确长度。

另一个方法是松开主动脉阻断钳，使心脏正常跳动，将静脉桥血管切断，保留最适宜长度，在主动脉上用侧壁钳完成近端吻合。

⊘ 静脉桥的长度

大隐静脉桥血管会随着时间的推移发生轻微的缩短。如果静脉桥血管长度略短，会因收缩而面临吻合口张力增加，导致桥血管易发生早期衰竭。切断静脉桥血管时，应确保当心脏完全充盈时桥血管也有足够的长度，而后再需要额外增加1~2cm。⊘

如果发现桥血管太短，将其在主动脉上重新摆放，也可将静脉斜行切断，并用一段额外的静脉延长（图9.51）。

如果静脉留置过长，当心脏回置至心包内正常位置后，此静脉桥血管会扭结或折叠（图9.52）。有时，桥血管看起来长度适宜，但关胸后会出现弯折。这种情况最常见于旋支的桥血管。如果出现这种情况，要拆除近端吻合口，切除多余的血管，再将其重新与主动脉吻合。如果主动脉有广泛病变，也可在静脉桥中间切除一段适宜的长度，再将断端重新吻合，注意不要使静脉发

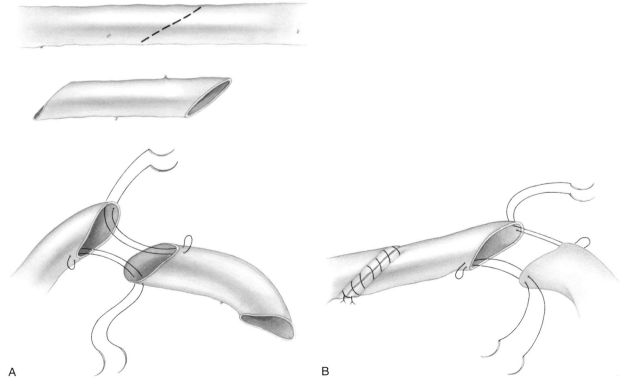

A   B

图9.51 用一段额外的静脉延长静脉桥血管

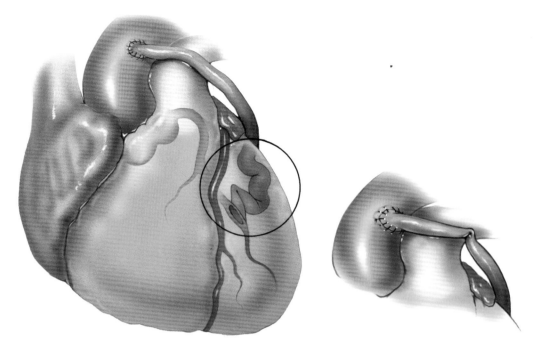

图 9.52 静脉桥血管因太长而在心脏后弯折。右图：桥血管在关胸时弯折

生扭曲。如果桥血管稍长，可将其置于左心耳后方，并用一块止血纱布来固定其位置（图 9.53）。

⊘ 桥血管扭曲

要确保正确摆放桥血管，防止发生扭曲。当使用静脉桥血管对心脏背面血管进行旁路移植时，容易出现这种情况（图 9.54）。虽然很少发生，但一旦出现此情况就必须重新进行近端吻合。如果不能重新做近端吻合，也可以将静脉桥血管切断，理顺后重新吻合。有些外科医生喜欢用亚甲蓝条纹标记静脉桥血管防止出现这种情况。⊘

修剪静脉末端，使其开口大而宽，呈风帽状（图 9.13）。具体方法为：先根据静脉的长度，斜行 30°将其切断，在"脚跟"处向下充分延长切口，使形成的静脉开口比主动脉开口至少大20%。

⊘ 静脉桥血管与主动脉开口不匹配

静脉桥血管的周长必须比主动脉开口至少大20%，否则静脉会被拉扯平，从而影响吻合口管腔（图 9.55）。

NB 如果静脉口径太小，主动脉上的开口只能做

一狭长切口，对应桥血管"脚跟"处的切口。

NB 如果不小心将主动脉开口切得过大，可用 4−0 聚丙烯缝线进行荷包缝合，缩小至适当大小（图9.56）。**NB**

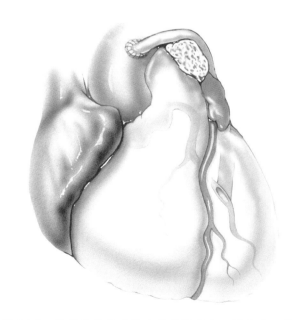

图 9.53 将稍长的静脉桥血管放置在左心耳后方，并用止血纱布固定其位置

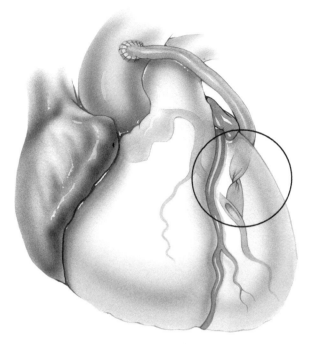

图 9.54 静脉桥血管发生扭曲

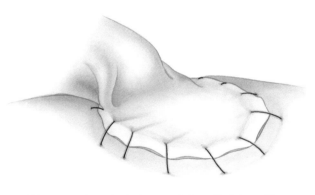

图 9.55 由于主动脉开口过大，静脉桥血管近端开口被拉扯平

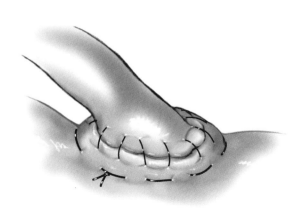

图 9.56 荷包缝合，缩小过大的主动脉开口

用 11 号刀片在适合的部位做一 3~4mm 的狭长切口，作为近端吻合口，并用细的镊子头将开口略微扩张。将一次性打孔器插入切口，切除一直径约 4~4.8mm 的圆形动脉壁（图 9.57）。

⊘ 内膜剥脱

将打孔器插入主动脉腔时应非常小心，以免发生内膜剥离，进而发生主动脉夹层。如果主动脉壁较厚且钙化，缝合时需要把发生分离的主动脉壁全层缝合在内。

近端吻合技术

到左前降支或对角支的静脉桥血管要摆成深"凹"形，吻合口朝 2 点钟的方向斜行，与主动脉连接（图 9.58）。如果将桥血管吻合的"脚跟"处放置在 3~5 点钟的位置，当心脏充盈时肺动脉就会使桥血管发生扭曲（图 9.59）。中间支和钝缘支的桥血管应在 3 点钟的位置与主动脉水平连接。远端右冠状动脉的桥血管要沿着室间沟，在 6~7 点钟的方向与升主动脉连接。后降支的桥血管沿心房外侧，在大约 8 点钟的位置与主动脉连接。将右侧的桥血管吻合在主动脉上相对较高的右前外侧部分（图 9.60），这可以防止上腔静脉或右心室流出道使桥血管发生扭曲（图 9.59B）。在特殊情况下，可将左侧的桥血管在主动脉后方通过横窦，与右侧的主动脉吻合（图 9.61），在升主动脉左侧钙化或静脉桥较短时特别有用。然而，使用此方法时，静脉桥血管容易在升主动

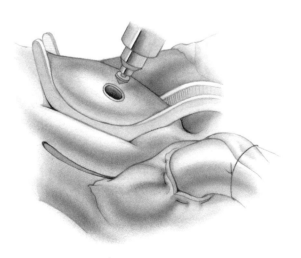

图 9.57 用一次性打孔器在主动脉上开口

脉后方扭曲，一旦静脉侧支发生出血，止血会很困难。

NB 外科医生应该预判哪些患者有可能在将来需要进行主动脉瓣置换。对于此类患者，近端吻合口要在主动脉上较高的位置，使以后进行主动脉切开时，不影响近端吻合口。**NB**

　　用 30 英寸（76.2cm）长的双头 5-0 或 6-0 聚丙烯缝线开始近端吻合。预先设计好桥血管的

适合位置及走行。按逆时针方向，第 1 针从桥血管内穿出到血管外，再从主动脉外缝合进主动脉内（图 9.62）。缝合 3~5 针后，将桥血管向下推，缝针用钳子夹住（图 9.63）。按顺时针方向，用另一头的缝针以反针的方式从主动脉内穿出到主动脉外（图 9.64），再从静脉桥血管外至血管内（图 9.65）连续缝合，直到与缝线的另一头会合（图 9.66）。当所有近端吻合完成后，将每根静

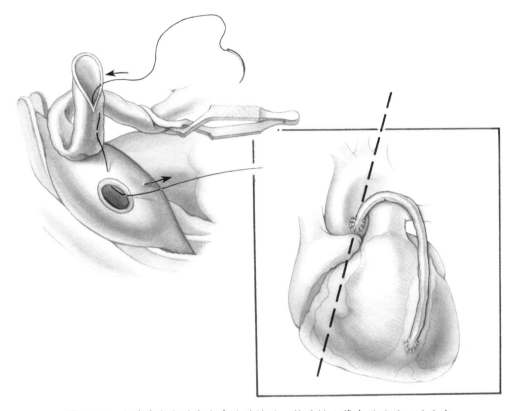

图 9.58　左前降支或对角支旁路移植时，静脉桥血管在近端的正确方向

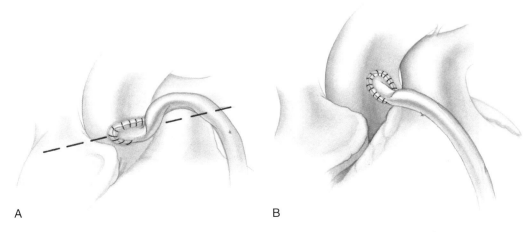

A　　　　　　　　　　　　　　　B

图 9.59　静脉桥血管近端方向不正确时，肺动脉会使桥血管扭曲。A. 到左前降支的桥血管。B. 到右冠状动脉的桥血管

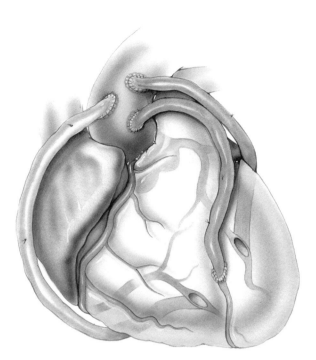

图 9.60 静脉桥血管的正确摆放与走行

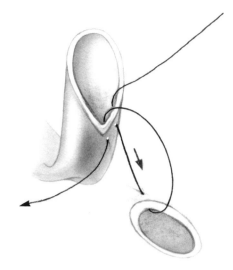

图 9.62 近端吻合技术步骤 1

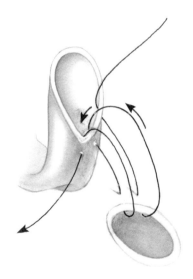

图 9.63 近端吻合技术步骤 2

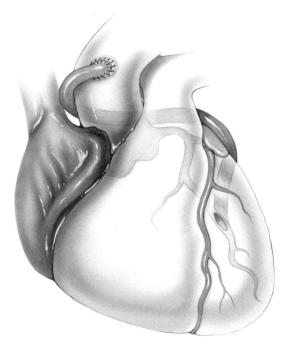

图 9.61 桥血管通过横窦

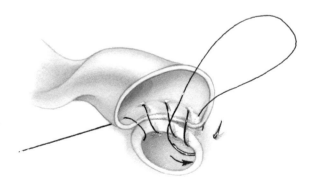

图 9.64 近端吻合技术步骤 3

脉桥用无创"哈巴狗"血管钳夹闭。暂时降低灌注压，松开主动脉阻断钳，使血液扩张静脉桥血管，并从吻合口溢出（图 9.67），这样既可以排出空气，又可以确定静脉桥血管保持风帽状。然后打结缝线，恢复正常冠状动脉灌注。

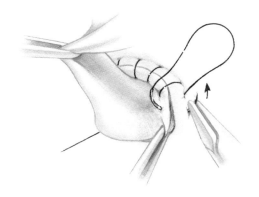

图 9.65 近端吻合技术步骤 4

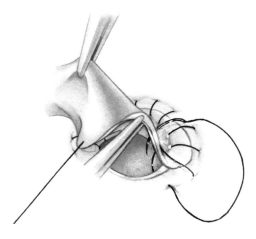

图 9.66 近端吻合技术步骤 5

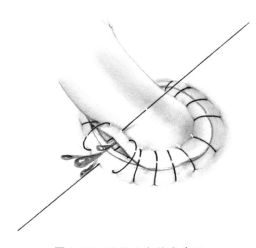

图 9.67 近端吻合技术步骤 6

NB 主动脉钙化

近端吻合要选择正常的主动脉壁，避开钙化部位。有时，主动脉壁病变非常严重，伴有钙化，可以从主动脉切开部位挤出"牙膏"样物质。有时，切口内可能有钙化斑块。应清除主动脉切口边缘的碎片，可用干纱布将其清除，稍微放松主动脉阻断钳，使血液从主动脉切口涌出，将碎片冲走。NB

确保近端吻合良好的技术还包括：如果主动脉壁的柔韧性差，需要在静脉近端修剪一个大的开口；此外，进针要深，以便全层缝合主动脉壁。

NB 主动脉表面超声检查

主动脉粥样硬化在老年患者中很常见。行主动脉表面超声检查，可以发现用手指触诊难以察觉的局限性动脉粥样硬化灶。有时，主动脉病变非常严重，使近端静脉桥血管不得不吻合到无名动脉上。完全钙化的铅管样主动脉则必须置换（见第 8 章）。

NB 游离胸廓内动脉及桡动脉作为桥血管

如果使用游离的胸廓内动脉或者桡动脉，主动脉上必须做一个较小的开口。除非主动脉壁非常薄，否则最好把动脉桥的近端吻合到静脉桥血管近端吻合口，或吻合到已缝合在主动脉开口上的静脉或心包片上。

NB 标记近端吻合口

为了方便在将来的血管造影中找到近端吻合口，有些外科医生会把一个不透光的环加入近端吻合口的缝线中。

NB 主动脉壁外膜

准备近端吻合口时，缝合应包括主动脉壁外膜，对于动脉壁薄弱的老年患者，这一点尤为重要。外膜组织可以起到"天然"垫片的作用，使吻合更加可靠，并增加主动脉壁的强度。

非体外循环下冠状动脉旁路移植术

传统上，冠状动脉旁路移植术需要在体外循环下进行，以获得无血和静态的手术野。尽管体外循环领域已经有很多进展，但目前仍存在很多文献都有报道的情况——当血液与体外循环管道的人工表面接触后，会诱发全身炎症反应，影响多个器官，引起术后心脏以外的并发症。非体外循环冠状动脉旁路移植术可以减少输血，同时，也可能是有脑血管疾病或主动脉钙化患者的首选治疗方案。

NB 非体外循环手术的相对禁忌证

近期发生过心肌梗死并发左心室功能受损或有心室扩张的患者，都不是行非体外循环旁路移植的理想人选。同样，对于有轻度以上二尖瓣反流的患者，对旋支行旁路移植时，会引起血流动力学不稳定。这些患者最好在体外循环、心脏不停跳下进行旁路移植手术。让心腔处于放空状态，以获得最佳的心肌保护，维持血流动力学稳定。

麻醉考量

在非体外循环冠状动脉旁路移植术时，麻醉管理的主要目标是：通过各种手段，维持血流动力学的稳定。最好使用多功能肺动脉导管，持续测量混合静脉血氧饱和度和心排血量。当心脏处于竖直位置时，经食管超声心动图的评估价值有限。要积极主动而不是被动地优化手术条件，以防止低血压和低心排的情况发生，这是避免紧急转为体外循环手术的关键。要及时补充血容量，因为低血压最常见的原因是摆放心脏位置后导致的静脉回流减少。要维持血红蛋白、电解质、酸碱平衡及动脉血气在正常范围。尽管需要正性肌力药物支持，但在使用时要保持在最小剂量，以防止心动过速，心动过速会影响吻合质量，并增加心肌氧耗。同时，手术医生和麻醉医生之间的持续沟通也很关键。

NB 心脏的摆放

非体外循环冠状动脉旁路移植术最关键的技术要点是心脏的摆放——既可充分显露靶血管，又不影响血流动力学。这可以通过预先缝置4根心包提吊线（图9.68）、适当摆放患者体位来实现。第1根心包缝线放置在远离膈神经下的左下

肺静脉上方，第2根缝线靠近下腔静脉，后两根缝线置于前2根缝线连线之间的等距离点上。使用 Rommel 止血套管，避免心包缝线磨损心脏。依次收紧从下肺静脉到下腔静脉的缝线，配合显著的头低脚高位及将手术台转向主刀医生，心脏可以被提出心包腔来显露左前降支及对角支。通常情况下，心脏能相对耐受被提到竖直位置。此外，有商品化的心尖吸引装置（图9.69）可以把

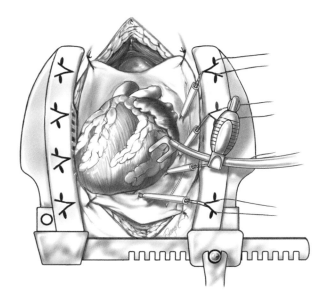

图 9.68　缝置心包提吊线

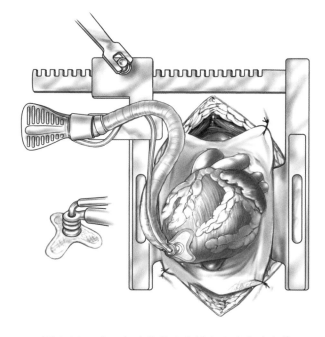

图 9.69　用心尖吸引器显露侧方及后方的血管

心脏提至竖直位置，以显露心脏侧面和后方的靶血管。心尖吸引装置关节处灵活，易于弯曲，可使心脏沿长轴自由旋转。

🔲 机械稳定装置

有几种非体外循环手术中用来局部固定靶血管的装置。Acrobat 系统（Maquet Cardiovascular，Wayne，NJ）通过吸引及施加向下的压力稳定靶血管（图 9.70）。Octupus 系统（Medtronic，Inc. Minneapolis，MN）通过多个吸引杯，高压吸引周围组织获得稳定作用（图 9.71）。

⊘ 稳定器造成心肌损伤

稳定器只能在局部心肌稳定时使用，禁止用作牵引装置，否则会影响血流动力学。

心前部血管

左前降支和对角支

通常，先对前部血管行冠状动脉旁路移植。用胸廓内动脉行左前降支旁路移植后可灌注较大部分的心肌。

🔲 有时，由于胸廓内动脉蒂会使对角支动脉稳定器放置困难，故在对左前降支旁路移植前需要先行对角支旁路移植。🔲

通过轻轻牵拉心包缝线，使心尖进入术野，可以显露心前部血管。将稳定器置于目标位置，稳定器的尖端朝向心脏基底部（图 9.72）。

🔲 通常在左前降支远端 1/3~1/2 处进行旁路移植，正常情况下血管在此处从心肌内穿出。偶尔，需要在左前降支更近端行旁路移植。在旁路移植前，先用软的硅胶管阻断靶血管近端（见下文），否则冠状动脉会发生大出血。很多术者常规使用血管腔内分流栓，以减少远端血管床缺血发生。

中间支与高位钝缘支

这些血管通常位于心肌内，需要在靠近心脏底部的位置进行旁路移植，而心底部无法搬动到术野部位。将心脏竖直摆放便于进行冠状动脉切开或缝合。放置稳定器，尖端朝向心底部（图 9.73）。患者体位为头低脚高，并将手术台转向主刀医生一侧，利于术野显露。

⊘ 左心耳损伤

尽管稳定器可以"脚跟"朝向心底部摆放，但如果左心耳与稳定器的臂摩擦，会造成左心耳出血（图 9.74）。

后部血管：钝缘支

将心脏竖直摆放稍微转向右侧，能最大限度地显露低位钝缘支。将稳定器尖端朝向心底部，固定在撑开器的横杆或右侧（图 9.75）。

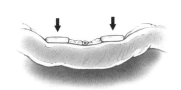

图 9.70 采用压力稳定靶血管

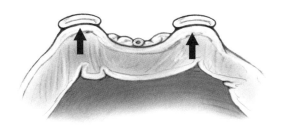

图 9.71 用高压吸引稳定靶血管

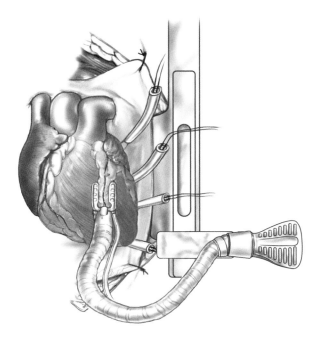

图 9.72 左前降支的显露及稳定

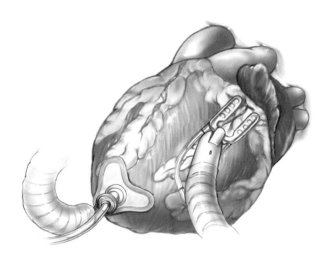

图 9.73 中间支及高位钝缘支的显露与稳定

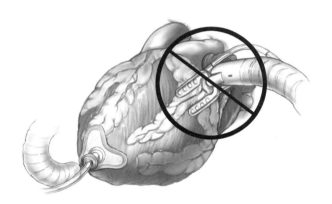

图 9.74 稳定器放置不当，造成左心耳损伤

NB 有时，显露冠状动脉旋支和某些钝缘支可能存在困难，当左心室扩张时尤其如此。此时，可以打开右侧胸膜腔以利于更好地显露。

⊘ **静脉回流受阻**

不能为了更好地显露靶血管而过度旋转心脏，否则会导致静脉回流受阻。

后方的血管

后降支

在显露后降支时，机体可以很好地耐受，并不会出现血流动力学不稳定。竖直摆放心脏，不需要任何旋转。稳定器朝向心底部，固定在牵开器的左侧（图 9.76）。

右冠状动脉远端

通常，不需要将心脏抬高到胸腔外就能获得充分的显露。稳定器尖端向下，沿动脉走行，固定在牵开器右侧（图 9.77）。

NB 首选右冠状动脉后降支而不是右冠状动脉主干进行旁路移植。阻断后降支很少会影响血流动力学，但如果必须对右冠状动脉行旁路移植，则需要放置分流器以避免缺血和血流动力学不稳定。**NB**

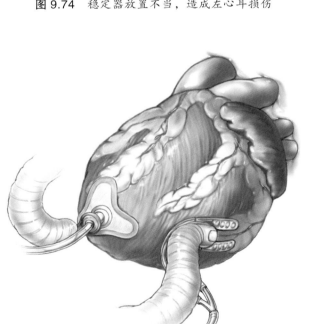

图 9.75 显露并固定钝缘支

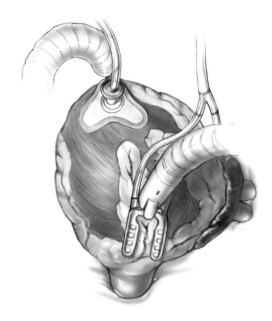

图 9.76 显露并固定后方血管

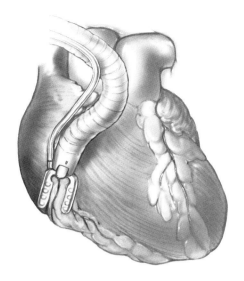

图 9.77 显露并固定右冠状动脉远端

⊘ 右心室膨胀与心动过缓

阻断右冠状动脉近端时，容易发生心动过缓和右心室膨胀。因此在阻断冠状动脉前，要将弹簧夹置于心外膜上，并连接到起搏器上。此外，还可以使用血管腔内分流器。

手术操作

与体外循环手术一样，通过正中开胸显露心脏，常规方法取下桥血管。非体外循环下旁路移植技术与体外循环下相似。将冠状动脉切开，插入血管腔内分流器，松开放置在血管近端的硅胶

带。对于太细而不能放置分流器的血管，可以放置硅胶带，通过牵拉硅胶带控制出血。

⊘ 损伤吻合口远端的动脉

避免在血管远端进行阻断，此举可能会造成内膜损伤和继发狭窄（图 9.78）。⊘

使用二氧化碳喷雾器获得无血的术野。

⊘ 掀起内膜斑块

用二氧化碳喷嘴猛吹可以掀起内膜斑块或使内膜分离，导致局部的夹层（图 9.79）。二氧化碳喷嘴的使用仅限于缝针穿过靶血管，并只有在

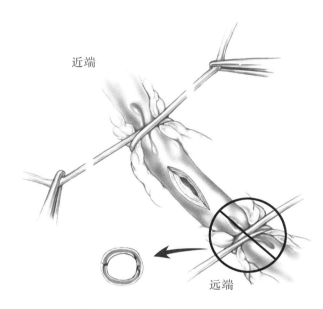

图 9.78 避免阻断冠状动脉远端

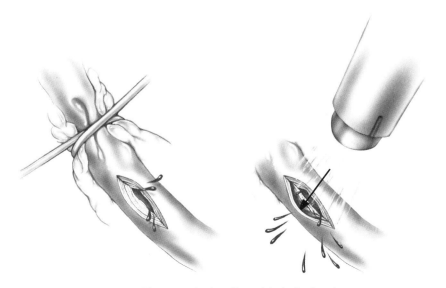

图 9.79 猛吹二氧化碳掀起内膜斑块

较多的血液使术野模糊时。要特别注意缝针所经过的部位，尤其是血管的后壁和边缘部位。没有必要保持术野完全无血。

NB 远端吻合口完成后，在收紧和结扎缝线前，用温血轻轻灌注（或开放胸廓内动脉阻断夹），排出桥血管内的空气。**NB**

在相对没有病变的主动脉上，用侧壁钳阻断，行桥血管近端吻合。在钳夹侧壁钳前，把体循环动脉收缩压降至 100mmHg 左右。侧壁钳收紧到能够止血的程度就足够，但要足够牢靠，防止滑脱。

⊘ 主动脉夹层

侧壁钳钳夹过紧或钳夹时血压过高会导致主动脉夹层，尤其对于主动脉脆弱的老年患者。

NB 对于动脉粥样硬化或主动脉钙化的患者，使用侧壁钳不太安全。可考虑在其他部位进行近端吻合，如无名动脉。还可以使用别的方法，如

在升主动脉上找到较软的部位，可以使用 Heartstring 装置。使用 Heartstring Ⅲ 近端封闭系统（Maquet Cardiovascular，Wayne，NJ）可在不阻断升主动脉的情况下，完成近端吻合（图 9.80）。

激光心肌血运重建

激光心肌血运重建（TMR）是冠状动脉疾病手术治疗的辅助手段，通过激光在心肌中形成与左心室腔贯通的通道。所使用的激光包括二氧化碳激光、钬激光、氯化氙准分子激光。TMR 适用于经最佳药物治疗后仍有稳定型心绞痛的患者，且缺血的心肌区域不能进行直接血运重建。对于此类患者，TMR 可以减轻患者的心绞痛症状及改善左心室灌注。尽管 TMR 产生作用的机制还不明确，但确信其在心肌内血液输送及（或）血管形成过程中起到了一定的作用。

NB 射血分数低于 30% 或有急性缺血的患者一般不宜进行 TMR。

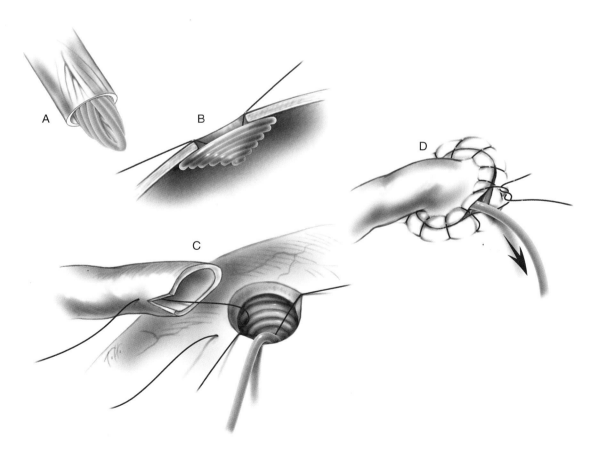

图 9.80　Heartstring Ⅲ 近端封闭系统用于近端吻合

NB 尽管通常 TMR 只用于不能直接进行血运重建的心肌区域，但有弥漫性冠状动脉病变的患者也可以从联合治疗中获益。

手术技术

可以通过正中开胸或胸腔镜单独进行 TMR。但通常情况下，TMR 是在旁路移植手术已完成但患者仍处于体外循环时进行的。先显露有存活心肌的缺血区域，然后用激光产生 15~20 个间隔 1cm 的隧道，覆盖缺血但不能进行旁路移植的心肌区域。当激光束到达左心室腔时，可从经食管超声心动图中看到气泡，确认隧道已完成。二氧化碳激光的发热应当与患者的心电图同步，这样能使心电图的 R 波时发射脉冲，减少心律失常的发生。体外循环停止，使用鱼精蛋白后，用手指轻压能很容易封闭心外膜表面的大多数隧道。极少数情况下，需要用 6-0 聚丙烯缝线 "8" 字缝合止血。

NB 有些外科医生会联合使用 TMR 与治疗性血管再生术。

再次冠状动脉旁路移植时需考虑的问题

再次行冠状动脉旁路移植时与初次旁路移植的手术策略基本相同，但有一些需要注意的地方。再次开胸的一般防范措施需要遵循（见第 1 章），尤其当有通畅的横跨中线的原位右胸廓内动脉，或有直接位于胸骨下的过长的左胸廓内动脉时，必须非常小心，以免损伤到这些桥血管。

如果患者有原位胸廓内动脉桥血管，在心脏停跳、体外循环下再次旁路移植时，必须找到并游离胸廓内动脉桥血管蒂。主动脉阻断期间，胸廓内动脉血管蒂用无创 "哈巴狗" 血管钳夹闭。辨认左胸廓内动脉桥血管蒂最安全的方法是从膈肌开始向上解剖，会先发现吻合的部位，然后轻柔套上胸廓内动脉桥血管蒂，以备钳夹。

NB 如果胸廓内动脉蒂出现损伤，可首选用周围

的外膜片组织修补。如果无法修复或重建血流，则建议紧急启动体外循环。或者，可以在损伤的动脉桥血管内插入尖端橄榄形的导管，并用与主动脉或股动脉插管相连的导管进行灌注。

NB 是否有足够的桥血管能进行二次旁路移植一直是受关注的问题，术前就患者剩余可用的桥血管及其质量进行评估非常重要。可以用超声寻找残余大隐静脉或可使用的小隐静脉。在血管造影时，对以前未使用的胸廓内动脉造影，判断其是否通畅。有时，胸廓内动脉在关胸时受损或阻断，无法在二次旁路移植时作为桥血管使用。

NB 如果可用桥血管有限，可使用序贯吻合。序贯吻合还可以减少近端吻合口的数量，在进行二次旁路移植时，升主动脉往往已经过度拥挤且伴有瘢痕。**NB**

进行二次旁路移植的患者，升主动脉常常显著增厚且病变非常严重。因此，在一个主动脉阻断期内完成所有的近端和远端吻合更为安全。旧的桥血管的 "风帽" 部位往往没有病变，可以提供一个良好的近端吻合部位。

NB 通畅的动脉桥血管常常能给短的动脉桥血管提供满意的近端吻合部位，避免了阻断主动脉。**NB**

不要去移动仍通畅但有病变的大隐静脉桥血管，以免栓塞碎片进入远端的冠状动脉血管床。关于是否对病变的静脉桥血管顺行灌注心脏停搏液存在一些争议。有些外科医生在开始体外循环后，就切断所有旧的通畅的静脉桥血管，并用逆行灌注将碎片从桥血管中冲洗出来，完成新的桥血管远端吻合后再把两端缝合起来。

⊘ 胸廓内动脉流量不足

之前已用静脉旁路移植的冠状动脉，如果静脉桥血管有病变但仍通畅，用胸廓内动脉再次旁路移植可能无法提供足够的流量；如果术者切断并缝合旧的桥血管以防止碎片栓塞时，这种情况会更加显著。此时，应选择其他静脉作为桥血管。

NB 使用胸廓内动脉时，对于如何处理原先通畅或狭窄的静脉桥存有一些争议。我们倾向保留旧的静脉桥，将胸廓内动脉吻合到靠近旧的桥血管

远端的冠状动脉上。如果原来的静脉桥受损，则用另外的静脉桥替换。如果吻合口没有狭窄，就在远端吻合口留下约 1mm 旧的静脉桥的边缘，然后再与新的静脉桥吻合。也可以使用另一根静脉桥血管与胸廓内动脉一起连接到冠状动脉，但存在竞争血流的风险，可能会导致动脉桥血管出现线样征。

NB 冠状动脉病变通常都会进展，会引起桥血管阻塞部位远端新的狭窄。在这种情况下，先将阻塞的桥血管换掉，使阻塞近端的冠状动脉血管床可以得到血流灌注。然后，用另一根桥血管旁路移植，提供狭窄部位远端的血流。

⊘ 肺损伤

胸廓内动脉桥血管蒂通常位于肺和心脏之间。向上分离寻找胸廓内动脉血管蒂时，肺组织常常会在多个部位受损，可能造成肺漏气，术后可持续数天。

NB 如果无法安全找到胸廓内动脉桥血管蒂，可在非体外循环下进行手术，或在体外循环深低温停循环下进行。

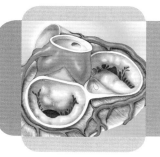

第 10 章
心肌梗死机械性并发症的外科治疗

急性心肌梗死的机械性并发症有重要的临床意义，往往预后不良。缺血症状首先表现为疼痛，之后由于严重心肌受损，可出现休克或心室衰竭。症状和临床表现的严重程度与心肌坏死及收缩力丧失的程度密切相关。

心室游离壁坏死可导致急性心脏破裂。室间隔坏死可导致急性室间隔缺损及突发左向右分流，造成血流动力学不稳定。乳头肌坏死可导致乳头肌功能不良或断裂，引发严重的二尖瓣关闭不全。

在进行心导管检查或冠状动脉造影之前，先使用药物或主动脉内球囊反搏来稳定患者的病情。大多数患者由于难以纠正或不断恶化的心源性休克，需要进行急诊手术。应考虑同期行冠状动脉旁路移植术，并尽可能实现完全性心肌血运重建。有一部分患者抢救成功之后可能会出现假性动脉瘤、左心室室壁瘤、室间隔缺损或缺血性二尖瓣关闭不全。

心脏显露及插管

通过正中开胸显露心脏。上、下腔静脉插管进行静脉引流，如果手术过程中不需要打开右心，也可以使用单根心房插管。经主动脉直接插管，提供动脉血供应。

🅽🅱 心包内包裹性出血

出现由于假性动脉瘤或心脏破裂引起心包内包裹性出血的征象时，较为稳妥的做法是：先在主动脉上方的心包上行一个小的心包开窗，经此开窗行主动脉插管；在完成静脉插管后，开始体外循环。也可以考虑进行股动、静脉插管。

🅽🅱 心源性休克

绝大多数因心肌梗死机械性并发症需要外科治疗的患者都处于心源性休克状态。有些患者可能已经使用主动脉内球囊反搏支持。体外循环开始后，将引流管插入主肺动脉或经右上肺静脉插入左心室引流，实现心脏减压。将患者中心体温降至 30~32℃，阻断主动脉。经主动脉根部灌注冷含血停搏液，随后从冠状静脉窦进行逆行灌注。（见第 3 章）。

急性心脏破裂

心脏破裂是严重且致命的，通常由透壁性心肌梗死引起。通过心室内膜破口，血液逐渐渗入梗死区域，并使坏死组织发生肿胀。血肿不断扩大，最终使心脏发生破裂。随着急性冠状动脉事件现代救治策略的应用，心肌梗死后心脏破裂的发生率已降低。

在急性心肌梗死后 3~4 d 突发心源性休克，常预示因心脏破裂而发生心脏压塞。用 Swan-Ganz 导管测压，包括右心房压、右心室舒张压及肺动脉楔压。3 个压力数值相同以及从心包腔内可吸引出血液，这些都是明确诊断的线索。

这时，要立即正中开胸进行手术探查。如果心脏已经明显破裂，只有抢救性手术才可能有效。需要快速建立体外循环，去除梗死后坏死的组织，将适当大小的 Hemasheild 或牛心包补片覆盖在缺损处，用 3-0 聚丙烯缝线连续缝合至正常的心肌组织上，并用毡条加固。缝合缘有时需要进行额外的加固缝合。

更常见的情况是，破裂由心脏上一个小破口引起，使梗死部分变得像海绵一样，并向外渗血。有时会有一个小洞，血液由此喷出。在这种情况下，可将一大块补片缝合到周围正常的心肌组织上进行修补，不需要切除任何心肌。使用生物相容性外科胶，如氰基丙烯酸酯或氰丙烯酸丁酯，可简化此类心肌破裂的手术。在使用此技术时，需要先将生物胶涂抹在相对较干燥的梗死心肌表面，并用适当大小的聚四氟乙烯或牛心包补片来覆盖梗死区域。整个过程不需要体外循环支持，能迅速施行并提高患者的生存率。

NB 左心室破裂的不缝合修补技术是一种挽救生命的手术。一般情况下，患者直接被送到手术室，不行冠状动脉造影，也不进行冠状动脉旁路移植术。

室间隔破裂

室间隔由左前降支或后降支的穿支动脉供血。除了这一双重供血系统外，几乎没有其他侧支循环。因此，室间隔很容易发生缺血，有时在心肌梗死后会发生破裂。这种情况在单支血管病变引发心肌梗死的患者中尤为常见。与室壁瘤一样，室间隔破裂最常发生的部位也是心尖前部，约占室间隔破裂患者的 65%，后室间隔受累及的占 17%，室间隔中部占 13%，只有 4% 的室间隔破裂发生在室间隔下部。

室间隔破裂后，患者往往迅速出现血流动力学进行性恶化的征象。最初可以通过超声心动图确诊，之后通过心导管检查及冠状动脉造影可以进一步确诊。术前治疗的目的是在确保足够体循环血压及心排血量下，通过降低体循环阻力来减少左向右分流量。由于这些患者通常死于终末器官衰竭，而不是心力衰竭，因此需要使用主动脉内球囊反搏、正性肌力药物及利尿药迅速暂时稳定病情，以维持最佳的组织灌注。

尽管此类患者的手术死亡率相对较高，但如若不进行紧急手术，大多数人都会死亡。

治疗室间隔破裂的手术技术

在左心室梗死区域的中央，做平行于冠状动脉左前降支的切口，以显露室间隔缺损（图 10.1）。找到室间隔破损点及周围脆弱的坏死组织，用 3-0 聚丙烯缝线将一大块牛心包补片连续缝合在室间隔的左心室侧，缝合正常、健康的心肌组织时要深缝，并尽可能远离室间隔缺损边缘的坏死组织。有时，需要将缝线缝置在靠近二尖瓣瓣环处。室间隔坏死常常延伸至心室切口处，这时，可以允许心包补片突出至心脏外，并与心室切口一起缝合（图 10.2）。

此技术可以有效隔离坏死区域。仔细检查室间隔上的缝合缘，检查有无残余破损，并使用多个带垫片的缝线间断缝合进行加固。然后，用毡条将补片固定缝合在左心室的前缘。此技术基于这一理念：较高的左心室压会将心包片压向整个室间隔，从而可以消除室间隔破损。由于在正常、健康的组织上进行缝合，并远离坏死的边缘，因

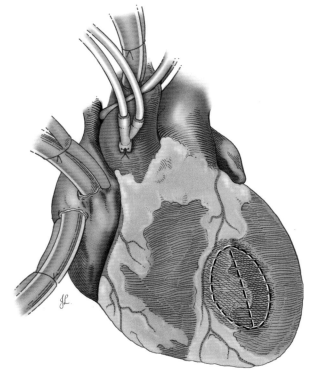

图 10.1 治疗室间隔破损的手术技术

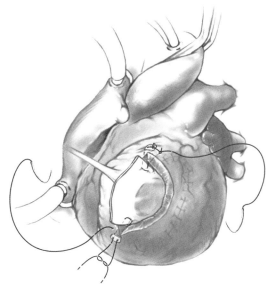

图 10.2 将一大块牛心包补片缝合到远离破损的
正常室间隔壁上

此缝合效果更确切。

用 3-0 带聚四氟乙烯垫片的聚丙烯缝线间断
缝合,将垫片放在切口两侧,关闭心室切口。然后,
用 3-0 聚丙烯缝线连续缝合,并使用生物胶加固
缝合。

当室间隔破损为狭长的缺口且靠近右心室前
壁时,先将缝线穿过聚四氟乙烯毡条,然后从
破损后缘穿过缺损边缘有活力的组织,并从室间
隔的右心室侧穿过另一条聚四氟乙烯毡片(图
10.3A)。将缝线从右心室前壁穿出,再次穿过
聚四氟乙烯毡条。最后结扎缝线,关闭心室切口

(图 10.3B)。也可以使用之前提过的单片心包
补片技术。

如果心尖部分发生梗死并已经坏死,应予以
切除。然后用"三明治"法将有活力的肌肉组织
对合起来,方法是:用 4 条聚四氟乙烯毡条——
室间隔两侧各放置 1 条,左、右心室外壁各放置
1 条——通过多个间断水平褥式缝合完成对合
(图 10.4)。

通过梗死的左心室下壁显露室间隔后下方的
破裂部分是很困难的。心肌梗死常会累及后内侧
乳头肌,需要同期进行二尖瓣置换术。使用上述
补片技术闭合室间隔缺损。在大多数情况下,使
用适当大小的 Hemashield 补片来闭合梗死的心
室下壁,这样不会影响左心室的正常几何形态。
尽可能对可旁路移植的血管都进行旁路移植,保
证残余存活心肌的完全血运重建。

NB 生物胶(Bioglue Surgical Adhesive, Cryolife Inc.,
Kennesaw, GA)被广泛应用于所有缝合中,是
一种效果令人满意的止血手段。

NB 对于很多重症患者,可以选择使用经皮闭合
梗死后室间隔破损,并可与冠状动脉造影及经皮
冠状动脉血运重建联合进行。

NB 极少数能度过急性期的患者,后期可能会出
现充血性心力衰竭。急性心肌梗死 3~4 周后,坏
死区域逐渐纤维化,这时组织有足够的强度可以
固定缝线,且外科手术更容易进行。

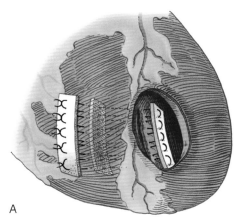
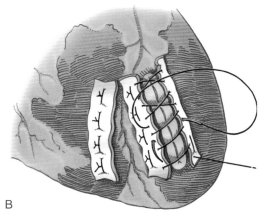

图 10.3 A.间断缝合置于室间隔两侧和右心室前壁的聚四氟乙烯毡条,以闭合裂隙样室间隔破损。B.结扎缝线
并闭合心室切口

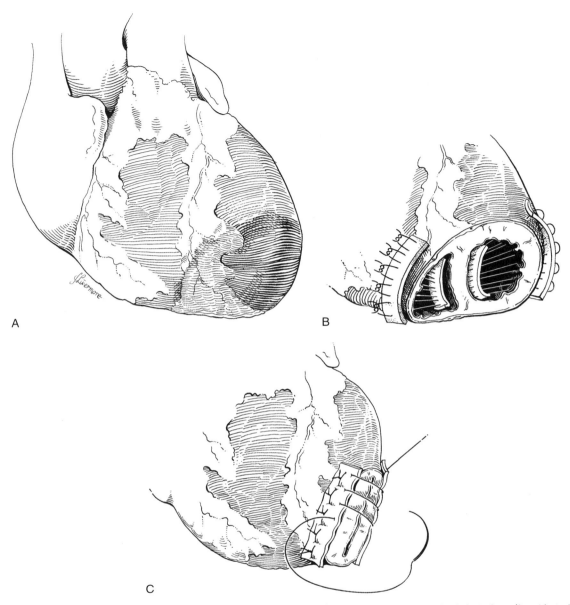

图 10.4　A. 心尖部梗死造成的室间隔破损。B. 坏死的左心室心尖部已被切除。C. 用间断缝合和聚四氟乙烯毡片完成室间隔与心室壁重建

乳头肌断裂

　　前外侧乳头肌有来自左前降支及左旋支的丰富血供。约 90% 的人群都是右冠状动脉优势型，后内侧乳头肌主要由右冠状动脉供血；剩余的 10% 人群，其后内侧乳头肌由左冠状动脉的分支供血。因此，左心室后壁心肌梗死常常会引起后内侧乳头肌的坏死。乳头肌断裂常发生在心肌梗死后的 1 周内，或发生在后期再次心肌梗死时。

由于二尖瓣的两个瓣叶都由腱索附着于乳头肌上，故无论哪个乳头肌（通常是后内侧乳头肌）发生完全断裂，都会造成严重的二尖瓣关闭不全或急性肺水肿。如果不迅速进行手术，患者会死亡。如果某个顶端断裂的乳头肌仅是支撑二尖瓣中某个瓣叶的小部分区域，则一般仅会引起较轻的二尖瓣反流（图 10.5）。心肌梗死后乳头肌功能不良更为常见。如果心肌梗死范围较小，且左心室功能未严重受损，患者的自身代偿为冠状动

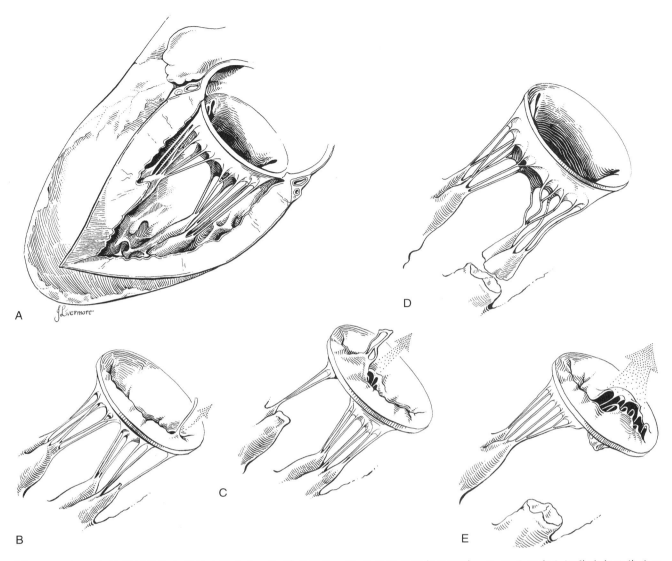

图 10.5 A. 二尖瓣解剖结构之间的空间关系。B. 腱索断裂。C. 乳头肌顶端部分断裂。D. 乳头肌完全撕裂造成显著的二尖瓣关闭不全（E）

脉造影提供了充足的时间，则可在造影后再进行半紧急的外科手术。

大多数情况下，由于梗死的乳头肌非常脆弱且已经坏死，只进行保守手术是不够的。有时，可以再植断裂的乳头肌，但如果再植区域已发生坏死，再次植入的乳头肌仍会面临坏死的风险。对于大多数患者应该行二尖瓣置换术，手术时间短且相对安全（见第 6 章）。对于有旁路移植条件的血管尽可能旁路移植，实现有活力心肌的完全血运重建也非常重要。

心肌梗死急性期出现严重机械性并发症的情况相对罕见。大多数心肌梗死后的患者将继续接受药物治疗，且无明显的临床症状，生活质量有所保障。然而也有一部分患者可出现症状，这表明存在继发于陈旧性心肌梗死的慢性改变。对缺血性心脏病患者进行诊断性评估时可发现左心室存在大的运动不良（室壁瘤）或节段性无运动区域、假性室壁瘤及（或）缺血性二尖瓣病变，这些都需要外科手术干预。

心室成形手术

心肌梗死后心室会形成一些散在瘢痕组织，导致室壁节段性无运动或运动不良。过去的心室重构手术注重于识别瘢痕组织的范围，切除瘢痕组织或在瘢痕组织与正常心肌组织交界处放置补片。近来，心室腔大小及形态的重要性开始受到人们的重视。手术重建左心室的目的在于恢复左心室正常大小并将球形的心室转变为锥形。

手术技术

常规进行体外循环，通常单根心房插管就能确保充分的静脉回流。阻断主动脉后，在主动脉根部注入冷含血停搏液使心脏停跳。同时可以从冠状静脉窦逆行灌注停搏液（见第3章）。经右上肺静脉引流左心室，可以使术野保持干燥。当心脏停止跳动并被引空时，评估陈旧性心肌梗死组织的范围。左心室壁上的瘢痕组织由于缺少心肌组织容易在引流时被吸住。仔细将心脏与心包分开，在瘢痕组织上缝置牵引线并做切口（图10.6）。扩大切口，切除多余的瘢痕组织，这将有助于显露并清除位于左心室和（或）动脉瘤壁内的血栓（图10.7）。

⊘ 粘连钙化的室壁瘤瘤壁

有时会出现显著的室壁瘤纤维化反应甚至是室壁瘤瘤壁的钙化，使得组织游离耗时、烦琐。

此时，可将室壁瘤受累的节段切除后粘连到心包和胸膜上（图10.8）。

⊘ 血栓脱落

应当在主动脉阻断后再搬动左心室及分离心包粘连，以避免血栓脱落和体循环栓塞（图10.8）。

⊘ 疏松的血块

心室腔内常会有疏松的血块。因此，在去除心室腔内血块和碎片前，应在靠近主动脉的左心室流出道处放置一块纱布，以防止血块进入主动脉根部，防止冠状动脉栓塞的发生。用冷盐水彻底冲洗左心室腔，将破碎的血块冲洗干净。⊘

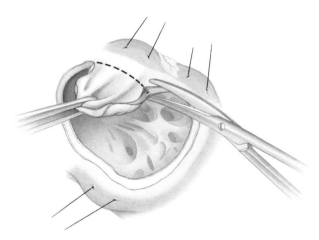

图10.7 切除室壁瘢痕组织

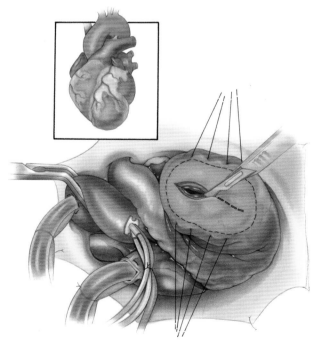

图10.6 在瘢痕组织上做心室切口

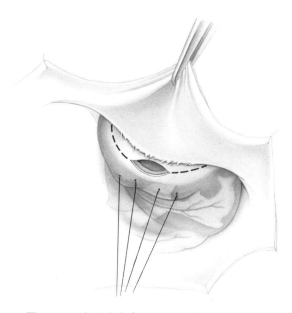

图10.8 将室壁瘢痕组织粘连到心包的技术

离梗死边缘 1 ~ 2cm，用剪刀进行锐性分离，将 3mm 厚的纤维化心内膜完全剥除。理论上说，这样做可以消除异常电活动病灶。

NB **完全内膜剥脱**

如果患者有室性心律失常的病史，建议在行左心室成形术时，同时行心内膜完全剥脱术。此操作需要切除 2~3mm 厚的左心室心内膜，并且切除范围要广，抵达乳头肌基底部及主动脉根部，以保证完全消除散在的致心律失常病灶。对于有左心室室壁瘤的患者，在其瘢痕组织和心肌组织之间的过渡区域行冷冻消融或许也有所帮助。剥脱时要注意不要损伤到乳头肌，以免引起二尖瓣反流。大多数患者都需要植入心脏除颤器。

NB 植入式心脏除颤器及抗心律失常药物的广泛使用，已大大降低了行心内膜剥脱术的需要。

NB **同期二尖瓣成形术或二尖瓣置换术**

一些患者因乳头肌功能不良或（和）二尖瓣疾病引起的二尖瓣反流，而呈现明显的血流动力学不稳定状态。可经心室或采用传统左心房切口，尽可能修复二尖瓣（见第 6 章）。如果二尖瓣病变严重，不适合修补手术，可经心室切口进行瓣膜置换。应尽可能保留二尖瓣的瓣下结构，切除或缝合多余的瓣叶组织。使用带垫片的 2-0 Ticron 缝线固定人工瓣膜（图 10.9）。

⊘ **人工瓣膜的选择**

在二尖瓣处，特别是经左心室切口进行手术时，应选择双叶机械瓣或生物瓣。要特别注意人工瓣膜的方向，经左心室侧进行瓣膜置换不同于通常熟悉的方式。⊘

缝线的方向是从左心房到左心室，并从人工瓣膜瓣环上方向下方穿出，在左心室侧打结缝线（图 10.9）。要注意确保线结不会影响人工瓣膜的启闭。

在关闭心室切口时，要尽可能恢复心室的几何形态，这需要切除梗死室壁中无运动或运动不良的节段，达到左心室减容的目的。使用 2-0 单股缝线缝合，沿正常左心室壁的边缘进行连续缝合，深缝瘢痕组织，收紧缝线打结，以产生类似

荷包缝合的作用（图 10.10A）。

NB 心肌梗死通常既影响心室前壁，也会影响到一部分室间隔。因此，将室间隔上的瘢痕边缘收在荷包缝合中是非常重要的。这样可以最大限度地缩小左心室壁上的破损，使左心室腔恢复至相对正常的几何形态（图 10.10B）。

NB 左心室的"理想"大小可用商业化的测量器进行估计。推荐的左心室腔大小为 60mL/m² （患者体表面积）。将测量大小的球囊放置于左心室腔中，使用 2-0 聚丙烯缝线沿正常组织边缘缝合在瘢痕组织上。采用荷包缝合的方式，在结扎缝线前移除测量球囊。**NB**

根据破损的大小和形状修剪 Hemashield 补片，用 3-0 聚丙烯缝线连续缝合，深缝周围的瘢痕组织，将补片缝合在破损周围。可用神经拉钩收紧缝线，并用带毡片的缝线间断加固，还可以使用生物胶使缝合更可靠。只有当患者脱离体外

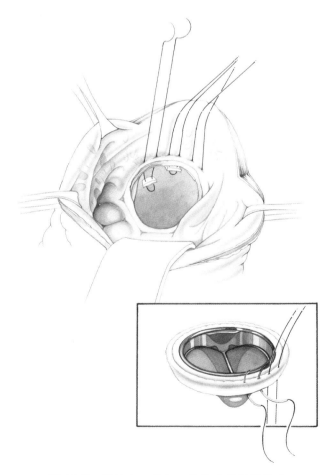

图 10.9 通过左心室切口进行二尖瓣置换术

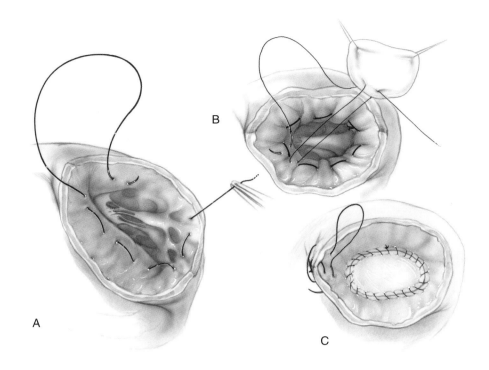

图 10.10 A.沿左心室正常组织的边缘将缝线置于瘢痕组织中。B.缝线的荷包作用减小了破损。用一个小的 Hemashield 补片覆盖缺损。C.左心室壁上的破损已被闭合，充分止血后，将瘢痕化的室壁瘤瘤壁缝合覆盖到补片上

循环，并且补片处无血液渗出时，才可以将多余的左心室壁包裹在补片上，以防止血液和血块聚集在补片和心室壁之间（图 10.10C）。

NB **用组织覆盖左心室补片**

用梗死的心室壁覆盖左心室补片。一旦发生纵隔炎，可以减少补片受累感染的可能性。**NB**

对病变血管尽可能地进行冠状动脉旁路移植，实现最大限度的心肌血运重建。患者脱离体外循环前，要特别注意进行心脏排气（见第 4 章）。**NB** 一项多中心的临床研究表明，冠状动脉旁路移植同期进行左心室重建并不能减少缺血性心脏病患者的死亡率。然而，对于一些特定的患者，上述方法可以很好地重建左心室的几何形态和容积。

假性动脉瘤

心肌梗死后假性动脉瘤是一种少见的并发症。它是因血液从心肌破裂处渗出，并在心包腔内缓慢积聚所产生，反应性粘连可限制假性动脉瘤的进一步扩大。二维超声心动图和心室造影可以非常清楚地反映病变的情况。与左心室室壁瘤不同，几乎可以确定假性动脉瘤最终将发生破裂。因此，对于假性动脉瘤的患者必须进行半紧急外科手术。

治疗假性动脉瘤的手术技术与治疗真性动脉瘤的相同。然而，假性动脉瘤的壁常常很薄，容易在解剖和搬动心脏时发生破裂。因此，先利用股动、静脉插管开始体外循环是比较谨慎的做法（见第 2 章）。行正中开胸，阻断主动脉，注入停搏液使心脏停跳，然后处理假性动脉瘤。如果假性动脉瘤在主动脉阻断前破裂，可用吸引器将血液从术野吸回转流泵中。迅速阻断主动脉，使出血得到控制。然后，再给予停搏液使心脏停跳。

假性动脉瘤通常破口很小，用 Hemashield 补片修补破口，用 3-0 毡片加固的 Ticron 缝线间断缝合。之后，用 3-0 聚丙烯缝线进行连续缝合，对缝合缘进行加固。彻底止血后，对心脏进行排气（见第 4 章）。

缺血性二尖瓣反流

除了乳头肌完全或部分断裂外，缺血性二尖瓣脱垂大多由心肌梗死后乳头肌延长引起。有时，单个交界乳头肌头部的坏死可引起交界部腱索的断裂（图 10.5B）。然而，急性心肌梗死后发生的缺血性二尖瓣反流主要为功能性二尖瓣反流，主要是由于左心室扩大引起的瓣环扩大及（或）心肌梗死后左心室下壁重构引起乳头肌移位，导致二尖瓣瓣叶运动受限。缺血性二尖瓣反流的外科治疗要求对相关机制有非常透彻的理解（见第6 章）。

主动脉内球囊反搏

有时，患者术后需要主动脉内球囊反搏支持。左心室功能不良、进行性心肌缺血及室性心律失常都是置入主动脉内球囊反搏的指征。

主动脉内球囊反搏的置入技术

如果患者的股动脉搏动可以触及，使用 Seldinger 技术经皮置入主动脉内反搏球囊。用穿刺针穿刺股总动脉，经穿刺针送入导丝，然后退出穿刺针。通过导丝放入扩张器，经导丝将鞘管送入动脉中。经鞘管送入抽气后的预置弯曲球囊导管，定位到降主动脉，使导管顶端位于左锁骨下动脉开口的远端。使用经食管超声心动图有助于正确放置主动脉内球囊。

⊘ 肝素化后出血

体外循环或刚结束体外循环时，患者仍处于肝素化状态。经皮穿刺可能会导致血肿形成、腹膜后出血或球囊鞘管周围出血。在股动脉搏动难以触及的情况下，穿刺时可能会意外地伤及股静

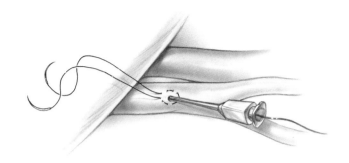

图 10.11 主动脉内球囊导管置入技术

脉或股动脉后壁，更容易发生上述情况。

⊘ 球囊导管置入位置不良

球囊导管应该经股总动脉放置。经股浅动脉放置可能会导致下肢缺血。应该在腹股沟韧带尾侧送入球囊，如果在腹股沟水平以上穿刺可能会导致出血，而且在撤出球囊后，难以单纯依靠压迫止血。

NB 下肢缺血的处理

如果患者在穿刺后出现下肢缺血的表现，拔除鞘管有可能会改善远端血运。对于股动脉较细的患者，使用小号球囊导管。NB

当在手术室中出现患者脱机困难时，使用主动脉内球囊也许会有作用。对于这类患者，股动脉搏动往往难以触及。可以做一个小的纵行切口，稍做分离，可以稍微显露股总动脉。在股总动脉表面，用 4-0 聚丙烯缝线做荷包缝合，仅缝合血管外膜。通过此荷包依次送入穿刺针、导丝、扩张器和球囊导管。荷包缝线线尾留长，并用金属夹夹在一起，继而埋入伤口中。在球囊导管周围逐层缝合伤口。之后，可以在局麻下床旁拔除球囊。结扎先前缝置的聚丙烯缝线，关闭股动脉切口（图 10.11）。

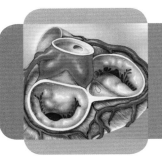

第 11 章
心脏移植

心脏移植是治疗终末期心脏病的有效方法。2005 年，美国共实施了 2125 例心脏移植。供体短缺是阻碍心脏移植大规模开展的主要原因。

供体选择

供心与受体之间的匹配需要考虑与供体和受体相关的多个因素，随着时间的推移，部分因素已经发生改变。尽管对于心脏供体没有最大年龄限制，但许多中心仍将年龄上限设定为 55~65 岁。

如果供体有糖尿病伴微血管病变、长期高血压伴左心室肥大（经心电图或超声心动图确诊）的病史，或供心长期需要大剂量正性肌力药物维持，这些都会增加发生早期移植物衰竭的风险。供心节段性或整体室壁运动异常可能与脑死亡有关，不应作为心脏移植的禁忌证。可以使用甲状腺激素或加用正性肌力药物和（或）缩血管药物来改善供心的左心室功能，然后再用超声心动图或肺动脉导管重新评估供心功能。

对于年龄超过 40 岁的男性供体或年龄超过 45 岁的女性供体，通常建议在有条件的情况下进行冠状动脉造影。供心 2 支或 2 支以上的主要冠状动脉存在明显的病变（>50% 的狭窄），可视为供心禁忌。然而，对于病变严重的受体，如果供体仅有局限性的冠状动脉狭窄，可以用受体的血管行冠状动脉旁路移植术，然后再进行心脏移植，通常可以获得满意的短期疗效。

除了上述提到的各种禁忌证外，作为供心的其他禁忌证包括：人类免疫缺陷病毒（HIV）血清学检查阳性、丙肝病毒（HCV）血清学检查阳性、供体有除原发脑肿瘤外的其他恶性肿瘤，以及全身细菌感染（尤其是革兰阴性细菌）。

NB 供心需与受体的临床状况相匹配，这一点很重要。对于病情严重的受体，继续等待或使用心室辅助装置都将面临很高的死亡风险，这时可将供体的选择标准适当放宽。**NB**

供体与受体间体型的匹配非常重要。供体过小可导致供心不能维持受体所需的循环，尤其是出现原发性供心功能不全时。因此许多心脏移植都要求供体与受体的体重比至少达到 0.7。但如果受体纵隔空间较小，供心会因为体积过大导致其生理功能受限。这种情况常发生在受体心脏病为非扩张型的病例中。供体和受体体型匹配的问题必须结合供体与受体的其他因素一起考虑。例如，对于有肺动脉高压的男性受体，体型较小的女性供心就不适合，特别是供心有轻度左心室肥厚和（或）有较长缺血时间时。当供心存在多种风险因素，如高龄供体、左心室肥厚、长缺血时间或其他问题时，需格外小心。

心脏保存液

理想的保存液应使供心整体的微血管、细胞及功能在缺血期得到保护。根据经验，目前使用的心脏保存液（UW 保存液及 Celsior 保存液）能很好地恢复心肌功能，尤其当供心缺血时间小于 6h 时。

UW 保存液是一种细胞内液型保存液（低钠、

高钾），含有几种非渗透性分子以减轻细胞水肿。由于顾虑高钾对心脏微血管的损伤，人们研发了细胞外液型保存液——Celsior 液。除了一些非渗透性的分子外，Celsior 液还含有谷氨酸，作为能量生成的底物。多项研究表明这两种心脏保护液可对供心提供相似的保护作用。

供心获取

到达供体所在医院后，取供心的医生首先查阅供体的医学记录以确认所有资料的准确性与完整性。供体取仰卧位，双臂向两侧外展。由于大多数供体是多器官捐献者，需要从颈部到大腿中部进行术野准备。如前文所述，对供体进行正中开胸。在一些小的社区医院可能无法提供胸骨锯，可以使用 Lebsche 刀来代替。切开心包，缝置心包悬吊线，完全开放右侧胸膜腔。对供心进行全面检查，如供心的大小，有无右心室功能不全、心脏挫伤、室壁瘤、节段性室壁运动异常或扪及可提示心脏瓣膜疾病的震颤。通过触摸冠状动脉，检查其有无钙化或斑块的迹象。如果供心的质量可被接受，将此信息传达给受体所在医院。

分离供心时首先将上腔静脉从无名静脉处的心包反折上游离开，通常会结扎并切断奇静脉以保证上腔静脉有足够的长度。

NB 如果受体患有先天性心脏病，曾接受过经典或双向 Glenn 手术，在获取供心时需要游离较长的无名静脉。**NB**

分离主动脉至发出无名动脉处的远心端，将保存液的灌注针插入升主动脉并固定（图 11.1）。当其他的器官获取团队完成各自的器官分离后，按照 300U/kg 给予肝素。

确保心脏排空是供心获取过程中最重要的步骤之一。将右侧膈肌水平的心包一直向下切开至下腔静脉，夹闭上腔静脉并切断下腔静脉，让心脏内的血液排空至右侧胸腔。

NB 如果同时需要获取肺脏，则需要由腹腔器官的操作团队将血液排至腹腔。**NB**

当心脏排空后（通常在 5~10 次心搏后），阻断主动脉，由升主动脉根部注入保存液，测量并保持升主动脉的压力在 50~70mmg。抬起心尖，使其朝向右侧，在左下肺静脉与左心房连接处将其切断。在心包腔放满冰屑，保证心脏表面低温。根据供体体重，以 10mL/kg 的量灌入 UW 液，灌注时间需要几分钟（图 11.2）。在此期间，外科医生要经常触摸左心室，以防止左心过胀。通常情况下，供心在灌注保存液 30s 后停止跳动。

NB 如果同时需要取肺脏，应在左下肺静脉 – 左心房入口处与房室沟之间做切口，这样能给供肺留下足够的肺静脉。**NB**

保存液灌注结束后，可以开始切除供心。通过在阻断钳近端切断上腔静脉或无名静脉，将余下的肺静脉在其左心房入口处切断。如果同时需要取肺，左心房切口也可以取环绕肺静脉前方的开口。将主动脉弓于发出无名动脉的远端切断，同时切断主肺动脉。如果不需要取肺，可以在左、右肺动脉近端切断，以增加肺动脉的长度（图 11.3）。

供心从供体取出，并放置于准备台上。检查供心有无卵圆孔未闭或瓣膜异常。如果发现有卵

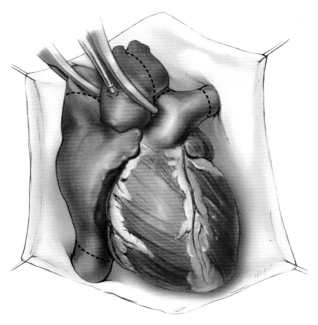

图 11.1 供心准备。已放置心脏停搏液顺行灌注针，并阻断升主动脉

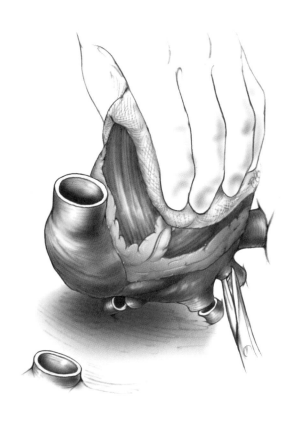

图 11.2 切断下腔静脉后，将左下肺静脉在进入左心房处横断（不获取肺脏时）

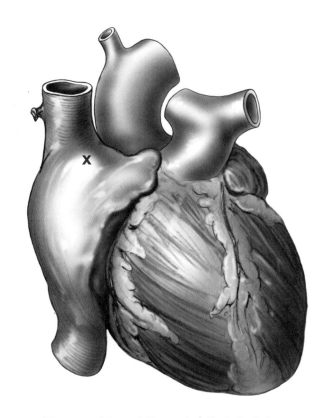

图 11.3 已切下的供心。窦房结用"X"标记

圆孔未闭，经下腔静脉开口，用镊子显露房间隔，采用聚丙烯缝线"8"字缝合或连续缝合，闭合卵圆孔。直视下清除术前未发现的瓣膜上的赘生物、小穿孔或血栓等。同时取下供心的一片心包，与供心一起打包装好。

NB 供体的心包条或垫片对于加固肺动脉和主动脉的吻合口非常有用。**NB**

转运供心时，供心至少要包在 3 层无菌塑料袋中，并放入装满冰块的塑料容器中。同时取下几个供体淋巴结，以备之后交叉配型用。

受体手术

在受体放置肺动脉导管和动脉测压管。确定供心符合要求后，再开始对受体进行麻醉。对于以前未接受过正中开胸手术的受体，通常在切皮至供心到达之间预留 1h。如果受体曾进行过正中开胸手术，预留时间延长到 2h，这样能有充足的时间分离受体的心脏。

NB 右心室壁损伤

如果受体曾进行过正中开胸，且有双心室衰竭伴右心室扩大，在打开胸腔前，外科医生应该显露股动脉和股静脉。为了防止右心室在开胸时受损，可通过股动、静脉插管快速地开始体外循环。

⊘ 受体凝血异常

分离受体心脏时，确切的止血极为重要。伴有右心衰竭的受体往往合并肝淤血及凝血异常，会导致过度失血。⊘

对于二次手术的受体，分离受体心脏，显露上、下腔静脉及升主动脉以备插管和阻断。受体心脏停止跳动后，可进行余下的分离工作。

⊘ 血栓栓塞

终末期心脏病及心脏整体运动功能减退的患者，存在很高的左心室血栓风险。因此，在主动脉阻断前，应尽量减少搬动受体心脏，以降低血块掉落及发生栓塞的风险。

⊘ 桥血管损伤

对于曾行冠状动脉旁路移植的患者，在分离

心脏过程中，要确认及保护好左胸廓内动脉或其他桥血管，这点非常重要。任何桥血管的损伤都可能造成桥血管痉挛或远端碎片栓塞，导致血流动力学不稳定。 ⊘

行主动脉插管和上、下腔静脉插管（见第 2 章），上、下腔静脉插管要尽量远离心脏，这样可以保留足够长度的腔静脉与供心吻合，使吻合口没有张力。供心到达手术室后，开始体外循环，将患者体温降至 28℃。阻断主动脉，从主动脉根部注入心脏停搏液。收紧上、下腔静脉阻断带，切除受体自身心脏。

双腔静脉技术

切除受体的心脏。首先在右心耳上做平行房室沟的切口，切口距房室沟 1cm。扩大切口，向下朝下腔静脉方向，向上至上腔静脉和主动脉之间的左心房顶。然后，在窦管交界远端约 1cm 处横断主动脉，在肺动脉瓣远端约 2cm 处横断肺动脉。此时房间隔已经显露，切开位于卵圆窝处的房间隔，向上延长切口至左心房顶，与右心房上部的切口会合。将切口继续向左心房基底部延长，向下平行冠状静脉窦切开左心房后壁。将右心房下部的切口延长至下腔静脉的内侧及冠状静脉窦的后方，与左心房的切口会合。将心尖抬起至心包外，延长切口至左心耳基底部，完成左心房切除。将受体心脏取出。切除右心房壁余下的部分，只保留上、下腔静脉及主动脉和主肺动脉，准备与供心吻合（图 11.4）。先用电刀将受体心脏裸露的左心房壁肌肉确切止血，再将供心置于术野。在受体右上肺静脉做荷包缝合，将引流管经右上肺静脉的荷包缝合置入左心房，使引流管的头部置于左下肺静脉内。将引流管与开启的吸引器连接，吸出肺静脉回血，以避免回血使供心温度上升。

⊘ 供心热缺血

如果不使用左心引流管，持续肺静脉回血会使供心温度升高，损伤供心功能。 ⊘

由负责植入心脏的外科医生再次检查供心有无卵圆孔未闭或瓣膜病变。

NB 任何瓣膜上的血块都要用冷生理盐水冲洗干净。 **NB**

分别沿供心两个左肺静脉与两个右肺静脉的开口扩大切口，形成两个大开口。然后，贯通这两个开口，形成一个大的袖形左心房开口（图 11.5）。将肺动脉和主动脉相互游离开。如果供心是带肺动脉分支的，将肺动脉分支从后方切开，形成一个共干并修剪到适当的长度（图 11.5）。植入供心时，首先从左心耳水平开始吻合左心房（图 11.6）。先用 3-0 聚丙烯缝线，外翻缝合左心耳，使内膜对合在一起，以降低吻合口血栓形成的风险。

NB 吻合左心房时，使用大圆针缝合供心和受体足够多的心房壁组织。以外翻的方式缝合 8~10mm

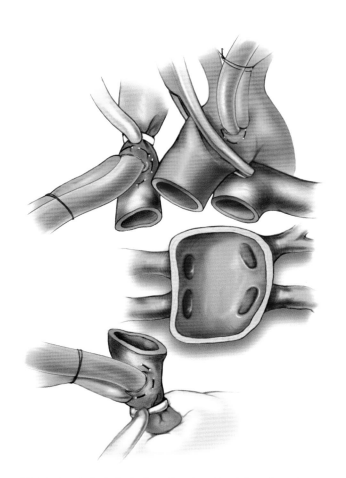

图 11.4 已取出受体的心脏，留下袖形左心房，并显示了横断的肺动脉、主动脉、下腔静脉和上腔静脉

宽的供心和受体的心脏组织，能确保良好的止血效果。此方法特别适合左心房吻合，当供心植入后，此吻合部位很难显露。 **NB**

继续向下吻合左心房，然后转向受体右下肺静脉的前方。当吻合至右上肺静脉处时，将缝线一头钳夹，用另一头缝针继续完成左心房上部的吻合。用冷复方电解质溶液冲洗 12F 胸管，在结扎左心房吻合缝线前，在直视下将胸管放入左心室，用缝线收紧并固定胸管。通过胸管开始灌注复方电解质液，调整流量到 300~500mL/h，以达到对左心室腔的最佳冷却效果。

⊘ 腔静脉位置不佳

进行左心房吻合时，术者必须注意供体与受体上、下腔静脉的位置。位置不理想的上、下腔静脉会对吻合口造成不良影响。 ⊘

用 4-0 聚丙烯缝线吻合供心肺动脉与受体肺动脉。对于有肺动脉高压的受体，可以用供体的心包加固肺动脉吻合口。

⊘ 肺动脉扭结

当心脏充盈后，有时会出现肺动脉扭结。可能的原因是供心肺动脉保留过长，或供心的肺动脉与升主动脉没有充分互相游离。无论何种原因，都会形成肺动脉吻合口两侧的压力差，导致右心室高压和功能不全。 ⊘

受体复温时，开始使用 5-0 聚丙烯缝线连续缝合以完成主动脉吻合（图 11.7），同时一定要用供体心包加固吻合口。完成主动脉吻合后，进行左心室排气，然后开始心脏再灌注。移除左心室内部进行降温的胸管，结扎左心房缝线。

在主动脉根部灌注改良的再灌注液 3~5min，灌注压为 40~60mmHg。完成此步后，改用去白细胞血液进行灌注，直至移除主动脉阻断钳，主动脉开放（此过程至少需要 10min）。

NB 大量研究表明，第一步使用改良的再灌注液可以改善局部或整体缺血后的心肌功能。这种再灌注液的改良包括：滤除白细胞，添加天冬氨酸、谷氨酸和葡萄糖供代谢所需，增加镁离子以减少钙离子内流，增加右旋糖酐减轻细胞水肿，

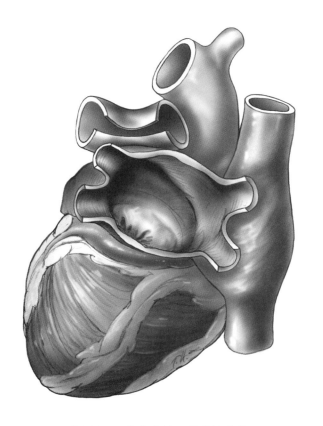

图 11.5　已完成供心的移植准备

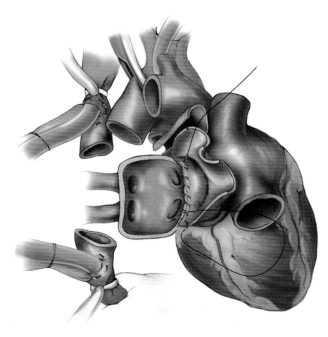

图 11.6　从吻合左心房开始植入供心

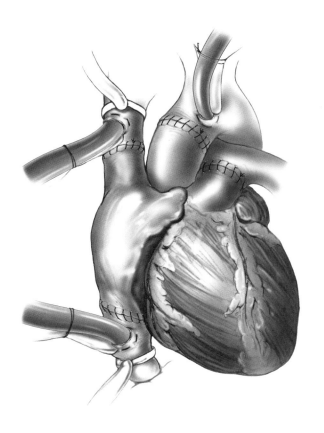

图 11.7　已完成双腔静脉吻合的心脏移植

增加硝酸甘油确保再灌注液能均匀分布。**NB**

再灌注期间，使用 4-0 聚丙烯缝线连续缝合，先完成下腔静脉吻合，再完成上腔静脉的吻合。均采用外翻方式进行，使心内膜间相互对合，减少血栓形成的风险。

⊘ **腔静脉吻合口狭窄**

进行腔静脉吻合时，应小心避免吻合口狭窄或荷包环缩作用，这会对将来进行心肌活检造成困难。⊘

经右上肺静脉放置左心房测压管，用两道带垫片的聚丙烯缝线固定测压管。这样，手术一结束就能立即测量左心室充盈压。患者逐步脱离体外循环，脱机过程中使用经食管超声心动图评估左、右心室功能。

⊘ **左心房测压管被卡住**

固定左心房测压管后，拉动一下测压管，确保术后可以顺利拔除。

NB **"训练"右心室**

心脏移植术后，原有的肺动脉高压及体外循环对肺血管阻力造成的影响可能导致围术期右心功能不全。为了降低右心功能不全发生的风险及"训练"右心室，我们采用分阶段撤除体外循环的方法，既保证了体循环灌注压，同时又降低了右心室后负荷。方法如下：放松尚未结扎的肺动脉吻合缝线，将 3/4 英寸（in，1in=2.54cm）的插管（降低溶血风险）置入肺动脉进行负压吸引，流量 1L/min。由灌注师将体循环灌注压维持在 60mmHg 以上，如果供心右心室功能良好、中心静脉压可以接受，开始缓慢降低肺动脉引流量，并拔除引流管，结扎肺动脉吻合缝线。使用分阶段撤除体外循环的方法，术后右心室功能不全的发生率较低。

⊘ **术后低氧**

卵圆窝未闭可导致右向左分流及低氧，在肺血管阻力较高时，情况尤其严重。

⊘ **窦房结损伤**

取供心或移植时要避免对供心窦房结的操作，以降低窦房结受损风险。

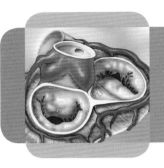

第 12 章
心脏肿瘤

良性肿瘤

黏液瘤

心脏原发性肿瘤很罕见。超过一半的心脏良性肿瘤为黏液瘤。尽管黏液瘤可以出现在任何一个心腔，但大多数的黏液瘤都发生于房间隔，而且多位于左心房。仅有约 15% 的患者其黏液瘤位于右心房。

患者的症状对诊断有提示意义，症状往往与二尖瓣血流梗阻或全身性血栓相关。超声心动图可以明确诊断。

手术技术

通过正中开胸显露心脏。常规进行主动脉插管，上、下腔静脉分别直接插管（见第 2 章）。插管过程中，要特别小心，避免搬动心房。

⊘ 经右心房插管

经右心房行上、下腔静脉插管会造成肿瘤碎块脱落，同时也会影响肿瘤切除术的视野。因此，应当选择直接上、下腔静脉插管。⊘

阻断主动脉后，在主动脉根部灌入冷含血停搏液（见第 3 章）。将预先放置的上、下腔静脉阻断带在腔静脉引流管上收紧。先用 15 号长柄手术刀于右上肺静脉处做切口，后将切口斜行延长并跨过右心房壁。用 2 个小拉钩放置于心房切口边缘，显露右心房腔、房间隔以及可能存在的右心房黏液瘤（图 12.1）。

右心房黏液瘤

右心房黏液瘤通常体积较大，基底相对较宽。

在之前切口的基础上，继续切开房间隔，形成一个环绕肿瘤、距正常房间隔组织 5~8mm 的环形切口，之后切除肿瘤（图 12.1）。

左心房黏液瘤

左心房黏液瘤通常带蒂，并通过较窄的基底附着于房间隔。直视下延长房间隔切口，将 5~8mm 宽的正常房间隔组织与肿瘤一起切除（图 12.2）。

⊘ 窦房结动脉

窦房结动脉横跨房间隔的上部。损伤窦房结动脉可能引起病态窦房结综合征。靠近此区域的黏液瘤基底部要用切削的方法去除。

⊘ 损伤房室结

靠近冠状静脉窦开口切除肿瘤可能会损伤房室结，造成心脏传导阻滞。

NB 黏液瘤有时也会位于心房壁，应将黏液瘤的基底部附近的正常心房壁一起切除，但不一定需要对心房壁做全层切除。切除肿瘤后形成的缺损，可用细的聚丙烯缝线缝合，或者用自体心包补片修补。**NB**

选用经戊二醛处理的自体心包片或牛心包片进行修补，用 4-0 的聚丙烯缝线连续缝合，修补房间隔缺损（图 12.3）。用 4-0 聚丙烯缝线连续缝合，闭合右上肺静脉及右心房的切口。完成心脏排气后，开放主动脉阻断钳。

NB 房间隔增厚

有时，房间隔由于有肥厚的心肌及脂肪组织而增厚。在此情况下，要将心包补片置于房间隔左心房侧的心内膜面，以防止发生脂肪组织栓塞或血栓形成（图 12.4）。

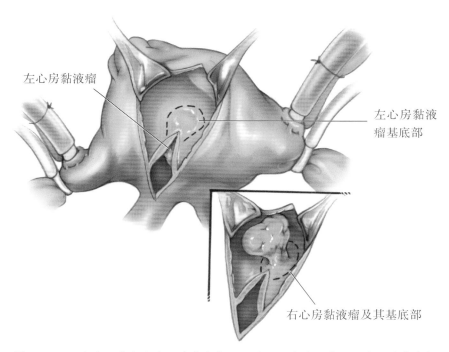

图 12.1 显露左心房黏液瘤及其基底部。下图：显露右心房黏液瘤及其基底部

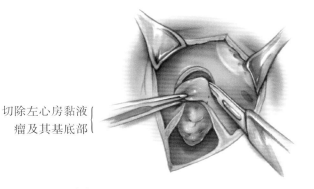

图 12.2 切除带有房间隔边缘的左心房黏液瘤及其基底部

图 12.3 使用自体心包补片闭合房间隔缺损

横纹肌瘤

横纹肌瘤起源于心肌细胞，最常见于婴儿及儿童。横纹肌瘤通常是结节性硬化症的表现之一，灰白色的肿块通常会随着年龄的增长而完全消失。横纹肌瘤有多发倾向，常位于室间隔上，引起左、右心室流入道及流出道梗阻。最常见的症状为心力衰竭，这是由心腔或瓣膜开口梗阻造成的。

对于年龄 1 岁以内、没有结节硬化症的患者，可以进行手术治疗。对于有症状的结节性硬化症患者，肿瘤往往广泛多发，外科手术也无能为力。

纤维瘤

纤维瘤起源于纤维组织细胞，通常单发，是

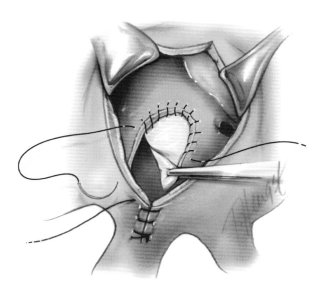

图 12.4 将心包补片缝合于增厚的房间隔左心房侧

第二常见的良性心脏肿瘤。大多数纤维瘤见于儿童，典型的纤维瘤为位于左心室或右心室的白色单个瘤体，常发生钙化。临床症状由心脏受累部位血流梗阻引起。如果纤维瘤发生钙化，可以经X线发现。超声心动图能明确是否有肿瘤及肿瘤的部位。

如果肿瘤局限并且能剜除，可以进行外科手术切除。如果无法切除全部肿瘤，可考虑行减瘤术姑息治疗。对于纤维瘤广泛生长的患儿，可以考虑心脏移植。

乳头状弹性纤维瘤

乳头状弹性纤维瘤为类似于赘生物的单发小肿瘤。通常位于二尖瓣或三尖瓣的心房面，可累及腱索组织，也可以位于主动脉瓣或肺动脉瓣的心室面。这些肿瘤通常不引起临床症状，但会造成血流梗阻和栓塞。乳头状弹性纤维瘤可在手术中意外发现，或在超声心动图上表现为瓣膜上类似赘生物的组织。

由于乳头状弹性纤维瘤会导致严重的并发症，故一经诊断，就应该手术切除。对乳头状弹性纤维瘤应做保守性切除，后行瓣膜修补，而不应进行瓣膜置换。

脂肪瘤

脂肪瘤通常较为局限，可以出现在心脏或心包的任何部位。脂肪瘤通常不引起临床症状。大的脂肪瘤能引起明显症状，应该切除。如果在心脏手术中意外发现小的脂肪瘤，在不增加手术风险的情况下可将其切除。

恶性肿瘤

无论原发肿瘤还是转移瘤，手术指征取决于肿瘤大小、部位及有无心脏以外的转移。如果能够完全切除，手术缓解症状的效果优于放疗和（或）化疗。左心的复杂恶性肿瘤在手术时难以充分显露，在此情况下，通过自体心脏移植术，外科医生有可能彻底切除肿瘤。首先去除患者自身的心脏，在体外进行肿瘤切除；之后修补肿瘤切除后形成的缺损，并将心脏重新植入患者体内。

心脏的转移性恶性肿瘤较原发性恶性肿瘤更为常见。心脏转移性恶性肿瘤很少单发，常会造成心包积液。对于这些患者的外科治疗仅限于剑突下心包引流或心包开窗，以缓解反复发作的心包积液。

膈下肿瘤侵犯右心房

腹部和盆腔的肿瘤可侵犯下腔静脉，并向上生长到达右心房，其中最常见的是肾细胞癌。一般可通过腹部切口，以确保能切除肾脏肿瘤。通常经腹腔，从膈下的下腔静脉切除肿瘤。如果不能从腹腔切除肿瘤，则行正中开胸，建立体外循环并全身降温；在短时间的深低温停循环期间，心脏外科医生切开右心房，协助泌尿外科医生将肿瘤推到下腔静脉的腹腔部分并切除肿瘤。然后重新恢复体外循环，复温患者，按照常规撤离体外循环。

⊘ 右心房插管

使用大的直插管或直角插管经荷包缝合插入右心房，但不要插入太深以免碰到肿瘤。应避免使用双极插管。

⊘ 凝血异常

深低温停循环后，患者常常会出现显著凝血异常。因此，此技术仅限于肿瘤不能从膈下的下腔静脉切除的患者。

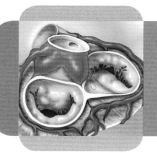

第 13 章
心房颤动的外科治疗

迷宫手术已被证实能有效治疗与心脏瓣膜病及缺血性心脏病相关的心房颤动（简称"房颤"）及药物难治性孤立性房颤，该术式由 James Cox 医生创立并改良。由于 Cox-Maze Ⅲ 型迷宫手术对房颤的治愈率高达 95%，因此其"切与缝"技术是衡量其他改良技术的金标准。然而，该术式显著增加了主动脉阻断时间，并可导致心房后壁的严重出血。近年来已有数种不同的能量源被用于心房组织消融，以达到与Ⅲ型迷宫手术相同的治疗效果，同时其手术耗时更短，并降低了出血的风险。在行全迷宫或部分迷宫手术时，最理想的能量源应该具有快速、且在不损伤周围正常结构的情况下产生透壁性损伤的特性。如果能通过微创且无须体外循环支持的方式将这些消融技术应用于迷宫手术，将非常有益于患者。射频系统可加热组织，引起热损伤及传导阻滞。单极射频系统经过改良，加装了冲洗装置，进而减少组织表面炭化（可能导致血栓形成），并且可防止邻近结构（特别是食管）的损伤。双极射频钳可作用于心外膜，确保产生透壁性病损，且能避免损伤周围组织。然而，并不是所有的迷宫消融都可以通过双极装置完成。冷冻消融通过使用氧化亚氮（N₂O）冷冻探头来执行，其优点是不使组织发生汽化，因此消融后组织表面更加光滑。在冷冻消融过程中，完成每一个透壁性病损需耗时 2~3min。微波同样是通过热损伤产生传导阻滞，但与射频不同的是，它不会引起组织表面炭化。由于其组织穿透性更强，因此微波消融更容易形成透壁病损。聚焦超声通过管状或平面探头传递能量，可导致组织深部加热并发生凝固性坏死。钕－钇铝石榴石（Nd：YAG）激光和红外凝固器都能在相对较低的组织温度下造成透壁性凝固性坏死，而不发生组织汽化。目前，我们已成功尝试将双极射频和冷冻消融技术相结合（我们将其称为 Cox-Maze Ⅳ 型迷宫手术），再现了 Cox-Maze Ⅲ 型迷宫手术所产生的病损。此术式也可与其他能量源联合使用。对于接受二尖瓣手术的慢性房颤患者可同期行 Cox-Maze Ⅳ 型迷宫手术，术中增加了约 20min 的主动脉阻断时间。

手术技术

采用胸骨正中切口，标准的上、下腔静脉插管。在体外循环、心脏不停跳下完成右心房切开和消融线。

首先环绕左、右肺静脉行线性消融。使用射频消融钳围绕肺静脉形成透壁性病损（图 13.1）。在收紧腔静脉阻断带后，切除右心耳。通过右心耳开口，使用射频消融钳在右心耳主动脉侧朝上腔静脉方向做一消融线（图 13.2）。然后在右心房游离壁做一纵切口。使用双极消融钳做一上至上腔静脉开口、下达下腔静脉开口的消融线（图 13.3）。

牵拉右心房游离壁，从右心房切口的上缘到三尖瓣环的 2 点和 10 点钟位置分别做心内膜消融线（图 13.4）。为了缩短手术时间，这两组消融病损通常使用双极射频钳钳夹心房游离壁完成。房室沟附近的心内膜节段需用冷冻消融探头完成消融。

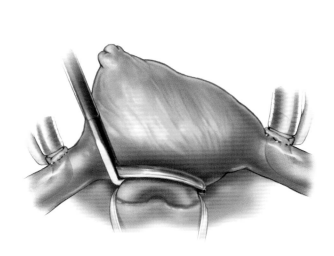

图 13.1　双极消融钳环绕钳夹左、右肺静脉形成消融病损

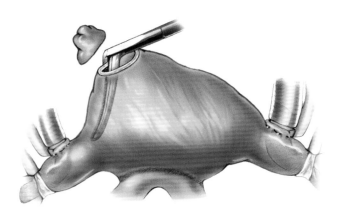

图 13.2　切除右心耳，在右心耳主动脉侧朝上腔静脉方向做一消融线

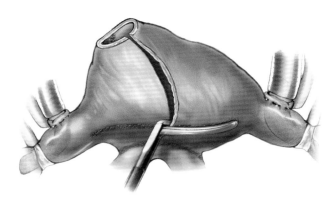

图 13.3　通过右心房切口做一上至上腔静脉开口、下达下腔静脉开口的消融线

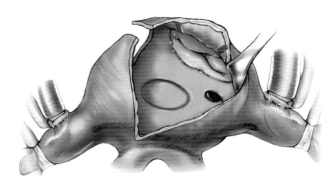

图 13.4　分别做从已切除的心耳到三尖瓣环和从右心房游离壁到三尖瓣环的射频消融线

无须做右心房消融线

目前普遍认为，大多数患者无须做右侧的消融病损。但是，为了防止右心房扑动（简称"房扑"）的发生，从冠状静脉窦向下延伸到下腔静脉开口的消融线应该包括在手术计划内（图13.5）。

在放置心脏停搏液逆行灌注管后，关闭右心房切口，开始行左心房消融。阻断主动脉，心脏停跳。切除左心耳，通过切口在左心耳开口和左上肺静脉之间做一消融病损（图 13.6）。缝合关闭左心耳基底部切口。然后用标记笔在左、右冠状动脉之间标记冠状窦的路径。采用标准左心房切开术式，向上延伸至左心房穹隆，或向下延伸至右下肺静脉开口周围。使用双极射频消融钳，从左心耳切口的下缘到左下肺静脉做一消融线。用相同的方法从环绕左肺静脉的消融线到二尖瓣环做另一消融线，并穿过冠状窦（图 13.7）。

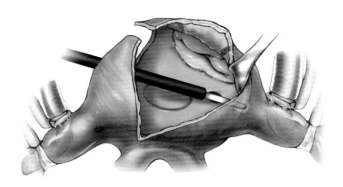

图 13.5　做一从冠状静脉窦到下腔静脉的消融线，以防止心房扑动

然后，使用冷冻探头在心内膜做一消融线，连接分别环绕左、右肺静脉的消融线，并完成连接环绕左肺静脉的消融线到二尖瓣环的心内膜消融（图13.8）。最后，进行冠状窦的心外膜冷冻消融，完成二尖瓣峡部的消融。

⊘ 卵圆孔未闭

如果存在卵圆孔未闭或小的房间隔缺损，则

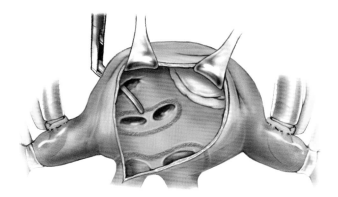

图13.6 切除左心耳后，用双极射频消融钳环绕左肺静脉做一消融线

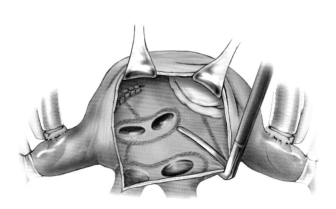

图13.7 左心房内的射频消融病损

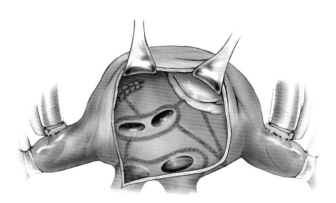

图13.8 左心房内完成的消融病损

必须在主动脉阻断或诱导心室颤动后再施行右心房消融，以防止空气栓塞的发生。在建立体外循环之前，必须在手术室通过经食管超声心动图确认有无卵圆孔未闭存在。

⊘ 透壁消融病损

双极射频消融钳的优点在于可以增加透壁损伤的可能性。为了获得更为确定的疗效，同一部位至少需要钳夹两次以上。我们根据心房组织厚度的不同，使用冷冻探头消融2~3min，直至心内膜的颜色发生明显改变。

⊘ 左心耳基底部出血

如果既对心耳基底部施行射频消融，又同时行左心耳切除、缝合，那么，当心脏充满血液并开始收缩时，消融的组织可能发生撕裂。因此，对于左心耳，要么采取手术切除，要么采取射频消融，而不是两者同期施行，以避免此并发症的发生。

⊘ 左心耳内血栓

如果左心耳内存在血栓，应切除左心耳，取出血栓。

⊘ 肺静脉开口狭窄

射频消融后，愈合的过程可能导致组织纤维化和挛缩。环绕肺静脉开口的消融线应完全位于左心房内，以避免术后继发的瘢痕形成和肺静脉狭窄。

⊘ 瓣叶组织损伤

射频消融的热量可能会灼伤瓣叶组织。因此，在消融线延伸至三尖瓣环，尤其是二尖瓣环时必须特别小心。鉴于此，一些外科医生更喜欢使用冷冻探头来完成该部位的消融病损，因为冷冻消融不会永久性地损伤瓣叶组织。同样重要的一点是，应在进行任何瓣膜修补或置换手术之前完成消融。

⊘ 冠状动脉旋支损伤

在进行从左肺静脉至二尖瓣环的消融时必须小心，因为这一区域下有冠状动脉旋支走行。透壁性的消融病损可能会损伤到这条血管。因此，在此区域可首选冷冻消融。此外，在消融过程中保持该血管的充足流量可降低损伤此动脉的风险。这可通过顺行灌注心脏停搏液来实现。

⊘ 食管损伤

食管损伤可发生在左心房后壁的干式射频消融术中。当对左心房组织进行冷冻消融时，适当抬高探头可最大限度地降低对周围组织的损伤。无论使用何种方法来产生消融线，其目的都是在不损伤邻近组织和结构的前提下产生透壁性损伤，以消除电传导。

⊘ 消融灶血栓形成

据报道，某些能量源所产生的消融线可导致左心房内血栓的形成。无论是否存在心律失常，所有消融术后的患者均需使用华法林行抗凝治疗3~6个月以上，以防止这种灾难性并发症的发生，这是一种谨慎的做法。⊘

完成左心房消融后，继续施行原计划的二尖瓣手术。术后房性心律失常很常见，但这并不意味手术失败。通常，此类患者术后需持续服用胺碘酮3~6个月。

80%~90% 接受 Cox-Maze Ⅳ 型迷宫手术的患者，房性心动过速在 12 个月内可获得治愈。单独肺静脉隔离是最为简单的消融手术方式，其成功率为 60%~70%。

NB 使用双极射频消融钳可在心脏不停跳情况下做出环肺静脉的消融线。对于接受冠状动脉旁路手术或主动脉瓣手术的房颤患者，可以安全、快速地完成消融手术。**NB**

许多外科医生也施行左侧改良迷宫手术，术中无须做连接两个环绕肺静脉的消融线，环绕左肺静脉的消融病损至二尖瓣环之间的连接消融线也可省略。该术式成功率可达 70%~85%。

⊘ 消融手术失败

左心房扩大、术前房颤持续时间较长、冠心病和（或）高龄的患者，改良迷宫手术的成功率可能较低。

⊘ 术后左心房扑动

出于对损伤冠状动脉旋支的担心，一些外科医生会选择忽略环绕左肺静脉的消融病损至二尖瓣环之间的连接消融线。这可能导致术后在左心房峡部发生折返，从而引起难以控制的左心房扑动。

NB 左心耳切除

对于窦性心律的患者，左心耳存在多项有益的生理功能。然而，对于房颤的患者，左心耳内容易形成血栓，其弊大于利。因此，房颤患者行心脏手术时切除左心耳，有效消除了血栓栓塞的最主要来源，这种方法也被建议作为慢性房颤的一种独立治疗手段。

第 3 部分

先天性心脏病的手术治疗

Surgery for Congenital Heart Defects

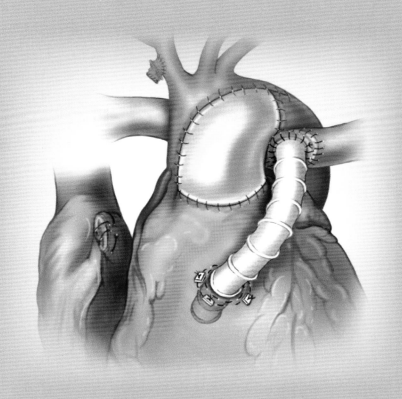

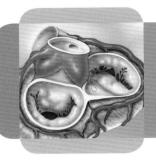

第 14 章
动脉导管未闭

手术切口

通过左前胸小切口可以充分显露动脉导管，但更常用的手术入路是行左后外侧胸部小切口。经第 3 或第 4 肋间隙，部分切断背阔肌，保留前锯肌，可提供良好的手术视野；特别是对于早产儿，皮肤切口可以做得相当短。如果存在右位主动脉弓合并右位动脉导管，则必须采取右胸入路。

外科解剖

动脉导管从左肺动脉起始部上方发出，与主动脉弓平行走行。穿过心包，在左锁骨下动脉起始部对侧呈锐角与主动脉内侧缘汇合（图14.1）。左侧迷走神经主干从颈根部沿左锁骨下动脉和左颈总动脉间沟进入胸腔，跨过主动脉弓和动脉导管，继续向下走行。喉返神经环绕动脉导管向后上走行至颈部。迷走神经发出其他许多小分支，这些小分支是肺丛和心丛的重要分支。通常有一些淋巴结位于左肺门处，有时会向上延伸至动脉导管下缘附近。左膈神经在迷走神经内侧走行进入胸腔，并在心包上继续向下延伸。

显露和解剖动脉导管的手术技术

将左肺向内下牵拉，显露出动脉导管。如果要将迷走神经牵向内侧，可在迷走神经后方将壁胸膜纵行切开。当迷走神经需要向外侧牵拉时，可在迷走神经和膈神经之间切开胸膜（图14.1）。将选择的切口沿左锁骨下动脉向上延伸，下方延伸至左肺门。然后悬吊胸膜边缘。

对于婴儿，用组织剪锐性分离动脉导管上、下缘组织，显露出动脉导管。然后，将一钝头直角钳或最好是 Waterson 分离钳 / Dennis-Browne 钳小心地环绕导管上、下缘，形成一个通道用于结扎或切断动脉导管。通常也可以通过金属夹来夹闭动脉导管。

ⓃⒷ 向内侧牵拉时喉返神经的位置

为了方便解剖和显露动脉导管的后部，许多外科医生倾向于将胸膜上的迷走神经及其喉返神经分支向内侧牵拉（图 14.2）。外科医生应该意识到，当喉返神经向肺动脉方向牵拉时，会使喉返神经在动脉导管后方斜行。因此，必须注意确保解剖过程中不伤及喉返神经。另外，可以将迷走神经及其分支游离并向外侧牵开，以确保在解剖动脉导管后壁时，这些神经不易受到损伤。

⊘ 完全显露动脉导管

在解剖靠近肺动脉和动脉导管间夹角的区域时要非常小心，因为动脉导管在此处特别容易受损。在动脉导管前方通常会有心包覆盖，应将其充分游离以确保完全显露动脉导管（图 14.3）。同样，将动脉导管的头侧组织与主动脉横弓分开也至关重要，这一细节有助于更清楚地显示金属夹需要以怎样的角度钳夹，以免造成主动脉缩窄或使动脉导管阻断不全（图 14.4）。

切断和结扎动脉导管的技术

分辨出迷走神经和喉返神经，避免不慎将其切断。将两条粗的 Ethibond 缝线分别穿过动脉

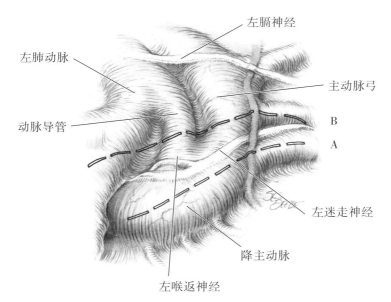

图 14.1 动脉导管的外科解剖。A. 如果迷走神经向内侧牵拉，则应用该切口线。B. 如果迷走神经向外侧牵拉，则应用该切口线

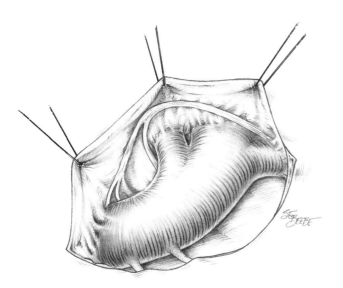

图 14.2 迷走神经在胸膜瓣的内侧面观

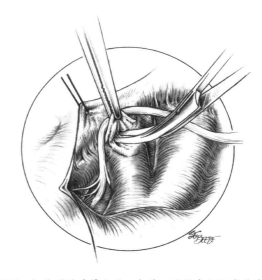

图 14.3 切除动脉导管上的心包片以确保完全显露动脉导管

导管后方，然后将动脉导管结扎紧（图 14.5）。部分外科医生赞同使用 5-0 或 6-0 聚丙烯缝线带部分动脉导管外膜，环绕动脉导管后加固线结。可在两结扎线之间用 4-0 聚丙烯缝线做一荷包缝合，以确保动脉导管完全闭合（图 14.5 的小图）。

也可以选择在血管钳阻断后切断动脉导管，并以细的不可吸收缝线缝合（图 14.6）。该技术特别适用于格外短而粗的动脉导管。另外也可以用 1~2 个金属夹夹闭导管，此技术尤其适用、也最为常用于早产儿。

⊘ 结扎动脉导管时损伤喉返神经

外科医生必须特别留意喉返神经。在游离动脉导管过程中，它很容易被切断，也可能被结扎线扎住，或被金属夹、导管钳夹住。

⊘ 动脉导管撕裂

在游离、结扎或切断的过程中，动脉导管很容易发生损伤和撕裂，导致大量出血。通过手指压迫动脉导管通常就能控制出血，以获得干燥和显露清晰的术野。然后，在动脉导管上、下端临时钳夹主动脉，继而用不可吸收缝线缝合撕裂的

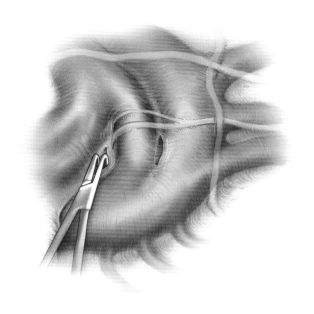

图 14.4 使用 Waterston 分离钳将动脉导管头侧组织与主动脉弓显露、游离，然后游离动脉导管下端的喉返神经

动脉导管。动脉导管的肺动脉端也可以用同样的方法予以缝合。有时，动脉导管的肺动脉端如果被完全切断，断端可能会向内侧回缩，这时几乎不可能将其显露清楚。如果出现这种情况，在手指持续压迫止血的同时，外科医生必须在左膈神经前方纵行切开心包，通过从心包内暂时阻断左肺动脉的方法，来控制动脉导管残端的出血。然后直视下，在相对干燥的术野中缝合动脉导管裂口（图 14.7）。

NB 钳夹切断动脉导管

当外科医生选择切断、缝闭动脉导管时，阻断钳应当钳夹在主动脉和肺动脉上，而不是动脉导管本身，因为动脉导管非常脆弱，很容易破裂。同样，也绝对禁止直接牵拉动脉导管。

⊘ 误扎主动脉弓

必须同时找到动脉导管和主动脉弓。有时，动脉导管比弓粗大很多，而主动脉弓可能发育不良，这可见于婴儿和新生儿中。不慎结扎主动脉弓而非动脉导管可导致严重后果，可以通过在监测左上肢血压的同时，顺序阻断动脉导管和主动脉弓的方法来避免这种情况的发生（图 14.8）。

⊘ 误扎左肺动脉

金属夹放置得离纵隔太远有导致左肺动脉狭窄的风险，最极端的情况是可能直接结扎了左肺动脉（图 14.9）。

⊘ 阻断动脉导管

在某些情况下，在结扎或切断动脉导管之前，可以用无损伤组织钳将其暂时阻断。低血压、心动过缓或血氧饱和度的变化提示患者有导管依赖性的先天性心脏畸形，需要做进一步的诊断研究。

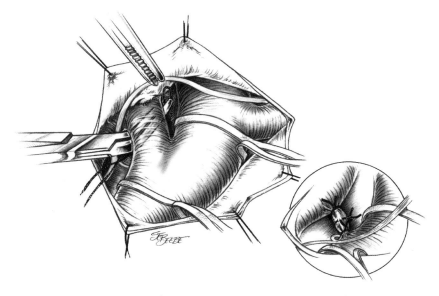

图 14.5 结扎动脉导管。小图：用荷包缝合确保动脉导管完全闭合

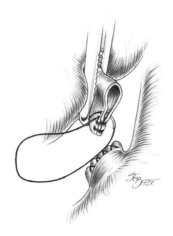

图 14.6 在血管钳之间切断动脉导管，并用细的不可吸收缝线将其缝合

早产儿的动脉导管未闭结扎

可通过左外侧开胸短切口，由第 4 肋间入路显露动脉导管。切开覆盖于胸主动脉上的壁胸膜。动脉导管的上、下方需要用组织剪或细头直角钳做小范围解剖。对于早产儿，首选金属夹阻断动脉导管。根据动脉导管的管径选择中号或中 - 大号的金属夹。施夹钳应置于动脉导管上方，使金属夹尖端稍低于动脉导管，并远离降主动脉壁，金属夹方向应与主动脉弓平行（图 14.10）。然后用金属夹夹闭动脉导管。操作过程中不需要使用任何器械绕过动脉导管。

⊘ 金属夹的切割损伤

如果金属夹的末端紧邻降主动脉或主动脉弓远端，其可能会嵌入这些结构，导致即刻或延迟出血。

⊘ 金属夹的剪切

部分施夹钳可能会使金属夹的两臂相互交错，从而使动脉导管被切断而不是阻断。在使用施夹钳钳夹动脉导管之前，外科医生应先在术野外用金属夹测试施夹钳，以确保施夹钳可正确夹闭金属夹（图 14.11）。

⊘ 器械尖端撕裂动脉导管

动脉导管的上、下方需使用组织剪或直角钳解剖分离出合适大小的开口以放置金属夹，这些器械的尖端应该是圆头且平滑的。外科医生必须

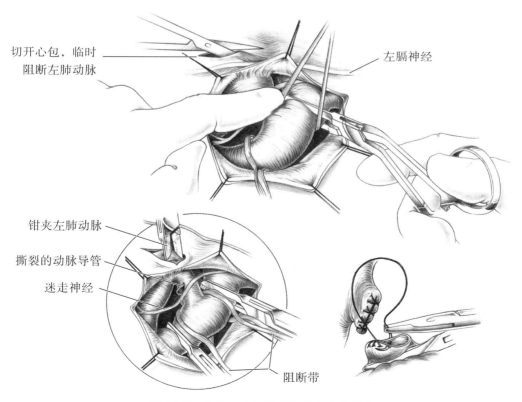

切开心包，临时
阻断左肺动脉

左膈神经

钳夹左肺动脉

撕裂的动脉导管

迷走神经

阻断带

图 14.7 控制出血和处理撕裂的动脉导管

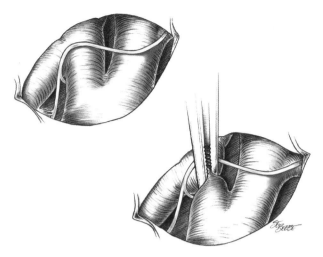

图 14.8 临时阻断动脉导管以防止误结扎主动脉弓

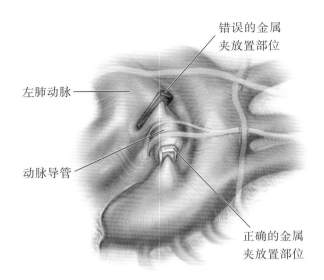

图 14.9 金属夹的放置部位离左肺动脉太近可能导致左肺动脉狭窄或完全梗阻

检查器械，以确保在器械尖端或靠近尖端处没有毛刺，否则可能会撕裂脆弱的动脉导管组织。

完成手术

肋间神经阻滞在减轻开胸术后疼痛方面最为有效。在手术切口水平上、下至少 2 个肋间隙将长效局麻药注入神经血管束附近。胸管通过皮肤和肌肉开口带入，并由第 5 或第 6 肋间隙插入胸腔。用粗丝线环绕上、下肋骨以关闭切口。围绕胸管将切口处肌肉层、皮下组织和皮肤缝闭，然

后将胸管连接至水封瓶。当皮肤切口缝合至胸管缘时，麻醉师要进行几次持续的胀肺通气。等肺膨胀后拔除胸管。在手术室内拍摄胸片以确保左肺重新扩张，且不存在气胸。

⊘ 肋间注射导致的出血

对于凝血功能异常或正接受抗凝治疗的患者，应避免行肋间阻滞，以防止胸膜外血肿或胸膜内出血的发生。许多早产儿合并有血小板减少

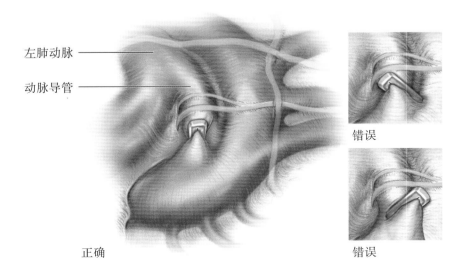

图 14.10 重点是要将金属夹完全跨在动脉导管上，与主动脉平行，这样就不会向头端成角（金属夹尖端夹住主动脉横弓），也不会向下成角或使动脉导管夹闭不完全（如上图所示）。理想的金属夹放置位置需要稍远离喉返神经和降主动脉上的"动脉导管凸起"组织（因此不会造成狭窄）

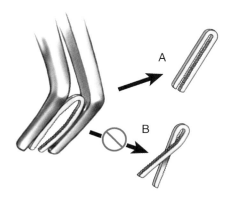

图 14.11　外科医生必须测试施夹钳，以确保金属夹两臂可对称闭合（A），以避免使用施夹钳后金属夹呈剪切状（B）

症，不应行肋间注射。

⊘ 缝置肋间缝线

缝线应紧靠肋骨上缘，以避免损伤肋间动、静脉。

⊘ 肺损伤

如果发现肺部有损伤，应保留胸管负压引流12~24h。

胸腔镜辅助下闭合动脉导管

一些外科医生应用胸腔镜技术来闭合动脉导管。采用此术式时损伤喉返神经的风险略高，但也有一些外科医生认为其避免了开胸切口，可防止将来发生的胸壁畸形。

经导管堵闭动脉导管

对于部分特定患者，可以用弹簧圈或封堵器经导管封堵小的动脉导管，手术效果满意，避免了开刀手术的风险。

动脉导管钙化

当动脉导管出现钙化和（或）形成动脉瘤时，可能不能简单地施行结扎或切断。此时，在体外循环支持下，通过左肺动脉直视下闭合动脉导管可能更容易、更安全（见后文）。

⊘ 组织脆弱

如果组织脆弱，可以用带垫片缝线间断缝合补片。

前胸入路闭合动脉导管未闭

对行其他先天性心脏病修补手术且合并动脉导管未闭的婴幼儿患者，可采用胸骨正中切口。此入路也适用于动脉导管钙化和无钙化但存在动脉导管动脉瘤的成年患者。

婴儿和儿童患者的手术技术

在开始建立体外循环之前，将升主动脉稍向右侧牵拉，并将主肺动脉向尾侧轻轻牵拉。然后用组织剪或细头直角钳游离开动脉导管的左肺动脉端和主动脉弓端。在体外循环支持下，用 2-0 编织缝线环绕、结扎动脉导管，或以金属夹夹闭动脉导管（图 14.12）。

⊘ 肺循环充血

体外循环开始后，在夹闭动脉导管之前，很可能出现肺循环充血及体循环低血压。对于所有行体外循环的患儿，均需通过超声心动图和（或）心内直视下来评估是否存在动脉导管未闭。

⊘ 导管组织撕裂

动脉导管组织非常脆弱，必须谨防缝线或金属夹对动脉导管的切割，因为这导致的出血极其难以控制，尤其是在主动脉端。

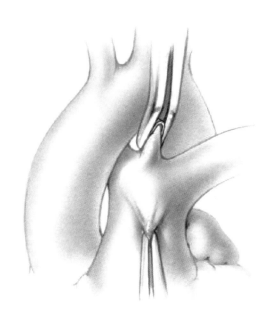

图 14.12　从前胸入路显露和闭合动脉导管

⊘ 左肺动脉狭窄

结扎线或金属夹应放置在离左肺动脉起始处足够远的位置，以防造成左肺动脉的狭窄。这可由外部的结扎线或结扎夹压迫所致，或源于导管组织挤压回缩入左肺动脉腔内。

成人患者的手术技术

成人动脉导管的闭合可在体外循环支持下，通过胸骨正中切口安全地完成。将患者全身降温5~10min，以获得一个较短时间的极低灌注状态。在此低流量转流期间，纵行切开主肺动脉。探查动脉导管开口，将一合适大小的 Foley 导管经动脉导管开口送入主动脉（图14.13）。向球囊内注入生理盐水后，牵拉 Foley 导管来控制通过动脉导管的血流（必须阻断导管的末端连接口，以防血液回流）。与动脉导管开口边缘保持一定距离，用5-0单股缝线缝合经戊二醛处理的自体心包片、Gore-Tex 补片或 Hemashield 人造血管（图14.14），此时可观察到体外循环的转流流量升高。在完成最后1~2针前，将泵流量降到非常低的水平，回抽 Foley 球囊内的生理盐水，撤离 Foley 导管，而后完成最后的缝合。恢复全流量转流，缝闭肺动脉切口。当患者全身复温后撤离体外循环。

⊘ 肺循环充血

在降温期间，必须阻断动脉导管血流，以防止主动脉插管的血流进入肺血管床，可通过手指用力压迫远端主肺动脉来实现。

⊘ 经动脉导管的空气栓塞

当切开肺动脉时，必须使主动脉插管保持一定的流量，以防止发生空气栓塞。此外，也可将患者置于 Trendelenburg 体位（头低脚高）以预防此并发症的发生。

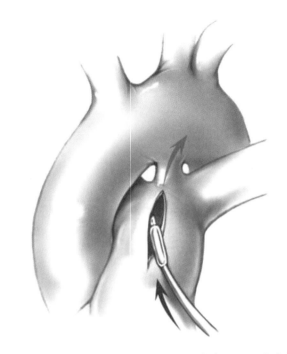

图 14.13 切开主肺动脉，将 Foley 导管放入动脉导管

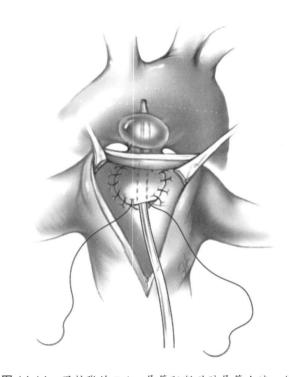

图 14.14 用扩张的 Foley 导管阻断动脉导管血流，然后用补片缝闭动脉导管的肺动脉端

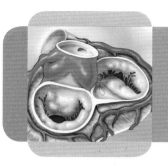

第 15 章
主动脉缩窄

超过 50% 罹患主动脉缩窄的新生儿会在出生后的第 1 个月内便出现症状。超过 75% 的患儿合并有其他心脏畸形。在新生儿中，注射前列腺素 E_1 可以防止或逆转动脉导管组织发生收缩。动脉导管开放使得血流右向左分流进入降主动脉，从而改善下半身的灌注。前列腺素 E_1 通过松弛动脉导管的主动脉端组织，常常可使主动脉缩窄部位的管腔扩大。这样，手术便可以安全地延迟，待左心室功能不良及低心排血量综合征（如肾功能不全）得以解决或改善后再进行。较大的儿童可表现为上身高血压和（或）下肢灌注减少的症状和体征。

手术切口

对于单纯主动脉缩窄的患者，可通过左侧第 4 肋间后外侧切口充分显露病变区域。对于所有开胸行主动脉缩窄矫治的患者，首要的一点是在术前晨起需排除发热，并在麻醉准备期间让患者被动降温，浅低温可减少术中脊髓损伤的风险。对于患有合并畸形的婴儿，最好通过胸骨正中切口在体外循环辅助下行根治性矫治，可在深低温停循环期间切除或扩大主动脉缩窄的部分。即使在没有合并其他心脏畸形的婴儿中，主动脉弓也可能存在发育不良。这些患者需要在深低温停循环下接受整个主动脉弓和近端降主动脉的补片扩大成形术（见第 29 章）。

外科解剖

98% 以上的患者主动脉缩窄累及主动脉弓、降主动脉和动脉导管的交界处，但主动脉缩窄可以发生在主动脉全程的任何部位。

左迷走神经从颈根部的左锁骨下动脉和左颈总动脉之间进入胸腔，跨过主动脉弓，继续向下走行至降主动脉的前内侧，越过动脉韧带。喉返神经起源于迷走神经，绕过动脉韧带后，向上延伸走行至颈部（图 15.1）。主动脉缩窄的远端可能会出现窄后扩张，在年龄较大的患儿中可能更为明显，并在肩背部肌肉中可能出现广泛的侧支血管扩张，这其中可包括肋间动脉，其血管壁可能像纸一样薄而易碎。

主动脉缩窄的显露

向前下方牵拉左肺，常放置一个所谓的"Kirklin 帐"以帮助显露。在左锁骨下动脉和跨过缩窄段的胸主动脉表面的壁胸膜纵行切开。然后悬吊胸膜边缘（图 15.1）。从颈根部游离左锁骨下动脉、左颈总动脉远端的主动脉弓和降主动脉至缩窄部位以下的较长一段距离。可使用血管套带绕过主动脉和锁骨下动脉，以便于显露（图 15.2）。

⊘ 保护迷走神经和喉返神经

在游离过程中，可能损伤左迷走神经及其分支喉返神经。

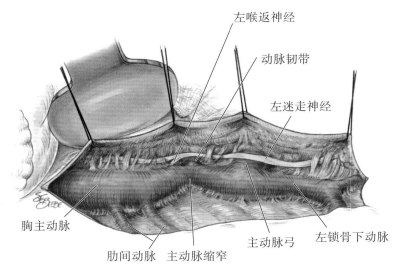

图 15.1　主动脉缩窄的外科解剖

左喉返神经
动脉韧带
左迷走神经
胸主动脉
肋间动脉　主动脉缩窄
主动脉弓　左锁骨下动脉

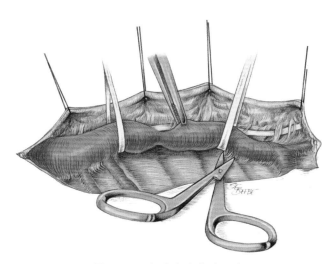

图 15.2　主动脉缩窄的显露

⊘ 肋间动脉扩张

肋间动脉常出现扩张。它们的血管壁非常薄，一旦受损，可能会导致棘手的出血。

⊘ 主动脉分支出血

支气管动脉有时可从主动脉或左锁骨下动脉后壁发出。在游离和解剖过程中，它们可能会不慎被撕裂。

主动脉缩窄段切除术

只要有可能，应选择行主动脉缩窄段切除。该术式包括切除新生儿患者主动脉缩窄或发育不良的部分，以及异常的动脉导管组织。应选择合适的血管钳，通常直血管钳仅用于降主动脉，弯血管钳用于绕过左锁骨下动脉和远端主动脉弓。先钳夹降主动脉，再放置近端的血管钳。在肺动脉端结扎或夹闭动脉导管或动脉韧带，并予以切断，以增加主动脉的活动度。切除主动脉的缩窄段，注意近端主动脉切口为斜行，以增加吻合口直径，小心地移动两把血管钳，将主动脉两端向中心并拢。用聚丙烯缝线连续缝合吻合口（图15.3）。先放开远端血管钳，再放开近端血管钳，检查吻合口是否存在出血、狭窄或扭曲。

NB 合拢器夹持镊的使用

联合使用直的"C"形无损伤血管钳和合拢器夹持镊，有助于保持血管钳的稳定，并在无张力情况下吻合主动脉两断端。尤其是在新生儿手术中，术野不被助手的手遮挡很是重要。助手必须稳稳地将主动脉两断端合拢到一起，这样才能使吻合口达到令人满意的缝合效果。

NB 血管钳的放置

血管钳应放置在离切缘足够远的部位，以使主动脉有足够的存留部分用于缝合。主动脉壁是有弹性的，每一端的血管切缘都会出现回缩。为了确保吻合效果满意，血管钳前保留的主动脉断端组织在新生儿中至少为 5mm，而年龄较大的儿童则至少需要保留 1cm。

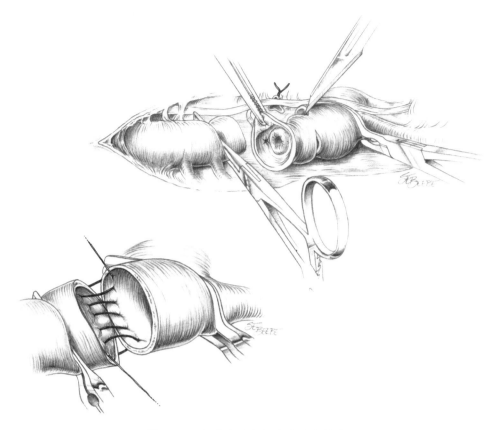

图 15.3　主动脉缩窄切除的手术技术

⊘ 残余狭窄

主动脉缩窄段切除不够充分，可能使患者存在残余狭窄（图 15.4）。

⊘ 保留血管腔的最大直径

应在主动脉管腔最宽处进行吻合，以防止局部发生狭窄。如果需要，可以扩大主动脉近端开口，使其与下段窄后扩张的主动脉直径大致相符（图 15.5）。

NB 肋间动脉

第 1 组肋间动脉常位于靠近主动脉缩窄远心

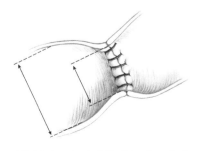

图 15.4　主动脉缩窄切除不充分

处，在切除缩窄段并进行断端吻合时，通常被加以保护，并用小的"哈巴狗"血管钳予以临时阻断。将远端主动脉阻断钳放置于第 1 肋间血管下方（图 15.5）。但是，有时为了完全游离主动脉缩窄段以行扩大端－端吻合，需要将其彻底切除。

⊘ 对新生儿使用间断缝合

尽管在大多数情况下，连续缝合能达到更好的止血效果及维持满意的血管功能，但仍有部分外科医生选择对新生儿使用间断缝合，以减少再狭窄的发生率。也可选择对血管后部使用连续缝合，而前部采用间断缝合技术进行吻合。一些外科医生选用可吸收缝线，如聚对二氧环己酮缝线（PDS），此类缝线至少在理论上能确保吻合口更好地生长。

⊘ 吻合口止血

吻合口部位有时可能会有出血，需要加补缝合。在出血部位的外膜行"U"字形缝合通常可有效止血。建议在缝合过程中临时放置近端主动脉阻断钳，使得吻合口在无张力的情况下进行缝合、打结。

⊘ 脊髓缺血

截瘫是主动脉缩窄矫治手术的一个严重并发症。与脊髓损伤相关的因素包括：主动脉阻断时间较长、体温较高和术中主动脉远端压力较低。

NB 术中浅低温

在主动脉阻断期间，应通过使用降温毯和（或）冷盐水冲洗胸腔，使中心体温维持在 35℃ 或以下，以最大限度地降低脊髓缺血的风险。

NB 没有或仅有小的侧支血管

侧支血管发育不良的患者，在主动脉阻断时往往容易出现远端低灌注的情况。这也见于右锁骨下动脉异常起源于降主动脉的患者。

NB 远端循环支持

为了避免脊髓损伤的发生，如果预计主动脉阻断时间超过 30min，或者如果试阻断主动脉时导致远端压力低于 50 mmHg，则应使用远端循环支持。首选区域体外循环（partial bypass）技术。

区域体外循环技术

术中应监测患者的右桡动脉及股动脉压。在全身肝素化后，在降主动脉拟放置阻断钳部位的远心端缝置荷包，经此插入主动脉插管。向后牵开肺叶，在膈神经前方纵行切开心包。在左心耳做一荷包缝合，鼓肺模拟 Valsalva 动作后将静脉

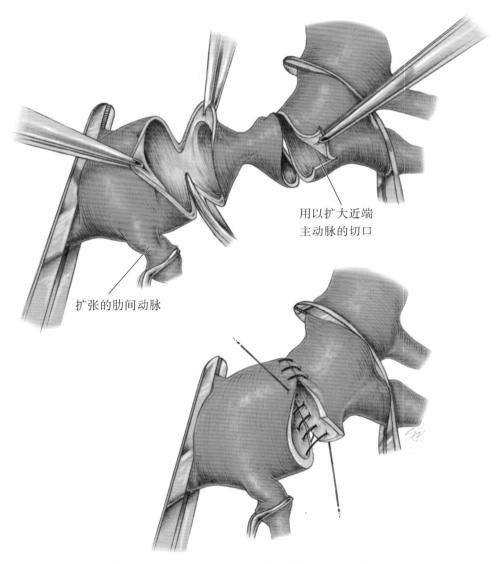

用以扩大近端主动脉的切口

扩张的肋间动脉

图 15.5　扩大主动脉近端部分以确保血管腔直径最大

插管插入左心房内。继续呼吸机辅助通气，由灌注师控制静脉流量，使右桡动脉压力维持在正常水平，并使股动脉压力保持在 45 mmHg 以上。在修补主动脉缩窄后撤离体外循环，并在鼓肺模拟 Valsalva 动作期间将静脉插管从左心房拔除。用鱼精蛋白中和肝素，拔除降主动脉插管。

⊘ 空气栓塞

为了防止在静脉插管放置和拔除过程中空气进入左心房，麻醉师必须持续鼓肺，直至荷包缝合结扎完毕。

锁骨下动脉垂片血管成形术

此术式适用于有长段主动脉缩窄的新生儿。

将左锁骨下动脉充分游离至其颈根部的分支起始处，并结扎其所有的分支（图 15.6）。将近端血管阻断钳跨过主动脉弓放置于左颈总动脉远端，用直血管阻断钳阻断降主动脉（图 15.7A）。或者，也可仅使用单把弯血管阻断钳（图 15.7C）。沿主动脉向下纵行切开左锁骨下动脉，直至远超过缩窄段。只要出现突出的缩窄嵴，就应将其切除（图 15.6C）。然后在锁骨下动脉分支水平将其切断，向下折叠，并使用两条 7-0 聚丙烯缝线将其作为补片连续缝合至主动脉切口上（图 15.7B）。

⊘ 锁骨下动脉窃血综合征

必须识别清楚椎动脉并将其单独结扎，以消除发生锁骨下动脉窃血综合征的可能性。

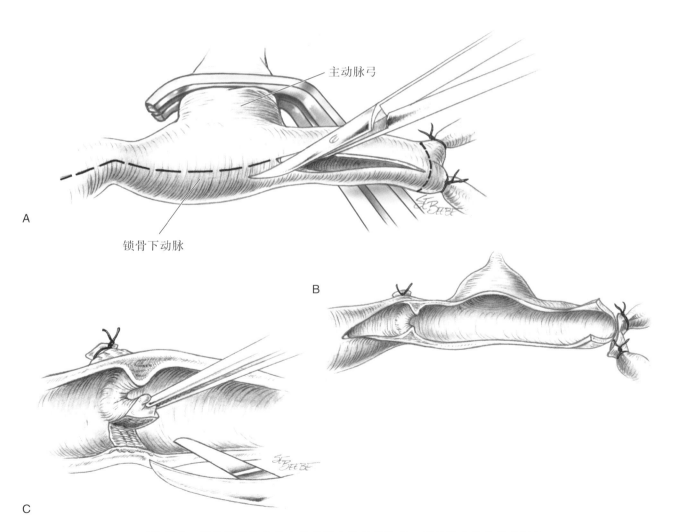

A

主动脉弓

锁骨下动脉

B

C

图 15.6 锁骨下动脉垂片血管成形术的手术技术：锁骨下动脉垂片的制备

⊘ 切除缩窄嵴

必须切除主动脉管腔内的缩窄嵴，但注意不能切得过深，以免造成主动脉后壁薄弱。一旦发生血管壁穿孔，必须用细的聚丙烯缝线缝合，并在血管壁外侧进行打结（图 15.8）。

⊘ 锁骨下动脉过短

过短的锁骨下动脉在向下折叠后将无法超过缩窄部分，会导致残余狭窄问题的遗留（图 15.9）。这种情况下，必须使用菱形人工补片行血管成形（见下文）。

⊘ 远端狭窄

吻合口的尖末端应至少位于缩窄部以远 8~10mm 处。否则，愈合过程所导致的纤维化会导致再狭窄发生。

⊘ 锁骨下动脉补片的放置

理想情况下，锁骨下动脉补片必须在主动脉缩窄处均匀地鼓起。对锁骨下动脉垂片的过度牵拉可导致吻合口"脚跟"部扭曲变形（图 15.10）。

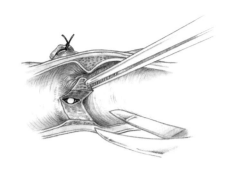

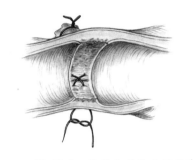

图 15.8　修补主动脉后壁的穿孔

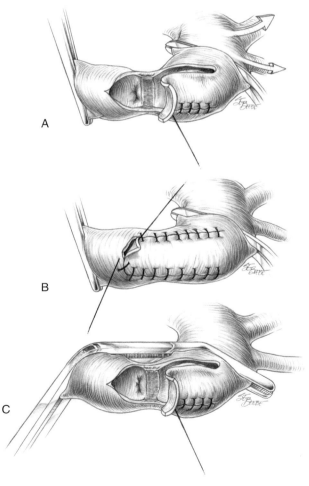

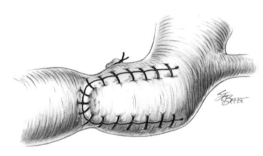

图 15.9　当锁骨下动脉过短以至于无法超过主动脉缩窄段时，将导致残余狭窄持续存在

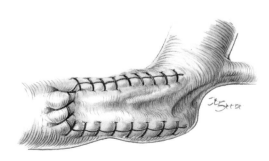

图 15.7　A、B. 使用 2 把阻断钳行锁骨下动脉垂片血管成形术的手术技术。注意上方的阻断钳放置部位应位于左颈总动脉远心端。C. 单把阻断钳的手术技术

图 15.10　锁骨下动脉垂片的过度牵拉导致吻合口"脚跟"部的扭曲变形

⊘ **锁骨下动脉和主动脉切口**

应分别沿着锁骨下动脉和主动脉外侧做笔直的切口。任何偏差都会使吻合口无法达到令人满意的效果。

长段主动脉缩窄

如果主动脉缩窄段过长，切除缩窄部分后行端 – 端吻合或锁骨下动脉垂片血管成形术可能无法获得满意的疗效。对于年龄较大的儿童和成人患者，可选择切除缩窄段，并用成人尺寸的人造血管置换这一段主动脉（图 15.11，另见第 8 章）。

另一种选择是用补片覆盖缺损进行扩大修补，这一方法同样适用于主动脉再狭窄的情况。如前所述，在缩窄段的上方和下方钳夹阻断主动脉。然后跨过缩窄段纵行切开主动脉。切除突出的缩窄嵴，谨慎操作，注意预防可能出现的常见并发症。用 4–0 或 5–0 聚丙烯缝线将一宽的菱形 Gore-Tex、Hemashield 或同种肺动脉补片缝合至主动脉切缘（图 15.12）。

⊘ **主动脉再缩窄**

随着主动脉的生长，可能会发生再缩窄的情况。基于此，菱形补片必须做得非常宽，使得缝合后在缩窄段上有一个冗余的扩张性隆起（图 15.13）。而看上去更美观、大小合适的补片常常会导致主动脉再缩窄发生。

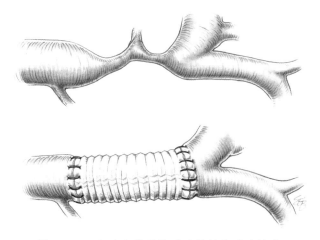

图 15.11 人造血管置换用于长段主动脉缩窄

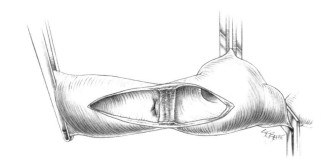

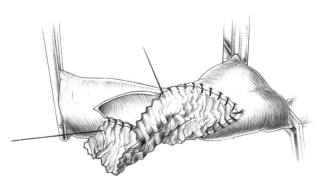

图 15.12 使用菱形人工补片行血管成形的手术技术

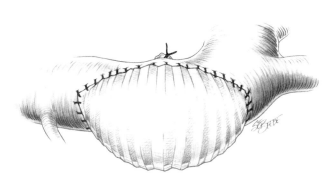

图 15.13 使用特别加宽的补片以防止主动脉生长后发生再缩窄

锁骨下动脉逆向垂片法血管成形术

左颈总动脉和左锁骨下动脉之间的主动脉弓发育不良，可通过锁骨下动脉逆向垂片法血管成形来治疗。对于主动脉缩窄合并远端主动脉弓显著发育不良的患者，可将此式与标准的主动脉缩窄切除术联合使用。必须游离远端主动脉弓、左颈总动脉的起始部及其开口近端的主动脉弓。采用与标准的锁骨下动脉垂片血管成形术一样的方法结扎左锁骨下动脉。用一把血管阻断钳同时跨过左颈总动脉和主动脉弓放置，另一把钳夹在降主动脉上。横断锁骨下动脉，沿其内侧切开主动脉弓，跨过远端主动脉弓的顶部，一直延伸至左颈总动脉的根部（图15.14A）。然后用6-0或7-0聚丙烯缝线将垂片缝合至缺口切缘（图15.14B）。

扩大切除及吻合技术

如果主动脉弓为显著的发育不良，单纯修补主动脉缩窄部分可能会导致难以接受的压差。这种情况下，应对缩窄段行扩大切除，并将远端主动脉吻合至主动脉弓底部。

在第3肋间动脉甚至第4肋间动脉水平，将主动脉从无名动脉起始处到胸主动脉段进行广泛的解剖游离。结扎并切除动脉导管或动脉韧带，以利于解剖游离的进行。跨过左锁骨下动脉、左颈总动脉的起始处，以及无名动脉下方的近端主动脉弓处放置一把弯的血管阻断钳。另一把直血管钳放置在降主动脉上。切除主动脉缩窄段和导管组织。在主动脉弓下方做一切口，然后在远端主动脉弓侧面做一与之对应的切口（图15.15）。接着用聚丙烯缝线连续缝合，将降主

动脉与主动脉弓上的开口相吻合。一些心脏中心主张在这类手术全程应用近红外光谱（NIRS）进行脑氧监测，以确保在主动脉阻断期间脑血流量充足。

⊘ 阻断无名动脉

在使用主动脉阻断钳时，不得阻断或影响无名动脉的血流（图15.15）。监测右桡动脉压可发现此问题，并迅速予以纠正。

⊘ 吻合口张力过高

对主动脉弓近端和远端进行积极地游离，有助于避免吻合口张力过高，这将最大限度地减少吻合口出血和继发狭窄的风险。

NB 切断肋间血管

为了充分游离降主动脉以达到无张力吻合的目的，可能需要结扎并切断一组肋间动脉。但牺牲过多的肋间血管可能会增加脊髓损伤的风险。

其他治疗技术

大多数再狭窄的患者可通过球囊扩张血管成形术（植入或不植入支架）成功地进行治疗。对于3个月以上的先天性局限性主动脉缩窄患儿，球囊扩张血管成形术也是除手术外的另一种可供

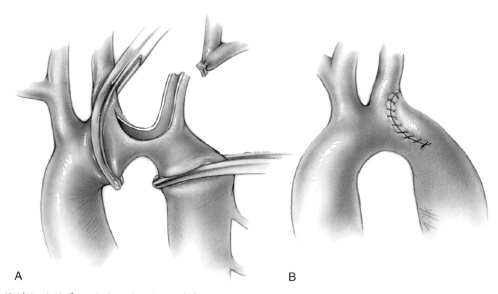

A   B

图15.14 A.将横断的锁骨下动脉沿内侧切开并跨过主动脉弓顶部。B.将锁骨下动脉垂片缝合至主动脉弓切口上，以扩大发育不良的主动脉弓部分

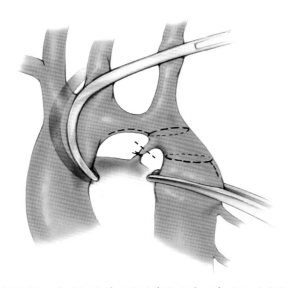

选择的治疗方案。

　　旁路人造血管移植现在已很少使用，如左锁骨下动脉和降主动脉之间，或者从升主动脉到降主动脉的人造血管旁路移植。即使是最复杂的主动脉再缩窄，也可以通过切除缩窄段并予人造血管置换或补片扩大修补狭窄部分来直接进行治疗。如果认为左侧开胸入路不可取，胸骨正中切开联合体外循环和深低温停循环技术可以很好地显露远端主动脉弓和近端降主动脉（见第 8 章）。

图 15.15　广泛切除并吻合缩窄和发育不良的主动脉弓。注意图中阴影部分显示了不正确的阻断钳放置部位，钳夹到无名动脉上

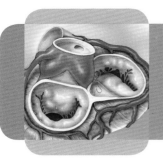

第 16 章
肺动脉环缩术

由于对大多数患有先天性心脏病的新生儿都可施行根治手术，因此肺动脉环缩术仅适用于部分特殊患儿，包括多发肌部室间隔缺损或室间隔缺损合并其他心外先天性畸形患者。4~6 周龄以上、罹患室间隔完整的大动脉转位的患者需先行肺动脉环缩术，为施行大动脉调转术做好左心室功能锻炼的准备（见第 25 章）。肺动脉环缩术也适用于部分单心室及肺血过多的患者（见第 30 章）。

手术切口

大多数外科医生采用胸骨正中切口，因为该入路能对解剖情况做出更准确的评估。对于部分患者可使用左侧开胸切口，尤其是当同期施行肺动脉环缩及主动脉缩窄矫治时。

手术技术

经胸骨正中切口，切除胸腺后纵行切开心包（完整切除胸腺可使再次手术的组织游离更易操作）。如果存在动脉导管未闭，应首先予以结扎（见第 14 章）。游离主动脉与肺动脉的间隔，确定右肺动脉起始部。用一条宽 3~4mm 的硅胶带环绕近端肺动脉并收紧，直至环缩带远端的压力下降至体循环压力的 1/3 左右，并且在 50% 吸氧浓度下动脉氧饱和度不低于 75%（图 16.1）。用不锈钢血管夹或间断缝合永久固定环缩带的收紧部位。然后用 6-0 或 5-0 聚丙烯缝线间断

缝合数针，将环缩带固定在肺动脉外膜上（图 16.1 下图）。

经左侧开胸入路，平行于膈神经在其前方切开心包膜。将主肺动脉解剖游离开，然后用上述方法将其用硅胶带环绕并进行环缩。

⊘ 环缩带造成损伤

肺动脉的张力可能升高，并使肺动脉壁变薄且脆弱。常规的缝线材料或窄的环缩带可能会切割肺动脉并造成难以控制的出血。

⊘ 肺动脉套带困难

先将环缩带经心包横窦同时绕过主动脉和肺动脉，然后再从主动脉与肺动脉中间穿出环绕肺动脉会更容易和安全。

⊘ 棘手的出血

主动脉和肺动脉外膜上的小血管有时可能引起棘手的出血，需要仔细寻找到这些出血点，并予电凝止血。

⊘ 环缩过度

环缩带不能收缩过紧，否则可能导致不耐受的发绀和严重的血流动力学紊乱。

⊘ 环缩不足

许多时候环缩带的紧缩程度受到患者血流动力学反应的限制。存在主动脉瓣下狭窄的患者可能无法承受过紧的环缩。对于这种患者，为了限制其肺血流，可能需要施行肺动脉结扎或 Damus-Kaye-Stansel 吻合和分流手术（见第 30 章）。

NB 早期再手术以调整环缩带

患者在离开手术室时，其环缩带的松紧程度一般都较为合适，但术后早期却可能出现环缩带

过紧或过松所导致的临床征象。对于这种情况，可能需要再次手术。如果环缩带过松，患者可能会逐渐适应它。外科医生必须权衡二次手术风险与肺血持续过多、可能出现肺血管性疾病及生长发育迟缓之间的利弊。

⊘ 环缩带过于接近肺动脉近端

如果环缩带放置的部位过于靠近肺动脉近端，将会使肺动脉瓣的窦管交界扭曲变形。在行去除环缩带手术过程中，为了充分缓解环缩处压力差，通常需要对肺动脉根部的瓣窦部行补片成形。这可能导致肺动脉瓣关闭不全，尤其是在计划二期行大动脉调转或 Damus-Kaye-Stansel 手术的时候，这将会成为一个突出的难题。

⊘ 环缩带移位

应将环缩带缝合固定在主肺动脉近端的外膜上（图 16.1 下图）。这种预防措施可以防止环缩带向远端移位，造成肺动脉分叉处狭窄或左、右甚至双侧分支梗阻。⊘

在环缩带松紧度调整至最佳之后，将其缝合固定，再间断缝合心包。常规方式关闭胸骨正中切口或侧胸部切口。

如果需要同期在体外循环下完成其他心脏畸形的矫治（如主动脉弓重建），建议使用肺动脉内环缩带，因为在撤离体外循环初期很难立即调整好环缩带的松紧度（图 16.2）。取一块小圆盘状的 Gore-Tex 补片，其直径与主肺动脉直径相同。在这块补片中心打孔，孔径大致相当于适合同体重儿童分流量的肺动脉直径大小。在肺动脉根部和分叉处之间做一横行切口，然后通过该切口用聚丙烯缝线将 Gore-Tex 补片的后壁做连续缝合。当缝合至前壁时，将 Gore-Tex 补片与肺动脉切口的上、下切缘一起缝合起来。该技术的优点在于：①可控制肺血流量；②消除了环缩带移位或肺动脉瓣损伤的可能性。

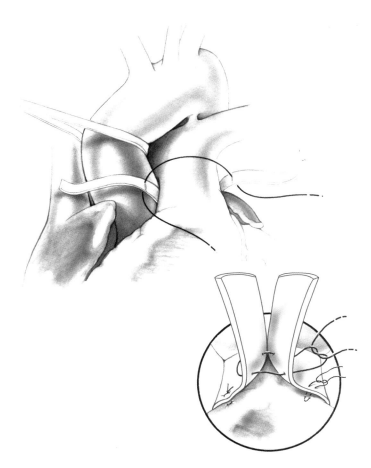

图 16.1 放置肺动脉环缩带的手术技术。用间断缝合收紧环缩带，将环缩带固定于肺动脉外膜上（下图）

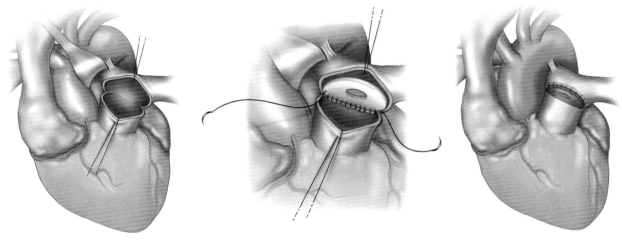

图 16.2　肺动脉内环缩术

可调节肺动脉环缩带

目前，美国以外的医疗市场有一种商品化的、可遥控的植入式肺动脉环缩带装置（Flow Watch，EndoArt S.A.，Lausanne，Switzerland）。该装置可在床旁进行调节，重复收紧或松解肺动脉，避免了再次手术。由于此装置呈椭圆形，在行去环缩术时，通常不需要对肺动脉进行重建。

去除肺动脉环缩带

当施行先天性心脏畸形根治手术时，必须去除肺动脉环缩带。术中通常需要重建肺动脉，以消除环缩部分两侧的压力差。如果硅胶环缩带的放置时间很短，单纯去除环缩带通常不会造成压力差。

在开始体外循环前，解剖并去除环缩带（图16.3A）。如果在环缩处存在压力阶差或明显的变形，则需要在体外循环下重建肺动脉。纵行切开肺动脉的狭窄段。然后用 5-0 或 6-0 聚丙烯缝线将一块大小合适、经戊二醛处理的自体心包片或 Gore-Tex 补片连续缝合在缺损上（图16.3B）。

⊘ 压力差持续存在

主肺动脉扩大不够充分可能是导致跨环缩处持续存在压力阶差的原因。⊘

另外可选用的方法是切除主肺动脉的环缩部分，然后将主肺动脉近端和左、右肺动脉汇合处端－端吻合（图 16.3C）。

⊘ 吻合口狭窄

必须切除所有纤维组织，以防止吻合口狭窄。

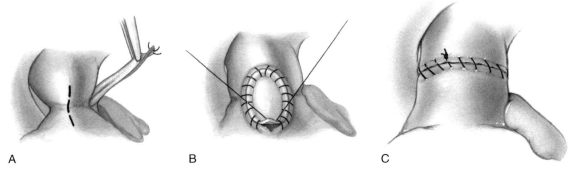

A　　　　　　　　　B　　　　　　　　　C

图 16.3　去除肺动脉环缩带的手术技术。A. 移除环缩带。B. 将肺动脉切口用补片扩大。C. 切除缩窄段，并施行肺动脉的端－端吻合

⊘ 肺动脉瓣关闭不全

当环缩带导致窦管嵴扭曲变形时，仅对腹侧的一个瓣窦进行补片修补往往会引起瓣膜关闭不全。如果患者不能耐受肺动脉瓣关闭不全，可以采用主动脉瓣上狭窄的矫治技术，横断肺动脉并对所有 3 个瓣窦行补片成形（见第 24 章）。

NB 环缩带嵌入肺动脉

随着时间的推移，环缩带可能会嵌入肺动脉壁成为内膜下组织。可从前面切开环缩带，但留在原处，然后用补片对肺动脉行扩大成形。这种情况下，也可以将肺动脉环缩部切除后行端 – 端吻合术。NB

有时，环缩带可能向远端移位至肺动脉分叉处，并导致肺动脉分支扭曲。可根据需要将肺动脉上的切口向远端延伸到左或双侧肺动脉分支。然后用心包补片修补缺损处（图 16.4）。

NB 补片大小

心包补片应足够宽，尤其是补片的远端，以防止残余压差的存在。

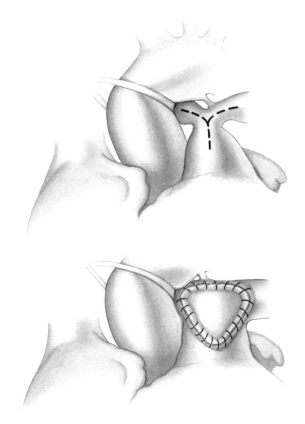

图 16.4 肺动脉分叉处缩窄段的补片成形技术

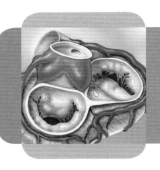

第 17 章
血管环和肺动脉吊带

胚胎发育期左、右背侧主动脉弓的持续存在会造成双主动脉弓畸形。升主动脉发出左、右主动脉弓，环绕气管及食管后合并成为胸主动脉。这样所形成的环状结构会压迫气管和食管，并引起梗阻症状（图 17.1）。左、右主动脉弓各自发出锁骨下动脉和颈动脉，但都不发出无名动脉。一经出现食管和（或）气管狭窄症状，则需要进行手术治疗。

双主动脉弓

切　口

左后外侧第 4 肋间胸切口是最常选择的手术径路。在较少见的情况下，当左主动脉弓为优势主动脉弓时，应选择右胸切口。

手术技术

牵拉左肺至前下方膈肌处，显露主动脉弓和动脉导管或动脉韧带区域。纵行切开降主动脉和左锁骨下动脉表面的壁胸膜。向前牵拉包含迷走神经及其分支的胸膜。小心解剖并准确地辨认局部的解剖结构。外科医生应注意，将迷走神经向肺动脉方向牵拉会导致喉返神经在动脉导管或动脉韧带后方沿斜行的路径行走，从而增加其受损伤的风险。

锐性分离主动脉及动脉导管或动脉韧带。结扎并切断动脉导管或动脉韧带。游离较小的主动脉弓（通常为左前主动脉弓）。两端用血管钳钳夹，并在其间切断，断端用 5-0 或 6-0 聚丙烯

缝线缝合 2 层（图 17.2 和图 17.3）。

NB 食管和气管粘连

必须松解气管和食管的粘连及纤维束带，以确保解除其狭窄，这就要求将主动脉断端从周围组织中充分地游离出来。

⊘ 切断动脉导管或动脉韧带

必须对动脉导管或动脉韧带采用双重结扎并切断，否则会因主动脉弓被下方的肺动脉牵拉而继续压迫气管和食管。为避免形成术后瘢痕及组织牵拉，必须去除此处周围的瘢痕组织。

⊘ 损伤喉返神经

探查迷走神经和喉返神经，避免不慎将其切

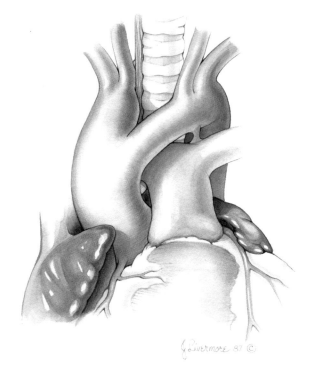

图 17.1　双主动脉弓

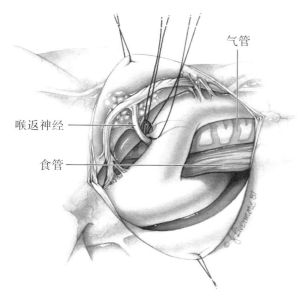

图 17.2 显露左前弓。注意环绕动脉韧带的结扎线

气管

喉返神经

食管

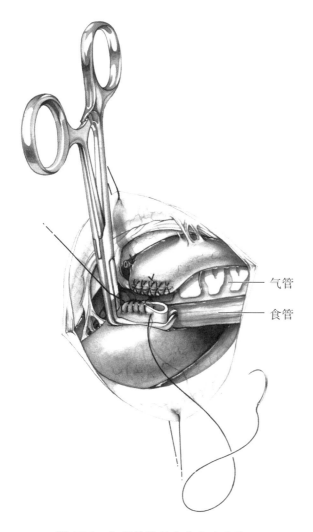

图 17.3 切断并缝闭左前主动脉弓

气管

食管

断或损伤。

⊘ 切断较小的主动脉弓

应选择切断两个主动脉弓中较小的一个，否则可能导致假性缩窄。因此，必须对两个主动脉弓都进行解剖探查，找到其中较小的一个。作为预防措施，在切断较小的主动脉弓前，应将血压袖带放置在一侧腿部及双侧手臂上，并尝试对较小的主动脉弓进行阻断，以确定不存在压力阶差。

⊘ 主动脉固定术

有些人主张将降主动脉缝合固定在胸壁外侧筋膜上，以便像"翻书"一样打开血管环的包绕，从而防止术后因主动脉附着而产生压迫或瘢痕形成。

肺动脉吊带

肺动脉吊带是指左肺动脉从右肺动脉发出，并在气管和食管之间绕向左侧并进入左肺门。动脉韧带从主肺动脉上部发出并到达主动脉弓下部。这样形成的血管环只会造成气管狭窄而不会影响食管（图 17.4）。这些患者中约 50% 有远端气管发育不良，具有或不具有完整的气管软骨环。

切 口

尽管可以在非体外循环下经左胸切口入路进行手术矫治，但有可能会导致左肺动脉的狭窄及梗阻；因此，大多数外科医生选择胸骨正中切口并在体外循环下进行操作，特别是预期需重建气管时。

胸骨正中切口技术

采用标准的胸骨正中切口，在升主动脉插管及右心房插入单根直头静脉插管，建立体外循环。在心脏不停跳状态下进行手术。

将动脉导管或动脉韧带双重结扎并切断，广泛游离主肺动脉和左、右肺动脉。向左侧牵拉主动脉，找到左肺动脉开口并从气管的背面游离。然后将左肺动脉从主肺动脉上切下并拉至气管前

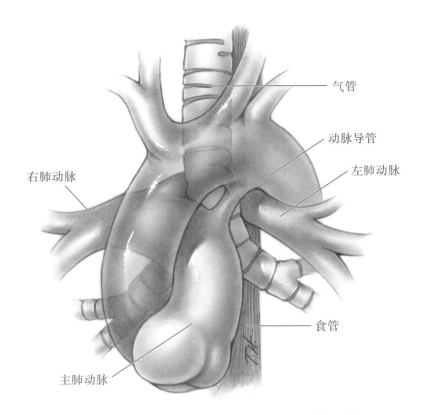

图 17.4　肺动脉吊带。注意从右肺动脉发出的左肺动脉起源及其在气管后的行走路径

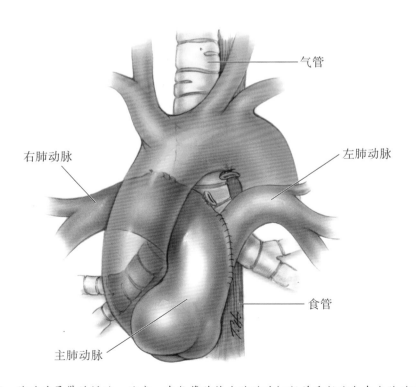

图 17.5　肺动脉吊带的矫治。注意：在气管前将左肺动脉切断并重新吻合在主肺动脉上

方。用 6-0 聚丙烯缝线连续缝闭主肺动脉远端上的切口断端。在更靠近主肺动脉的位置上重新吻合左肺动脉，注意不要发生扭曲。在主肺动脉远端的合适位置做一个较大的切口，将左肺动脉剪成斜面并与此切口相匹配。用 5-0 聚丙烯缝线连续缝合完成吻合（图 17.5）。在一些情况下，如左肺动脉发育不良，可能需要进一步将左肺动脉切开以匹配吻合。

NB 如果气管有狭窄段存在，可将气管切断，使左肺动脉可从两个气管断端之间拉至气管前方（图 17.6）。然后把气管的狭窄部分切除，将气

管两端重新吻合。在发生长段气管狭窄的情况下，需要进行滑动气管成形术。必须检查左肺动脉吻合后的情况，如果发现有扭曲或受牵拉，应将左肺动脉拆下并重新吻合至更靠近主肺动脉的位置上。

NB 移植左肺动脉的要点是：将其吻合在主肺动脉的后下方，从而降低吻合口梗阻及成角的概率（图 17.7）。

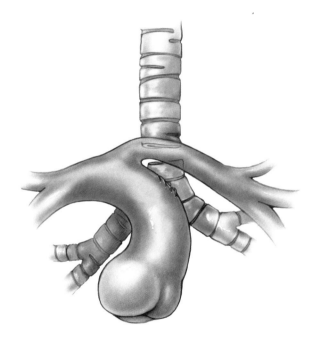

图 17.6 肺动脉吊带合并远端气管狭窄。可将左肺动脉从气管断端之间拉至气管前方

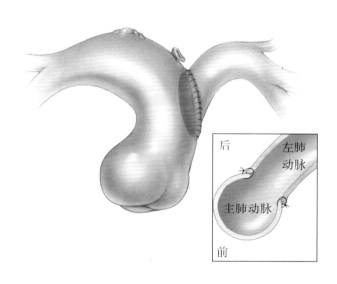

图 17.7 左肺动脉低位 / 后位的移植

213

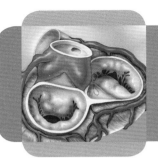

第 18 章
体－肺分流术

目前大多数先天性心脏病患者都能得到手术根治，只有部分患者需选择性使用体－肺分流手术。对于罹患复杂先天性心脏畸形的患者，若根治手术需延后进行，体－肺分流术则可提供很好的减轻症状的效果。对于患有单心室畸形的新生儿，体－肺分流术可作为早期治疗手段提供可控的肺血来源。

体－肺分流常用于动脉导管依赖型肺循环的新生儿。输注前列腺素 E$_1$ 能促使动脉导管保持开放从而稳定这类患者的病情，使其可在相对从容的状态下进行亚急诊手术。

分流术的类型

Blalock-Taussig 分流手术在 1945 年被提出。经典的 Blalock-Taussig 手术是指将锁骨下动脉吻合至主动脉弓对侧的肺动脉上。经过一些改良，锁骨下动脉也可被吻合至主动脉弓同侧的肺动脉上。

随后，相继出现了其他一些分流手术，包括 Potts 分流术（降主动脉吻合至左肺动脉）、Waterston 分流术（升主动脉吻合至右肺动脉）、中央分流术（在升主动脉和右肺动脉之间植入人造血管），以及改良 Blalock-Taussig 分流术（在锁骨下动脉或无名动脉和左或右肺动脉之间植入 Gore-Tex 人造血管）。

由于 Potts 分流术操作不便，又很难闭合，并可导致肺血流量过多，进而导致早期发生肺血管疾病，目前已被弃用。Waterston 分流术也因肺动脉损伤发生率高及难于控制分流量而逐渐不为人们所接受。经典 Blalock-Taussig 分流术也很少被使用。目前，大多数外科医生经胸骨正中切口施行中央分流术或改良 Blalock-Taussig 分流术。使用胸骨正中切口的优点远远超过了不利因素：其可获得极好的手术视野显露，且一旦患者发生血流动力学不稳定的情况时可立即建立体外循环。而其相对不利的因素是：再次手术时需要二次锯开胸骨并松解粘连。有些医生偏好经侧胸切口在非体外循环辅助下完成 Blalock-Taussing 分流手术，以方便其后经胸骨正中切口进行根治手术。

植入 Gore-Tex 人造血管的改良 Blalock-Taussig 分流术

在锁骨下动脉或无名动脉和左或右肺动脉之间植入 Gore-Tex 人造血管是最常采用的分流手术。无论选择胸骨正中切口还是侧胸切口，要谨记锁骨下动脉或无名动脉的管腔是分流量的限制因素。对于新生儿，可选择使用一根 3.5~4mm 的人造血管；对于年龄较大的婴幼儿，通常选择一根 5mm 的人造血管。

胸骨正中切口

此手术切口有几项优点：分流管的肺动脉端可置放在较靠近肺动脉的中央，使两侧的肺动脉有更好、更一致的生长发育潜能。可在完成手术时缝闭动脉导管，防止术后早期肺循环血流过多。

动脉导管可通过左侧胸切口进行结扎，但却很难经右侧胸切口显露。当患者病情不稳定时，可经胸骨正中切口迅速建立体外循环。

切　口

施行标准的胸骨正中切口，并切除胸腺。

手术技术

切开心包后，在心包边缘缝置牵引线。用剪刀或低功率的电刀游离主动脉与肺动脉。向下牵拉主肺动脉并显露动脉导管，在其上套阻断带；清除周围组织，以便之后可用金属夹钳闭。分离无名动脉以备放置"C"形钳。将右肺动脉与升主动脉后部及上腔静脉游离，环绕右肺动脉后分离并显露右上叶分支动脉。

NB 使用肝素

如果拟在非体外循环下完成分流手术，在无名动脉阻断前需完成全身肝素化（50U/kg）。NB

将 Gore-Tex 人造血管一端剪成斜面，用一把小的"C"形血管钳钳夹无名动脉，使无名动脉的下部显露于阻断钳的中央（图 18.1）。抬高血管钳的把手，使无名动脉的下缘朝向前方。在无名动脉上做一纵行切口，并在切口上缘的外膜上缝置一根细的牵引线，以保持管腔开放。用聚丙烯缝线完成切口吻合（图 18.2）。

阻断人造血管的另一端，小心地开放无名动脉上的血管钳并检查有无吻合口渗血。度量 Gore-Tex 人造血管的长度，使它刚好能到达右肺动脉近端的上缘。用一把小的直血管钳钳夹无名动脉吻合口下方的人造血管，将人造血管在先前测好的位置处横断。用小的"C"形血管钳钳夹右肺动脉，使右肺动脉的上缘位于血管钳的中央。转动血管钳，在肺动脉上缘做一个纵行切口。在充盈的情况下，在肺动脉上做一切口，长度约为人造血管直径的 2/3。用 7-0 聚丙烯缝线完成吻合（图 18.3）。去除人造血管上的血管钳并检查有无吻合口渗血。

NB 在肺动脉中央放置分流管

使用胸骨正中切口能使分流管的肺动脉端尽量靠近肺动脉中央。必须游离主动脉，并用缝置在主动脉右侧的牵引缝线、静脉拉钩或"C"形钳的背侧将主动脉向左侧牵拉（图 18.3）。

⊘ 冠状动脉缺血

在牵拉主动脉时必须小心，不要压迫或使冠状动脉扭曲。如果发现心电图有任何变化或发生血流动力学不稳定的状况，应立即重新调整牵引线、拉钩或血管钳。

⊘ 肺淤血

开放分流管并确定有血流通过，若有动脉导管存在，应将其关闭以防止肺血过多。肺血过多可导致体循环低血压及舒张压不足，造成冠状动脉缺血。

⊘ 钳夹右肺动脉导致血流动力学不稳定

在切开右肺动脉之前，应在"C"形钳钳夹右肺动脉时，评估体循环血氧饱和度及血流动力学是否稳定。血管钳可影响动脉导管的血流，将血管钳向肺动脉远端放置可使上述问题得到解决。但是，如果重新放置血管钳后，低氧或血流动力学损害仍然持续存在，应建立体外循环，使患者在吻合期间获得循环支持。

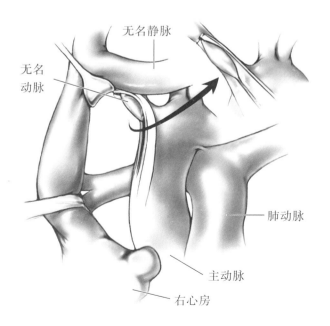

图 18.1　经胸骨正口切口施行改良 Blalock-Taussig 分流术：将侧壁钳置于无名动脉，并将其转动以显露该动脉的下部，将静脉拉钩置于无名静脉下以改善显露

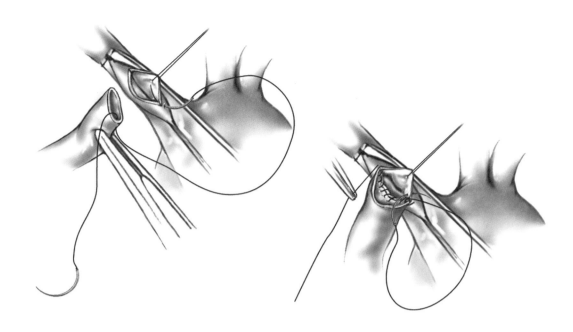

图 18.2　经胸骨正中切口施行改良 Blalock-Taussig 分流术：通过端－侧吻合将 Gore-Tex 人造血管吻合至无名动脉，首先完成吻合口下部的缝合

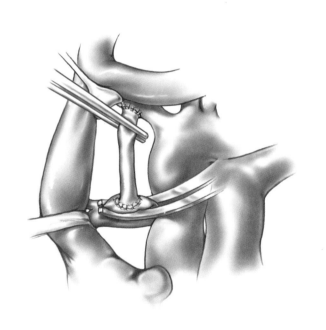

图 18.3　经胸骨正中切口施行改良 Blalock-Taussig 分流术：完成肺动脉吻合，放置侧壁钳以显露右肺动脉上缘

⊘ 人造血管的长度不正确

人造血管过短会使吻合口张力增加，可造成吻合口出血，也会将肺动脉向上牵拉，导致右肺动脉近端扭曲或狭窄。人造血管太长则可发生弯曲影响血流通过。⊘

如果需要缝合心包，应使用 Gore-Tex 心包膜代替直接缝合心包，因为纵隔结构的微小变化即可导致分流的压迫和血栓形成。在前纵隔放置一根小的胸腔引流管，然后施行标准关胸术。

改良右侧 Blalock-Taussig 分流术

或许选择侧胸切口在无名动脉（或锁骨下动脉）和肺动脉之间植入 Gore-Tex 人造血管更可取。一些外科医生以侧胸切口为进行首次分流手术的选择，并通常因为右侧分流管容易拆除而选择在右侧植入。左、右侧分流术的手术技术在本质上是相同的，下文针对右侧分流术进行介绍。

切　口

经右侧第 4 肋间隙开胸，可获得良好的显露。

手术技术

将右肺向下及向后牵拉，探查局部解剖情况。找到右肺动脉。切开覆盖在它上面的壁胸膜，向心包内侧、肺门远端及纵隔近端方向游离右肺动脉。一般采用钝性分离，在不破坏心包的情况下将心包缘游离。结扎并切断奇静脉，切除位于上腔静脉后外侧及无名动脉至右肺动脉通路上的淋巴组织有助于之后的手术操作。

NB 辨认右肺动脉

有时可能会显露不清位于肺门中的肺动脉。如果对肺动脉的确切位置存在任何疑问，可平行膈神经并在其前方做一个短的纵行心包切口，在心包内追踪肺动脉。NB

辨认右肺动脉的肺叶分支，钳夹右肺动脉，并用细的弹性血管带阻断分支肺动脉。切开锁骨下动脉上的壁胸膜，游离锁骨下动脉并将其从血管鞘中游离出来（图 18.4）。

新生儿患者采用 3.5mm 或 4mm 的人造血管，年龄较大的婴幼儿罕有采用 5mm 的人造血管。由于锁骨下动脉或无名动脉的管腔大小是血流的限制因素，因此，即使使用管径大于锁骨下动脉的人造血管，也并不一定能增加肺血流。因此，如果有肺血过多的情况，也与人造血管的大小无关。

将人造血管的远端剪成斜面，用一把小的血管钳钳夹锁骨下动脉的适当层面，在锁骨下动脉上做一个纵行切口。在切口前缘的血管外膜上缝置牵引线使血管腔保持敞开。

用 7-0 聚丙烯缝线从吻合口的下端附近开始并完成连续吻合（图 18.5）。

用细的无损伤镊子暂时夹住人造血管的另一端，松开锁骨下动脉上的血管钳，检查是否有明显的吻合口出血及是否需要进行加固缝合。然后，用血管钳重新钳夹在人造血管上。仔细度量 Gore-Tex 人造血管的长度，将它在适当的位置切断，使其断端靠近右肺动脉并在吻合后既无张力也无扭曲。

尽可能将阻断钳置于右肺动脉近心端或右肺动脉主干，同时用阻断带阻断肺动脉的分支。也可用一把小的"C"形血管钳钳夹右肺动脉。在右肺动脉顶部做一个纵行切口，切口大小约为人造血管直径的 2/3（图 18.6A），并用 7-0 聚丙烯缝线连续缝合完成吻合（图 18.6B）。

NB 使用肝素

钳夹锁骨下动脉之前，给予 50U/kg 肝素进行全身肝素化。尽管肝素化后会延长凝血时间，但能降低人造血管早期发生栓塞的风险。

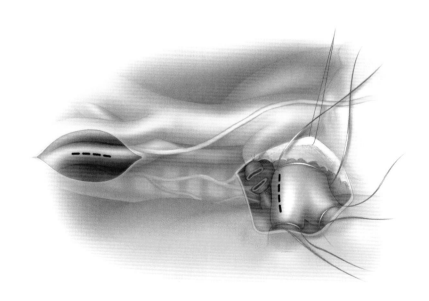

图 18.4 右侧改良 Blalock-Taussig 分流术：右肺门和右锁骨下动脉的手术视野，右肺动脉及其肺叶分支都宽松地套着阻断带

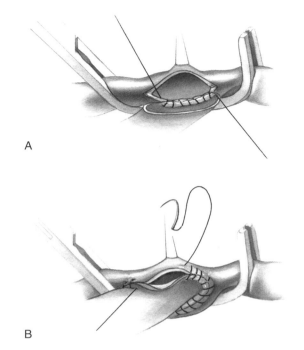

图 18.5 左侧改良 Blalock-Taussig 分流术：将 Gore-Tex 人造血管吻合至左锁骨下动脉的手术技术

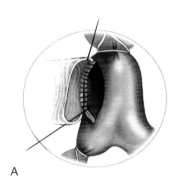

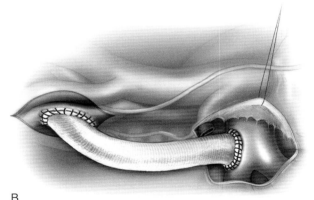

图 18.6 右侧改良 Blalock-Taussig 分流。A. Gore-Tex 人造血管与右肺动脉吻合。B. 右锁骨下动脉和右肺动脉之间植入人造血管

⊘ 人造血管过短

由于人造血管过短而形成的吻合口张力不仅会导致吻合口出血，还会将肺动脉上拉，造成肺动脉远端的狭窄，导致需早期关闭分流管。过长的人造血管可导致管道扭曲。

⊘ 缝线出血

吻合口出血并不少见，用止血纱布（Surgicel）或明胶海绵（Gelfoam）及凝血酶轻敷在吻合部位约 5min，大多数情况可以达到良好的止血效果。应谨记避免对吻合口进行加固，这可能会影响到分流管的管腔。

⊘ 肺动脉上横切口与纵切口的比较

一些外科医生建议行肺动脉横切口，但其发生肺动脉扭曲及继发狭窄的风险高于纵切口。

⊘ 右位主动脉弓

如果合并右位主动脉弓，则经侧胸切口难于行改良 Blalock-Taussig 分流术。在此类情况下，需考虑建立中央分流（用侧臂钳钳夹主动脉大弯部）。更多情况下可考虑胸骨正中切口建立分流。

⊘ 迷走右锁骨下动脉

迷走食管后右锁骨下动脉是选择右胸切口的相对禁忌证。如果必须采用此切口，注意锁骨下动脉的发出点比左主动脉弓更为远心。

⊘ 右侧喉返神经

右侧喉返神经环绕右锁骨下动脉，并且较靠近选择放置分流管的近端位置。必须重点注意在实施部分钳夹时不要损伤到右侧喉返神经，操作空间可能受较小的胸部切口及钳子深度成角所限制。 ⊘

操作结束时，可留置一根小的胸腔引流管，常规关胸。

中央分流术

是指在主肺动脉和升主动脉之间植入一根人造血管。在其他分流手术失败或分支肺动脉细小时，中央分流术是可供选择的一种方案。手术经胸骨正中切口进行。

手术技术

将主肺动脉和升主动脉游离开，在主肺动脉上放置一把小的侧壁钳，并在肺动脉上做一垂直切口（图18.7）。将一根3.0mm、3.5mm或4mm的Gore-Tex人造血管（有或无包绕加固）剪成横切面，用7-0聚丙烯缝线连续缝合吻合至肺动脉。用一把小的直血管钳在靠近肺动脉吻合口处钳夹Gore-Tex人造血管并开放肺动脉。将侧壁钳放置在升主动脉的左外侧，用手术刀切开一个小口。用主动脉打孔器将其扩大至适当大小。把Gore-Tex人造血管的另一端修剪成斜面，用7-0聚丙烯缝线将其吻合至主动脉（图18.8）。在完成主动脉侧吻合口之前可开放人造血管上的阻断钳，并完成排气。最后开放主动脉阻断钳。检查人造血管，应能感觉到显著的震颤。

⊘ 人造血管扭曲

Gore-Tex人造血管太长或与主动脉连接处角度不恰当时，可发生弯折并导致早期分流管衰竭。在一些情况下，简单的做法是在完成肺动脉吻合口之后先不切断人造血管，将人造血管轻轻拉向主动脉侧，在两者能宽松地相遇处相应做好标记。

在人造血管标记处制作一直径为3.5~4.0mm的孔，在升主动脉放置侧壁钳，用主动脉打孔器在主动脉上制作对应的开口，然后用7-0聚丙烯缝线进行侧－侧吻合。在距离主动脉吻合口4~5mm处将人造血管远端切断，断端用7-0聚丙烯缝线缝合（图18.9）。亦可使用环形加固的人造血管，并可在人造血管的近端（主动脉端）剪成斜面，以提供更"垂直"的缝合面。

使用人造血管的升主动脉至右肺动脉分流术

有时主动脉弓的解剖位置导致在无名动脉及右肺动脉之间植入人造血管变得很困难。在这种情况下，可选择在升主动脉与右肺动脉之间植入人造血管。

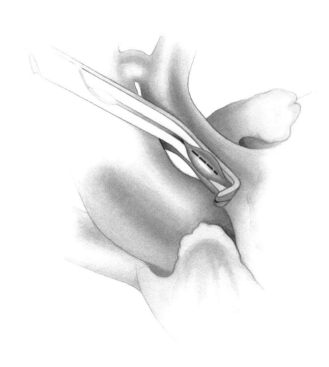

图18.7 中央分流术：游离并切开肺动脉

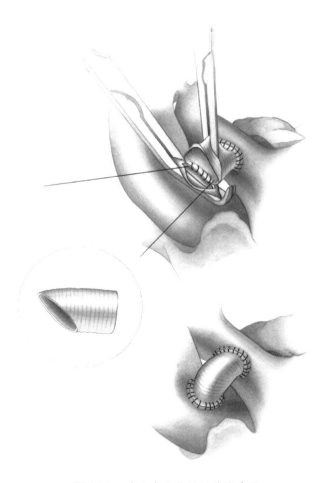

图18.8 建立中央分流的手术步骤

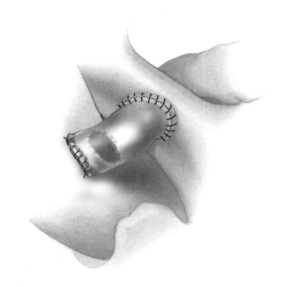

图 18.9 主动脉侧－侧吻合并缝闭 Gore-Tex 人造血管末端的中央分流术

NB 肺动脉血流的限制因素

在采用 Gore-Tex 人造血管的改良 Blalock-Taussig 分流术中，锁骨下动脉或无名动脉的大小是肺部血流的限制性因素。但是，在升主动脉至右肺动脉的分流术中，Gore-Tex 人造血管的直径和长度是调节肺血流的重要因素。因此，除了一些非常罕见情况，通常会使用 3.0~3.5mm 的人造血管以防止肺血流过多发生。

切　口

选择胸骨正中切口。

手术技术

切除胸腺后，打开心包并缝置牵引线。如果存在动脉导管未闭，应对其进行解剖游离，并在建立分流通道后将其关闭。将主动脉和上腔静脉分别轻轻牵向左侧及右侧，游离右肺动脉。探查右肺动脉的上叶分支，将分流管植入在其近端。全身肝素化后（50U/kg），在右肺动脉近端放置"C"形血管钳使右肺动脉上部置于血管钳的中央。将合适直径的 Gore-Tex 人造血管剪成横切面，并在肺动脉上做一个纵行切口，大小约为人造血管直径的 2/3。在肺动脉切口的前缘缝置牵引线，用双头 7-0 聚丙烯缝线连续缝合进行吻合。在人

造血管与升主动脉吻合处做标记。将人造血管剪成斜面，并确保在与升主动脉的开口吻合时不发生扭曲。一般建议在人造血管的主动脉侧做一个与主动脉上开口对应的开口并行侧－侧吻合。手术步骤可见图 18.10 描述。

在人造血管上做好标记后，在靠近肺动脉吻合口的肺动脉上放置一把小血管钳。在人造血管标记处切开一个小口，用 2.8mm 主动脉打孔器将切口扩大至与人造血管相同的直径大小。在升主动脉上放置侧壁钳，使标记的部位位于侧壁钳的中央。在主动脉上切开一个小口并用主动脉打孔器扩大。用双头 7-0 聚丙烯缝线行端－侧吻合。如果存在动脉导管未闭，此时可选择使用粗线结扎或金属夹阻断。宽松地缝合 Gore-Tex 心包膜，在前纵隔内放置一根小的胸腔引流管，常规关胸。

⊘ 部分阻断主动脉

在升主动脉上放置侧壁钳必须十分小心，特别是对于主动脉细小的新生儿和婴幼儿，避免发生因冠状动脉血流受阻导致低血压和心肌缺血。切开主动脉之前，应调整阻断钳的位置以确保没有出现血流动力学改变。通过在多个不同角度放置侧壁钳以找到合适的钳夹位置。

⊘ 冠状动脉缺血

在体外循环下实施主动脉部分钳夹时，很难会不影响冠状动脉血供。如果确实发生，则必须在心脏停搏下完成操作。在升主动脉的中央分流处做一标记，当主动脉处于切开并减压的状态下，此标记有助于确定吻合方向。

⊘ 主动脉吻合口之上的人造血管扭曲或血栓形成

在进行此手术时，侧－侧吻合口上方的人造血管长度至关重要。如果主动脉吻合口上的人造血管过长，就会形成一个血流相对淤滞的区域，容易引起人造血管血栓形成。如果人造血管过短，会使吻合口扭曲或影响血流从主动脉进入人造血管内。如果已经将人造血管剪得过短，可从另外的 Gore-Tex 人造血管上取下一片圆形的补片，闭合人造血管的断端（图 18.10）。通过此方法，

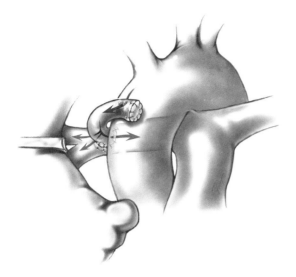

图 18.10 已完成的升主动脉至右肺动脉的分流：注意在侧 – 侧吻合口的上方以一块圆形补片关闭人造血管

用人工管道的情况下产生相当于中央分流术的效果。有人认为，与 Gore-Tex 管道相比，这种结构能最大限度地促进肺动脉的生长，主要是因为主肺动脉具备生长潜力（缺乏限制）（图 18.11）。

关闭体 – 肺分流

当需要进行心脏畸形根治手术或做进一步的姑息手术时，应将所有的分流管都解剖并显露出来，在体外循环开始后将其完全阻断。

右侧改良 Blalock-Taussig 分流管

将上腔静脉与主动脉游离开，并在右肺动脉上缘切开后方的心包。探查 Gore-Tex 分流管，在开始体外循环后用 1~2 个中号或中 – 大号金属夹阻断（图 18.12）。

⊘ **解剖右肺动脉**

此区域粘连严重并有很多侧支血管，用最轻微的分离操作将分流管分离出来即可，一般不必

可防止血管扭曲并减少无效腔。

⊘ **Melbourne 分流**

对于严重肺动脉闭锁并有肺动脉共汇的患者，切断主（微小的）肺动脉并将其直接与升主动脉后部吻合是更有效的选择，从而可在不使

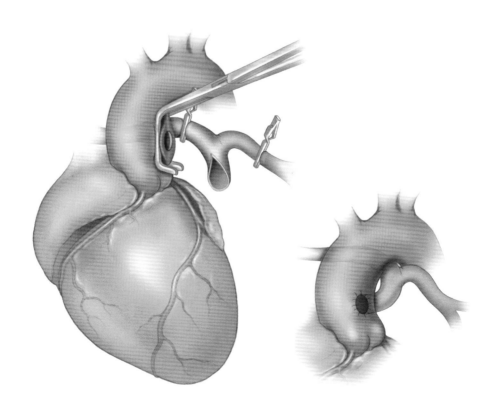

图 18.11 Melbourne 分流：吻合微小的主肺动脉与升主动脉后壁

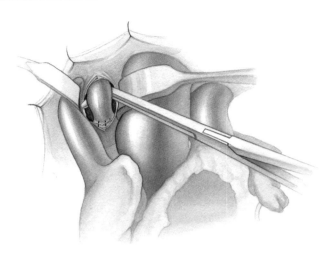

图 18.12　显露右侧改良 Blalock-Taussig 分流的分流管

在分流管上套上丝线。

⊘ 右肺动脉狭窄

如果在分流管与右肺动脉连接处有严重的狭窄，开始体外循环后应立即切断人造血管。断端用至少两个足够大小的金属夹钳夹，或用 6-0 或 5-0 聚丙烯缝线将其缝合。然后去除残余在右肺动脉上的 Gore-Tex 人造血管，并用椭圆形的自体心包或同种肺动脉补片来扩大此区域。

⊘ 切断 Gore-Tex 分流管

理论上当患儿长大后，完整的 Gore-Tex 人造血管会将右肺动脉向上牵拉，可导致肺动脉扭曲及发生晚期狭窄。如果能在不引起过多出血的情况下游离出足够长度的 Gore-Tex 人造血管，将人造血管两端用金属夹钳夹后切断，可防止晚期并发症的发生。

⊘ 寻找 Gore-Tex 分流管

如果外科医生能准确地在分流管周围解剖出一个层面，那就可以容易地结扎分流管。使用手术刀和锋利、精细的解剖器械（如 Jacobson 夹钳），可更容易解剖出这一层面，从而能够轻松地用直角钳钳夹分流管。

左侧改良 Blalock-Taussig 分流

有许多方法可用于游离左侧的分流管，游离左侧的分流管有一定难度。一些外科医生选择先切开左侧胸膜，在左肺动脉与 Gore-Tex 人造血管

连接处找到它（图 18.13）。轻柔分离分流管，在开始体外循环后即用金属夹将其进行双重钳闭。也可在心包内游离左肺动脉，在 Gore-Tex 分流管与左肺动脉连接处的上方将其钳闭。

⊘ 钳夹损伤

金属夹要足够大以钳闭整条人造血管，太小的夹子除了不能完全夹闭人造血管外，还有可能损伤人造血管并导致出血。

中央分流管

开始体外循环后，用金属夹阻断 Gore-Tex 人造血管。

升主动脉至右肺动脉人造分流管

将分流管仔细地从升主动脉侧面游离开，开始体外循环后用金属夹夹闭。通常在体外循环下将分流管切断，用 6-0 或 5-0 聚丙烯缝线进行连续缝合关闭主动脉及肺动脉端。

⊘ 主动脉损伤

Gore-Tex 分流管常常与主动脉侧面紧密粘连。必须找到正确的解剖层面，使分离操作局限于 Gore-Tex 分流管本身，从而避免进入主动脉内。如果不能安全地将分流管与主动脉游离开，当开始体外循环时应尽可能多地用血管钳或镊子来钳闭分流管，并在体外循环下游离分流管。

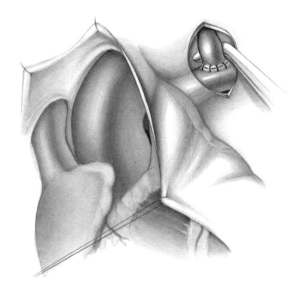

图 18.13　显露左侧改良 Blalock-Taussig 分流的分流管

Waterston 和 Potts 分流

尽管 Waterston 和 Potts 分流术已不再使用，但是，对于将要对既往曾行这些分流术的患者施行手术的外科医生而言，熟悉它们的关闭方法是很重要的。

手术技术：Waterston 分流

在体外循环阻断主动脉下关闭 Waterston 分流管是最简单的。灌注心脏停搏液后，在主动脉上做一个横行小切口，在主动脉内以数针间断缝合来闭合分流管。然后将右肺动脉从主动脉上切下，用 5–0 聚丙烯缝线连续缝合关闭升主动脉上的缺口。肺动脉上的缺损可直接横向缝合或用自体心包或同种肺动脉补片进行修补。

⊘ 肺动脉扭曲

如果分流管造成了右肺动脉一定程度的狭窄和扭曲，可用合适的心包或同种补片进行重建。

⊘ 肺循环淤血

开始体外循环后应立即阻断分流管，否则将会发生肺淤血。如果不能用血管镊或血管钳阻断分流管，应对左、右肺动脉套带并在开始体外循环前予以阻断或钳夹。

手术技术：Potts 分流

可在中低温体外循环下闭合 Potts 分流管。将患者置于头低脚高仰卧位，心脏减压后可暂时降低灌注压力。在主肺动脉上做一个纵行切口并延长切口至左肺动脉上。找到左肺动脉上分流管的开口并用荷包缝合或补片将其进行闭合。

⊘ 肺循环淤血

在开始体外循环之前，必须先通过触诊定位左肺动脉上震颤的位置。指压该位置可显著减少或中断分流血流。

⊘ 经主动脉开口发生的空气栓塞

当切开左肺动脉后，必须通过主动脉插管保持一定的血流量以防止空气栓塞。

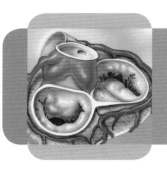

第 19 章
房间隔缺损

房间隔缺损为较常见的先天性心脏病，可出现在房间隔的不同部位，并可以合并其他先天性心脏畸形。另外，房间隔上具有真正的或潜在的裂隙样开口，称为卵圆窝，其卵圆窝片隐藏于房间隔上缘支后方。一般情况下，较高的左心房压力可以使卵圆窝片与房间隔上缘支对合，从而保持房间隔开口闭合。但是，约20%人群的卵圆孔是持续开放的，并且在特定情况下可产生分流。当右心房压力增加时，例如右心功能衰竭，会导致间隔拉伸扩张，从而使卵圆窝扩大伴显著的房水平分流。

静脉窦型房间隔缺损位于房间隔上部，并延伸入上腔静脉口，可导致其向左侧移位。这类畸形常合并右上肺静脉异位引流（图 19.1）。

卵圆窝型也称为继发孔型房间隔缺损，为房间隔缺损的最常见亚型。缺损位于房间隔中部靠近卵圆窝处，可以较小，也可以是非常大的缺损。极少数的情况下，缺损可位于房间隔下部，并可延伸至下腔静脉开口，从而导致下腔静脉向左侧移位。此类型缺损也被称为下腔静脉型的静脉窦房间隔缺损，并可合并肺静脉异位引流。罕见情况下可表现为整个房间隔缺失，形成单心房结构。

位于房间隔低位的缺损可向下延伸至房室瓣口水平，构成房室间隔缺损的一部分（见第 22 章）。

右心房的外科解剖

尽管在形态学上右心房表现为单一腔室，但实际是由 2 个部分所组成：静脉窦部及右心耳部（有时也被称为心房体部）。体静脉从上腔静脉与下腔静脉两个相反方向回流进入静脉窦部。内壁光滑的静脉窦部位于腔静脉开口之间，是右心室最靠后的部分。从外科医生的视角向下看右心房内部，可见静脉窦呈水平位，上腔静脉从其左侧、下腔静脉（以下腔静脉瓣为界线）从其右侧进入（图 19.2）。

从上腔静脉口的内下方发出的肌肉束称为界嵴，其在环绕上腔静脉口及心房的右侧壁处变得隆起，并继续向下方的下腔静脉走行，构成静脉窦部与心耳的边界。此肌肉束在心房外部形成一条沟，称为界沟。窦房结就位于上腔静脉入口下方界沟内的心外膜下，在进行右心房的外科切口操作及体外循环插管时容易受到损伤。右心房的其余部分由心耳所组成，它从界嵴开始向前延伸（外科医生的视角为向上延伸），环绕三尖瓣并形成一个宽阔的腔室。

与内壁光滑的静脉窦相比，心耳的侧壁由多条狭窄的肌肉束（即梳状肌呈嵴状突起）所构成。这些肌肉束从界嵴开始，向上到达心房的最前部分。梳状肌从功能上可提供右心房足够的泵能以促使静脉血流通过三尖瓣回流进入右心室。

卵圆窝位于静脉窦内侧壁上方中央部分，呈一马蹄状或椭圆形凹陷。真正的房间隔由卵圆窝及环绕在它的上、前、后缘支肌束所组成。前内侧心房壁位于卵圆窝和由充满肌小梁的右心耳末端之间，而主动脉根部就隐藏在前内侧心房壁的后方。在此区域无冠窦和右冠窦与心房壁相邻，此处可由卵圆窝上方并轻微向左侧突起的主动脉丘所显示。考虑主动脉瓣通过右纤维三角与邻近的三尖瓣相延续，可根据这点更清晰地确定主动脉瓣在此处的位置。

此外，外科医生几乎无法通过肉眼来发现在此处通过的窦房结动脉。虽然难以预测窦房结动脉的起源及确切的路径，但它最终也是通过各种不同的路径走向上腔静脉–右心房夹角及窦房结。

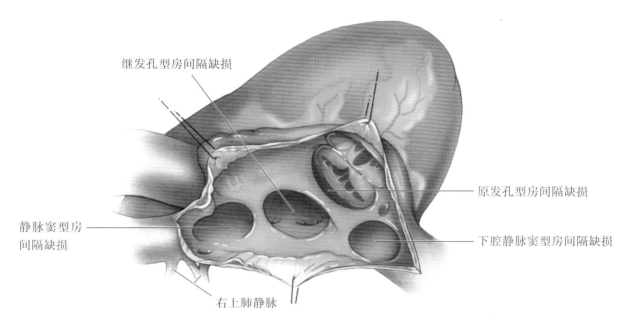

图 19.1 房间隔缺损类型

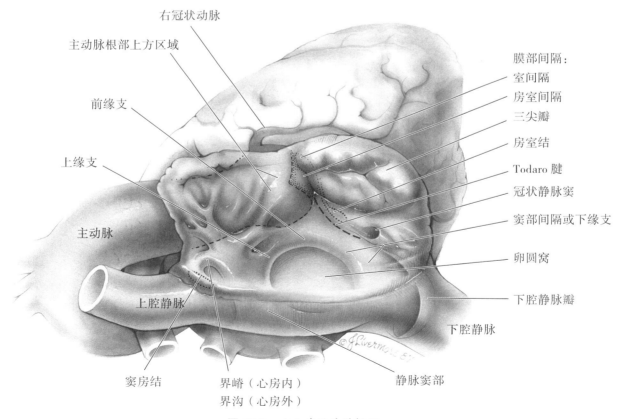

图 19.2 右心房的外科解剖

三尖瓣位于右心房内的前下方，并向右心室开放。三尖瓣环跨过膜部间隔，将它分为房室间隔部分及心室间隔部分。膜部间隔也被称为纤维间隔，为右纤维三角的延续部分，其中三尖瓣、二尖瓣及主动脉瓣通过它连接一起。房室结隐藏于上膜部间隔或房室间隔部分内。它位于 Koch 三角的顶端，其边界为三尖瓣隔瓣的瓣环、Todaro 腱（在心肌内从右纤维三角走向下腔静脉瓣）及其基底部的冠状静脉窦。Anderson 在描述 Todaro 腱时提出其为下腔静脉瓣和冠状静脉瓣间交界的纤维延续。希氏束通过房室结从膜部间隔的下方下行进入肌部室间隔。心脏静脉回流的冠状静脉窦位于 Todaro 腱旁，并处于 Todaro 腱与三尖瓣之间。

切　口

所有类型的房间隔缺损手术都可以通过胸骨正中切口完成。近年来很多外科医生对于单纯的继发孔型房间隔缺损会选择使用低位胸骨小切口或乳房下右侧胸部切口。其他外科医生则选择采用改良 Brom 胸骨正中切口以充分显露心包腔，在女性患者中可获得较能接受的美容效果（见第 1 章）。

插　管

按常规操作对升主动脉进行插管(见第 2 章)。通常可选择直接对上腔静脉进行插管，但亦可通过右心耳进行插管。在下腔静脉开口上方的右心房壁进行下腔静脉插管。然后在上、下腔静脉进行阻断套带。对于一些房间隔的低位缺损或下腔静脉窦型缺损，可选择对下腔静脉直接行低位插管。

ⓝ 经微创切口的主动脉插管

升主动脉远端部分较难通过低位胸骨下切口或乳房下右侧切口显露。可在主动脉中部进行插管，此处的出血相对较容易控制。在插管下方要预留足够的空间以进行排气操作。

ⓝ 显露上腔静脉

可在右心耳缝置一根结扎线。将心耳向下牵拉在大部分情况下可充分显露右侧上腔静脉以进行直接插管。如果不适合进行直接插管，可用直头静脉插管经已缝合荷包的右心耳处进行上腔静脉插管。

⊘ 左上腔静脉

在微创切口时不能进行左上腔静脉插管。因此术前必须进行心脏超声检查以明确是否存在左上腔静脉。

心肌保护

在主动脉根部灌注冷血心脏停搏液可使心脏停跳（见第 3 章）。对于单纯继发孔型房间隔缺损可安全地通过诱导室颤且不阻断主动脉的情况下完成修补（见下文）。此技术通常用于微创切口时，因为在此情况下阻断主动脉会较为困难。

静脉窦型房间隔缺损

静脉窦型房间隔缺损通常出现在靠近上腔静脉开口的高位房间隔处，并可合并右上肺静脉异位引流进入上腔静脉及右心房（图 19.3）。接近 10% 的此类房间隔缺损患者可合并存在左上腔静脉，可通过术前超声心动图发现有扩张冠状静脉窦来提示。

手术技术

在异位引流的肺静脉高位入口上方进行上腔静脉插管或在无名静脉与腔静脉交界进行插管。

阻断主动脉，在主动脉根部灌注心脏停搏液（见第 3 章）。缩紧腔静脉阻断带。平行界沟后方 0.5~1.0cm 做纵行心房切口。牵开切口边缘以充分显露房间隔缺损（图 19.3）。如果需要进一步显露，可根据需要向上及后外侧跨过上腔静脉-右心房交界与腔静脉延长心房切口。

ⓝ 引流左上腔静脉的回流

虽然可使用心内吸引器吸引永存左上腔静脉的静脉回流，但更常采用对左上腔静脉直接进行第三根腔静脉插管。当存在较粗的无名静脉时，可使用阻断带将左上腔静脉临时阻断。

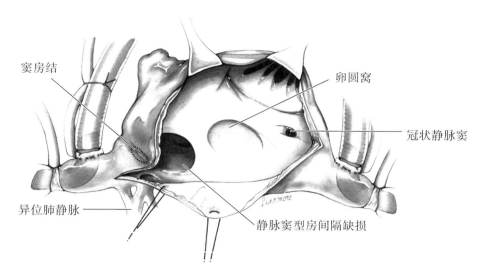

窦房结

卵圆窝

冠状静脉窦

异位肺静脉

静脉窦型房间隔缺损

图 19.3 静脉窦型房间隔缺损与窦房结后方的心房切口上部

⊘ 窦房结损伤

如果为了足够的显露不得以跨过房腔交界至上腔静脉向上延长心房切口，切口应置于窦房结的后方，以避免损伤窦房结。

⊘ 持续的左向右分流

必须把上腔静脉的阻断带置于所有异位引流静脉水平的上方。如果有遗留的肺静脉引流至上腔静脉可造成残余左向右分流。

🆖 显露困难

奇静脉与上腔静脉的连接有时会影响周围结构的显露。在这种情况下可将奇静脉结扎并切断以增加上腔静脉的活动度，对异位引流肺静脉提供更好的显露。🆖

检查房间隔缺损的范围后，可将经戊二醛处理的自体心包片或 Gore-Tex 补片裁剪成合适的大小和形状。用 5-0 或 6-0 聚丙烯缝线进行连续缝合，将补片环绕异位肺静脉开口缝合，并跨过房间隔缺损的前内侧边缘（图 19.4）。

⊘ 预防异位肺静脉开口狭窄

在将补片下推之前，应先在补片和环绕异位肺静脉开口的右心房或上腔静脉壁上缝合数针。准确地缝置缝线，并远离异位肺静脉开口，可预防继发肺静脉开口狭窄发生。

⊘ 肺静脉回流梗阻

如果房间隔缺损相对较小，应将其扩大以避免肺静脉回流梗阻。此外，补片应当有足够的大小，当心脏充盈时补片能够像风帽样鼓起，使补片下血流无梗阻地进入左心房。

⊘ 主动脉根部 / 主动脉瓣损伤

在扩大房间隔开口时应当非常小心，尤其当主动脉根部扩张或压力增高时。应保持在其后方延长静脉窦型缺损至卵圆窝，并在可行情况下把血管钳置入静脉窦型缺损或未闭的卵圆孔中，以便在切开间隔时抬高房间隔从而远离主动脉根部。在扩大房间隔开口时亦可通过上述方法以避免损伤窦房结动脉。⊘

缝合关闭心房切口。有时可用 5-0 聚丙烯缝线进行连续缝合，大多数情况下需要使用第二块补片修补切口以防止上腔静脉 - 右心房交界处发生狭窄（图 19.4 左图）。

🆖 排　气

房间隔补片打结固定前，可让麻醉师鼓肺使左心充盈，排出肺静脉及左心房内的气泡。用镊子尖保持补片部分开放，持续鼓肺使左心房充盈，在肺萎陷前将缝线收紧打结固定。

⊘ 预防上腔静脉梗阻

通常会将心房切口延长至上腔静脉处，并继续将上腔静脉切开一段距离以充分显露异位肺静脉。若直接闭合切口，可造成上腔静脉狭窄引起继发性梗阻。除非上腔静脉非常粗，否则应使用

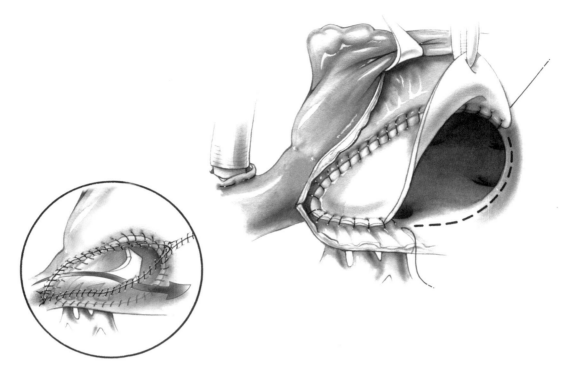

图 19.4 第一块补片将异位肺静脉隔到左边并闭合静脉窦型房间隔缺损。左图：用第二块补片扩大上腔静脉 – 右心房交界

心包补片对其进行扩大（图 19.4 左图）。当右心房非常大时，也可使用"V-Y"心房成形术。

⊘ 窦房结损伤

如前所述，心房与上腔静脉的切口非常靠近窦房结。在接触心房切口边缘时要非常小心，以防止损伤窦房结造成传导功能异常。⊘

闭合右心房切口后，去除腔静脉阻断带，使心脏充盈并开放主动脉阻断钳。施行常规心脏排气操作，并停止体外循环。

⊘ 体外循环后发绀

如果发现患者脱离体外循环后有体循环血氧饱和度下降，应考虑有右向左分流存在。在用补片将肺静脉隔向静脉窦型房间隔缺损时，同时将奇静脉隔在补片内就会发生这种情况。结扎奇静脉可解决这一问题。

NB 切断上腔静脉技术（Warden 技术）

对于静脉窦型房间隔缺损，一些外科医生采用的技术是切断上腔静脉并将其近端开口吻合至右心耳。当右上肺静脉异位引流至上腔静脉，且存在多个引流开口时，难免会在补片分隔时导致

腔静脉梗阻，此时 Warden 技术尤为适用且有效。将上腔静脉在异位肺静脉开口最高处上方切断，缝合上腔静脉的远端切口，注意不要损伤异位肺静脉的开口（图 19.5）。切开右心耳尖，注意必须将所有右心耳切口处的梳状肌完整切除（图 19.5）。通过右心房切口，用自体心包或 Gore-Tex 补片将上腔静脉开口隔向静脉窦型房间隔缺损（图 19.6）。当异位肺静脉开口在腔 – 房交界之上较高的位置时，使用此技术可避免做过长的切口和将补片放置在上腔静脉内。之后将上腔静脉与右心耳可活动处进行吻合，应注意避免在连接处产生"荷包效应"（图 19.6）。此外在用补片进行腔 – 房吻合时应确保减少缝合张力。

继发孔型房间隔缺损

继发孔型房间隔缺损是最常见的房间隔缺损类型，缺损通常较大并包含整个卵圆窝（图19.7A）。

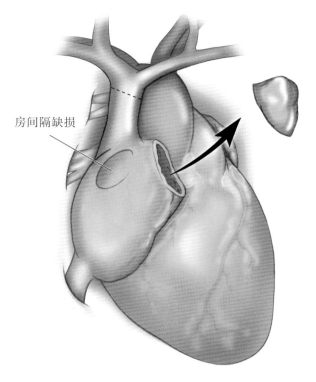

图 19.5 切开右心耳尖端，在异位引流肺静脉开口最高点的上方处切断上腔静脉。须切除所有右心耳内的梳状肌以预防日后发生的体静脉梗阻

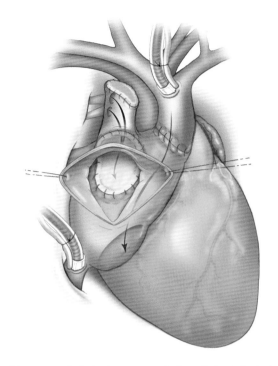

图 19.6 已完成的 Warden 手术。在上腔静脉缝合补片可避免因直接缝闭引起肺静脉梗阻（如果静脉入口靠近无名静脉－上腔静脉交界）。箭头指示肺静脉及体静脉回流方向

手术技术

阻断主动脉，将心脏停搏液灌注入主动脉根部（见第 3 章）。如果使用微创小切口，可将两根起搏导线缝合在右心室前壁，并连接至室颤诱导仪以诱发室颤。收紧腔静脉阻断带，做斜行右心房切口，向下腔静脉开口方向延长。牵开切口边缘，充分显露房间隔缺损。

对于一些小的继发孔型缺损，可直接进行缝合。先分别缝合房间隔缺损的上端和下端，然后相向连续缝合，将缺损边缘缝合起来（图 19.7B）。

⊘ 缝合的深度

应缝合房间隔两侧较厚的心内膜组织。卵圆窝组织通常较薄弱、易撕裂，不足以可靠地闭合房间隔缺损。应避免在房间隔缺损上缘深缝，因为这一区域位于主动脉根部之上，房间隔缺损的外侧缘也不能深缝，以避免导致右肺静脉开口狭窄（图 19.2）。

ⓝⓑ 使用卵圆窝片闭合缺损

有时，若卵圆窝片有足够的大小且质地良好，可将卵圆窝片的上缘缝合至上缘支肌肉束，并在没有张力的情况下直接闭合缺损（图 19.7C）。这种情况可见于婴儿。注意需要检查卵圆窝片的下部是否有穿孔，其可造成残余房间隔分流。如果卵圆窝片有穿孔且薄弱，应使用补片闭合房间隔缺损。ⓝⓑ

除非缺损较小且其边缘较牢固，否则就应使用经戊二醛处理的自体心包片或 Gore-Tex 补片来关闭继发孔型缺损，以避免缝合缘存在张力。制作适当大小的补片，用 5-0 或 6-0 聚丙烯缝线连续缝合关闭房间隔缺损（图 19.8）。

⊘ 缺损延伸至下腔静脉

缺损可在某些情况下延伸至下腔静脉开口内，造成缺损显露困难。此时应将下腔静脉插管拉开使这部分的缺损边缘能在直视下用 5-0 聚丙烯缝线连续缝合补片。

房间隔缺损

⊘ 导致右向左分流

须辨认房间隔缺损下部游离缘，并与下腔静脉瓣区分开。如果不小心将下腔静脉瓣的边缘与补片缝合，就会形成隧道将下腔静脉回流导入左心房内。

⊘ 缝合深度

与直接缝合时一样，必须缝合房间隔两侧增厚的心内膜而不能缝合卵圆窝组织，卵圆窝组织通常薄弱且易损。

⊘ 左心内的空气

防止空气栓塞的最好方法是避免使空气进入左侧心腔内。不论手术是在心脏停跳下还是在室颤情况下进行，都不应将吸引器经房间隔缺损放置到左心房内。在直接缝合或补片修补缺损结

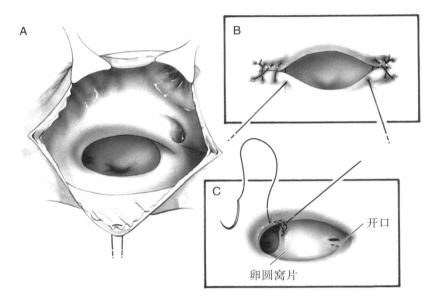

图 19.7　A.继发孔型房间隔缺损。B.直接缝合继发孔型房间隔缺损。C.使用卵圆窝片缝闭缺损，卵圆窝片上非常小的裂缺可直接缝闭

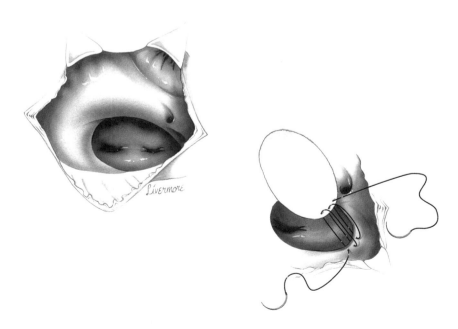

图 19.8　用补片闭合继发孔型房间隔缺损

扎缝线之前，可请麻醉医生进行鼓肺使左侧心腔充盈，从而使肺静脉和左心房内的空气排出（图19.9）。

⊘ 右肺静脉引流入右心房

房间隔缺损的下缘可表现为严重缺损，使右肺静脉回流直接进入右心房内。在此情况下，必须将补片缝合在肺静脉开口前方的心房壁上，以将其回流分隔在补片背后进入左心房内（图19.9）。⊘

修补房间隔缺损后，缝闭右心房切口并开放腔静脉阻断带，使心脏充盈并开始机械通气。如果手术在主动脉阻断下进行，可开放主动脉阻断钳，完成排气后停止体外循环。

ⓝⓑ 微创切口

当使用微创切口时，一般不需要阻断主动脉。在右心室上缝合两根起搏导线，开始体外循环后将起搏导线连接至室颤诱导仪。缩紧腔静脉阻断带，诱导室颤，切开右心房。尽量不要把吸引器置入房间隔缺损中，预防空气进入左心房内。补片缝线打结前可进行鼓肺。停止诱发室颤后，用带有大针头的注射器抽吸升主动脉。在心脏充盈并开始射血后，可让针孔继续出血1~2min。

⊘ 室颤诱发不慎停止

切开心脏后，如果持续诱发室颤失败，会发生将空气射入升主动脉中的严重后果。因此，必须将起搏导线可靠地缝合固定在右心室上，防止

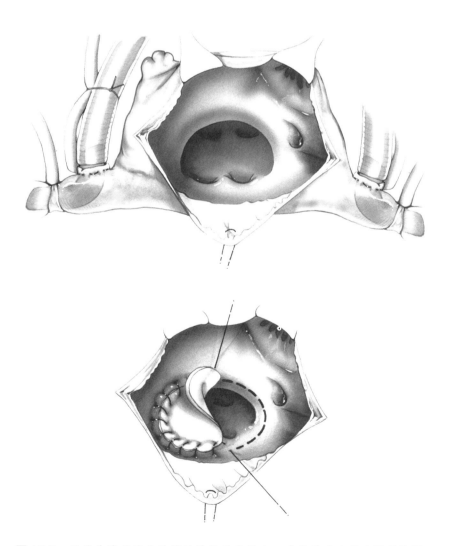

图 19.9 用补片修补伴右肺静脉异位引流至右心房的继发孔型房间隔缺损。补片的后缘缝合至肺静脉开口的前方，使其重新引流入左心房内

电线连接时与金属接触，避免因造成短路而失去颤动电流。

NB 除　颤

一些患者可在关掉室颤诱导仪后自发恢复窦性心律，但也有许多患者需要进行心脏除颤。当使用微创切口时，需要使用小的除颤电极板，并且通常需要较高的除颤参数才能除颤成功。也可以使用体表除颤电极板，将它在消毒铺巾前置放在患者背部及前胸部区域。

经导管闭合房间隔缺损

近年来，有部分患者采用导管介入封堵器来闭合房间隔缺损。此手术技术适用于不太大的继发孔型房间隔缺损且缺损所有边缘都状态良好的患者。少见情况下，外科医生可能会因为此手术技术所引发的并发症，如封堵器位置不良、封堵器栓塞或分流闭合不全，而需要进行手术矫治。

共同心房

在罕见的情况下，房间隔可完全缺失而形成共同单心房，并且合并其他心脏畸形，如伴或不伴有左上腔静脉的体静脉异位回流以及心内

膜垫缺损。手术应矫治各类畸形，并进行共同心房分隔。

房间隔完全缺失、右上腔静脉缺失且合并永存左上腔静脉及二尖瓣裂缺的患者（图 19.10），在进行矫治手术时需遵循以下原则。

按常规进行主动脉插管，对左上腔静脉和下腔静脉套带，并进行静脉插管。阻断升动脉，将冷血心脏停搏液注入主动脉根部。收紧腔静脉阻断带，并做常规右心房切口（平行并位于界嵴之上）。

NB 左上腔静脉显露困难

如对左上腔静脉直接插管存在困难，可在仅有下腔静脉插管下就开始体外循环。阻断主动脉并给予心脏停搏液，缩紧下腔静脉阻断带，切开右心房，在右心房内对左上腔静脉进行插管。如果先前没有对左上腔静脉套阻断带，可在此时进行并将其阻断。通过以上方法就可以开始完整的体外循环转流。NB

用多条缝线间断缝合修补二尖瓣裂缺（见第22 章）。将一块较大的自体心包或 Gore-Tex 补片缝合至心房后壁（图 19.11）。

应从房室瓣瓣环之间的区域开始房间隔分隔操作，缝合应包括瓣环和一小部分的三尖瓣组织（图 19.11C）。但不应缝合二尖瓣瓣叶，以避

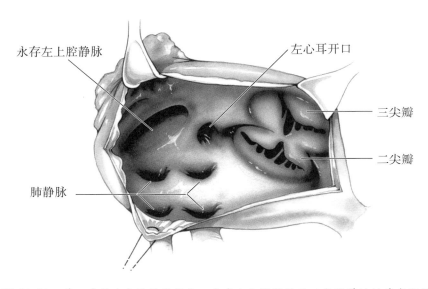

图 19.10　单心房并右上腔静脉缺失、永存左上腔静脉及二尖瓣裂缺的手术视图

免造成二尖瓣关闭不全。继续环绕冠状静脉窦开口（可能会缺失）进行顺时针缝合，将冠状静脉窦口置于肺静脉引流的心房内。继续以同一缝线沿心房后壁进行缝合并环绕右肺静脉开口。再以缝线的另一端在左上腔静脉开口的后方逆时针连续缝合，直至补片完成整个房间隔的构建（图19.12）。补片应足够大，如果发现补片过大，可以在完成缝合前进行裁剪。否则，可能会需要加缝其他补片来进行扩大。

NB 拆除 Mustard 或 Senning 手术板障后重建房间隔

前文中介绍的改良手术技术可用于将"心房调转"改成"动脉调转"的患者（见第 25 章）。拆除板障后形成的共同心房必须进行房间隔重建手术。

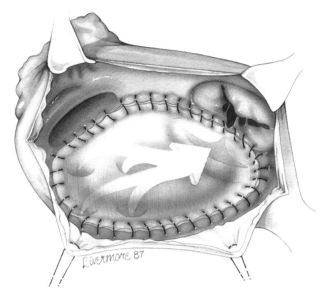

图 19.12 完成修补图 19.10 中显示的缺损

右侧部分肺静脉异位引流

最常见的部分性肺静脉异位引流常合并静脉窦型房间隔缺损（见前文）。如果右上肺静脉引流进入上腔静脉，则鲜见不合并房间隔缺损。矫治此类畸形需要建立一个足够大小的房间隔缺损，并通过所建立隧道将异位引流的肺静脉回血导入左心房（图 19.4）。

在弯刀综合征中，存在一条引流整个右肺或右肺中叶及下叶、粗大的异位引流肺静脉，它向下走行并在膈肌上方或下方汇入下腔静脉。在矫治此类畸形时，可使用心内板障技术，将异位引流的肺静脉血液通过心房内隧道导入左心房，经行已存在或经手术建立的房间隔缺损。也可将异位肺静脉在其进入下腔静脉处结扎并切断，然后将其直接与左心房进行吻合。

NB 板障梗阻

由于肺静脉与下腔静脉存在夹角，这会使心房内板障发生梗阻的情况变得并不少见（图19.13）。此类梗阻可通过实施侧 – 侧吻合来获得改善（图 19.14）。近来有报道，部分病例可在非体外循环下经右胸部切口进行再植修复。

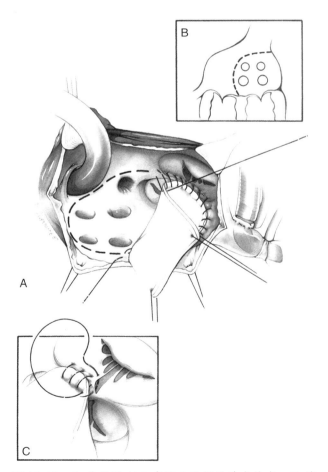

图 19.11 A.修补图 19.8 中所示缺损的手术技术。B.修补示意图。C.缝合补片至三尖瓣组织

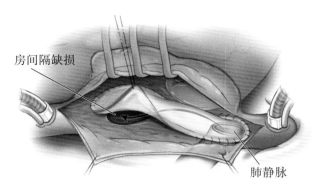

图 19.13 以单片法修补弯刀综合征。注意当肺静脉回流进入下腔静脉附近时，它必定会形成锐角，在板障下直接通过房间隔缺损（必要时可进行扩大使血流流畅）

左侧部分肺静脉异位引流

左肺上叶或整个左肺静脉可异位引流至垂直静脉，但此类畸形很少作为一个单独的畸形而存在。如果诊断明确，可经左侧胸部切口在非体外循环下进行修补。在大多数情况下，可通过胸骨正中切口对此畸形进行手术治疗。但近期有部分病例报道可在非体外循环下经左侧胸部切口进行修复。

手术技术

常规行主动脉插管，如果没有房间隔缺损，可在右心房插入单根静脉插管。在体外循环下游离左侧垂直静脉，从肺门一直显露至无名静脉，结扎并切断它的所有体循环分支。在膈神经后方切开心包可改善显露。在阻断主动脉和促使心脏停跳前可详细探查左心耳与垂直静脉之间的关系。将一把直角钳放置在垂直静脉与无名静脉连接处，切断垂直静脉并缝置牵引线以保持其方向。用 5-0 或 6-0 聚丙烯缝线连续缝闭垂直静脉的无

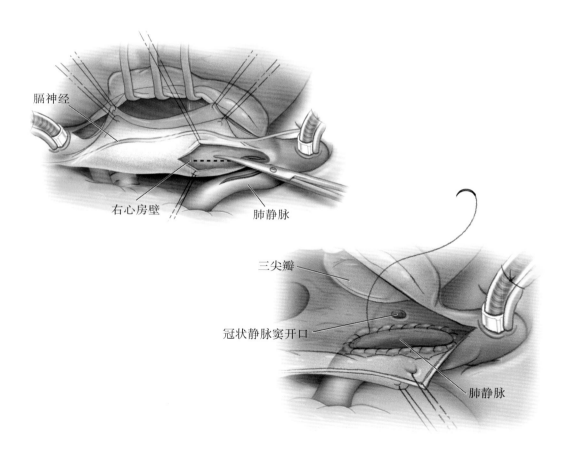

图 19.14 弯刀综合征的侧－侧吻合。减少单片修补时肺静脉回流的锐角形成，在右心房后侧壁进行侧－侧吻合可产生更宽的连接，并且需考虑靠近房间隔缺损的引流方向。注意膈神经走行方向和设定靠后的吻合位置。补片通过房间隔缺损连接新的肺静脉回流开口

名静脉端。在左心耳后部做一个大切口，切开垂直静脉的前壁，用 6-0 或 7-0 聚丙烯缝线连续缝合，将垂直静脉与左心耳吻合，注意不要使垂直静脉发生扭曲及弯折（图 19.15）。也可选择切除左心耳，将垂直静脉的开口端与残余心耳开口吻合。使心脏充盈，在确保吻合口没有弯折后进行常规心脏排气并开放主动脉阻断钳。

NB 吻合口存在压力差

术中应使用经食管超声心动图检查确认血流

从左肺静脉进入左心房时无梗阻。如果发现有显著压力差存在时，应对吻合口进行翻修。

NB 保持垂直静脉的正确方向

在肺静脉共汇处的垂直静脉根部放置一个"哈巴狗"血管夹，有助于预防垂直静脉扭曲。

NB 心包切开术

必须要注意肺静脉是向后方走行并通过心包，其进入点需在膈神经的后方并要避免扭曲和打折。

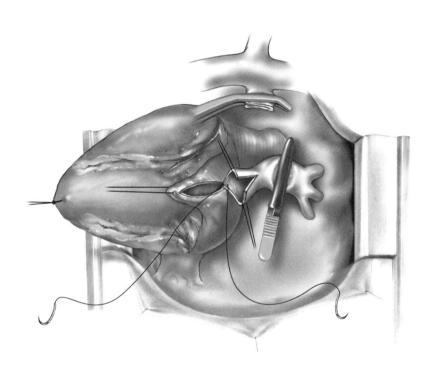

图 19.15　将垂直静脉与左心耳吻合

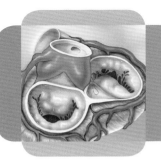

第 20 章
完全性肺静脉异位引流

完全性肺静脉异位引流是指肺静脉与左心房之间没有直接连接。此时新生儿能够生存需要有小的房间隔缺损或未闭的卵圆孔形成的混合循环存在。肺静脉汇合成肺静脉共干并连接至体静脉系统及右心房。此共干位于心脏背面的心包腔后方，在罕见的情况下可能发生闭锁，使患儿在出生后不久即死亡。肺静脉异位引流也可仅表现为部分性（见第 19 章）。

约 25% 患有完全性肺静脉异位引流的患者肺静脉直接引流至右心房或冠状静脉窦，此类病例属于心内型。有 25% 的患者的肺静脉经心下引流至肝静脉和门静脉等。45% 的患者存在共同肺静脉，经此引流至与无名静脉或上腔静脉连接的、异常的垂直静脉中，通过这种心上型方式最终引流入右心房。其余约 5% 的病例为混合型，可合并所有上述三种连接方式或任意两种方式。在非常罕见的情况下，除了有一些小的侧支血管外，肺静脉与两个心房都不存在连接，称为共同肺静脉闭锁。

通常可通过二维超声心动图检查来明确解剖及各种合并的畸形情况。对于既往没有进行过心脏手术的患者，很少需要进行心导管或磁共振检查。

目前，一些外科医生对非手术原因导致的肺静脉狭窄或具有发展为肺静脉狭窄高风险的患者采用改良无缝合技术（sutureless 技术）。此技术是将左心房吻合至分支肺静脉及其共汇处切口上方的心包膜上，并不接触肺静脉切缘，以预防内膜异常增生及由此继发形成的狭窄。

手术技术

大多数患者是心肺功能不稳定的新生儿。对于存在肺静脉梗阻的患者，应进行急诊手术治疗。对于新生儿患者，虽然有部分医生主张在浅至中低温下进行手术，但通常情况会选择在深低温停循环下完成吻合。对于年龄较大的患儿，可在腔静脉插管并阻断主动脉的中低温体外循环下进行手术。

采取胸骨正中切口，切开心包后在升主动脉远端插管。如果准备使用深低温停循环技术，可经右心耳将单根静脉引流管插入右心房内并开始体外循环。降温约 15~20min。阻断主动脉，在主动脉根部灌注心脏停搏液。停止体外循环，引出患儿体内血液，钳夹并拔除静脉插管。

NB 结扎动脉导管

在体外循环开机前，必须游离并结扎动脉导管，也可使用金属血管夹替代结扎。

心内型

在右心房上做一平行房室沟的切口，切口应足够大。用细缝线牵拉切口缘以获得最佳显露。仔细探查右心房内部结构，确定解剖情况。此类畸形均合并卵圆孔未闭或房间隔缺损，同时可存在一个开口于右心房的共同肺静脉，也可表现为肺静脉直接引流至右心房，或经冠状静脉窦引流至右心房。如果表现为最后一种情况，冠状静脉窦开口会有一定程度的扩大。扩大房间隔缺损，用心包补片将异位引流的肺静脉开口隔入板障，使肺静脉回流的血液经房间隔缺损进入左心房。

⊘ 房间隔缺损的大小

房间隔缺损必须足够大才能避免对肺静脉回流造成梗阻。在大多数情况下，选择朝着腔静脉或共同肺静脉开口方向来扩大房间隔缺损的下缘。

⊘ 插 管

此类型的修复可在浅低温下完成。建立体外循环的要点是：下腔静脉插管应尽可能向下靠近膈肌，避免冠状静脉窦开口的显露受到影响。

NB 肺静脉引流入冠状静脉窦

当共同肺静脉引流至冠状静脉窦时，应将冠状静脉窦开口朝着房间隔缺损方向剖开，但此切口必须避开冠状静脉窦的前缘，从而避免损伤房室结及传导系统（图20.1）。此外，冠状静脉窦顶部的切口应延至心房后壁，并切开冠状静脉窦顶部边缘，从而形成一个"V"形切口。用6-0聚丙烯缝线缝合自体心包补片来修补房间隔缺损。

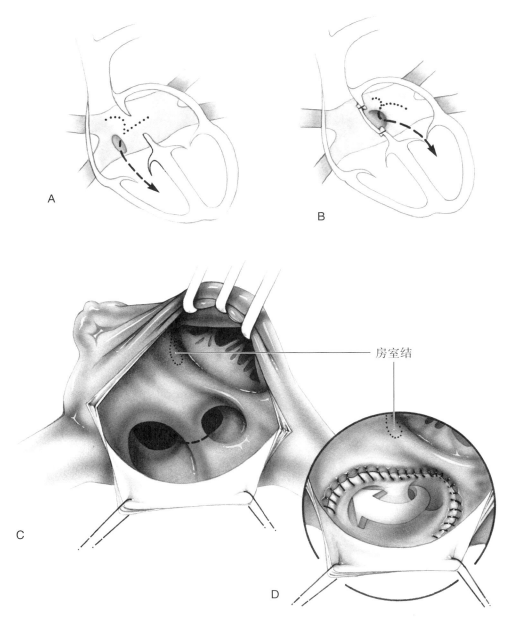

图20.1 心内型完全性肺静脉异位引流。A.缺损的示意图。B.缺损矫治示意图。C.延长房间隔缺损，将冠状静脉窦开口也包括在内。D.通过补片修补房间隔缺损并将肺静脉引流重新导入左心房以矫治此类畸形

⊘ 冠状静脉窦内的缝合

在连续缝合补片时，应将缝针点置于冠状静脉窦壁前缘的下方，以避开传导系统；也可沿冠状静脉窦的前缘浅缝心内膜组织。⊘

完成补片缝合后，用 6-0 聚丙烯缝线连续缝合关闭心房切口。注入生理盐水使心脏充盈，重新置入静脉插管并恢复体外循环，进行复温。开放主动脉阻断钳，在心脏停搏液灌注部位放血排气。

心下型

此类畸形因经常合并肺静脉梗阻而需要急诊手术治疗。在体外循环降温期间，可将心脏向右上方抬起以显露垂直静脉。可在左心室心尖部简单缝合一条 5-0 聚丙烯缝线用于牵引心脏。切开心脏背侧的心包，在垂直静脉上做一个纵行切口，以此引流肺静脉血液，达到减压的目的（图 20.2）。将心脏重新放回心包腔内并等待完成全身降温。可在左心耳尖缝置一根标志线，向左牵拉以明确吻合方向。阻断主动脉，灌注心脏停搏液。将全身循环血量全部引流至体外循环的贮血器内，拔除静脉插管。将心脏重新抬起并离开心包腔，沿肺静脉共干的纵轴方向延长先前在垂直静脉上所做的切口。

在左心房后壁做一个对应的切口，并延长至左心耳根部。在左心耳上提前缝置结扎线有助于在吻合时提供更好的显露，同时可方便移动左心房的位置。必须确保当心脏恢复正常位置后，左心房切口恰位于肺静脉共干切口的上方。

用 7-0 聚丙烯缝线连续缝合完成吻合口上部（右侧）的缝合，再以同样的方式缝合下部（左侧）吻合口（图 20.2C）。

在右心房上做一个小切口，闭合房间隔缺损，通常为未闭的卵圆孔。如果发现直接缝合房间隔缺损会影响左心房容积，则应使用自体心包补片进行修补（见第 19 章）。恢复体外循环后复温。

NB 扩大肺静脉共干上的切口

可将共同肺静脉上的垂直切口向左上肺静脉上延长一小段距离，促使有更大的吻合范围。但

一些外科医生建议采用"无接触"技术，即避开各个肺静脉开口，以降低术后肺静脉狭窄的发生率。鉴于此，可通过横断垂直静脉来扩大吻合口（见下文）。

NB 垂直静脉引流至膈下

结扎、离断垂直静脉，并利用该组织形成更宽大的吻合口，这是非常有益的措施。在膈肌处分离垂直静脉后，按前文所述纵行切开垂直静脉。这样就可在肺静脉汇合处形成一个帽状开口，然后与左心房、左心耳上的切口进行吻合，两个切口的大小应相近。

⊘ 吻合口漏

必须确保吻合口不发生漏血。术中在此处进行加固缝合是极其困难的，而且容易使吻合口发生撕裂及扭曲。

心上型：上部切口入路

矫治心上型完全性肺静脉异位引流的另一入路为上部切口入路。将主动脉向左侧牵拉，显露左心房顶部。可在左心耳尖缝置一根标志线并向左牵拉以维持吻合方向。切开在左心房顶头侧的心包，找出肺静脉共干。沿肺静脉共干做一个长距离的纵行切口，并根据需要延长切口至某一个肺静脉开口内，扩大其开口。在左心房顶部的背侧做一个对应的切口，轻柔地将左心耳向左侧牵拉（图 20.3）。从最左侧开始吻合，沿心房切口的上缘及肺静脉共干的下缘进行缝合。然后缝合其他部分，完成吻合。

NB 闭合房间隔缺损

对合并存在的卵圆孔未闭或小房间隔缺损，必须经常规右心房切口进行闭合。

NB 结扎垂直静脉

在降温过程中可用粗丝线套带阻断垂直静脉。在复温后撤停体外循环时仍可保持其开放。若左心房压力过高，垂直静脉可作为一减压通道。当血流动力学稳定后，在离肺静脉共干尽可能远的位置结扎垂直静脉。

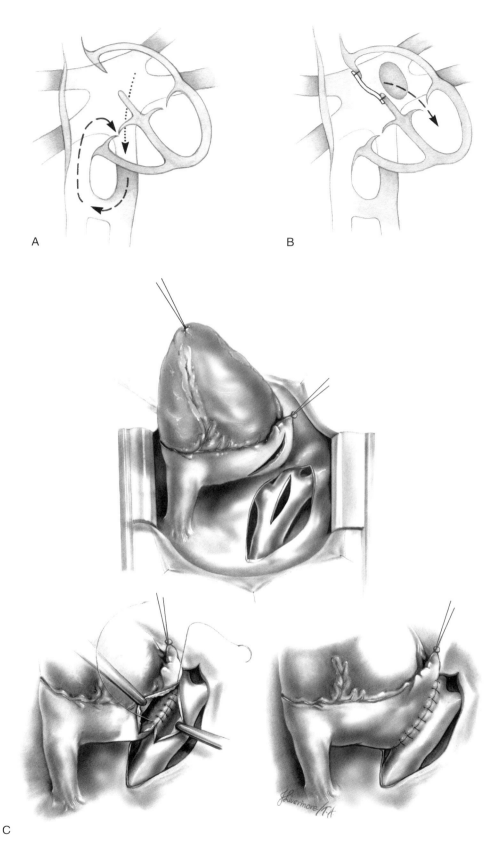

图 20.2 心下型完全性肺静脉异位引流。A. 畸形的示意图。B. 畸形矫治的示意图。C. 畸形矫治的手术技术

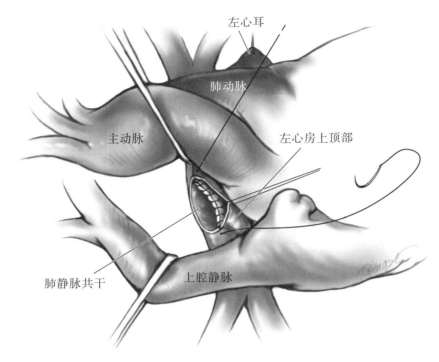

左心耳

肺动脉

主动脉

左心房上顶部

肺静脉共干

上腔静脉

图 20.3　在心上型肺静脉异位引流中，将左心房顶部吻合至肺静脉共干上部的手术路径

肺静脉梗阻

　　肺静脉梗阻可以是一个单独发生的畸形，但多数情况下会发生在完全性肺静脉异位引流矫治术后。肺静脉梗阻有时也见于其他先天性心脏病矫治术后。其病理表现为肺静脉内膜纤维化增生，并伴有一定程度的中层肥厚。肺静脉梗阻可仅限于肺静脉共干与左心房之间的吻合口狭窄，也可累及一个或多个肺静脉开口。通常可通过二维多普勒超声心动图做出诊断，磁共振成像技术能有效观察肺静脉开口闭锁时管腔的通畅程度。

常规手术技术

　　对于独立的吻合口狭窄，可使用右心房切口并垂直切开房间隔。尽可能分离左心房后壁和肺静脉之间的组织以扩大狭窄的吻合口（图20.4）。如果左心房后壁和肺静脉之间有较完整的粘连带，则剪开后不需要再进行缝合。如果对两者附近粘连带的完整性存在疑问，应使用6-0或7-0聚丙烯缝线将左心房壁和肺静脉共干重新缝合起来。如果有一个或多个肺静脉开口存在狭窄，可施行内膜切除术以切除瘢痕组织，也可以切开肺静脉后，用心包、Gore-Tex补片或心房组织进行修补。这类手术技术都有很高的肺静脉再狭窄发生率。最近，一种无缝合手术技术显示具有较好的手术效果。

无缝合手术技术

　　此手术需要确保左心房和心包之间粘连的完整性。虽然可选用深低温停循环技术，但大多数外科医生会采用上、下腔静脉插管。在尽可能高的位置置入上腔静脉插管，并在主动脉和下腔静脉进行常规插管。阻断主动脉并灌注心脏停搏液，在房间沟后方切开左心房，找到狭窄的肺静脉开口。对于右肺静脉狭窄，应从左心房内尽可能把瘢痕组织完整切除，并在狭窄区域之上切断肺静脉。也可将切口跨过狭窄区域，并向上延长至心包反折处（图20.5A）。游离一块心包片使其基底部位于后侧，并将其与左心房切口上方的右心房壁进行缝合，避免缝合肺静脉组织。通过上述方法构建了一个新的左心房囊袋，使开放的右肺静脉能通畅地引流入左心房（图20.5B）。

当左肺静脉存在狭窄时，可从左心房内进行矫治。先环绕狭窄的左肺静脉切除一部分左心房壁（图 20.5A），通过出现的缺口将左肺静脉分离至心包移行处，并在狭窄部远端予以离断（图20.6）。如果存在有较多的心包粘连，则不需要缝合，可通过心包腔背侧的密闭空间将肺静脉回流血液引流入左心房中。如果心包粘连不充分，就应将心包缝合至左心房壁，并避开肺静脉开口。手术可在左心房内或在心脏外进行操作，操作时需将心尖抬高并向右侧牵拉。也可选择在心脏外处理狭窄的左肺静脉，抬高心尖部并切开左心房及狭窄肺静脉（与处理右肺静脉狭窄的方法相同）。游离一块心包片，按上文所述将其与左心房壁进行缝合。

NB 辨认肺静脉开口

狭窄的肺静脉开口可缩小至针孔样大小，较难辨认。

⊘ 膈神经损伤

不论是从右侧还是从心外路径对左肺静脉进行修补缝合，操作都将靠近膈神经。二次手术时，常常难于从心包腔内观察膈神经的走行。因此，可先打开胸腔检查膈神经的位置，然后再对心包进行缝合。可在近膈神经区域做浅缝，或将膈神经带蒂从心包上游离出来（图 20.5B）。

NB 无缝合技术用于初次手术

许多人主张将无缝合技术作为治疗完全性肺静脉异位引流的首选方案，特别是对于罹患内脏异位综合征、混合性肺静脉异位引流和合并肺静脉共干方向异常的患者。将肺静脉与心房外周的心包吻合，引流肺静脉血液进入由心包包裹的"心包井"，有助于适配异常的肺静脉走行。心包和肺静脉之间的层面必须仔细处理，既可以充分显露肺静脉，又能限制"新心房"的边界，防止"穿孔"（图 20.7）。

⊘ 出 血

在使用无缝合技术时很难鉴别吻合口出血。部分原因是翻动心脏检查出血的动作会使吻合口缝线收紧，出血得以掩盖。此外，不小心"穿孔"入左侧胸膜腔，即使破口是所谓的"微不足道"，也可能在之后造成大量出血且难以控制。

三房心

三房心是一类罕见的心脏畸形，指肺静脉回

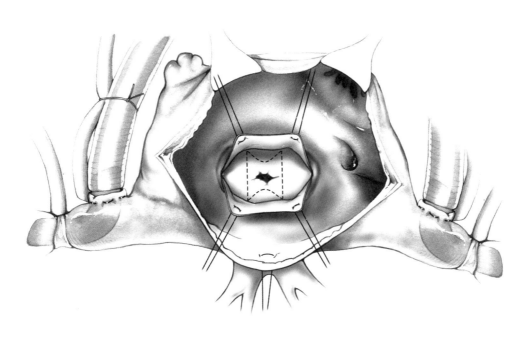

图 20.4 经右心房和房间隔切口修补肺静脉吻合口狭窄。切除左心房和肺静脉共汇间的瘢痕组织，解除吻合口梗阻

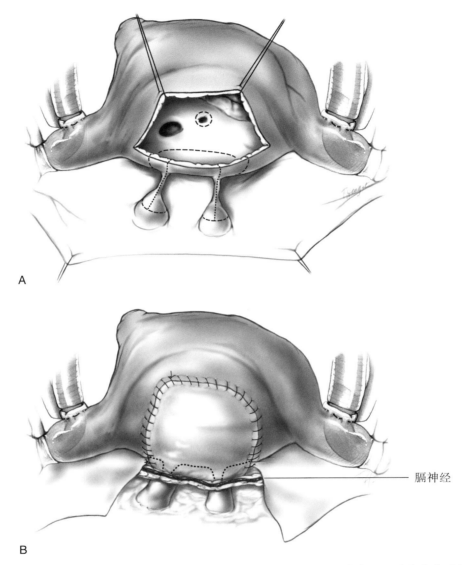

A

B

膈神经

图 20.5 右侧无缝合技术。A. 经标准左心房切口找到狭窄的肺静脉开口，完全切除瘢痕组织（虚线范围），或切开狭窄区域（虚点范围）。B. 将心包片与自身及右心房壁缝合

流入一个共同心房中，其通常位于真正心房的后部及上方。此心房与左心房被一层隔膜分开。位于左心房上方的共同心房可通过房间隔缺损或卵圆孔与右心房相通。

手术技术

根治手术通常在上、下腔静脉插管及持续体外循环下施行。做跨心房或跨间隔切口一般可提供非常好的显露。延长跨心房切口，跨过右心房，而后再跨过房间隔至卵圆窝（见第 6 章"经心房斜切口"）。将拉钩放置在房间隔切口下方检查

左心房。必须探查到所有 4 条肺静脉入口、左心耳及二尖瓣，然后将隔膜切除。注意，在延长切口时不要切穿心脏。隔膜可能会紧密附着在二尖瓣的结构上（图 20.8）。

直接缝合房间隔切口，或用 5-0 或 6-0 聚丙烯缝线将经戊二醛处理的自体心包片连续缝合，修补房间隔缺损。用 5-0 或 6-0 聚丙烯缝线连续缝合，闭合右上肺静脉及右心房上的切口。复温后开放主动脉阻断钳，按常规操作进行心脏排气。

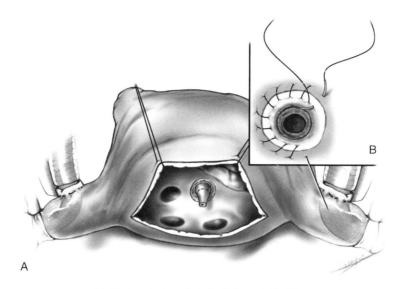

图 20.6 从左心房内修补左下肺静脉梗阻

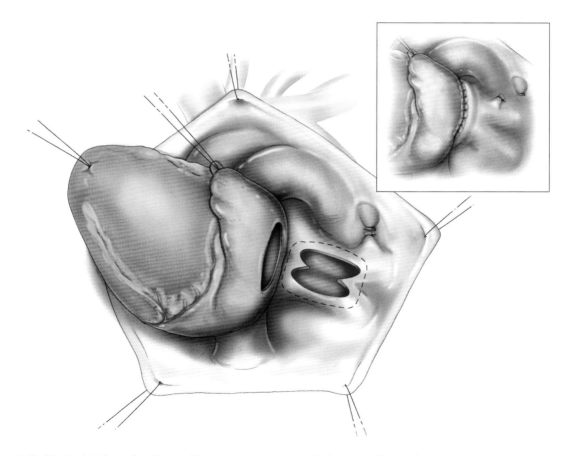

图 20.7 肺静脉汇合处被打开进入每一个静脉开口，在左心房和虚线所示区域之间采用了"无缝合"的连接，这种吻合是与邻近开口的心包（而不是下面的肺静脉组织）相吻合。打开静脉时须特别注意不要进入左侧胸腔

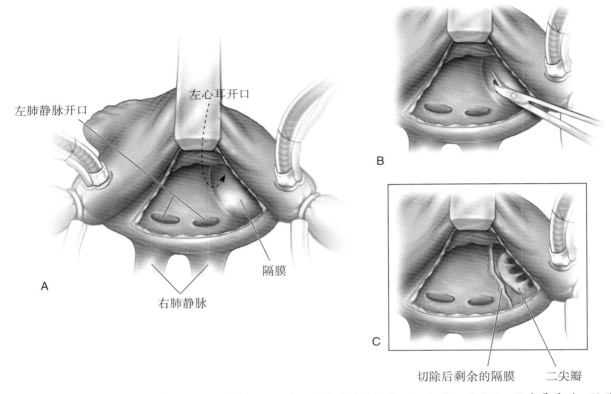

左肺静脉开口

左心耳开口

隔膜

A

右肺静脉

B

C

切除后剩余的隔膜   二尖瓣

图 20.8　在第一次解剖探查中，确定肺静脉开口和左心耳的位置很重要。A. 如果心耳的开口很容易看到，隔膜可能代表瓣膜上二尖瓣环。B. 切除隔膜显示心耳的开口（隔膜将心耳与静脉分开）表明这是三房心。C. 肺静脉、心耳和二尖瓣在手术结束时都应该是可见的

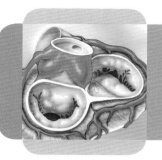

第 21 章
室间隔缺损

室间隔缺损可以是单发畸形，也可合并其他心脏畸形。

外科解剖

室间隔缺损的胚胎发育非常有意思，可在此基础上衍生出多种复杂的分型。我们喜欢采用 Anderson 的分类方法，简单明了，而更重要的原因是：它是基于外科的角度来分类，具有临床指导意义。Anderson 将室间隔缺损分为膜周部、动脉下–漏斗部和肌部 3 种分型（图 21.1）。

膜周部室间隔缺损又可以根据缺损发生的位置分为多种亚型，包括室间隔膜部型、法洛四联症型及房室间隔型（图 21.1）。鉴于传导组织和缺损下缘的位置关系紧密，因此掌握这个区域的外科解剖是非常有帮助的。

房室结通常处于常规位置，即 Koch 三角的顶点，而 Koch 三角是由三尖瓣隔瓣、Todaro 腱和冠状窦口包围而成（图 21.2）。传导组织经过房室结、希氏束，穿过右纤维三角和三尖瓣环到达室间隔，在室间隔的左心室面沿缺损下缘走行。

手术入路

矫治所有类型的室间隔缺损都可以选择胸骨正中切口入路。一些室间隔缺损可以通过右胸切口进行矫治。

插管

大部分患者采用中低温体外循环，对于极小婴儿（<2 kg），采用深低温停循环，通过右心耳单根静脉插管进行降温和复温可能是首选方案。其他患者均在上、下腔静脉直接插管，并进行套带。

心肌保护

从主动脉根部间断灌注心脏停搏液来维持心脏停搏（见第 3 章）。

经心房入路修补室间隔缺损

几乎所有的膜周部和房室通道型室间隔缺损以及大部分肌部室间隔缺损，均可通过右心房切口来显露和修补。肺动脉入路则是修补动脉下–漏斗部室间隔缺损的最佳入路。

阻断主动脉后，经主动脉根部灌注心脏停搏液，然后收紧腔静脉插管的阻断带。于界沟前 0.5~1cm 与之平行处，做纵行或斜行心房切口，并向下腔静脉开口处延伸。牵开右心房切口，显露三尖瓣和 Koch 三角（图 21.3）。

⊘ 合并动脉导管未闭

如果患者存在动脉导管未闭，在体外循环开始前就应该进行阻断，避免出现肺奢灌及体循环灌注不良（见第 14 章）。

⊘ 窦房结损伤

上腔静脉的套带容易损伤窦房结，另外心房切口过于向上延长也容易损伤窦房结。

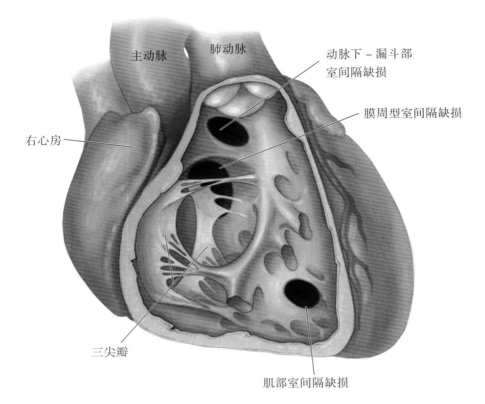

主动脉　　肺动脉　　　　　动脉下 – 漏斗部
室间隔缺损

膜周型室间隔缺损

右心房

三尖瓣

肌部室间隔缺损

图 21.1　室间隔缺损的分类

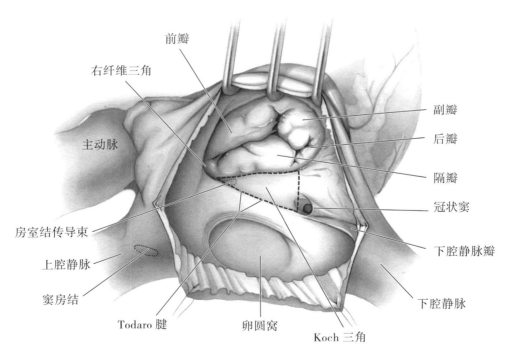

前瓣

右纤维三角

主动脉

副瓣

后瓣

隔瓣

冠状窦

房室结传导束

上腔静脉

窦房结

下腔静脉瓣

下腔静脉

Todaro 腱　　卵圆窝　　Koch 三角

图 21.2　右心房的外科解剖

修补技术

使用 6-0 聚丙烯缝线或使用一个小静脉拉钩牵开三尖瓣前瓣，以显露室间隔缺损的边缘（图21.3）。缺损可使用 5-0 聚丙烯缝线连续缝合，或用带聚四氟乙烯垫片的 5-0 聚丙烯线间断缝合，也可以两者组合使用。

连续缝合技术

使用双头、半圆针的 5-0 聚丙烯缝线从肌肉边缘的 12 点方向开始缝合。然后缝针直接穿过比缺损稍大的 Gore-Tex 补片，再次穿过缺损的肌肉缘，然后再穿过补片，继之将补片推下（图21.4）。

接着，沿缺损上缘（位于主动脉瓣上）逆时针缝合，直至到达室间隔、主动脉根部和三尖瓣环交界的右纤维三角处。然后将缝针穿过三尖瓣的隔瓣。在缝合的过程中，每一针都需要助手轻轻牵拉缝线固定。

⊘ 缝线加用垫片

有时，室间隔缺损的肌肉缘很脆弱，容易被聚丙烯缝线割裂，此时可用带垫片间断缝合技术代替连续缝合技术（图 21.5）。

⊘ 主动脉瓣损伤

主动脉瓣叶就位于缺损上缘的正下方，如果在此区域缝合时吃针过深容易刺穿主动脉瓣（图21.6）。

⊘ 残余缺损

注意缺损上方毗邻主动脉瓣的区域，特别是漏斗部室间隔附近，此处的肌小梁可能会导致残余缺损，而紧贴主动脉瓣环缝合则可以减少残余缺损的发生。

NB 转移针的缝合

三尖瓣、主动脉根部和室间隔三者交界处是容易出现残余缺损的位置。用转移针将三尖瓣、缺损边缘及补片行"三明治"缝合，这样可以使修补更确切（图 21.7）。这种技术在间断缝合和连续缝合中都可以使用。NB

聚丙烯缝线的另一头继续按顺时针方向，沿缺损下缘的心内膜浅缝，一直到三尖瓣瓣叶（图21.7）。或者沿着距缺损边缘 3~5mm 处行连续

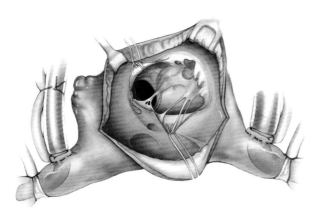

图 21.3　拉开三尖瓣后显露室间隔缺损

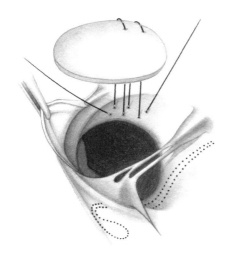

图 21.4　使用补片连续缝合技术修补室间隔缺损

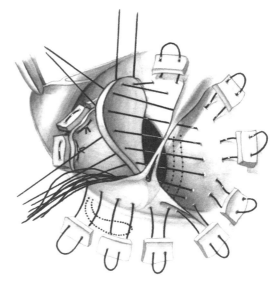

图 21.5　间断缝合技术修补室间隔缺损

缝合，以避开位于下方的传导组织（图21.8）。

⊘ 避免传导阻滞

如前所述，希氏束穿过右纤维三角和三尖瓣瓣环，沿缺损的下缘走行，穿过室间隔到达室间隔的左心室侧。因为在此区域的缝合有导致传导阻滞的风险（图21.9A），此处的缝合应该往靠近缺损边缘发白的心内膜表面浅缝。实际上，缝合应该能透过半透明的心内膜看到缝针（图21.9B）。另一种更保守、更安全的方法是将缝合的位置锚定于距离缺损下边缘3~5mm处（图21.8）。

🔟 腱索和乳头肌的干扰

如果室间隔缺损被腱索和乳头肌遮挡，可

沿着瓣环切开三尖瓣隔瓣和部分前瓣叶，留下2~3mm的边缘（图21.10A）。牵开这些瓣叶，获得清晰的手术视野（图21.10B）。在完成补片修补后，再使用6-0或7-0的聚丙烯线将切开的瓣叶组织重新缝合至瓣环上。

⊘ 主动脉瓣的损伤

沿着隔瓣和前瓣切开时必须非常小心，确保只切到瓣叶组织。主动脉瓣可能会位于瓣膜下很近的地方，而主动脉减压后使其更靠近三尖瓣，更容易受到损伤。⊘

缝针在沿着距离瓣环2mm处穿过三尖瓣叶行水平褥式缝合，回到右心室，以水平褥式的方式穿过补片后，用同样的方式再次穿过三尖瓣瓣叶。以这种顺时针连续缝合的方式一直缝合至另

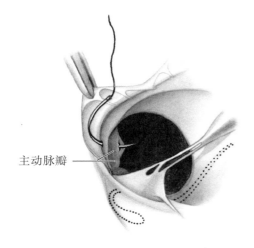

主动脉瓣

图21.6　主动脉瓣与缺损边缘很靠近

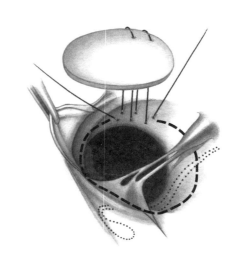

图21.8　缝合的位置位于距离缺损下边缘3~5mm处，以避开传导组织

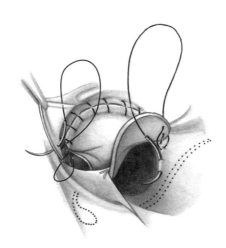

图21.7　连续缝合技术修补室间隔缺损。上方的缝针穿过补片、肌肉缘和三尖瓣，完成转移针的缝合

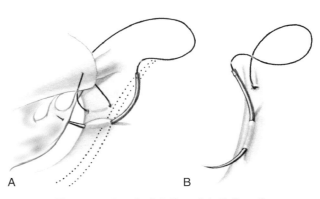

A　　　　　　　　　　　B

图21.9　于心内膜浅缝，避免传导阻滞

一缝针处，并与之打结（图 21.10C）。

⊘ 缝线加用垫片

聚丙烯缝线可能会割裂纤薄的三尖瓣瓣叶组织。缝合时可使用多块垫片或自体心包条作为支撑。在使用间断缝合技术时，应该使用垫片支撑。

⊘ 避免三尖瓣反流

缝合过多的瓣叶组织可能会导致三尖瓣反流（图 21.11）。三尖瓣瓣叶上的缝线距离瓣环不应超过 2mm。

NB 三尖瓣修补

在固定好补片后，需要用神经拉钩或精细镊子小心地将前瓣和隔瓣从补片中挦出。通常，需要用 6-0 聚丙烯缝线在前瓣和隔瓣和（或）后瓣交界根部做 1~2 针的间断缝合，以确保三尖瓣的功能完好。可以通过向右心室注入生理盐水测试瓣叶功能。NB

在完成所有修补后，用 5-0 或 6-0 聚丙烯缝线连续缝合关闭右心房切口。

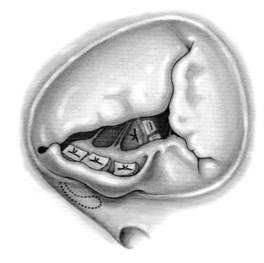

图 21.11 在缝线中卷入过多瓣叶组织导致三尖瓣反流

经心室切口修补室间隔缺损

除了靠近左心室心尖部的缺损，所有的室间隔缺损都可以通过右心室切口进行修补。特别是对于合并漏斗部狭窄（例如法洛四联症）的病例，可能需要用到垂直的心室切口。水平的心室切口理论上具有优势，特别是存在异常的冠状动脉横跨右心室前壁时（图 21.12）。

⊘ 避开冠状动脉

应采取一切预防措施来避免横断异常的冠状动脉（图 21.13）。当左前降支起源于右冠状动脉时，它会横跨于右心室的前壁。若不慎将其横断，会导致严重且常常是致命的心功能不全。如果不幸出现了这种意外，应该缝闭冠状动脉的两断端，并分离左侧胸廓内动脉，将其与左前降支远端进行吻合（见第 9 章）。

NB 漏斗部肥厚掩盖缺损的位置

漏斗部肥厚可能会掩盖膜周部缺损的位置。此时应该切开和（或）切除肥厚的肌束，以减轻流出道梗阻。如果此时缺损的显露仍不佳，应采用心房入路（见第 23 章）。

间断缝合技术

经心室修补膜周部室间隔缺损的缝合技术与经心房入路所描述的基本相同。用带垫片的缝线

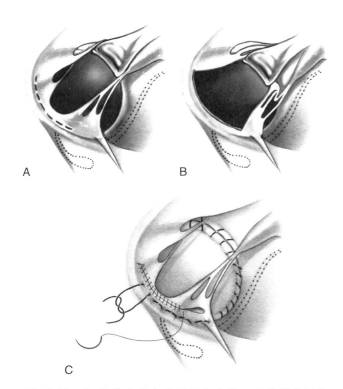

图 21.10 A. 沿着虚线分离隔瓣和前瓣，以获得更好的显露。B. 牵拉分离后的瓣叶。C. 完成室间隔缺损的修补后将瓣叶重新缝合至瓣环

或静脉拉钩牵开心室切口。检查缺损的边缘，使用 4-0 或 5-0 的带垫片双头针从 12 点方向开始，沿着肌肉缘行间断外翻缝合。然后两个缝针都穿过比缺损稍大的 Gore-Tex 补片（图 21.14）。轻微牵拉前一针的缝线从而获得更好的显露，便于缝下一针（图 21.15）。

沿着缺损上缘（位于主动脉瓣上）逆时针方向缝合，一直到达室间隔、主动脉根部和三尖瓣瓣环交界的右纤维三角处。此时下一针依次穿过靠近瓣环的三尖瓣组织、缺损的肌肉缘和补片。

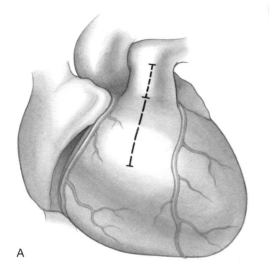

A

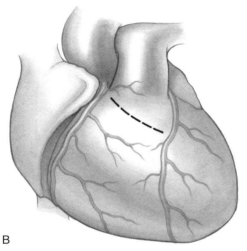

B

图 21.12　A. 沿漏斗部全长切开右心室（大虚线）。B. 右心室水平切口

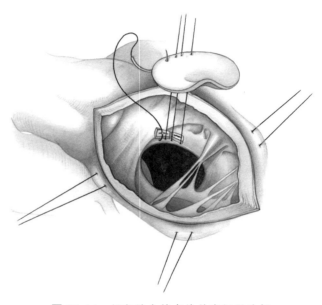

图 21.14　间断缝合技术修补室间隔缺损

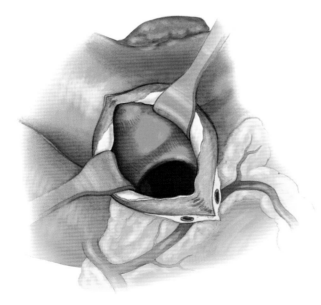

图 21.13　经心室切口切断异常的冠状动脉

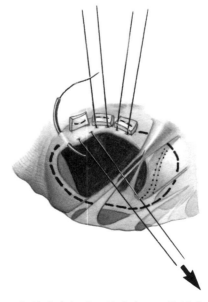

图 21.15　轻柔地牵拉前一针缝线可以获得更好的显露

另一端缝针穿过三尖瓣组织和补片，完成转移针的缝合。

然后，从起点开始沿着顺时针方向缝合，此时缝合应在距离缺损边缘 3~5mm 处进行，避免损伤位于下方的传导组织。在三尖瓣环成为缺损下缘一部分的位置，下一针将穿过三尖瓣瓣叶、肌部室间隔（距离缺损边缘 3~5mm）及补片。另一端则穿过三尖瓣瓣叶和补片。剩余的缝线则经右心房依次穿过三尖瓣（距离瓣环约 2mm）和补片。当所有缝线的位置都固定后，将补片推下并打结（图 21.16）。更好的方法是先将所有的缝线穿缝缺损边缘固定，分别做上标记，然后依次穿过由助手所持的补片。

或者，使用 5-0 聚丙烯缝线将补片连续缝合至隔瓣的心室侧（距离三尖瓣环 1~2mm）。当缺损修补满意后，使用 5-0 聚丙烯缝线行双层连续缝合，关闭心室切口（图 21.17）。

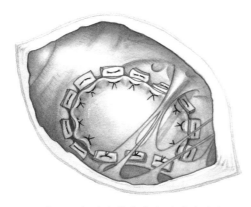

图 21.16 使用间断缝合技术完成补片修补室间隔缺损

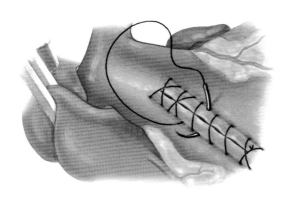

图 21.17 关闭心室切口

⊘ 主动脉瓣损伤

主动脉瓣紧靠缺损上缘的下方，如果在此区域吃针过深容易刺穿主动脉瓣。因此在此区域应缝合于室上嵴，它能很好地固定缝线。

⊘ 避免传导阻滞

希氏束穿过右纤维三角和三尖瓣环，沿缺损的下缘走行，穿过室间隔到达室间隔的左心室侧。此区域的缝合有导致传导阻滞的风险。采用间断缝合技术时，最安全的做法是将缝合的位置锚定于距离缺损下缘 3~5mm 的区域。

⊘ 转移针的缝合

三尖瓣环构成缺损边缘的交界处最容易形成残余缺损。此处的缝合转移针应按顺序先后穿过三尖瓣、远离边缘的肌部室间隔及补片，以确保修补确切。

动脉下型室间隔缺损

这种缺损可能会导致主动脉瓣反流，因此即使是很小的缺损，也应该进行修补，以避免加重主动脉瓣反流及主动脉瓣的损伤。

修补技术

可经右心室入路，但经肺动脉入路更佳。如果存在明显的主动脉瓣反流，在修补室间隔缺损前应进行主动脉瓣成形。

行单根腔静脉的标准插管，开始体外循环，降至中低温。阻断主动脉后经主动脉根部灌注高钾冷血停搏液。

在主肺动脉瓣环稍上方做横切口。在肺动脉瓣处放置静脉拉钩显露室间隔缺损。经主动脉根部灌注含血停搏液并进一步评估主动脉瓣脱垂和反流的程度。如果缺损大小为中等以上，则可以通过缺损看见主动脉瓣。实际上，其中一个主动脉瓣叶可能会脱垂至缺损处并使缺损部分关闭。用经戊二醛固定的自体心包或 Gore-Tex 材料裁剪出一块比缺损稍大的补片，置于右心室面，用 6-0 或 5-0 聚丙烯缝线行连续缝合。最好将补片固定于肺动脉瓣环上。在此区域，缝针穿过补片后再穿过瓣叶的根部。然后将缝针再依次穿过瓣叶和补片。一直重复此动作，直到肺动脉瓣环延续的肌性缺损边缘。如果瓣叶组织很脆，在肺动脉侧的缝线可以用心包垫片进行加固。缝合完成后进行打结（图 21.18）。

使用 5-0 或 6-0 的聚丙烯线缝合肺动脉切口。在心脏充盈并经停搏液灌注口排气后移除主动脉阻断钳。使用经食管超声心动图评估并确认主动脉瓣功能完好，室间隔缺损修补完整。

⊘ 主动脉瓣损伤

这种类型的缺损与主动脉瓣和肺动脉瓣环的关系都非常密切，因此，在缝合缺损上方部分时需特别小心。吃针过深可能会刺穿主动脉瓣瓣叶，导致严重的主动脉瓣反流。另外，如果主动脉瓣其中一个瓣叶脱垂至缺损处，在缝合时必须小心避免刺穿和损伤瓣叶。

⊘ 肺动脉瓣损伤

缺损的上缘与肺动脉瓣环毗邻。因此修补缺损时需要在肺动脉瓣环上进行。肺动脉瓣的瓣叶在修补过程中有损伤或穿孔的可能，这时可在肺动脉侧使用心包垫片加固缝线。

肌部室间隔缺损

肌部室间隔缺损拥有完整的肌肉缘，并且可发生在肌部室间隔的任何位置。在某些情况下，这种缺损的第一选择是肺动脉环缩术。根据缺损的位置，这种类型缺损的修补还可选择经右心房入路和（或）右心室切口入路。人们曾选择靠近心尖的左心室切口来修补室间隔下部的肌部缺损，但由于术后因左心功能不全导致的死亡率和并发症发生率均较高，故这一入路现在已很少使用。许多肌部缺损可以使用一个小型直角钳通过右心房入路，或者使用冠状动脉探针穿过卵圆孔到达左心室后确定缺损的位置并进行修补。也可用一个较大的补片将右心室心尖部缺损的区域隔入左心室。心尖部的肌部缺损可以在心脏导管室使用封堵器进行修补。近来发现，术中经超声引导下使用封堵器修补肌部室间隔缺损特别适合那些因年龄太小而无法行介入手术的患者，这些患者往往很难通过标准切口入路进行修补。随着新型封堵器的面世，多发肌部室间隔缺损的主要手术方式可能会朝着镶嵌手术的方向发展，而不再是肺动脉环缩术。

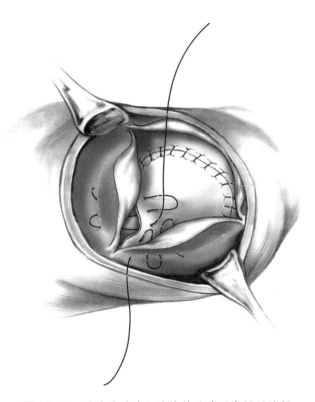

图 21.18　通过肺动脉入路修补动脉下室间隔缺损

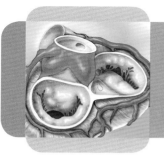

第 22 章
房室间隔缺损

这种复杂的畸形曾被称为房室通道。房室间隔缺损包括：房间隔下段和室间隔上段或流入道的缺损，房室瓣发育异常，且呈现多种形态的变异。

除了最轻型外，所有亚型的房室间隔缺损都包括一组由 6 个不同大小和形状的瓣叶所构成的共同房室瓣，这些瓣叶通过腱索附着于正常或异常的乳头肌上。这组共同房室瓣还可以细分成二尖瓣部分和三尖瓣部分。组成三尖瓣部分的瓣叶分为右上、右下和右外侧瓣，而二尖瓣部分则分为左上、左下和左外侧瓣（图 22.1）。

在正常心脏中，二尖瓣前瓣占瓣环长度的 1/3，而后瓣则占 2/3，这具有临床和解剖学意义。但在房室间隔缺损的患者中，这个比例是颠倒的：后瓣（左外侧瓣）占 1/3，而前瓣（左上和左下瓣两个瓣叶）则占了 2/3（图 22.2）。

从临床的角度来说，房室间隔缺损分为部分型、过渡型和完全型。在部分型房室间隔缺损中，存在一个原发孔型房间隔缺损。在这种情况下，房室瓣附着于室间隔嵴上，且通常在瓣膜下不存在心室间的沟通。二尖瓣前瓣存在不同程度的裂隙，构成了一个三叶的二尖瓣（图 22.1B）。在大多数患者中，这种二尖瓣的功能是完整的。

过渡型房室间隔缺损与部分型类似。最主要的不同是房室瓣的瓣膜不完全附着于室间隔上，这就导致了多个小型的心室间沟通，也可能会存在不同程度的瓣叶发育不良。

完全型房室间隔缺损，顾名思义是指在房间隔下段和室间隔上段均存在缺损。房室瓣瓣叶附着于室间隔上的形态和细节是多种多样的。

Rastelli 回顾了梅奥诊所（Mayo Clinic）中房室通道的尸检标本，并提出了基于左上瓣叶的形态、大小、位置和附着的细节的分类方法。A 型是最常见的类型，左上叶横跨左心室，它的腱索附着于室间隔缺损的嵴部（图 22.3A）。B 型很少见，左上叶腱索异常附着于右心室面室间隔的乳头肌上（图 22.3B）。而 C 型较为常见，左上叶较大并且横跨室间隔缺损和右心室之上。它的腱索附着形式是多种多样的（图 22.3C）。左上叶在室间隔上的横跨程度决定了缺损的类型。

NB 不平衡型房室间隔缺损

在房室间隔缺损患者中，约有 10% 的患者为不平衡型。如果共同房室瓣更多位于右心室，左心室和左侧的其他结构可能会出现发育不良；而当共同房室瓣位置在左心室占优势，通常会出现右心室发育不良，合并或不合并右心室流出道梗阻。

原发孔型房间隔缺损

原发孔型房间隔缺损是房室间隔缺损畸形中的一种类型，有时会被认为是部分型房室通道。临床上所见的大的原发孔型房间隔缺损通常是非限制性的，但通常总是存在二尖瓣前瓣裂（图 22.4）。在修补时需要牢记，这些患者的二尖瓣应该视为三叶瓣结构。

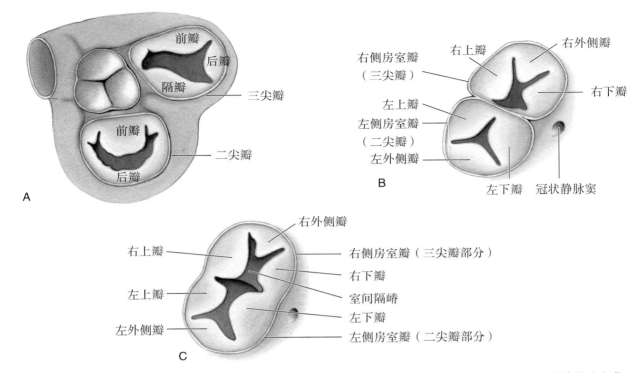

图 22.1 二尖瓣与三尖瓣的关系。**A.** 在正常心脏中，二尖瓣和三尖瓣瓣环之间没有直接的联系，它们以纤维连接的方式，环绕在主动脉瓣环周围。**B.** 部分型房室间隔缺损（原发孔型房间隔缺损）。二尖瓣环和三尖瓣环融合，但左右心室之间没有沟通。**C.** 完全型房室间隔缺损

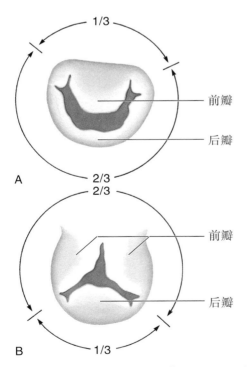

图 22.2 **A.** 正常二尖瓣环结构。**B.** 房室间隔缺损中的二尖瓣环结构

切 口

这种类型的房间隔缺损通常采用胸骨正中切口入路，也可采用右乳房下侧开胸入路（见第1章）。

插 管

升主动脉以常规方式插管（见第2章）。上腔静脉和下腔静脉直接插管并套阻断带。通过右上肺静脉在左心房靠近二尖瓣处放置左心引流（可以在打开心脏后调整其位置）。

心肌保护

在主动脉根部间歇灌注含血冷停搏液，实现心脏冷停跳（见第3章）。

修补技术

从右心耳基底部至下腔静脉插管附近，平行于房室沟处做常规心房切口。用精细缝线（可带

垫片）牵开心房切口。必须认真评估是否存在二尖瓣反流及其严重程度。这只要通过简单地向二尖瓣注射生理盐水就可实现。即使在手术时没有发现瓣叶的功能不全，二尖瓣前瓣的裂缺也应该进行缝合，因为随着时间的推移，这些瓣膜通常会出现反流，可以使用 6-0 聚丙烯缝线从二尖瓣环开始，间断缝合裂缺的"对合缘"3~4 针（图 22.4）。

⊘ 缝合裂缺

必须要注意的是，缝合裂缺的"对合缘"与单纯地缝合裂缺的游离缘是不一样的（图 22.4C、D）。缝合过多的瓣叶组织虽然可以更牢固，但会导致瓣膜反流。在大龄患者中，裂缺边缘纤维化且牢固，因此可以很好地支撑缝线。但对于婴儿来说，这些瓣叶组织较为脆弱，可以采用带垫片的水平褥式缝合来修补裂缺。⊘

在原发孔型缺损中，少见显著的瓣膜关闭不全。如果存在这种情况，应该积极行瓣膜重建（见第 6 章"二尖瓣重建"）。如果原发孔型缺损很小，不足以充分显露二尖瓣，可以把房间隔

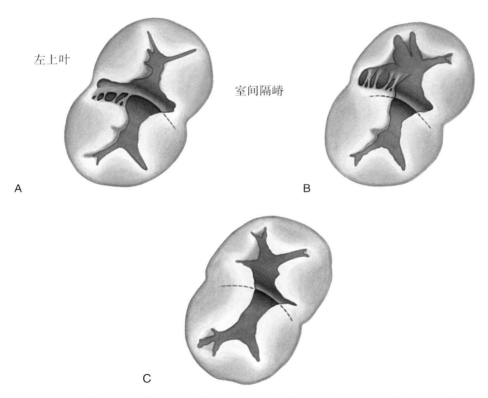

图 22.3 房室间隔缺损的 Rastelli 分型。A. A 型。B. B 型。C. C 型

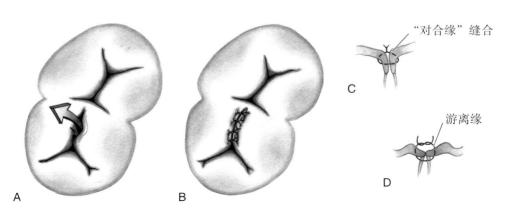

图 22.4 A. 裂缺导致反流。B. 修补裂缺。C. 裂缺的"对合缘"。D. 裂缺的游离缘

缺损向卵圆孔方向扩大，或一直扩大至卵圆孔。

在二尖瓣得到满意的修复后，使用自体心包补片修补房间隔缺损。使用 5-0 或 6-0 聚丙烯双头针从二尖瓣和三尖瓣的共同瓣环的中点开始缝合，在二尖瓣和三尖瓣交界处，靠右侧轻轻"吃住"三尖瓣的瓣叶组织进行缝合（图 22.5B）。沿两个方向继续缝合，直到完成缺损的上半圈和下半圈。缺损上缘的缝合也可采用间断缝合，在合并一个小的室间隔缺损时特别有用，可以在缝合的同时修补室间隔缺损。

⊘ 缝合二尖瓣叶

为了预防出现或加重二尖瓣关闭不全，在缝合室间隔缺损补片的上缘时，应避免缝到二尖瓣瓣叶，而是缝合附着于室间隔处的三尖瓣瓣叶组织。⊘

在完成室间隔嵴的缝合后，应仔细测量心包补片的大小。补片太小会对瓣环形成向上的牵拉，导致二尖瓣反流。补片裁剪成合适的大小和形状后，用双头缝针完成缝合。然后使用 5-0 或 6-0 聚丙烯缝线连续缝合关闭心房切口。进行排气后开放主动脉阻断钳。允许主动脉根部的排气孔继续开放，或连接吸引器，直到心室恢复良好的收缩。

⊘ 传导组织损伤的风险

在三尖瓣环和冠状静脉窦之间吃针太深可能会损伤传导组织而导致房室传导阻滞。应采取一切措施来预防这种并发症的发生，在这个区域内应采取表浅吃针的方式（应能透过心肌组织看到缝针）。前几针进针应在二尖瓣环附近（图 22.5B）。或者，右侧的补片预留相对长一点，并将其环绕冠状静脉窦口进行缝合，使冠状静脉窦位于补片下并引流至左心房，以预防房室传导阻滞（图 22.6）。如果存在左上腔静脉且直接引流至冠状静脉窦，就不能使用这种技术，否则会造成左心房血液混合而导致明显的血氧饱和度下降。

⊘ 预防溶血

应该使用一块经戊二醛固定的自体心包补片来修补缺损。若使用涤纶或 Gore-Tex 补片，即使

是小束的二尖瓣反流，也会因反流束冲击补片而发生溶血。

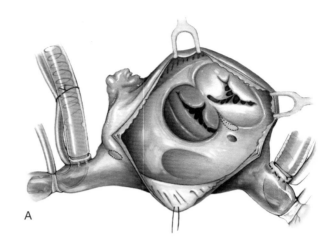

A

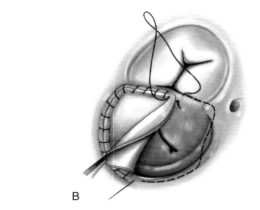

B

图 22.5　A. 原发孔型房间隔缺损的显露。B. 修补技术

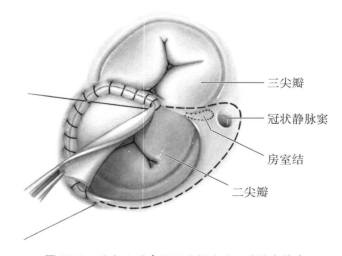

三尖瓣

冠状静脉窦

房室结

二尖瓣

图 22.6　原发孔型房间隔缺损的另一种缝合技术

完全型房室间隔缺损

在手术治疗完全型房室间隔缺损时，二尖瓣的功能是需要重点考量的因素。可以使用单片法或双片法。

插 管

对于体重小于 2kg 的婴儿，使用深低温停循环才可以获得理想的显露。但是对于大部分患者，可以直接行上腔静脉和下腔静脉插管。放置腔静脉插管时，一定不能对瓣膜造成张力牵扯。主动脉则行常规插管。使用深低温停循环技术时，在右心耳行单根腔静脉插管用来降温及复温；在停循环期间，可以将其暂时拔除。当使用持续体外循环灌注时，将左心引流经右上肺静脉置入，并在打开心脏后将其直视放置在靠近二尖瓣的位置。

双片法

从右心耳至下腔静脉平行于房室沟行常规心房切口。用精细缝线（可带垫片）牵开心房切口。可以使用小的瓣叶拉钩提供额外的显露，这时需要准确地评估瓣膜的功能和病理解剖。通过向心室注入生理盐水评估上瓣和下瓣的位置关系。使用 6-0 聚丙烯缝线缝合左上和左下叶在室间隔平面的对合点，并以此作为牵引线，这一针可作为下一步重建瓣环的标记点（图 22.7）。有时需要切开左上和（或）左下叶至瓣环处，以获得更好的显露，从而更安全地修补室间隔缺损。虽然在修补缺损时可以将补片固定在缺损的右心室面和腱索之下，并保留腱索等附件，但这些附件可能会干扰缺损的修补，因此可将二级腱索切断。裁剪合适大小半圆形的 Gore-Tex 补片，使用 5-0 聚丙烯双头缝线将补片缝合于缺损的右心室面（通常从室间隔嵴中点开始缝合）。第一针往往需要带垫片加固（图 22.7）。

NB 划分桥瓣叶

当决定在何处划分上下瓣叶时，腱索可以帮助确认左右两侧的分割线。最重要的是使左侧有

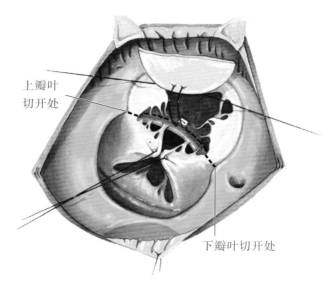

图 22.7　完全型房室间隔缺损的室间隔缺损修补。虚线显示建议的上下瓣叶切开处

足够的瓣叶组织，因此分割线通常会偏向右心室面。

⊘ 预防传导阻滞

房室结就位于冠状窦正前方的房间隔中。希氏束从房室结延伸穿过右纤维三角，到达室间隔膜部下方的心室。将补片缝合至室间隔时应远离缺损的边缘，避免损伤任何传导组织。⊘

轻拉缝线以帮助缝合，直到两头缝线完成上下半圈的缝合。然后两端缝针分别穿过上下瓣叶，并打结。

NB 室间隔缺损补片的大小

选择适当的水平重新悬吊瓣叶是很重要的。因此，室间隔缺损补片的大小应与注射生理盐水时瓣叶的水平相一致（图 22.8）。NB

裁剪较大的心包补片修补房间隔缺损。将缝线穿过共同房室瓣连接处的瓣叶组织，再穿过用于修补室间隔缺损的 Gore-Tex 补片。如果瓣叶组织并未切开，则使用连续往返缝合。如果瓣叶组织已经被切开，缝合时需特别注意，要将两侧瓣叶、修补室间隔缺损的 Gore-Tex 补片及修补房间隔缺损的补片一并缝合。最好使用数针带垫片 6-0 聚丙烯线行水平褥式缝合，首先穿过三尖瓣组织，然后是 Gore-Tex 补片的上缘，再穿过二尖瓣组织，

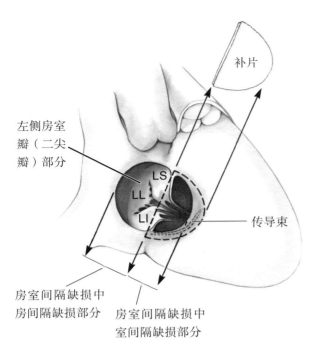

左侧房室瓣（二尖瓣）部分

补片

传导束

LS

LL

LI

房室间隔缺损中房间隔缺损部分

房室间隔缺损中室间隔缺损部分

图22.8 房室间隔缺损的右面观。已移除右侧房室瓣（三尖瓣）和右侧心脏，显示室间隔缺损补片的大小。补片的上缘到达房室瓣水平，下缘超过缺损右心室面的肌肉缘，以避免损伤传导组织。LS：左上桥瓣；LL：左外侧桥瓣；LI：左下桥瓣

最后是房间隔缺损心包补片的下缘。每一针都单独进行固定和打结，然后将心包补片推下固定并打结。

⊘ 瓣叶变形

缝合过多的房室瓣叶组织时可能会造成瓣叶短缩，导致瓣膜关闭不全。⊘

待完成心室及心房补片的连接部缝合后，可以将房间隔缺损补片牵拉至右心房，然后间断缝合关闭左上瓣叶和左下瓣叶之间裂缺的"对合缘"。向左心室注射生理盐水测试左侧房室瓣的功能（图22.9A），如果在瓣膜的上外侧和（或）下外侧交界处出现反流，可以使用带心包垫片的5-0或6-0聚丙烯缝线在其交界处行水平褥式缝合（图22.9B）。轻微的中心性反流可以接受，但仍可以尝试尽量保持瓣膜功能的完整性。有时，可使用5-0聚丙烯双头缝线从两个瓣膜的交界处做瓣环成形，可以达到最佳效果。使用心包垫片固定于缝线的两端，然后将Hegar扩张器（对应患者Z值为0时的二尖瓣大小）置入瓣口，打结缝线，同时完成缩环（图22.9C）。

测量心包补片的大小，并进行适当的裁剪。连续缝合，将补片缝至房间隔缺损的边缘，可以将冠状窦口隔入左侧，也可保留在右侧，如前所述修补原发孔型缺损（图22.5B和图22.6）。如果拟将冠状窦口留在右心房，在传导组织附近的

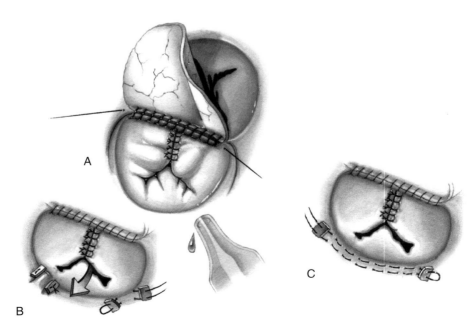

A

B

C

图22.9 A. 横跨房室瓣的心房补片。B. 在瓣膜交界处带垫片缝合行瓣环成形。C. 置入合适大小的Hegar扩张器，收紧缝线，打结，缩环成形瓣环

缝合必须格外小心，应表浅缝合。

⊘ 左心房压力高

撤停体外循环后，可能会因为二尖瓣或左心室功能不全出现继发性左心房压力升高。如果冠状静脉窦被隔入左心房，可能会导致冠状静脉窦压力升高，影响冠状动脉的灌注。

NB 瓣膜功能

此类患者难以良好地耐受术后中度或重度的瓣膜关闭不全。因此与存在轻度的二尖瓣反流相比，宁可接受"矫枉过正"的轻度二尖瓣狭窄。

⊘ 补片大小不合适

过小或过大的心室或心房补片都会造成瓣膜的扭曲，进而出现二尖瓣关闭不全。

单片法

在插管前，剪取一片较大的心包，经戊二醛固定后用生理盐水冲洗。打开右心房后，向心室内注入生理盐水评估瓣膜的功能。评估位于室间隔上的上、下瓣叶的对合情况。在上瓣叶和下瓣叶的边缘缝置 6-0 聚丙烯缝线，确定共同房室瓣的分割点。

测量室间隔嵴与房室沟交界处在瓣环上的两个相对点间的距离，这个距离决定了瓣环水平补片的宽度。如果补片太宽，左侧房室瓣瓣环会扩大，从而导致二尖瓣反流。如果考虑左侧房室瓣组织不够，则补片的宽度需要比上述两点间的距离小。以此缩小左侧房室瓣瓣环，从而获得一个功能良好的瓣膜。

通常需要在上、下桥瓣之间切开，以放置心包补片。瓣叶上的切开线应平行于室间隔嵴，并延长至瓣环水平（图 22.10）。

⊘ 左侧瓣叶组织不足

为了使左侧瓣叶有足够的组织以获得功能良好的二尖瓣，上桥瓣和下桥瓣之间的分割线应该更靠右心室。⊘

使用 5-0 聚丙烯缝线从缺损的中点开始，将心包补片缝合于缺损的右心室面。避开腱索连续缝合，直到两端缝针分别到达房室瓣环的上下

两端（图 22.11）。拉起两端缝线，将心包补片牵拉至心房，在补片的牵拉下使瓣叶达到既定的水平位置，并使腱索有轻度的张力。使用 6-0 聚丙烯缝线将左（二尖瓣）、右（三尖瓣）瓣膜组织重新缝合在心包补片上，两端缝线分别与之前的 5-0 聚丙烯缝线打结。然后在瓣叶和补片的附着点使用多个带垫片的 5-0 或 6-0 聚丙烯缝线行水平褥式缝合进行加固（图 22.12）。可在心包

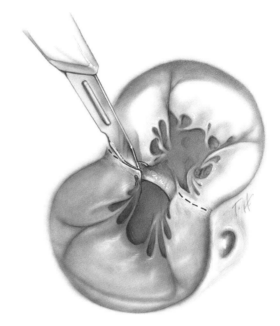

图 22.10 切开室间隔嵴上的瓣叶

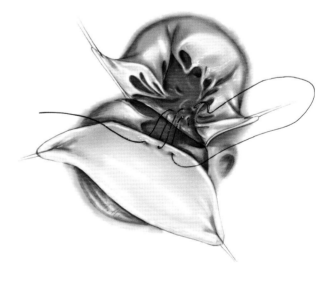

图 22.11 将心包补片缝合于缺损的右心室面

补片的上缘缝置牵引线，以方便外科医生前后移动补片，观察左右心房室瓣的修补情况。

如前文所述，左侧房室瓣上、下瓣叶之间的裂缺使用间断缝合进行修补。左心室注入生理盐水再次评估左侧瓣膜，如果发现任何反流的区域，可以使用双片法技术进行修补。如前所述，用补片剩余的部分修补房间隔缺损（图 22.13）。

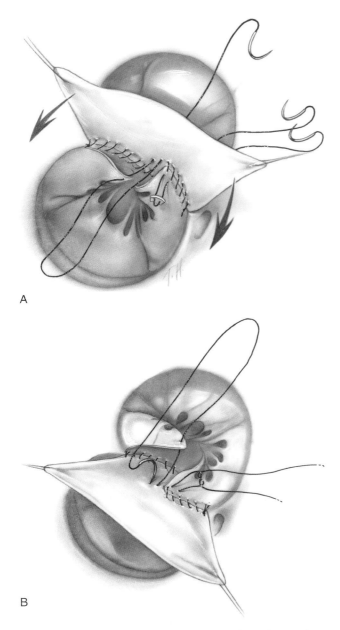

A

B

图 22.12 将二尖瓣和三尖瓣缝合至心包补片上。在下方完成连续缝合后，从左侧经二尖瓣、补片和三尖瓣做带垫片间断褥式缝合进行加固，在右侧打结。A. 左侧观。B. 右侧观

改良单片法直接缝闭室间隔缺损

近来，一些外科医生建议对完全型房室间隔缺损的患者直接缝闭室间隔缺损。此术式需要在室间隔嵴的右心室面间断缝置多根带垫片的 5-0 涤纶缝线，并避开传导组织。这些缝线穿过上、下瓣叶后再穿过用于修补房间隔缺损的补片。如果左侧瓣叶组织不足，则可以将缝线在更靠近右侧的位置穿缝房室瓣，以获得一个更大的二尖瓣。

使用 6-0 或 7-0 聚丙烯缝线间断缝闭左侧上、下瓣叶的裂缺。将室间隔上的缝线打结固定，以关闭室间隔缺损。再次使用生理盐水检查二尖瓣，如前所述，如果有需要，可以使用瓣环成形技术。使用 6-0 聚丙烯缝线连续缝合补片修补房间隔缺损，在瓣环下缘与冠状静脉窦口之间的缝针要浅，以避免损伤房室结。

NB 适应证

应慎用此简化技术。如果室间隔缺损过深，将瓣叶向下拉至室间隔上的张力可导致缝线切割肌肉，或导致瓣膜扭曲而造成无法耐受的二尖瓣反流。从理论上说，这种直接缝闭室间隔缺损的方法可导致左心室流出道梗阻。这种技术的一个改良方法可能更有价值，即直接缝合室间隔缺损最远端的上下大部分，缺损的其余部分或中部使用补片进行修补。

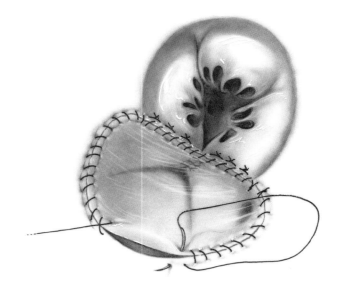

图 22.13 剩余的心包补片用来关闭房间隔缺损

完成手术

使用 6-0 或 5-0 聚丙烯缝线连续缝合关闭右心房切口。如果手术在体外循环下进行，在缝合房间隔缺损时开始复温。在关闭右心房后使心脏充盈，打开主动脉阻断钳进行排气。如果手术在深低温停循环下进行，在完成右心房缝合后使用生理盐水充盈心脏。然后重新开始体外循环，开放主动脉阻断钳并从升主动脉根部进行排气，同时以常规方式进行全身复温。

非平衡型房室间隔缺损

右侧非平衡型房室间隔缺损往往存在左侧心室发育不良。这些患者大部分并不适合行双心室矫治，而应先行 Norwood 手术，再分期进行 Fontan 手术（见第 30 章和第 31 章）。左侧非平衡型房室间隔缺损的患者在房间隔留孔的情况下或许可以耐受双心室矫治。或者，这些患者可以行"一个半"心室矫治，即：修补房间隔缺损并行双向腔静脉 - 肺动脉连接术（见第 31 章）。

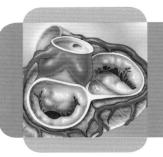

第 23 章
右心室流出道梗阻

右心室流出道包括右心室流出腔（或称漏斗部），肺动脉瓣，主肺动脉，左、右肺动脉及外周肺动脉分支。梗阻可发生在某一特定部位或者多个部位。右心室流出道梗阻往往合并其他心脏畸形。

双腔右心室

此类型的梗阻是由流入道和漏斗部之间存在肥厚肌束造成的。往往有一支扩张的右冠状动脉锐缘支位于此梗阻的区域之上，右心室游离壁还会出现一个"凹陷"区域。通常，双腔右心室往往合并膜周部室间隔缺损。

修补技术

使用双腔静脉插管体外循环。在阻断主动脉和灌注心脏停搏液后切开右心房。在识别三尖瓣的乳头肌后，切除其余的肥厚肌束，直至见到纤维状"漏斗部开口"。清除纤维组织后，就能清楚地看到肺动脉瓣，此时可以清楚地显露伴发的室间隔缺损。这种室间隔缺损可以通过右心房入路进行修补（见第 21 章）。

⊘ 错误辨认室间隔缺损

在初次检查时，易将经右心室切口看到的圆形开口误认为是室间隔缺损。仔细检查辨认三尖瓣的位置可以避免此错误。

⊘ 形成一个右心室切口

在清除双腔右心室肥厚致密的肌束时，要避免切穿右心室游离壁。通常，如果能在肌束后放

置一把直角钳并能在直角钳上分离肌束，则外科医生不会在右心室上形成"纽扣洞"。

法洛四联症

Fallot 在 1888 年描述了一组畸形，包括室间隔缺损、右心室流出道梗阻、继发性右心室肥厚和主动脉右向移位。这些患儿通常表现出轻度至中度发绀，并存在间歇性缺氧发作。

须十分明确解剖情况以制定治疗计划。超声心动图可以发现是否有其他室间隔缺损，确定左、右冠状动脉起始段的情况，测量主肺动脉和左、右肺动脉近端的大小。对于那些超声心动图诊断不完整、怀疑主 – 肺动脉侧支，或曾经行姑息手术的患者，应先行心导管检查。

分期手术

一些中心曾报道在新生儿期进行法洛四联症根治，并获得了满意的效果。然而，随着法洛四联症矫治长期随访结果的公布，右心室衰竭这一严重问题及其原因被逐步阐明。现在认为，肺动脉瓣反流在右心室功能衰竭中扮演了重要角色。基于此原因，一些外科医生建议对于小于 4~6 月龄、需要行手术治疗的患者行分期手术。出生后早期就出现症状或动脉导管依赖的患者，其肺动脉瓣往往较小，通常需要进行跨肺动脉瓣环的补片修补。可对这些患者先进行体 – 肺分流手术（见第 18 章），延期施行根治，目的是保留患者自身的瓣膜和（或）瓣环。

另外，有 3%~5% 法洛四联症患者的左前降支异常起源于右冠状动脉。左前降支横跨右心室流出道走行，这将限制理想的跨肺动脉瓣环切口。如果这些患者在出生后的前几个月就需要进行手术治疗，应首选体 – 肺分流术。一些患者可经右心房入路进行修补。但作为矫治手术的一部分，许多患者需要放置右心室 – 肺动脉管道，在临床允许的情况下，尽可能推迟施行这种手术。

根治技术

胸骨正中切口可以提供良好的手术视野。剪取一块大的自体心包片，用金属夹将其固定在一块塑料板上，并置于 0.6% 的戊二醛溶液中浸泡，然后用生理盐水进行冲洗。通过以上处理可以固定心包片，降低发生动脉瘤样扩张的可能。如果患者以前施行过体 – 肺分流术，应围绕分流管将其完全分离出来，并在体外循环开始前用金属夹将其夹闭（见第 18 章）。如果患者未施行过分流手术，在体外循环插管前应尽量减少操作以防止患者缺氧发作。

除了使用经食管超声心动图确认心脏的解剖外，外科医生还应对心表进行探查。注意是否存在异常的冠状动脉横跨右心室流出道，评估主肺动脉和肺动脉分支的大小，了解主动脉瓣和左前降支的距离（可提示右心室流出道的宽度）。以上这些观察结果可有助于确定手术方案。如果存在右心室发育不良，就需要切开右心室，并进行跨肺动脉瓣环的补片修补。

使用标准的上、下腔静脉和主动脉插管，并开始体外循环。将左心引流经右上肺静脉放置在左心室中。全身降温至 28~34℃，阻断主动脉并向主动脉根部灌注冷血心脏停搏液（见第 3 章）。对于有孤立的漏斗部肌肉梗阻且肺动脉瓣环足够大的患者，可经心房入路进行手术矫治。

心房入路修补技术

在心脏停跳后，收紧腔静脉阻断带，在右心房上做一斜切口。牵开三尖瓣的隔瓣，显露室间隔缺损和右心室流出道。使用一把直角钳辨别肥厚的肌束。放置好直角钳后，用 15 号手术刀来切断每个肥厚的肌束，一直到下方的直角钳处。然后用镊子夹住肌束的断缘，并用剪刀进行修剪。充分切除肥厚肌束后，就可以显露出肺动脉瓣（图 23.1）。如果有必要行肺动脉瓣切开术，可翻转肺动脉瓣，并沿它的交界处切开。用 Hegar 扩张器测量肺动脉瓣环，确保患者拥有一个大小与之相对应的肺动脉瓣开口（见本章末"附录"）。

⊘ 右心室前壁穿孔

在切除右心室流出道肌肉时，注意不要切透右心室前壁。不时地检查心脏外部有助于避免此失误。一旦发生穿孔，则必须将其缝闭，通常需要使用心包补片（见下文）。

⊘ 在靠近室间隔缺损处切除肥厚肌束

不要切除过多室间隔缺损前缘处的肌肉，否则会影响此边缘的补片缝合。⊘

裁剪一块比缺损稍大的 Gore-Tex 涤纶补片，并以此来修补室间隔缺损。缝合可以使用 5-0 编织缝线连续缝合或带垫片的水平褥式间断缝合（见第 21 章）。

经心室修补技术

一些外科医生倾向于选择经右心室切口矫治法洛四联症。此技术的优点包括可在直视下切除所有梗阻的肌束，并可用补片扩大发育不良的漏斗部。其可能存在的缺点包括会使右心室形成瘢痕，引起心室功能不全及心律失常。在采用右心室入路时，应尽可能保留肺动脉瓣叶，避免跨瓣环补片。

做一垂直的右心室切口，使用带垫片缝线牵开切口缘。选择性地切除漏斗部肥厚的肌束，以疏通右心室流出道（图 23.2）。此时，可以显露出一个较大的对位不良型室间隔缺损，使用 Gore-Tex 补片及 5-0 聚丙烯缝线进行连续缝合关闭缺损。在使用此技术时，由助手牵拉补片可以改善显露，有助于下一针的缝合。缝合从 1 点钟位置开始，沿三尖瓣环顺时针方向操作，在增厚的心内膜处吃针要浅；再用另一针向上缝合，直至主动脉瓣环，两端缝线完成缝合后，在 8 点钟处打结（图 23.3）。

为了能更好地保护右心室长期的功能，应该限制右心室切口的长度，只要能够充分疏通发育

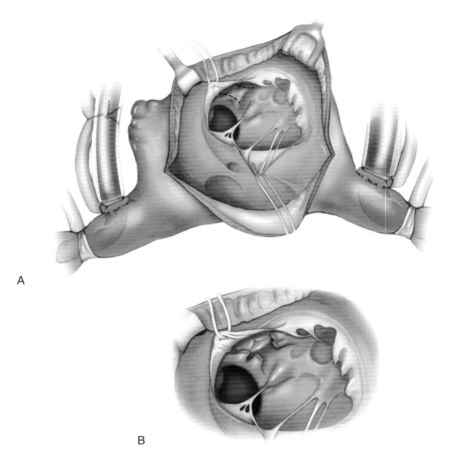

图 23.1　A. 通过三尖瓣显露室间隔缺损和右心室流出道。B. 完成漏斗部的疏通后可以看见肺动脉瓣

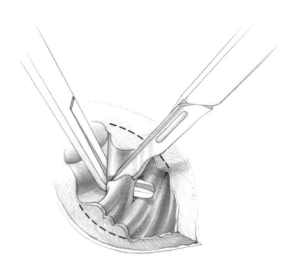

图 23.2　沿虚线切除肥厚的肌束

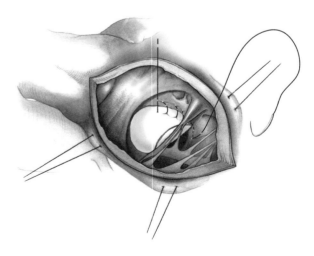

图 23.3　通过右心室切口连续缝合关闭室间隔缺损

不良的漏斗部即可。

⊘ 室间隔缺损显露困难

如果需要延长右心室切口才能充分显露室间隔缺损时，应行右心房切口，并经三尖瓣修补室间隔缺损。切开三尖瓣的前瓣有助于显露室间隔缺损的流出道部分（见第 21 章）。

⊘ 过度切除肌束

当使用右心室切口时，应有限地切除梗阻肌束，流出道补片本身就可以达到扩大流出道的目的。过度切除梗阻肌束可能会造成内膜纤维化，引起右心室功能障碍。

⊘ 主动脉瓣损伤

主动脉瓣叶就位于室间隔缺损上缘之下，在修补室间隔缺损时，如果在此区域吃针过深可能会刺穿主动脉瓣叶（图 23.4）。因此，此区域的缝针置于室间隔缺损边缘的肌肉嵴上，从而可以较好地固定缝线。⊘

使用 Hegar 扩张器测量肺动脉瓣和瓣环。如果需要行肺动脉瓣膜切开，可将肺动脉瓣向下拉至右心室切口。

经肺动脉切口显露肺动脉瓣和瓣环

无论是经心房入路还是经心室入路，从下方来检查肺动脉瓣都比较困难。在这种情况下，可在主肺动脉上另做一垂直切口。许多外科医生喜欢在所有患者中都使用肺动脉入路显露肺动脉瓣。在完成瓣膜检查和瓣膜切开后，在必要时可

将合适大小的 Hegar 扩张器插入右心室中（见本章末"附录"）。使用尺寸逐渐增大的 Hegar 扩张器依次通过肺动脉瓣，如果肺动脉瓣环不能通过足够大小的扩张器，应将肺动脉上的切口跨过肺动脉瓣环，并根据需要延长相应的距离。切开肺动脉瓣环的部位应位于其前交界处，以减少肺动脉瓣的反流。

Ⓝ 冠状动脉畸形

经心房 – 肺动脉切口可用于某些存在异常冠状动脉横跨右心室流出道的患者。对于这些病例，如果需要将肺动脉切口跨过肺动脉瓣环，切口应平行于异常的冠状动脉，并用适当形状的补片来扩大右心室流出道（图 23.5）。Ⓝ

检查左、右肺动脉开口，如果发现左肺动脉开口狭窄，应将肺动脉切口延至左肺动脉，并根据需要延长切口以充分解除狭窄。如果存在右肺动脉狭窄，应将肺动脉切口延长至主动脉后方的右肺动脉前。在这种情况下，可使用一块补片来扩大右肺动脉或左、右肺动脉（图 23.6）。

如果肺动脉瓣环有足够大小，可使用 6-0 聚丙烯缝线直接连续缝合关闭肺动脉切口，在有指征时，也可用合适大小的心包补片关闭切口并扩大主肺动脉或左肺动脉。当使用补片来扩大左肺动脉时，补片的末端应裁剪成方形，以达到最佳的扩大效果。使用长的椭圆形自体心包补片或

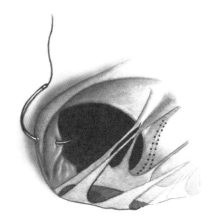

图 23.4 主动脉瓣叶靠近室间隔缺损边缘

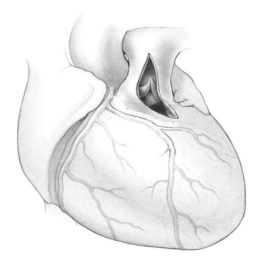

图 23.5 延长肺动脉切口，跨过肺动脉瓣环并平行于异常冠状动脉

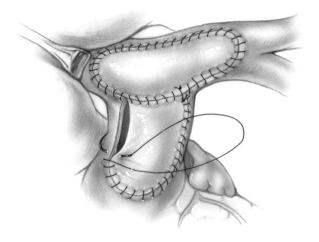

图 23.6　2 块补片扩大左、右肺动脉近端

Gore-Tex 补片，并用 5–0 聚丙烯缝线连续缝合关闭右心室切口。

如果漏斗部和肺动脉瓣环发育不良，需要进行跨瓣环补片修补。许多外科医生使用带单瓣的补片，它可以由心包、Gore-Tex 材料制作而成，或直接从较大的同种肺动脉上切取（图 23.7A）。如果左、右肺动脉的大小足够，可将补片仅放置在主肺动脉近端上（图 23.7B）。但在大多数情况下，主肺动脉远端和左肺动脉起始部都存在狭窄，此时需要做跨瓣环切口，并将切口延长至左肺动脉（图 23.8A）。裁剪补片，使重建的肺动脉尺寸等于或略大于患者体表面积所对应的 Z–0 值（见本章末"附录"）。如果使用

单瓣补片，应裁剪补片使单瓣的位置正好位于肺动脉瓣环水平（图 23.7A、C）。从肺动脉切口远端开始，用 6–0 或 5–0 聚丙烯线连续缝合补片及肺动脉。如果使用标准的心包补片，当缝合补片至肺动脉瓣环水平时，将适当尺寸的 Hegar 扩张器插入重建的主肺动脉中有助于扩大肺动脉至合适大小。裁剪补片，使补片在缝合至肺动脉瓣环水平能与 Hegar 扩张器相适配（图 23.8B）。

在完成肺动脉和（或）右心室补片修补后，开始全身复温。如果同时存在房间隔缺损或卵圆孔未闭，予以闭合。如果切开了右心房，此时外科医生决定是否立即缝闭。去除主动脉阻断钳后，经升主动脉进行排气。

NB 新生儿期手术

如果在新生儿期进行法洛四联症根治术，通常会保持卵圆孔开放。如果术后发生肺动脉高压和（或）右心室功能不全，房水平的右向左分流可以维持左侧心脏的充盈压和足够的体循环心排血量，而患者可较好地耐受因此造成的低氧。由于新生儿的继发性右心室肥厚并不严重，因此通常只需要切除少量右心室的肌肉。**NB**

在体外循环结束时，直接测量右心室、肺动脉及左心室的压力，或通过经食管超声心动图进行估测。右心室压力应低于左心室压力的 70%～80%。如果右心室压力超过此范围而没有行

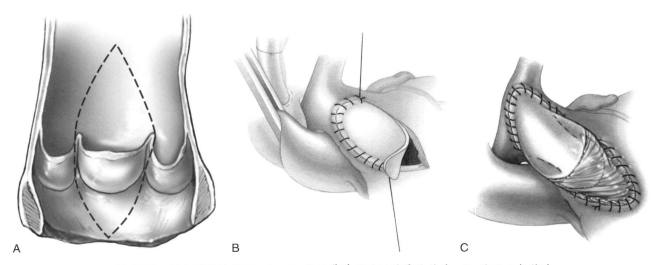

图 23.7　扩大肺动脉瓣环。A、C. 使用带单瓣的同种异体补片。B. 使用心包补片

跨肺动脉瓣环补片，应重新开始体外循环，并施行跨肺动脉瓣环补片。如果术中已施行跨肺动脉瓣环补片修补，可通过心脏超声检查，或于补片近端沿补片全长及右心室流出道补片的远端进行多点测压，以确定梗阻的部位。一旦发现梗阻并确定部位，则重新开始体外循环，并对右心室流出道梗阻部分进行重建。如果经上述处理后，右心室压力仍很高，患者的状况不稳定，应该考虑行房间隔造口或室间隔缺损补片留孔。在体外循环下，短时阻断主动脉即可完成此操作。

⊘ 肺动脉分支显露欠佳

在开始体外循环前，应完全游离开主动脉与主肺动脉及右肺动脉，这可以达到放置主动脉阻断钳但不影响肺动脉显露的目的，也不会使主肺动脉远端和右肺动脉开口扭曲。

⊘ 右心室流出道补片的宽度

跨肺动脉瓣环的补片必须足够宽，以消除右心室和肺动脉之间的压力阶差。但宁可接受轻

到中度的压力差，也不应有大量肺动脉反流的存在。重建的肺动脉瓣环直径不应超过患者肺动脉瓣环的 Z-0 值过多（图 23.8B）。

⊘ 补片远端狭窄

补片的远端必须为椭圆形或方形，以最大限度地减少吻合口狭窄的风险。

合并室间隔缺损的肺动脉闭锁

合并室间隔缺损的肺动脉闭锁，除了右心室流出道与肺动脉之间的连接中断以外，其他心内解剖与法洛四联症类似。该畸形的解剖类型包括：肺动脉发育良好并连接至所有肺段的肺动脉；肺动脉发育不良，主动脉至肺动脉的侧支循环成为肺血流的重要来源；在纵隔内没有真正的肺动脉存在。最后一种类型的患者，其所有支气管肺段的血流均由主动脉至肺动脉的侧支血管供应。

在设计手术入路之前，应用心导管检查或 CT/MRI 找到所有主-肺侧支循环很重要。在心导管室将小的主-肺侧支动脉进行栓塞。应将供应肺实质重要区域的较大的侧支血管从主动脉上分离，并将其吻合至肺动脉的分支上，即所谓的肺血管单源化。双侧的主-肺侧支血管的单源化可经胸骨正中切口或蚌形切口（clamshell incision）一次完成，并使用同种带瓣管道将单源化的肺动脉连接至右心室，可关闭或不关闭室间隔缺损。

肺动脉发育良好的患者通常依靠未闭的动脉导管来获得充足的血供。这些患者在出生后需要使用前列腺素 E_1，而后行体-肺分流手术（见第 18 章），并在 1~2 岁时行根治性手术。

如果患者的主肺动脉发育不良，可先行体-肺分流术。然而，早期建立右心室至肺动脉的前向血流更有利于肺动脉的发育。可以使用一块补片跨过肺动脉闭锁区，将右心室流出道扩大至主肺动脉。也可在体外循环辅助下，使用同种异体肺动脉或 Gore-Tex 管道连接右心室和肺动脉，同时保留室间隔缺损。

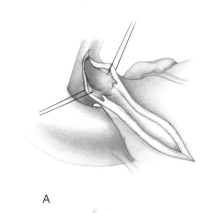

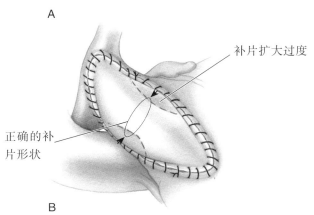

补片扩大过度

正确的补片形状

图 23.8 使用补片扩大右心室流出道。A. 将右心室切口跨过瓣环延长至左肺动脉。B. 正确的补片形状

⊘ 窃血现象

在体外循环开始前，如果没有暂时或永久地阻断较大的体－肺侧支动脉，在体外循环中就会有血流通过这些侧支动脉进入肺动脉床中。这会降低包括脑部在内的重要器官的灌注压，导致严重的中枢神经系统功能障碍。

⊘ 心室扩张

如果不能完全控制主－肺侧支动脉的血流，过多的血液将回流至左心室，造成左心室扩张。因此，通常需要经右上肺静脉放置左心引流（见第 4 章）。

对于主－肺侧支动脉较大且无固有肺动脉的患者，只有在大部分支气管肺段的血管都得到充分的单源化后，才能进行根治手术。手术包括单源化、室间隔缺损修补以及使用带瓣管道连接右心室和单源化血管。

根治手术技术

常规主动脉及双腔静脉插管。在开始体外循环之前，游离出以前缝置的体－肺分流管道。体外循环开始时，用 1~2 个较大的金属夹将分流管阻断。心内畸形的修补同法洛四联症（见前文）。如果右心室流出道至主肺动脉的距离小于 1cm，应将右心室切口跨过闭锁部分并延长至主肺动脉上（图 23.8A）。对于存在左、右肺动脉狭窄的病例，使用前文法洛四联症中所介绍的方法进行处理。用长方形的自体心包片、Gore-Tex 或带单瓣补片覆盖肺动脉至右心室的切口，使用 5–0 或 6–0 聚丙烯缝线行连续缝合，将缝线缝合在右心室与肺动脉之间被切开的闭锁部分的心外膜缘。

⊘ 跨肺动脉瓣环补片的压力差

缝合在闭锁部位上的心包补片必须足够大，确保足够尺寸的 Hegar 扩张器能通过使用心包补片重建的管道。⊘

如果右心室远端至肺动脉近端之间的距离过长，或肺动脉太小，可使用同种异体或牛颈静脉带瓣管道。在这种情况下，阻断主动脉前必须充分游离主肺动脉及其分叉处。准备一根合适大小

的同种主动脉或肺动脉。切开主肺动脉远端或肺动脉分支处，用 6–0 聚丙烯线将同种异体管道和肺动脉行连续端－端吻合（图 23.9）。然后，将同种异体管道的近端直接缝合于右心室切口上缘。从"跟部"开始缝合，并沿同种异体管道的两侧进行连续缝合，直到将管道的 1/3~1/2 周长吻合至右心室切口上。然后，使用 5–0 或 6–0 聚丙烯缝线行连续缝合，将一块帽兜形的自体心包或 Gore-Tex 补片缝合到同种异体管道的前部及右心室切口剩余的部分上。其余操作同法洛四联症。

⒩ 肺动脉分支发育不良

如果肺动脉分支处细小，应扩大切口，并切开左、右肺动脉的前壁，使切口延至双侧肺门。取一块长方形自体心包补片用 5–0 或 6–0 聚丙烯缝线行连续缝合修补此切口。将同种异体管道的远心端与使用补片扩大的肺动脉切口相吻合。也可以使用同种异体肺动脉，利用其分支来扩大患者发育不良的分支肺动脉。

⒩ 法洛四联症合并冠状动脉畸形

对于法洛四联症合并左前降支异常发自右冠状动脉的患者，需要植入带瓣管道。于异常冠状

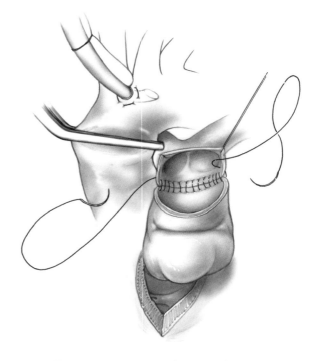

图 23.9 同种肺动脉管道吻合到肺动脉

动脉下方的右心室做一切口，将管道的近端与右心室切口相吻合。通过原肺动脉瓣环的前向血流可以保留，也可中断。

⊘ 同种异体肺动脉的动脉瘤

如果肺动脉远端存在狭窄，血管壁较薄的同种肺动脉或牛颈静脉管道可在术后发生扩张，甚至发展成动脉瘤。对于肺动脉压力增高的患者，更适合使用同种异体主动脉。

NB 同种异体血管失效

同种异体主动脉和肺动脉都可能发生钙化并继发狭窄，但相比较而言，同种异体肺动脉常常可在较长时间内保持通畅。

NB 同种异体血管的可用性

许多先天性心脏病都需要建立右心室至肺动脉的管道连接。尽管人们通常倾向于使用同种异体血管，但面临的最大问题是供体材料很有限，尤其是那些小尺寸的同种异体血管。目前，可选择使用的其他几种带瓣管道包括：生物材料带瓣管道、异体血管、自体心包带瓣管道以及牛颈静脉管道。其中，牛颈静脉管道有多种型号，具有

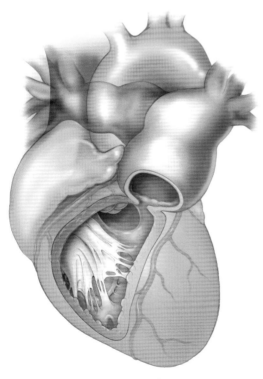

图 23.10 法洛四联症合并肺动脉瓣缺失

良好的应用前景。在使用颈静脉带瓣管道时，不应将管道留得过长，使用前必须仔细冲洗，这些都是防止远端吻合口狭窄的必要措施。另外，也有外科医生将较大的同种血管裁剪缩小，制作成二叶瓣的带瓣管道，其直径为原管道的 2/3。

肺动脉瓣缺失综合征

在法洛四联症患者中，约 3% 为肺动脉瓣缺失综合征（图 23.10）。极少数情况下，此畸形可单独发生或合并其他心脏畸形。本亚型所独有的解剖特征包括：肺动脉瓣缺失，其肺动脉瓣环可正常或略小，主肺动脉会有显著扩张。此类患者瘤样扩张的肺动脉会压迫支气管主干，在新生儿期和婴儿期即可出现严重的呼吸道症状，需要紧急外科手术干预。年长的儿童如果症状较轻，可以择期手术。根治手术包括关闭室间隔缺损（如果有），折叠扩张的肺动脉，并在右心室和肺动脉之间植入同种异体血管。

手术技术

采用胸骨正中切口，切除大部分胸腺以显露主肺动脉。剪取心包片，用 0.6% 的戊二醛溶液固定。将主动脉从主肺动脉和右肺动脉处游离出来，游离双侧肺动脉至肺门。在靠近无名动脉发出点的右侧行主动脉插管，使插管远离手术操作点。进行双腔静脉插管，开始体外循环。全身降温至 28~32℃，阻断主动脉，向主动脉根部灌注冷血心脏停搏液使心脏停跳。在右心室高位做一垂直的切口，并根据需要进行延长。此时可以分离并切除漏斗部的肥厚肌束，但肺动脉瓣缺失综合征的患者鲜有肺动脉下梗阻。显露室间隔缺损，并使用补片修补，技术要领如前文所述。游离异常扩张的主肺动脉后壁，并在肺动脉瓣环之上将其横断。

充分游离肺动脉分支后切除其大部分前壁，从而缩小肺动脉分支的直径。通常情况下，会较早地出现肺门的分支，使切除长度受限。为了达

到最佳的效果，很重要的是将剩余的肺动脉组织从气管中游离出来。在行肺动脉缩径成形时，不要过多地切除主肺动脉和左、右肺动脉连接处的组织，这一点非常重要，可以避免肺动脉发生扭曲变形，从而避免近端狭窄（图 23.11）。

NB 疏通肺动脉

通常需要充分地游离升主动脉，以提供通畅的肺动脉走行通道。这将使切除肺动脉分支前壁的操作更为精确，降低了因主动脉弓遮挡而发生转角处扭曲和狭窄的可能。

⊘ 肺动脉切除不充分

肺动脉瓣缺失综合征容易发生肺动脉切除不充分的情况。使用 Hegar 扩张器作为引导，有助于把握肺动脉分支的正确直径（图 23.12）。避免过度切除肺动脉组织，否则会导致肺动脉分叉处成角（和狭窄），以右侧为著，应注意避免（图 23.11）。

NB 防止残余气道梗阻

术后，肺动脉分支处压力较高的后壁可继续压迫主支气管。应将肺动脉分支与位于其下方的结构充分游离，并切断肺动脉与支气管间的纤维束。NB

也可以施行 Lecompte 手术，横断主动脉，

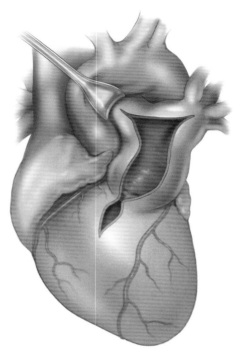

图 23.11 实施肺动脉缩小成形的切口

将肺动脉拉至主动脉前方（见第 25 章）。偶尔，需要先切除一小段升主动脉，再将两端吻合起来。此技术需要广泛游离肺动脉至两侧肺门，结扎并切断动脉导管或动脉导管韧带。先完成对肺动脉的缩小成形，然后在右心室和肺动脉之间植入带瓣管道。

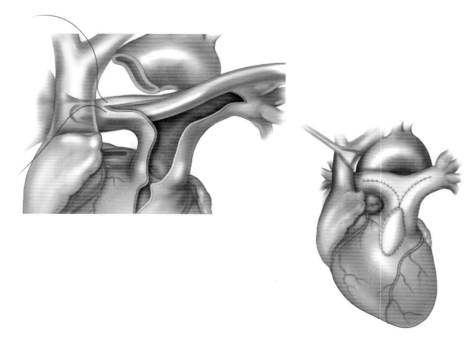

图 23.12 校准并完成肺动脉缩小成形

室间隔完整的肺动脉闭锁

此类患者在出生后第 1 天就表现出发绀，需要使用前列腺素 E_1 来维持动脉导管开放。超声心动图在确诊的同时，可以测量右心室的大小、三尖瓣的大小及功能，以及肺动脉和房间隔缺损的大小。在此类畸形中，右心室可能很小，也可能大于正常。10% 的患者有 1 支或 1 支以上的冠状动脉存在严重狭窄，并伴有右心室至冠状动脉末端的瘘管。为了确定冠状动脉异常，需要行心导管检查。

应根据患者心脏的解剖情况来决定初始治疗方案。如果右心室较小，且三尖瓣瓣环的 Z 值小于 –2.5，应行改良 Blalock-Taussig 分流术。对于右心室扩大合并严重三尖瓣反流的患者，如果其 3 支主要的冠状动脉中有 1 支以上的血管存在严重狭窄也应行分流手术（见第 18 章），并同时做（或不做）右心室旷置（Starnes 手术）。

当患者的右心室较大且三尖瓣功能良好时，应行手术疏通右心室流出道。如果右心室只有轻度的发育不良，则无须同期行体 – 肺分流术。但对于大多数此类患者，最佳的治疗方案是在流出道成形的同时，行改良 Blalock-Taussig 分流术。

手术技术

采用胸骨正中切口，剪取心包片并用 0.6% 的戊二醛进行固定。如果计划使用单瓣补片，需要准备 1 根同种肺动脉。升主动脉插管后，将单根直插管或直角插管插入右心耳行静脉引流。分离动脉导管，在体外循环开始时使用金属夹进行夹闭。由于此类畸形总是合并未闭的卵圆孔，因此应阻断升主动脉防止体循环空气栓塞，灌注心脏停搏液进行心肌保护。在主肺动脉上缝置牵引缝线，并在肺动脉上做一垂直切口。显露肺动脉瓣的平面，如果漏斗部通畅，且肺动脉瓣环大小足够，可以行瓣膜切开或瓣膜切除。否则，应将切口跨过闭锁的瓣环，并延长至右心室。切除漏斗部梗阻肌肉，以实现右心室的"大修"，获得通畅的右心室流出道。使用 7-0 聚丙烯缝线将先前制备的心包或单瓣补片连续缝合至切口上。开放主动脉阻断钳后，建立体 – 肺分流（见第 18 章）。开放分流管后，开始肺通气并停止体外循环，保持卵圆孔开放。

⊘ 术后发绀

右心室舒张功能不全可导致心房水平（经卵圆孔）右向左分流量增加。如果进行了跨肺动脉瓣环补片，但没有进行体 – 肺分流术，可能导致不可耐受的体循环缺氧。如果未进行分流手术，就应该使动脉导管保持开放，并只在体外循环中暂时阻断。在术后可缓慢撤除前列腺素 E_1，必要时可持续用药至术后 3~4 周。如果在用药结束时，患者仍有持续低氧存在，就应该将患者送返手术室行体 – 肺分流手术。

根治手术

处于婴儿晚期阶段的患者，需要行心导管检查进行评估。如果患者的主要冠状动脉存在 1 支以上的严重狭窄，就应进行心脏移植手术或分期 Fontan 手术（见第 31 章）。其他患者须首先评估右心室及三尖瓣，这可以通过球囊阻断房间隔缺损来完成。如果右心房的压力仍然维持在 20mmHg 以下，并且能够维持充分的体循环，则说明此患者可以耐受双心室矫治。

如果患者不能耐受临时阻断房间隔缺损，就应行 Fontan 手术或所谓的"一个半"心室矫治。后者包括右心室与肺动脉连接及双向腔 – 肺吻合（见第 31 章）。

对于能耐受双心室矫治的患者，手术包括：调整右心室流出道补片（如果在心导管检查中发现有残余梗阻的存在），修补房间隔缺损及中断体 – 肺分流。如果右心室流出道的补片满意，可以在心导管室中关闭房间隔缺损和体 – 肺分流管。

⊘ 三尖瓣反流

如果三尖瓣有显著的反流，应将一个同种瓣膜放置在右心室流出道并进行三尖瓣修补。

室间隔完整的肺动脉狭窄

通常情况下，肺动脉瓣呈穹隆状，3个瓣叶融合，仅在中央留下一个小孔。有时候，瓣叶可增厚并发育不良，造成瓣叶隆起而导致梗阻。肺动脉瓣环可能存在发育不良的情况，但通常有足够的大小。在这些患者中，大部分可在心导管室中进行球囊瓣膜扩张成形，但有时也需要手术治疗。

手术技术

对于新生儿，肺动脉瓣切开术可在体外循环或非体外循环下进行。但大多数情况下，对几乎所有患者都采用应经胸骨正中切口，在体外循环下进行肺动脉瓣切开术。

体外循环建立后，在肺动脉前壁行纵行切口，切开肺动脉瓣交界和肺动脉瓣环。交界切开应当充分，甚至允许一定程度的肺动脉瓣反流。如果瓣叶有增厚或发育不良，则需要切除整个瓣膜。

如果肺动脉瓣环发育不良，此时需要将肺动脉切口下延，跨过肺动脉瓣环至右心室流出道，用5-0或6-0聚丙烯缝线将自体心包片或单瓣补片缝合覆闭切口（图23.8）。

右心室流出道再手术

许多因患先天性心脏病而需行右心室流出道重建的患者，最终可能由于流出道功能不全而需行再次手术。所谓的右心室流出道功能不全包括右心室流出道狭窄、右心室-肺动脉管道落后于生长发育以及肺动脉瓣大量反流，这些问题都可能导致右心室扩张和功能不全。目前，人们根据磁共振的检查结果，对无症状的肺动脉瓣反流患者也可能进行再次手术治疗，以避免发生不可逆转的右心室功能障碍。手术主要包括解除流出道梗阻及植入一个功能良好的肺动脉瓣膜。

手术技术

许多患者的右心室-肺动脉管道及瘤样扩张

的右心室流出道补片恰位于胸骨的正后方。因此，术前应行CT检查以确定特殊的解剖情况，并对高风险的患者在胸骨劈开前行股动、静脉插管。其余患者行标准常规插管。如果患者不存在残余室间隔缺损或房间隔缺损，手术可在常温及心脏不停跳下完成。最常用于替换原管道的生物材料包括同种血管及牛颈静脉管道。切除所有纤维化和钙化的组织，适当扩大右心室和（或）肺动脉切口。用牛心包或Gore-Tex补片扩大近心端吻合口，使其呈帽兜状。如果拟在非体外循环下进行手术，应在切开心腔前行气泡实验，以排除心内分流。

曾行右心室流出道补片修补的患者，其右心室前壁常常较薄并有瘢痕形成。对这些患者，可行右心室成形，切除或折叠变薄的右心室壁，对于通常已经发生钙化的原补片也应一并切除。使用双头4-0聚丙烯缝线（必要时可用垫片加固）缝合右心室前壁（图23.13）。对于年龄较小的患者，应植入同种瓣膜（见前文）。对于年龄较大的儿童和成人，用4-0聚丙烯缝线将生物瓣缝

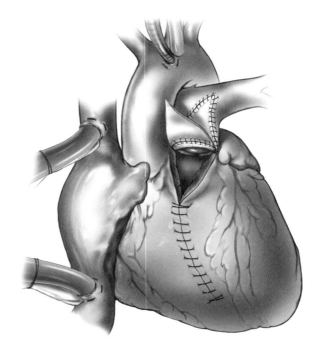

图23.13 切除并缝合右心室前壁，在右心室流出道植入人工瓣膜

合至肺动脉瓣环的远心侧。用 5-0 聚丙烯缝线将菱形的牛心包或 Gore-Tex 补片连续缝合至肺动脉切口。在瓣膜水平，使用 4-0 聚丙烯缝线将补片连续缝合至人工瓣膜的缝合环上，打结固定（图 23.13）。使用 5-0 聚丙烯缝线将剩余的补片缝合至残余的右心室切口。然后，撤停体外循环，常规关胸。

🔲 植入较大的人工瓣膜

如果将人工瓣膜的背侧固定在肺动脉瓣环下方的漏斗部肌肉上，可植入较大尺寸的人工瓣膜。

🔲 三尖瓣

许多慢性肺动脉瓣反流和右心室功能不全的患者常常合并中度以上的三尖瓣反流，这些患者应同时行三尖瓣成形（见第 7 章）。

🔲 经皮肺动脉瓣植入

经皮肺动脉瓣植入是目前发展的最前沿领域，它可使一些右心室功能不全的患者免于进行外科手术。但目前的进展并不适用于那些使用了较大的跨肺动脉瓣环补片的患者，而且也不能进行右心室成形。

附 录

肺动脉流出道的测量

将尺寸逐渐加大的 Hegar 扩张器依次经右心室流出道送入肺动脉，以最终确定肺动脉流出道最狭窄处内径。根据 Rowlatt 等的资料（Rowlatt UF, Rimoldi HJA, Lev M. The quantitative anatomy of the normal child's heart. Pediatr Clin North Am, 1963, 10:499–588.），外科医生能确定某个患者的肺动脉瓣环和右心室流出道的大小是否足够。但按照文献中所列出的数据，仍可能有 15% 的患者在术后会出现右心室与左心室压力比值超过 0.65 的情况。

体表面积（m^2）	直径（mm）
0.15	5.9
0.20	7.3
0.25	8.4
0.30	9.3
0.35	10.1
0.40	10.7
0.45	11.3
0.50	11.9
0.55	12.3
0.60	12.8
0.65	13.2
0.70	13.5
0.75	13.9
0.80	14.2
0.90	14.8
1.0	15.3
1.2	16.2
1.4	17.0
1.6	17.6
1.8	18.2
2.0	18.7

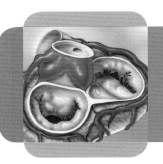

第 24 章
左心室流出道梗阻

先天性主动脉瓣狭窄

先天性主动脉瓣狭窄有多种病理解剖类型，主动脉瓣可以表现为二叶瓣、三叶瓣或单叶瓣，任何的瓣叶交界都可能发生融合。但是，主动脉瓣的功能性开口通常位于左冠瓣和无冠瓣之间，而其他的瓣窦及交界可发生不同程度的融合或变形。

罹患严重主动脉瓣狭窄的婴儿或新生儿需要急诊手术。新生儿可表现为濒死状态，并有严重的酸中毒。使用前列腺素 E_1 可以使这些新生儿的动脉导管保持开放或再开放，循环得以改善。此类疾病的鉴别诊断非常重要，应明确是单纯的主动脉瓣狭窄，还是需要行改良 Norwood 手术的左心发育不良（见第 30 章）。尽管经皮球囊瓣膜成形可用于治疗患有严重主动脉瓣狭窄的新生儿及婴儿，且能获得满意的效果，但仍有一些患者需要外科手术治疗。

瓣膜切开

采用胸骨正中切口入路，在体外循环下完成瓣膜交界切开。常规主动脉插管，经右心耳置入单根静脉插管，经右上肺静脉放置左心引流管。体外循环开始后，使用粗丝线或金属夹关闭动脉导管。阻断主动脉并灌注心脏停搏液（见第 3 章）。横断主动脉并显露主动脉瓣后仔细检查瓣膜的解剖。用 15 号手术刀片切开瓣膜融合的交界，切口与瓣环的距离约为 2mm（图 24.1）。

⊘ 主动脉瓣反流

手术目的是尽可能有效地解除严重的左心室流出道梗阻，但要避免产生主动脉瓣反流。因此，过度切开瓣膜交界或发育不良的嵴只会造成大量的主动脉瓣反流，导致需要进行主动脉瓣置换（图 24.2）。

⊘ 梗阻解除不充分

相反，如果梗阻解除不充分，则难以获得理想的治疗效果。对于有严重变形的主动脉瓣膜，要在准确的区域进行适当的切开，确需丰富的临床经验。

NB 主动脉瓣的显露

当主动脉较细小时，主动脉斜切口能比横切口获得更理想的主动脉瓣显露。

⊘ 了解主动脉瓣下的梗阻

检查主动脉瓣下是否存在主动脉瓣下纤维隔

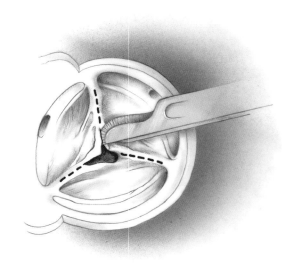

图 24.1 主动脉瓣交界切开技术

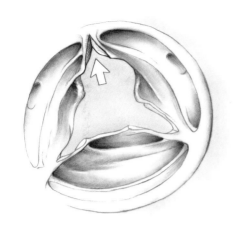

图 24.2 过度切开交界导致严重的主动脉瓣反流

膜或其他类型的左心室流出道梗阻，这一点非常重要。使用适当尺寸的 Hegar 扩张器可以准确地测量主动脉瓣开口及左心室流出道的大小。

主动脉瓣叶严重变形或发育不良

满意的瓣叶交界切开可以获得良好的长期疗效，但取决于瓣膜的发育情况。当主动脉瓣膜有严重变形或发育不良时，外科手术所解除的左心室流出道梗阻只是暂时的和姑息性的。应对这一类患者保持密切随访，在出现不可逆的左心室衰竭前进行更为彻底的手术治疗。

切除主动脉瓣下隔膜

主动脉瓣下隔膜是在左心室流出道前 2/3 处形成的纤维、肌性及膜性的环形组织，位于主动脉瓣环下 1cm 以内。用窄的 Ribbon 拉钩将主动脉瓣轻轻拉开，可分别于三个瓣膜交界处缝置提吊线以更好显露，在每个瓣最低点下方的左心室壁缝置细聚丙烯缝线，这样就可以形成一个一览无余的六边形的术野，可以获得良好的显露，不需要助手额外的牵引（图 24.3）。然后使用 15 号手术刀片切除纤维肌性隔膜（图 24.4A、B）。还可以使用内膜切除刀，将这一圈异常的组织完全游离并剜除。

NB 心肌切开或切除术

建议对凸起的室间隔肌肉进行切开或局部切除，以预防残余重度梗阻（图 24.4C）。同时，这也有助于防止隔膜的复发（初次手术时患者的年龄越小，复发率越高）。

⊘ 室间隔穿孔

可以从室间隔上切除大部分异常纤维肌肉组织，并不会产生室间隔缺损。如果不幸发生室间隔穿孔，必须找到缺损并予以闭合。可以使用带垫片缝线以保护脆弱的肌肉组织。

⊘ 传导组织损伤

可以游离并切除的白色纤维组织仅在右冠瓣的右半部分及右冠瓣和无冠瓣交界的下方，对其他部位进行切除干预容易损伤传导组织，并导致传导阻滞（图 24.4B）。

⊘ 瓣膜反流

有时，膜性组织与主动脉右冠瓣存在粘连。必须仔细地将膜性组织游离下来，切勿损伤主动脉瓣，避免术后出现主动脉瓣反流。

⊘ 二尖瓣损伤

有时，隔膜可延伸并粘连至二尖瓣的前瓣上，在这种情况下，游离时需要非常小心。在靠近二尖瓣瓣环处损伤二尖瓣可造成与左心房相通的缺损。

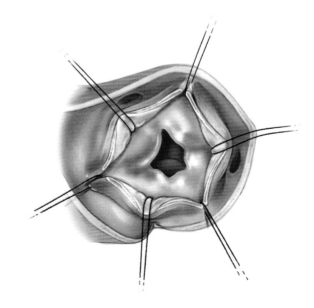

图 24.3 主动脉瓣下梗阻的显露技术。与每个瓣膜交界的顶点和瓣叶的最低点缝置缝线，充分显露主动脉瓣下区域，通常不需要助手额外的牵引

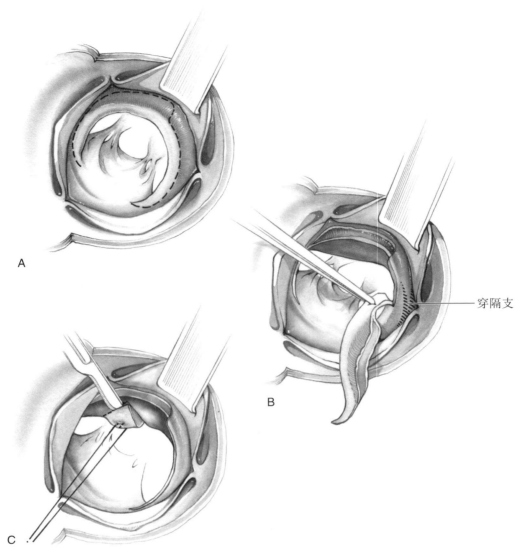

穿隔支

图 24.4　切除主动脉瓣下隔膜。A. 虚线表示切除的范围。B. 在靠近传导束穿隔支时，只切除白色的纤维组织。C. 预防解除梗阻不充分的另一种措施是切除局部肌肉

肥厚梗阻性心肌病

通常情况下，肥厚梗阻性心肌病并不属于外科范畴。使用 β 受体阻滞剂和钙通道阻滞剂对许多患者都有较好的疗效。一些患者使用双腔心脏起搏器也可以获得一定的疗效。对于有严重症状的患者，室间隔肌肉切除术是一种有明确疗效的治疗方法。可以切除室间隔一块较厚的肌肉组织（1cm 深，1.5cm 宽），并向下方延长至乳头肌根部（图 24.5）。

NB 显露肥厚的室间隔

大多数外科医生选择主动脉入路。斜行向下延长主动脉切口至无冠瓣瓣环，并在瓣膜交界上方缝置带垫片缝线，以获得良好的显露。牵拉已缝置的提吊线可显露肥厚的室间隔。楔形切除室间隔后，将小的钉耙拉钩放置在室间隔上并向上方的主动脉瓣环方向牵拉，可显露并切除室间隔的心尖部分。

NB 二尖瓣手术

如果二尖瓣前瓣在心室收缩期发生前向运动，而这又成为左心室流出道梗阻的重要因素之一时，充分切除室间隔肌肉通常就能解除前瓣异常运动和二尖瓣反流的问题。但是，有些患者还合并二尖瓣瓣下结构异常，需要在手术中探查并

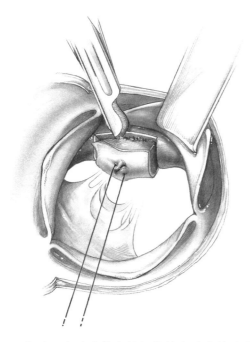

图 24.5 切除肌肉治疗特发性肥厚性主动脉瓣下狭窄。做两个纵行切口，一个位于左、右瓣叶交界下方，另一个切口位于右冠瓣最低点的下方。然后在瓣膜下 1cm 做一个切口，连接前两个切口，楔形切除一块室间隔肌肉

进行治疗，这包括异常乳头肌连接至二尖瓣前瓣，异常腱索附着于室间隔。当存在这些畸形时，应切除异常腱索，并将乳头肌与室间隔及心室游离壁的融合部分切断。有时，需要进行瓣膜成形手术，将瓣膜对合平面向后移动。手术包括：将前瓣和（或）后瓣进行折叠，并同时行瓣环成形术。"缘对缘"缝合（Alfieri 缝合）是一项简单有效的技术，即在距离瓣膜游离缘 1cm 处缝合二尖瓣的前瓣和后瓣中部（见第 6 章）。在少见的情况下，需要使用低瓣架的生物瓣来置换二尖瓣，并切除前瓣所有瓣下结构。结合室间隔肌肉切除，以上技术可以解除左心室流出道梗阻。

⊘ 连枷型瓣叶

必须保留所有附着在前瓣游离缘的异常腱索，以防止发生连枷型瓣叶。

⊘ 肌肉碎片掉入心室造成栓塞

在切除肥厚肌肉的过程中，如果肌肉碎屑掉入左心室，有可能造成栓塞。可用 4-0 或 5-0 聚丙烯缝线牵拉需要切除的肌肉来防止此并发症的发生（图 24.5）。可以使用一把活检镊来切除靠

心尖部的室间隔肌肉。必须小心地清除干净掉落在左心室的肌肉。

NB 显露不佳

如果通过牵拉主动脉瓣不能获得良好的显露，可以通过左心房切口，经二尖瓣口来切除梗阻的肌肉。

NB 切除范围

当通过左心室流出道可以清楚地显示二尖瓣腱索和乳头肌时，则可以认为切除得较完全。

左心室管样梗阻

当先天性管样狭窄造成左心室流出道弥漫性梗阻时，上述任何手术都不会有很大帮助。将左心室心尖部与升主动脉或降主动脉用管道连接是一种方法，但不是最好的方法。Rastan-Konno 主动脉 – 室间隔成形术尽管较为激进，但手术效果令人满意。对罹患此疾病的婴儿和儿童，应选择 Ross-Konno 手术进行治疗（用自体肺动脉置换主动脉根部，同时行室间隔成形，并用同种肺动脉进行右心室流出道重建）。

Rastan-Konno 主动脉 – 室间隔成形术

按常规进行双腔静脉及主动脉插管。在中低温体外循环下阻断主动脉，并按常规技术灌注心脏停搏液（见第 3 章）。纵行切开主动脉前壁，并在直视下将切口向下延长至主动脉根部。

⊘ 主动脉切口的方向

主动脉切口的方向应尽可能偏向右冠状动脉开口左侧，但不超过左、右冠状窦的交界，以防止损伤右冠状动脉的开口。⊘

然后，从主动脉根部向下斜行切开右心室流出道前壁，切口要足够长以充分显露室间隔（图 24.6）。或者，先切开右心室，再向上延长至主动脉根部。

⊘ 肺动脉瓣损伤

在切开肺动脉瓣环前，应先切开右心室流出道，以确保自身的肺动脉瓣不受损伤。进行此手

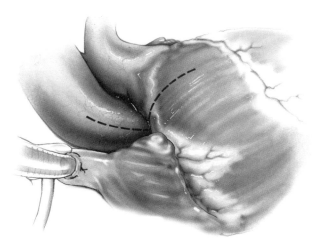

图 24.6 在 Rastan-Konno 主动脉 - 室间隔成形术中，斜行切开主动脉根部及右心室以显露室间隔

术后，晚期出现肺动脉瓣关闭不全的情况并不少见。

⊘ 右冠状动脉分支分布异常

在切开右心室漏斗部时，应时刻注意是否存在右冠状动脉分支异常分布横跨右心室流出道为左侧心脏供血的情况，避免发生心肌缺血性损伤。⊘

将主动脉切口斜行向下跨过主动脉瓣环，并延长至明显增厚的室间隔上（图 24.7）。然后切除变形的主动脉瓣叶。

⊘ 室间隔梗死

切断异常的室间隔动脉可能会导致室间隔梗死。⊘

将一块大小合适且较宽的椭圆形 Hemashield 补片缝合在右心室一侧的室间隔上，向上一直缝合至已切除的主动脉瓣的瓣环水平（图 24.8）。

⊘ 加固室间隔上的缝线

此类患者的室间隔肥厚且质脆，使用聚丙烯缝线连续缝合可能会割裂室间隔组织，导致缝合渗漏和跨室间隔的心室间分流。可在室间隔的左心室侧或（和）右心室侧，用聚四氟乙烯毡条或垫片来加固缝线（图 24.8）。使用带垫片缝线间断缝合，可使补片与室间隔获得面对面的对合效果，从而减少渗漏的可能（图 24.8B）。

NB 最大限度扩大左心室流出道

为了能最大限度地扩大左心室流出道，应将 Hemashield 补片缝合在右心室一侧的室间隔上。NB

在主动脉瓣环上间断缝置瓣膜缝线，并在瓣环水平穿过补片（见第 5 章）。在缝线穿过人工瓣膜的缝合环后，将人工瓣膜"坐"在满意的位置（图 24.8）。然后使用连续或间断缝合，将人工瓣膜缝合至 Hemashield 补片上。

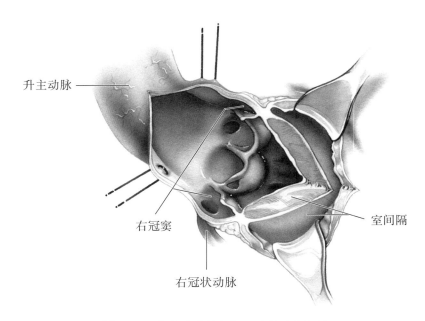

升主动脉

右冠窦

右冠状动脉

室间隔

图 24.7 将主动脉斜行切口延长至室间隔

⒩ 人工瓣膜的选择

儿童患者使用生物瓣，容易很早期就发生钙化，因此不建议使用带支架的生物瓣。如果没有自体肺动脉瓣或存在使用禁忌，可以使用低瓣架碟瓣或双叶机械瓣。

⒩ 使用新缝线

从人工瓣膜的缝合环开始，使用一根新的缝线进行连续缝合，将补片缝合在主动脉切口上。这样可使室间隔上的缝线能在人工瓣膜水平打结固定，并使闭合室间隔缺损的缝线与闭合主动脉切口的缝线分开（图 24.9）。⒩

将一块适当大小的三角形 Hemashield 补片、牛心包或自体心包补片缝合至右心室流出道切口，并跨过位于人工瓣膜水平的第一块补片（图 24.10）。或者，将一块较大的心包补片缝合在右心室上，并同时缝合并包裹在主动脉补片外，可强化止血。

⒩ 加固缝线

如果右心室壁较薄及脆弱，可使用聚四氟乙烯毡条进行加固缝合。⒩

闭合主动脉切口后，使心脏充盈并按常规进行心脏排气（见第 4 章）。

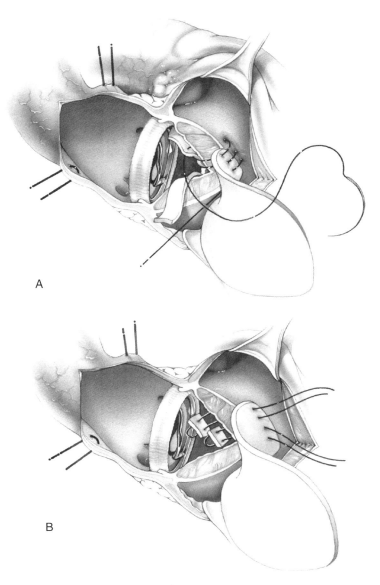

A

B

图 24.8　将卵圆形的补片缝合至右心室侧的室间隔上，跨过人工瓣膜，沿主动脉切口向上缝合。A. 使用聚四氟乙烯毡条加固的连续缝合。B. 使用带垫片间断缝合的替代缝合技术

NB 使用同种主动脉或肺动脉进行主动脉根部置换

婴儿和儿童行机械瓣置换可产生很多相关的问题。另一种替代方案是将主动脉根部置换及冠状动脉重新植入与主动脉 – 室间隔成形结合起来。主动脉、右心室和室间隔的切开方法如前文 Rastan-Konno 手术中所述。将冠状动脉开口连同

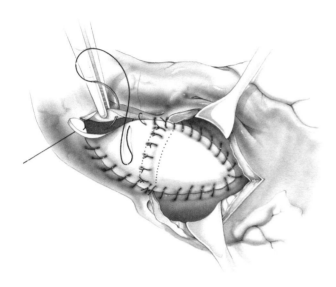

图 24.9 使用连续缝合将补片缝合到主动脉切口上

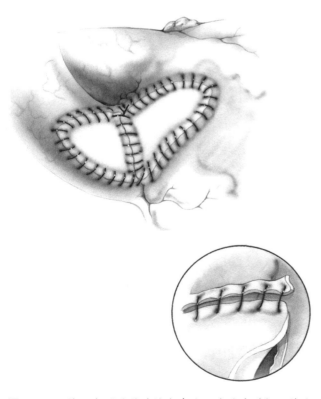

图 24.10 将三角形的补片缝合在右心室流出道切口缘和主动脉根部。下图：使用聚四氟乙烯毡条加固缝线

一段较大的主动脉壁袖切下并分离。切除主动脉瓣膜和近端升主动脉。如果使用同种主动脉，应调整其方向，使附着在其上方的二尖瓣前叶能用作补片来修补室间隔上的切口。如果使用自体肺动脉，在切取过程中应在肺动脉瓣环上留下一块附着的三角形右心室壁，并用它来修补室间隔的缺损。如第 5 章所述，完成主动脉根部置换和冠状动脉的重新植入。然后使用自体心包或牛心包关闭右心室的缺损，补片缝合在右心室切口缘及同种或自体肺动脉的瓣环处。

NB 同种主动脉的方向

如果同种主动脉上留有二尖瓣的前叶，并打算用它作为修补室间隔缺损的补片，就必须将同种主动脉旋转一定的角度，这可能会导致冠状动脉再植出现问题。因此，也可以切除二尖瓣，并用三角形的 Hemashield 补片来扩大室间隔，并将补片缝合在同种主动脉瓣环处。如果二尖瓣前叶用来关闭室间隔缺损，有时同种主动脉的角度会与原升主动脉的角度相差 180°。这种情况下，可将同种主动脉于升主动脉中部横断，再将远端升主动脉调转角度后重新与近端吻合（图24.11）。

改良 Rastan-Konno 手术

当左心室流出道为弥漫性管样狭窄，但主动脉瓣功能良好且瓣环大小足够时，可施行改良 Rastan-Konno 手术。

采用双腔静脉插管、阻断主动脉的方式行体外循环。于肺动脉瓣下右心室漏斗部做斜行切口（图 24.6）。将此切口延长至主动脉瓣环水平，并使切口位于右冠状动脉开口的左侧。在室间隔上做一纵行切口，从主动脉瓣环下方的左、右冠状窦交界处开始，向近端延长并跨过室间隔上的梗阻区域。然后切除左心室流出道肥厚的室间隔肌肉。从左侧心室穿过室间隔缝置水平间断褥式缝线，用一块椭圆形 Hemashield 补片来修补室间隔上的切口，并将补片放置在右心室一侧（图24.12）。用一块心包补片闭合右心室切口。

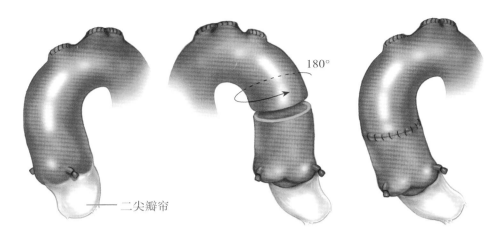

———— 二尖瓣帘

图 24.11 如果使用同种动脉的二尖瓣帘扩大肺动脉流出道，有时会导致同种主动脉与右心室至肺动脉延续部分在错误的方向上成角。在这种情况下，可以将同种血管远端调转 180°

⊘ 主动脉瓣损伤

在行室间隔切口前，在主动脉上做一小切口有助于显露主动脉瓣和瓣环。使用一把直角钳通过主动脉瓣来确认室间隔切开的位置。或者，可以用一根粗针从主动脉瓣下的左侧室隔穿到右心室侧，这个点标记为 Konno 切口的最上端。

⊘ 传导系统损伤

室间隔上的切口应尽可能偏向右冠状动脉开口的左侧，以避开传导系统。

⊘ 室间隔切开不足

室间隔上的切口必须向近端延长足够的距离，以彻底解除左心室流出道梗阻。

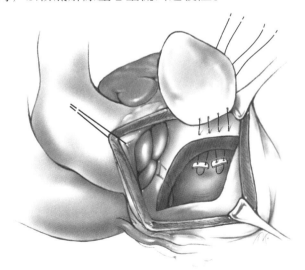

图 24.12 改良 Rastan-Konno 手术：做室间隔切口，并从左心室向右心室缝置水平褥式缝线

主动脉瓣上狭窄

行主动脉斜行切口可以获得良好的显露。如果狭窄只累及升主动脉，可切除纤维嵴，跨过狭窄部位缝合一块适当大小的菱形 Hemashield 或 Gore-Tex 补片，以解除狭窄（图 24.13）。然而，造成这一类主动脉瓣上狭窄的纤维嵴往往延伸至瓣环和交界处。必须仔细小心地切除这些纤维嵴，以松解主动脉瓣叶。

⊘ 使用补片扩大升主动脉

主动脉瓣上狭窄累及的范围可较广，升主动脉大部分都可受到累及。这种畸形需要使用补片从无冠窦至无名动脉行大范围扩大成形。补片的宽度必须是过宽的，以适应生长的需要，避免发生晚期再狭窄（图 24.14）。William 综合征患者的升主动脉可有全段狭窄，有时需要置换直至无名动脉的升主动脉，必要时有可能需要同时置换主动脉根部。

⊘ 主动脉瓣叶损伤

在切除纤维嵴时，必须保护主动脉瓣叶。主动脉瓣叶的损伤可导致主动脉瓣反流。

⊘ 梗阻累及主动脉瓣窦

有时纤维嵴可累及主动脉瓣窦，造成一个或多个主动脉瓣窦发生狭窄或变形。在切除纤维嵴后，受累的瓦氏窦需要用戊二醛固定的心包片或

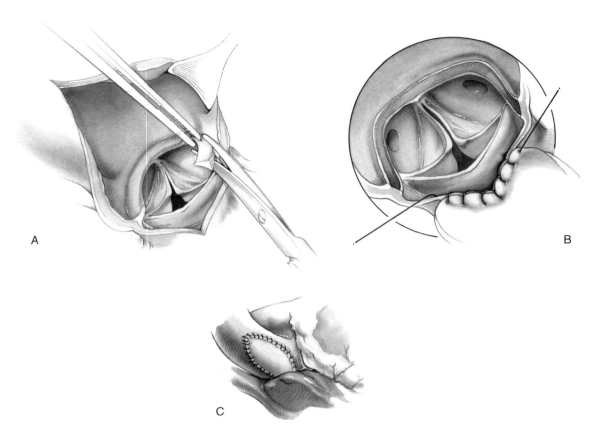

图 24.13 解除主动脉瓣上狭窄。A. 切除突起的纤维组织。B. 通过切开主动脉至无冠窦扩大主动脉根部。C. 使用大的补片缝合主动脉上的缺损

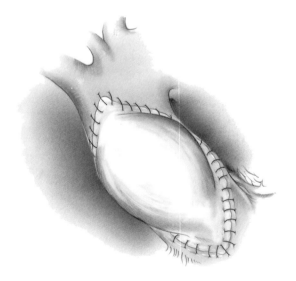

图 24.14 使用补片扩大升主动脉

Hemashield 补片进行扩大成形，以解除梗阻（图 24.15）。

⊘ 损伤左冠状动脉开口

在切除左冠状窦的纤维嵴时需要十分小心，

必须始终牢记这一操作存在损伤左冠状动脉开口的可能。⊘

主动脉瓣上梗阻的程度可十分严重，需要进行更广泛的手术治疗。对此，Brom 设计了一种手术方法，并取得了很好的疗效。此手术将主动脉的狭窄部分以上完全横断（图 24.16）。使用 Hegar 扩张器进行测量，主动脉狭窄部分的管径很少超过 6~8mm。通过简单的计算可以得出，狭窄处的周长约为 18mm，而每个交界之间的宽度为 6~8mm。

主动脉根部、瓦氏窦和冠状动脉开口常常存在扩张。于主动脉上做一短的纵切口，向下延长至无冠窦并到达近端主动脉的最宽处（图 24.17）。通过这些切口可改善显露，并能对病变情况进行详细的探查（图 24.18）。另外两个冠状窦做同样的切口，将狭窄的管腔完全打开（图 24.19）。

延长切口至冠状窦

延长切口至冠状窦时，不应超过近端主动脉的最宽处（图 24.17）。如果切口超过这个水平，补片会使瓣叶根部发生扭曲，造成主动脉瓣反流。

冠状动脉开口扭曲

为了防止由于补片成形造成的冠状动脉开口扭曲，延伸至冠状窦的切口应偏向左冠状动脉开口的右侧及右冠状动脉开口的左侧（图 24.20）。

NB 控制血压

需要注意，主动脉瓣上严重狭窄患者的冠状动脉长期处于较高的后负荷中，耐受了高灌注压。在撤除体外循环时，要牢记这一点，防止冠状动脉处于相对低血压（及缺血）的情况。

NB 左冠状动脉开口梗阻

在极少数的情况下，纤维组织可累及左冠状动脉开口，在切除纤维嵴后，左冠状动脉开口仍可存在狭窄。在这种情况下，可将左冠状窦的切口延长至左冠状动脉主干上，必要时可延长至分支处。用三角形的自体心包补片闭合切口，并采用下文中介绍的方法重建冠状窦并解除冠状动脉狭窄。NB

使用适当大小的 Hegar 扩张器测量正常的主动脉瓣环。瓣环周长约为其直径或 Hegar 扩张器直径的 3 倍。例如，主动脉瓣环直径（Hegar 扩张器尺寸）为 24mm，其周长应为 24mm × 3=72mm。如果狭窄部分管腔直径为 6mm（Hegar 扩张器尺寸），其周长为 6mm × 3=18mm。

从这些观察和计算中可以明确，主动脉狭窄部分必须扩大至 54mm（18~72mm），才能与主动脉瓣环的大小相匹配。由于三个交界都需要扩大，因此每片心包片上缘的宽度应为 54mm ÷ 3=18mm（图 24.21）。

使用经戊二醛处理的自体心包补片制备特定尺寸的三角形补片。在本例中，补片为等腰

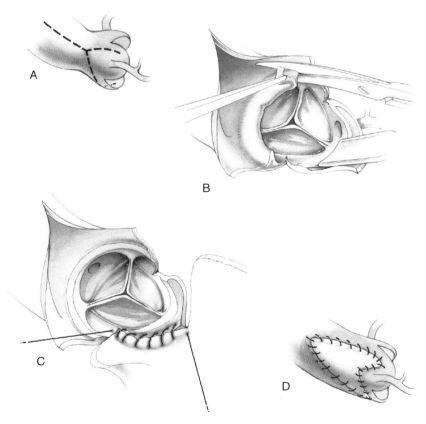

图 24.15 解除主动脉瓣窦梗阻。A.延长主动脉切口至无冠窦和右冠窦。B.切除突起的纤维组织。C、D.使用心包补片缝合扩大主动脉瓣窦和升主动脉

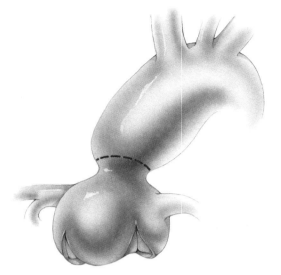

图 24.16　在狭窄段上横断主动脉

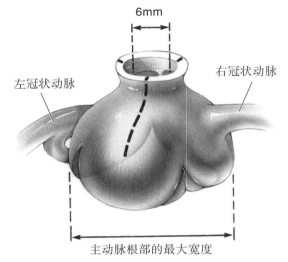

图 24.17　虚线代表延伸至无冠窦的切口

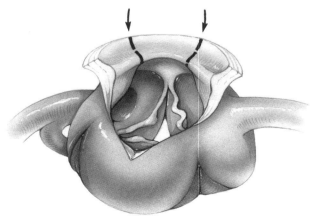

图 24.18　虚线代表延伸至左、右冠状窦的切口

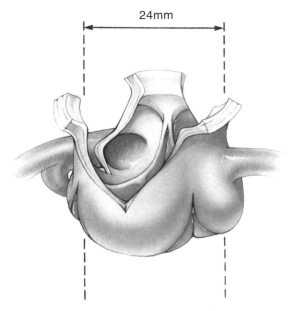

图 24.19　完全切开狭窄

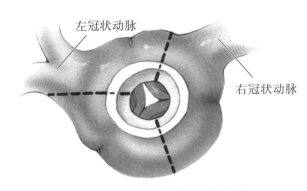

图 24.20　防止冠状动脉开口扭曲的切口

三角形，底边为 18mm，高度为狭窄部分至近端主动脉最宽处的距离（图 24.21）。然后使用聚丙烯缝线将补片缝合至需要扩大的部位上（图 24.21）。

使用聚丙烯缝线行连续缝合，将主动脉两端行端 – 端吻合（图 24.22）。

NB 主动脉远端狭窄

有时，狭窄远心端升主动脉的直径会小于重建的近端主动脉。这种情况下可将远端主动脉做进一步的切除，或者在远端主动脉做一纵行切口，可消除两端动脉管腔内径的差异。**NB**

对于某些患者，可行主动脉端 – 端吻合扩大成形，而不使用心包补片。在远端主动脉做对应的切口，形成 3 个舌状的主动脉补片，然后将远端主动脉与主动脉根部行端－端吻合（图 24.23）。

NB 吻合口张力

必须对主动脉进行充分游离，以提供足够的长度，从而减少吻合口张力。NB

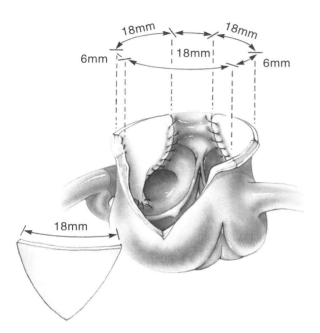

图 24.21 举例说明精确测量并扩大狭窄部位

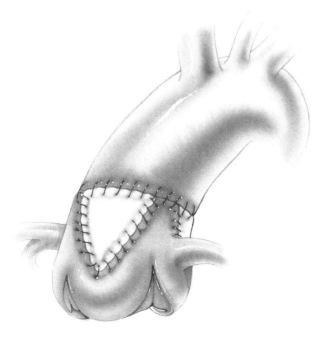

图 24.22 完成狭窄段的扩大缝合

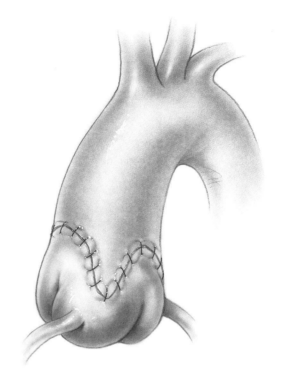

图 24.23 完成主动脉端－端重建

左心室流出道梗阻合并其他心脏畸形的处理

主动脉弓离断合并室间隔缺损

主动脉弓离断伴室间隔缺损的患者通常有不同程度的左心室流出道梗阻。这种梗阻可位于瓣膜水平，表现为二叶主动脉瓣或细小的主动脉瓣环。最常见的原因为圆锥室间隔向后移位。

若患者主动脉瓣环大小足够，但主动脉瓣下直径小于 4mm，应在关闭室间隔缺损前切开或切除圆锥室间隔的肌肉。手术常使用右心房入路，在固定室间隔缺损补片前行圆锥室间隔切开或切除（见第 21 章）。裁剪一块比缺损略小的补片，将其缝合于圆锥室间隔的左侧，从而可向前拉室间隔，疏通主动脉瓣下区域。

NB 梗阻复发

相当一部分这类畸形的患者需要对左心室流出道梗阻再次手术。梗阻复发可能继发于瓣膜疾病或主动脉瓣下隔膜及肌肉，因此，对这类患者需要进行密切随访。

大动脉转位合并室间隔缺损及左心室流出道梗阻

对于大动脉转位合并室间隔缺损及左心室流出道梗阻的患者，传统的手术方式是 Rastelli 手术。手术包括使用补片关闭室间隔缺损，使左心室流出道隔向主动脉（在本畸形中隔向两个大动脉），并放置右心室至主肺动脉的管道。由于晚期可发生左心室功能不全及猝死，Rastelli 手术的长期疗效不容乐观。另外，如果患者合并限制性或流入道室间隔缺损，或右心室很小，则并不适合行 Rastelli 手术。另外一种选择是主动脉根部移位（"Nikaidoh"手术），直接将主动脉移位并连接至左心室上，而不需要使用大的心内板障。

手术技术

采用胸骨正中切口入路，行高位主动脉插管及双腔静脉插管，建立体外循环。结扎并切断动脉导管或动脉韧带。全身降温至 28℃后，阻断主动脉并从主动脉根部灌注停搏液。将主动脉根部从右心室流出道上切下，并保留主动脉瓣环下 5mm 的肌肉环（图 24.24A）。采用的技术与取自体肺动脉相同（见第 5 章）。从肺动脉瓣上方将肺动脉切断，并同时切除肺动脉瓣叶。切开肺动脉瓣环和圆锥间隔，并延长切口至室间隔缺损（图 24.24B）。这时可以看到肺动脉瓣环与二尖瓣环的延续。将主动脉根部直接移至左心室上，不需要旋转。使用 5-0 聚丙烯缝线行连续缝合，将主动脉根部的后半部分缝合至肺动脉瓣环上（图 24.25A）。裁剪适当形状及大小的室间隔缺损补片，并将它的下方缝合至室间隔缺损的右心室面，上方缝合在主动脉根部的前方（图 24.25B）。补片可以使用连续缝合，或使用带垫片水平间断褥式缝合。

⊘ 冠状动脉弯折

必须充分游离冠状动脉，防止在主动脉根部移位后发生冠状动脉扭曲、张力过高和弯折。

在移植主动脉根部之前，一些外科医生选择将一个或两个冠状动脉开口以纽扣形从主动脉壁上切下。在主动脉重新固定在新的位置后，再将纽扣形的冠状动脉开口重新移植到主动脉根部原来的位置。如果将冠状动脉重新移植到原来的位置，会使冠状动脉受到牵拉或弯折，也可以将切取冠状动脉开口的部位用补片进行修补。然后在主动脉根部重新找到新的植入位置，注意不要损伤主动脉瓣。使用聚丙烯缝线行连续缝合，将冠状动脉纽扣缝合至主动脉上。游离和重新植入冠状动脉的技术与动脉调转手术中使用的技术相同（见第 25 章）。如果主动脉根部在左心室流出道上需要进行旋转时，冠状动脉重新移植就非常重要。

⊘ 主动脉瓣反流

必须小心地将主动脉根部缝合至肺动脉瓣环和室间隔补片上，以防止瓣膜反流。缝合时应保持主动脉瓣环的形状，避免瓣叶发生扭曲。在缝合时必须注意不要穿透瓣叶组织。⊘

切断升主动脉，使用 Lecompte 技术将肺动脉拉至主动脉前方（图 24.26）。然后使用 5-0 或 6-0 聚丙烯缝线行连续缝合，将主动脉根部与升主动脉重新吻合。

NB 游离左、右肺动脉

应将左、右肺动脉彻底游离至心包反折处。动脉导管或韧带必须切断。这些操作使肺动脉放置在主动脉前方时不受任何牵拉，避免主肺动脉和（或）1~2 支肺动脉分支发生牵拉及狭窄。

NB 升主动脉的长度

在将升主动脉吻合至主动脉根部之前，通常需要先切除一小段升主动脉。这样可防止主动脉压力升高时向前突出，对主肺动脉产生压迫。NB

开放主动脉阻断钳，在全身复温的同时完成右心室流出道重建。通常情况下，这些患者的主肺动脉发育不良。为了扩大主肺动脉，在主肺动脉前方做一纵行切口并将切口延长至共汇。如果不使用同种动脉，此时可重建右心室流出道。将主肺动脉的后半部分缝合至主动脉吻合口水平的室间隔缺损补片上（图 24.27）。然后，将经戊

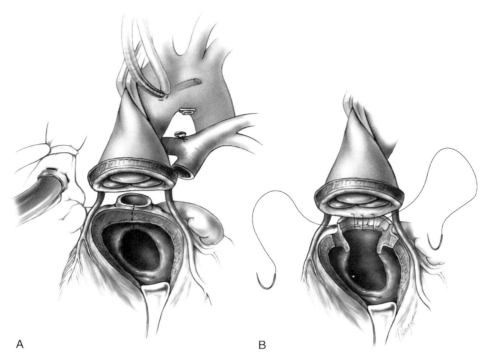

图 24.24　A. 将主动脉根部从右心室切下，并切断肺动脉近端。虚线表示圆锥间隔切开的位置。B. 切开肺动脉瓣环，并延长切口通过圆锥间隔，进入室间隔缺损

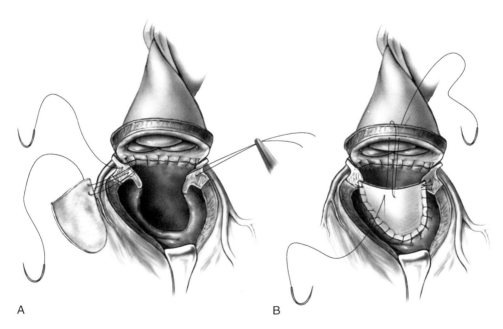

图 24.25　A. 将主动脉根部的后半部分缝合在肺动脉瓣环上。B. 将补片缝合在室间隔缺损和主动脉根部的前半部分

二醛处理的自体心包缝合至右心室下部及肺动脉上部留下的缺口，完成右心室流出道的重建。如果有临床需要（例如：距离、成角或生理上），可使用同种动脉或牛颈静脉管道，方法与其他任何右心室至肺动脉管道类似。

NB **右心室至肺动脉管道**

也可在右心室切口和扩大的主肺动脉之间植入同种肺动脉（见第 27 章）。同样，必须将同种肺动脉的后部缝合在主动脉吻合口水平的室间隔补片上，避免损伤主动脉瓣。

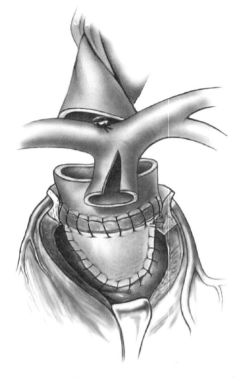

图 24.26　切断升主动脉，施行 Lecompte 手术

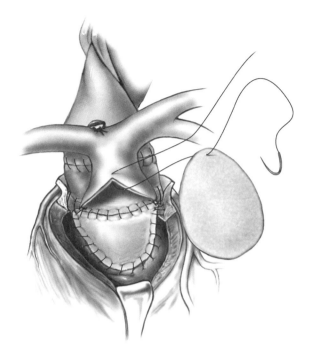

图 24.27　将后半部分已扩大的主肺动脉缝合在主动脉吻合口水平的室间隔补片上

🚫 主动脉瓣损伤

在将主肺动脉连接至右心室流出道的过程中，行后部缝合时必须小心，不要损伤主动脉瓣。只缝合主动脉吻合口下方的室间隔补片，可避免此并发症的发生。

NB 如果是使用管道，有时可以用三角形的人工补片关闭右心室切口（以移位的根部为界）的右侧区域，这样便于右心室至肺动脉管道近端的缝合（图 24.28）。

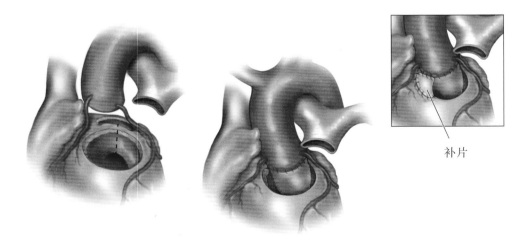

补片

图 24.28　在 Nikaidoh 手术中，因为主动脉根部在转位后位置可能向下方移位（使用或不使用室间隔缺损补片），造成右心室切口右侧大部分区域呈尴尬的三角形。为了减少近端右心室－肺动脉管道的变形，使用三角形的人工补片"封闭"此区域可能有所帮助（图示较小，但实际可能相当大）

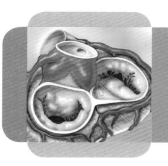

第 25 章
大动脉转位

大动脉转位是一种心脏房 – 室关系协调，而心室 – 动脉关系不协调的先天性畸形。临床表现为：位于前方的主动脉起源于形态学右心室，而肺动脉则起源于形态学左心室。大动脉转位可合并其他先天畸形。

现今，无论合并还是不合并室间隔缺损的大动脉转位，均采取解剖学矫治。当室间隔完整时，必须在左心室可承担体循环压力时施行动脉调转手术。在 2~3 周龄后，左心室室壁厚度和几何形态的改变可能会导致动脉调转手术失败。如果左心室压力低于体循环压力的 60%，就需要分两期手术：先行肺动脉环缩术（同时采用或不采用体 – 肺分流），待左心室准备完成后再行动脉调转术。或者，行所谓的心房调转手术（Senning 或 Mustard 手术）。

Senning 和 Mustard 手术的目的是实现两个心房静脉回流的改道：将全身腔静脉回流改道至左心房，经二尖瓣进入左心室，并通过肺动脉进入肺；肺静脉血流从肺静脉直接进入右心房，经三尖瓣进入右心室，由右心室承担体循环心室功能，将血液泵入主动脉。除非施行过姑息性房间隔球囊造口术——将卵圆窝撕裂，左、右心房在外科解剖方面基本上都是正常的。Senning 和 Mustard 术后患者的长期随访表明：房性心律失常及晚期右心室功能障碍的发生率都很高。然而，这两种生理性矫治手术可用于那些大动脉转位合并肺动脉瓣狭窄、解剖矫治风险高、存在不可切除的左心室流出道梗阻，或合并某些冠状动脉畸形而使解剖学修复风险增加的病例。心房调转手术也可能是一些复杂的先天性心脏病手术的一部分，因此，每位先天性心脏病专业的外科医生都应该掌握 Senning 和 Mustard 手术技术。

外科解剖

罹患大动脉转位的患儿在出生时其右心室壁厚度大于正常，此后会逐渐增加。如果室间隔完整且无肺动脉狭窄，出生后左心室壁厚度并不会增加。在 2~3 个月内，左心室壁相对变薄。

主动脉通常在肺动脉的正前方，但也有并排存在且位于肺动脉右侧的情况。冠状动脉通常发自面向肺动脉的主动脉窦，而正前方通常是非面向肺动脉的瓣窦。根据 Leiden 法则，从非面向肺动脉的无冠窦视角看，1 号瓣窦位于左侧，1 号瓣窦的逆时针方向下一窦为 2 号瓣窦。大约 70% 患者的左前降支和旋支动脉以单一血管的方式发自 1 号瓣窦，而右冠状动脉发自 2 号瓣窦（图 25.1A）。约 15% 患者的左前降支动脉发自 1 号瓣窦，右冠状动脉和旋支动脉共同起源于 2 号瓣窦（图 25.1B）。罕有所有 3 支冠状动脉都起自同一个瓣窦，而这种情况最常见于 2 号瓣窦。有时，左前降支或左主干可能是壁内型冠状动脉。

右心房的外科解剖

虽然右心房在形态上是一个单一的腔室，但它由两个组成部分：静脉窦部和右心耳（有时称为心房体部）。体循环静脉回流从相反的方向通过上、下腔静脉流入静脉窦部。此区域内壁光滑，位于右心房最靠后的部分，延伸于腔静脉开口之间。从外科医生的角度观察右心房，静脉窦部基本呈水平位，上腔静脉和下腔静脉（以 Eustachian 瓣膜为界）从左、右两侧汇入（图25.2）。

终末嵴是起自上腔静脉开口下方和内侧的一个肌肉束，绕着上腔静脉的开口到达右心房的右侧壁，继续下行与下腔静脉相延续，从而形成静脉窦部与右心耳之间的边界。此肌束与心房外壁的界沟相对应。窦房结位于上腔静脉入口下方、界沟的心外膜下，在行右心房切口或插管时常容易受到损伤。右心房的其余部分由右心耳组成，从终末嵴开始，向前（从外科医生的角度看是向上）延伸，围绕三尖瓣并构成一扩大的前庭。

与内壁光滑的静脉窦部不同，心耳的侧壁是由多条狭长的肌束（梳状肌）构成的嵴。这些肌束发自终末嵴并向上走行，到达心房的最前端。它们在功能上为右心房提供足够的抽吸力，以推动静脉血流通过三尖瓣进入右心室。

内侧壁正中、静脉窦口的上方是卵圆窝，呈椭圆形或马蹄形凹陷。真正的房间隔由卵圆窝及其周围的上、前、下边缘的肌束组成。主动脉根部隐藏在卵圆窝和富含肌小梁的右心耳末端之间的心房前内侧壁后面。部分无冠窦和右冠窦与该

区域的心房壁相毗邻，可通过主动脉丘辨认它们的位置，而主动脉丘是一个卵圆窝稍偏左上方的隆起。如果可以认识到主动脉瓣是通过右纤维三角与邻近的三尖瓣环相连续，就会更清晰地理解主动脉瓣的位置。

外科医生也看不到穿过该区域的窦房结动脉。虽然其起源和确切位置不可预测，但窦房结动脉总是通过各种途径走向上腔心房折角和窦房结。

三尖瓣位于右心房的前下部，开口于右心室。三尖瓣环横穿膜部间隔，将其分为房-室部分和心室间部分。膜部或纤维间隔是右纤维三角的延续，三尖瓣、二尖瓣和主动脉瓣通过右纤维三角相连接。

房室结隐藏于上部膜性间隔或房-室部分的下面。它位于 Koch 三角的顶点，Koch 三角的边为三尖瓣的隔瓣环和 Todaro 腱（在心肌内从右纤维三角走向下腔静脉 Eustachian 瓣），底为冠状静脉窦。Anderson 将 Todaro 腱描述为下腔静脉瓣（Eustachian 瓣）和冠状静脉窦瓣（Thebesian 瓣）交界的纤维延续。从房室结发出的传导组织希氏束从膜部间隔下穿过并向下进入肌性间隔。引流心脏静脉的冠状静脉窦位于 Todaro 腱和三尖瓣之间靠近 Todaro 腱。

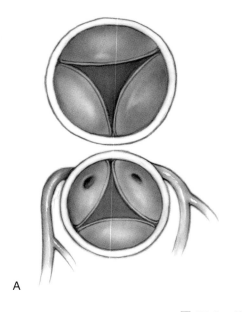
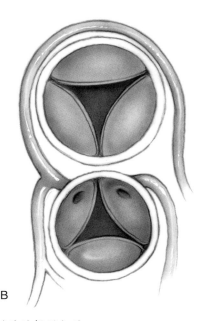

A   B

图 25.1　冠状动脉的解剖分型

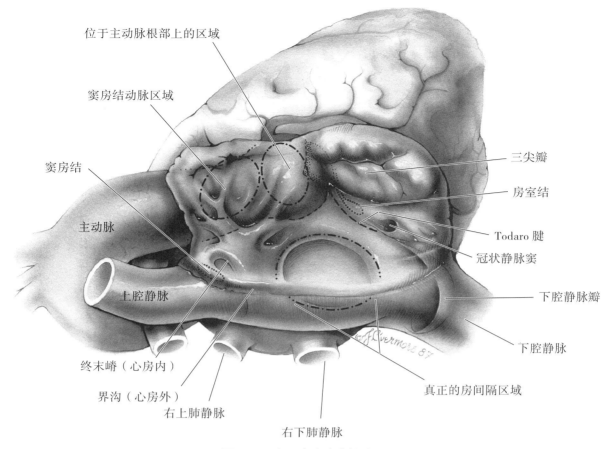

位于主动脉根部上的区域

窦房结动脉区域

窦房结

主动脉

上腔静脉

终末嵴（心房内）

界沟（心房外）

右上肺静脉

右下肺静脉

三尖瓣

房室结

Todaro 腱

冠状静脉窦

下腔静脉瓣

下腔静脉

真正的房间隔区域

图 25.2 右心房的外科解剖

动脉调转手术

取胸骨正中切口并切除胸腺组织。

准　备

取一块长方形心包片，并用戊二醛处理。同时明确大血管的关系与冠状动脉解剖。

插　管

尽可能在升主动脉高位行主动脉插管。在可能的情况下直接行双腔静脉插管，小体重患儿可行心房单根插管。体外循环开始后，在靠近主动脉端用粗线或金属夹阻断动脉导管，切断动脉导管后用 6-0 或 7-0 聚丙烯缝线缝闭其肺动脉断端。必要时可通过右上肺静脉放置左心引流管。降温期间游离升主动脉与主肺动脉间隔，广泛游离左、右肺动脉至左、右肺门的第一分支。用低功率电刀完成大部分或所有的解剖。

⊘ 肺血管床充血

一旦开始体外循环就必须阻断动脉导管，防止主动脉插管回输血流涌入肺部。

NB 肺动脉的游离

将肺动脉分支充分游离至超越肺门是有必要的，这样在行 Lecompte 时就可减小张力。

大动脉的横断

在主动脉插管的近心端放置主动脉阻断钳，经升主动脉中部的灌注针将冷血心脏停搏液灌入升主动脉内。在此水平横断主动脉，在主动脉瓣 3 个交界上缝置牵引线并标记（图 25.3）。在发出右肺动脉的水平横断肺动脉，在瓣膜交界处缝置牵引线并标记。探查肺动脉瓣排除明显的畸形，这将是新的主动脉瓣。

NB 肺动脉瓣畸形

通常可由术前经胸超声心动图和术中经食管超声心动图来明确肺动脉瓣的形态。切下冠状动脉之前，必须确定肺动脉瓣关闭良好且无狭窄。

NB 游离主动脉

在中点上方稍微游离主动脉会有所帮助，以获取更长的升主动脉（新肺动脉根部），从而降低 Lecompte 操作后的张力。通过设计，该操作还可以将主动脉根部放置在更靠后的位置（图 25.4）。**NB**

将肺动脉共汇拉至远端升主动脉的前方（图 25.5），然后用镊子或直血管钳夹住横断的远端主动脉的近心端部分，将起初那把阻断钳重新放置在肺动脉共汇的近端，即尽可能高的升主动脉上。此技术以最初描述它的外科医生的名字命名，称为 Lecompte 操作，可避免通过植入管道来连接新肺动脉根部和肺动脉共汇。

⊘ 远端升主动脉扭曲

在重新放置主动脉阻断钳时，必须小心操作，避免扭转，否则会造成主动脉吻合口扭曲。

⊘ 切除冠状动脉开口

将冠状动脉及其周围至少 2~3mm 的主动脉壁以舌状（图 25.5）或纽扣样切下。用低功率电刀将近端的冠状动脉从心外膜中游离出几毫米。

⊘ 冠状动脉扭曲

必须充分游离冠状动脉，以便使每个冠状动脉开口都能成功地移植到相对应的肺动脉瓣窦

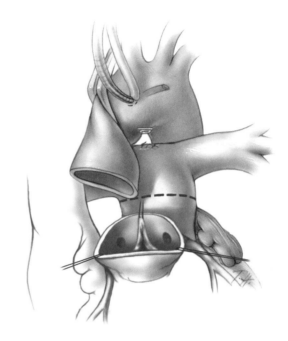

图 25.3　升主动脉已横断。注意被切断的动脉导管和主肺动脉上的横断线

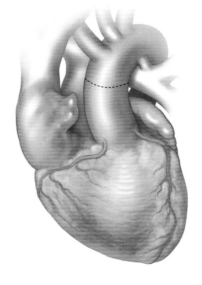
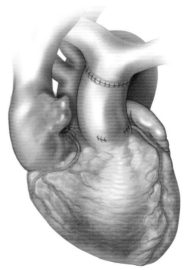

图 25.4　在升主动脉中点处或略高于中点处将其切断，肺动脉在靠近共汇处切断，新主动脉将被缩短并稍向后移，新肺动脉根部会稍长一些，以减少 Lecompte 术后拉伸引起狭窄的机会

上。游离不充分可导致冠状动脉吻合口存有张力或造成冠状动脉扭曲。

NB 右冠状动脉的游离

很少需要通过结扎并切断圆锥支来获得充分游离的右冠状动脉。

NB 冠状动脉开口靠近瓣膜交界

当一个或两个冠状动脉开口靠近瓣膜交界时，必须将邻近的交界连同冠状动脉开口一同游离。这样可能导致新肺动脉瓣轻度关闭不全。

NB 壁内冠状动脉

为避免损伤冠状动脉的壁内部分，在游离含有冠状动脉开口的舌形组织时必须同时切下相邻的主动脉壁。

冠状动脉再植

将游离的冠状动脉纽扣扭转，面向肺动脉根部的前瓣窦，确定冠状动脉纽扣再植的位置，确保冠状动脉近端走行没有发生扭曲。通过在合适

部位做一个"U"形切口，将舌形的冠状动脉纽扣植入肺动脉根部（图 25.6）。也可以将冠状动脉片以纽扣样组织植入，完成缝合之前需修剪主动脉远心断端。在这种情况下，在适当的位置做一个小切口，以便在肺动脉根部重新植入冠状动脉。可徒手或用小型主动脉打孔器扩大该开口。用 7-0 或 8-0 聚丙烯缝线将冠状动脉纽扣缝合到肺动脉根部的开口上（图 25.7）。每个冠状动脉吻合口完成后，用直径 2mm 的橄榄头灌注管将冷血心脏停搏液直接灌入每个冠状动脉开口中，以此评估是否存在冠状动脉弯折或扭曲。如果发现任何问题，应该及时纠正，可尝试松解动脉外膜的限制或心外膜束缚，或者重新进行吻合。

⊘ 冠状动脉植入

许多外科医生喜欢在主动脉根部充盈的情况下做冠状动脉植入的切口。为完成冠状动脉植入，可先行 Lecompte 操作，新主动脉吻合，将标记缝线准确放置于 3 个瓣膜交界处的外侧。在选择

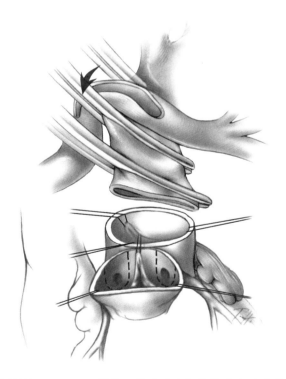

图 25.5 Lecompte 操作：肺动脉共汇被拉至主动脉前方并放置第 2 把主动脉阻断钳。箭头显示在肺动脉共汇下重新放置主动脉阻断钳。虚线示舌形冠状动脉组织的切除

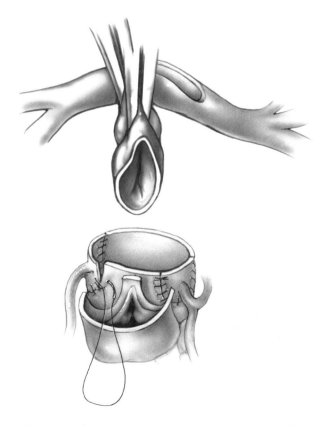

图 25.6 将舌形冠状动脉组织再吻合至肺动脉根部

冠状动脉植入部位之前，可以取下阻断钳或灌注心脏停搏液使根部充盈，以明确根部的方向和范围。切开根部，使根部完全显露，以减少损伤新主动脉瓣的机会（图 25.8）。

⊘ 冠状动脉扭转

一些外科医生偏好将冠状动脉开口以纽扣形从主动脉根部切下而不是舌形。当应用此技术行冠状动脉再植入时必须非常小心，避免圆形冠状动脉纽扣发生旋转或扭曲。

NB 冠状动脉旋支从右冠状动脉发出

如果旋支发自右冠状动脉，则可在新主动脉中做一个活门以防止旋支发出分支处的弯折（图25.9）。也可以选择将右冠状动脉开口植入到新主动脉更高位置上。当旋支从右冠状动脉发出时，应在肺动脉尽可能远心处进行横断，以便在高位植入右冠状动脉纽扣。有时，必须在连接新主动脉根部与远端主动脉的吻合线远心端的升主动脉上进行冠状动脉的吻合（图 25.10）。

NB 壁内冠状动脉

如图所示，在新主动脉近端邻近先前准备包含冠状动脉开口的主动脉舌形组织的位置做一浅的"U"形切口。用 7-0 聚丙烯缝线将舌形主动脉组织的上缘与新主动脉根部"U"形切口的下

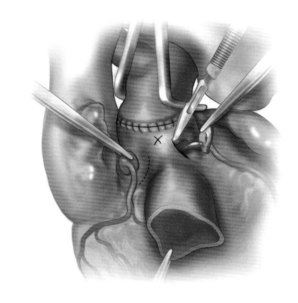

图 25.8 冠状动脉的"闭合式"再植入技术。注意切口的角度略偏向中线。"X"标记瓣膜交界处顶部的位置，并用标记缝线在新主动脉的外部标记

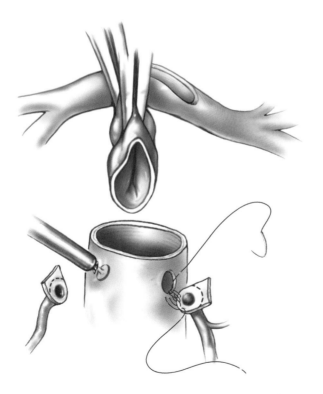

图 25.7　冠状动脉开口纽扣再吻合至肺动脉根部

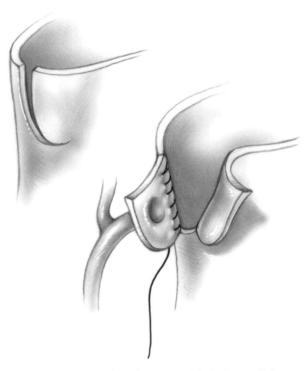

图 25.9　当旋支发自右冠状动脉时的活门技术

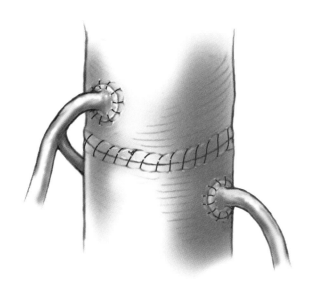

图 25.10 在新主动脉根部和升主动脉的吻合口之上吻合右冠状动脉

缘缝合（图 25.11A）。缝线两端固定。新主动脉根部与升主动脉后缘吻合，当与吻合冠状动脉的缝线相遇时将两端缝线固定，打结。将一块自体心包裁剪成合适的形状，并缝在适当的位置，在剩余开口上形成一个凸顶（图 25.11B）。这项技术使冠状动脉保持原来的方向，并且减小冠状动脉近端走行扭曲及张力的风险。

⊘ 新主动脉瓣叶的损伤

在新主动脉根部开口时必须非常小心，先用手术刀切开，再用打孔器，以便保护瓣叶避免损伤。助手可用精细镊子的背面轻柔地牵拉瓣叶。

主动脉重建

用 6-0 或 7-0 聚丙烯线将远端升主动脉连续吻合至新主动脉根部上（图 25.12）。

NB 新主动脉根部和升主动脉大小不匹配

如果远端升主动脉和新主动脉根部之间的直径不匹配，通常可在吻合口后部将过多的组织进行折叠。但在前壁折叠过多的组织可能会导致冠状动脉吻合点发生扭曲，尤其是当冠状动脉以血管片的形式植入时。

NB 吻合口后壁的止血

必须注意确保主动脉缝合线的止血，特别是后面，吻合一经完成，该部位的止血是非常困难的。

NB 并列大动脉

当主动脉和肺动脉是并列关系时，可能无法行 Lecompte 操作。将远端升主动脉的侧面游离后，吻合至新主动脉根部上。

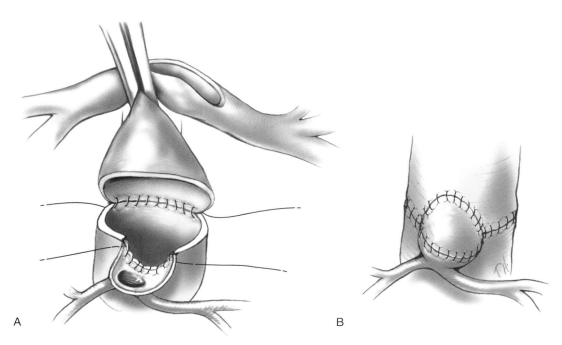

A   B

图 25.11 A. 将单个壁内冠状动脉吻合至新主动脉上，保持冠状动脉开口原有的方向。B. 应用帽兜状心包完成吻合

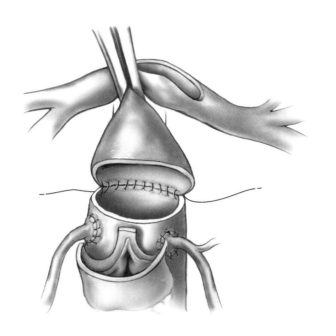

图 25.12 将新主动脉根部吻合至远端主动脉

心内修补

如果存在房间隔缺损或球囊房间隔造口，以及室间隔缺损，可经右心房修补（见第 19 章和第 21 章）。也可以经其中一个半月瓣口修补室间隔缺损。如果经后组（肺动脉）半月瓣来修补，必须要注意避免传导系统损伤。缝闭右心房切口

后，可移除主动脉阻断钳，也可留在原位，直至完成肺动脉重建。如果阻断钳留在原位，可通过在新主动脉根部上的蝶形灌注针再给予另一剂心脏停搏液，以检查冠状动脉的形态和充盈情况，同时检查吻合口的出血。

重建肺动脉

如果主动脉阻断钳仍在位，则要将阻断钳移至肺动脉共汇之上的升主动脉上。新肺动脉根部上的缺损可用两块独立补片或经戊二醛处理的长方形（裤脚样）心包补片填补，补片的长度约为剩余的新肺动脉瓣窦的 2 倍。在长方形补片的长边的中点做一狭缝样或"V"形切口，此切口与新肺动脉根部后部的瓣交界匹配。用 6-0 或 7-0 聚丙烯缝线将补片连续缝合至新肺动脉根部之上。然后，用 6-0 聚丙烯缝线将新建的肺动脉根部与肺动脉共汇吻合（图 25.13）。

🚫 肺动脉瓣上狭窄

肺动脉瓣上狭窄是一个公认的大动脉调转手术的晚期并发症，可通过在重建新肺动脉根部时预留较大的心包将狭窄的风险降至最低。

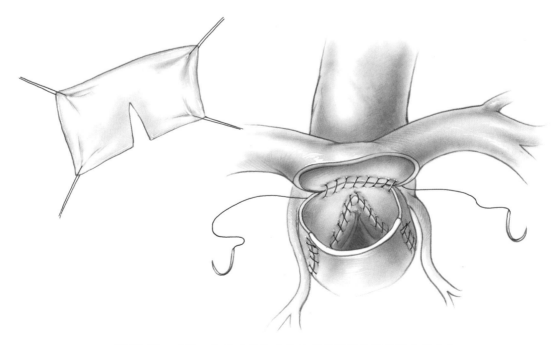

图 25.13 应用心包重建新肺动脉根部并将其与肺动脉共汇吻合

ⓃⒷ 大动脉并列

当不行 Lecompte 操作时，用 6-0 聚丙烯缝线缝闭肺动脉共汇。在右肺动脉下侧做纵向开口，用 6-0 聚丙烯缝线吻合重建肺动脉根部与此右肺动脉切口。

完成手术

去除主动脉阻断钳，经心脏停搏液的灌注针孔排气，随后用 7-0 聚丙烯缝线水平褥式缝合关闭针孔。当完成复温后，患者脱离体外循环，注意避免心脏过度充盈。

ⓃⒷ 检查冠状动脉灌注

去除主动脉阻断钳后，检查所有冠状动脉分布区域的灌注情况。如果存在灌注异常，则必须予以纠正。有问题的冠状动脉可能需要进一步游离，或将冠状动脉吻合的位置进行重新定位和调整。如果确定冠状动脉的解剖不适合做进一步的修正，或患者不能耐受更长的主动脉阻断时间，则应行冠状动脉旁路移植术。通常，需要将左侧或右侧胸廓内动脉从胸壁上游离下来作为原位移植血管，与受累冠状动脉吻合。有时，可将左锁骨下动脉的远端结扎、离断，断端与左前降支或旋支近端进行吻合。

⊘ 心律失常

如果术前并无快速性心律失常，但在复温过程或停止体外循环后不久即出现心律失常，这种情况最可能继发于冠状动脉灌注异常，必须及时明确和纠正原因。

⊘ 拉伸冠状动脉

在刚停止体外循环时，心脏过度膨胀可使植入的冠状动脉受到拉伸。这会导致冠状动脉血流减少。因此，在术后第一个 24~48h 中，对这些患者进行扩容治疗时应格外小心，须避免这种潜在致命的并发症的发生。

⊘ 吻合口出血

由于存在大量的吻合口，出血可能是一个重要的问题。主动脉开放后即应检查有无出血。可用 7-0 聚丙烯缝线小心地水平褥式缝合出血点处

的血管外膜。如果在停止体外循环后发现主动脉出血，可能需要恢复体外循环，并拆除肺动脉吻合线，以便显露主动脉吻合口。

⊘ 冠状动脉痉挛

植入的冠状动脉在术后及术后早期易发生痉挛。这些患者需要静脉输注硝酸甘油。在静脉内给予含钙溶液时，应非常谨慎，以防止冠状动脉发生痉挛。

先天性矫正性大血管转位

先天性矫正性大血管转位是一种同时存在房-室关系不协调和心室-大动脉关系不协调的先天性心脏疾病。在生理上，如果没有其他的畸形存在，这种合并畸形的血液循环是正常的。大多数这些患者还患有室间隔缺损、肺动脉瓣畸形和（或）三尖瓣 Ebstein 样改变。传统手术方法（功能性矫治）仅仅矫治并发的病变，这将导致患者的形态学右心室及三尖瓣继续担当体循环心室及房室瓣。最近，一些心脏中心主张对这些患者中的某些亚组患者进行解剖学矫治，即"双调转"手术。双心室容量足够且肺动脉瓣正常的患者，可行动脉调转手术，同时行 Senning 或 Mustard 心房调转手术。如果肺动脉瓣不适合进行动脉调转手术，且存在适当大小的室间隔缺损，能用补片将形态学左心室血流隔向主动脉瓣，Senning 和 Rastelli 手术可作为一种选择。从理论上讲，双调转手术可改善这些患者的长期预后，因为此类患者常常有进行性的三尖瓣反流和右心室衰竭，双调转手术使形态学左心室成为体循环心室，并将异常的三尖瓣放置在低压的肺循环中。然而，选择适当的患者至关重要，许多患者需要行多期的肺动脉环缩术，以锻炼左心室。

施行双调转手术时，既可以先行动脉调转手术，也可先进行心房调转手术。由于先前的肺动脉环缩手术以及解剖因素，两种手术都需要进行某些改良。

⚠ 闭合室间隔缺损

室间隔缺损通过二尖瓣关闭。缝线缝置在形态学右心室一侧的室间隔上，以避开传导系统。

⚠ 已行肺动脉环缩术

如先前已进行过肺动脉环缩手术，在主动脉和肺动脉之间进行解剖时应小心。近端肺动脉根部（新主动脉）可能扩张，为了确保瓣膜关闭良好，在冠状动脉转移之前需要"V"字形切除窦部组织。此外，必须切除或扩大环缩区域，以防止瓣上狭窄和窦管交界的扭曲。

Senning 手术

插 管

在升主动脉高位进行插管，上腔静脉和下腔静脉使用直角插管。上腔静脉插管位置应尽量高于腔－房交界（图 25.14）。在进行每个腔静脉插管时都必须小心，尽量减少对静脉回流的干扰，避免低血压和严重的心律失常。在插入一根插管后可开始部分体外循环，以方便放置第二根插管。中度低温下阻断主动脉，在主动脉根部灌注心脏停搏液。

心房切口

通过在界沟前 3~4mm 做一个平行于界沟的纵行切口，进入右心房内部（图 25.15）。

⚠ 切口的长度

切口应远离窦房结，其上界应限制在距右心房上缘 0.5cm 内。如果需要增加切口的长度，可以向右心耳延伸（图 25.15）。

⚠ 切口的方向

只有在外科医生检查了右心房的内部后，才能将切口向下延伸，使其朝向下腔静脉瓣（Eustachian 瓣）的入口外侧（图 25.15）。

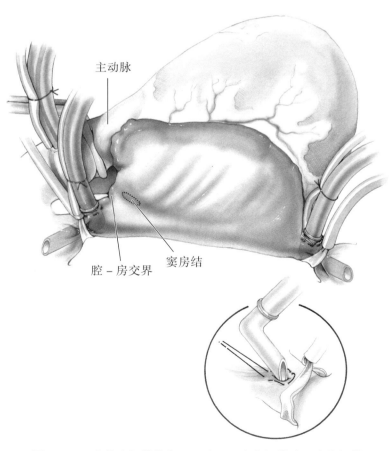

图 25.14 腔静脉插管技术。下图：用直角插管进行直接插管

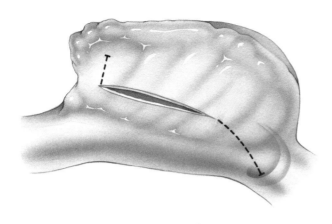

图 25.15　右心房切口

房间隔

如果之前已行球囊房间隔造口，卵圆窝通常已被撕开。房间隔梯形隔片的制作是先从卵圆孔的最前部开始，向上方切开约 7mm 距离，然后将切口的方向改为向后，朝向右上肺静脉的上缘并延长至房间隔底部。同样，卵圆窝下部的切口继续向下朝向右下肺静脉的下缘（图 25.16）。用 6-0 或 7-0 聚丙烯缝线间断、表浅缝合内膜，将房间隔的粗糙边缘内膜化（图 25.16 下图）。现在房间隔片只与基底部相连，对应着心房外的房间沟。

⊘ 窦房结动脉损伤

窦房结动脉穿过右心房内侧壁前上象限。制作房间隔片时应保护窦房结的血管供应，不应将上方的切口向前延伸。

⊘ 穿透右心房内侧壁

房间隔上部的切口方向同样重要。如果该切口向前偏向肌性主动脉丘，可导致其进入心外的心包腔。如果发生这种情况，必须立即探查确认后用多根细的聚丙烯缝合线将切口重新闭合。

⊘ 优势（结间）传导通路

窦房结和房室结之间有 3 根主要的结间传导束或肌肉带连接（图 25.17）。这些可能对应于终末嵴和肌肉缘束。前传导束在卵圆窝和冠状静脉窦的前方通过；中间传导束也位于卵圆窝的前方，但可通过或到达冠状静脉窦的后方；后传导束跨过腔静脉之间的右心房后壁，然后弯曲转向

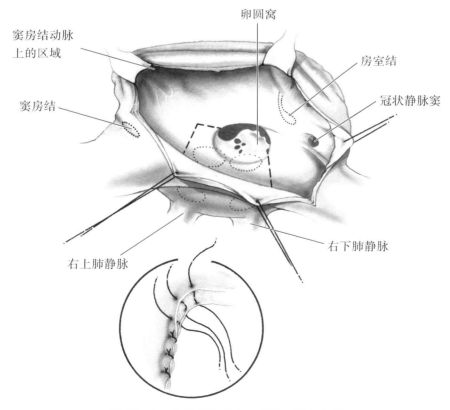

图 25.16　准备房间隔片。下图：缝合内膜

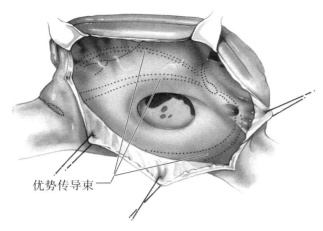

优势传导束

图 25.17 连接窦房结和房室结的 3 条主要优势传导通路

冠状静脉窦。在制作房间隔片的过程中，大多数情况下将牺牲中间传导束。应注意防止对其他传导通路的损伤。⊘

卵圆窝隔片缺损可通过适当大小的 Gore-Tex 或经戊二醛处理的自体心包片来修补。因此，制作的房间隔片的大小相当恒定，在 6~12 个月的婴儿中，隔片基底宽约 3cm、高 2cm、前缘 1.5~2cm。

NB 房间隔片的大小不足

通常必须通过附加一片适当大小的 Gore-Tex 或经戊二醛处理的自体心包，用 6-0 聚丙烯缝线连续缝合扩大房间隔片（图 25.18）。

⊘ 卵圆窝撕裂

一部分卵圆窝通常已被之前的球囊房间隔造口术撕开，它也可能菲薄且有时密布孔洞，应当切除这些部分，因为在缝合时它可能撕裂，并在新构建的房间隔上产生缺损。⊘

解剖房间沟以便能尽量多地游离心房后壁。牵拉房间隔片，显露左心房和肺静脉。在房间沟后做一与之平行的纵切口直至左心房（图 25.18）。

⊘ 左心房切口小

可做一横行的切口向下延伸至右上肺静脉，或延伸至右上和右下肺静脉之间，以确保左心房有较大的切口。

房间隔片

房间隔片必须有良好的活动度，能轻微旋转，

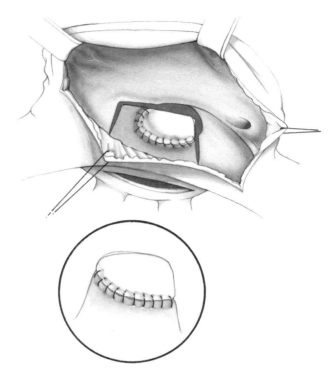

图 25.18 用自体心包或 Gore-Tex 补片扩大房间隔片

且并不产生任何张力。用双头针 6-0 聚丙烯缝线从左上肺和下肺静脉之间的前面开始，将隔片前缘的中点连续缝合到左心耳后的左心房壁。缝合线沿着左心房后壁向上和向下继续缝向隔片底部。

⊘ 左肺静脉梗阻

房间隔片必须足够大，否则它将会有张力，并导致左肺静脉开口梗阻。

⊘ 吻合口瘘

应使用神经钩检查吻合口，避免术后因吻合口瘘而出现分流。

缝合右心房后部的前缘

将右心房后部的前缘缝合到二尖瓣和三尖瓣之间的房间隔缺损的前部，继续向上和向下缝合，并环绕上腔静脉和下腔静脉的侧缘（图 25.19）。

⊘ 房室结损伤

朝向下腔静脉的缝合线应从冠状静脉窦后方经过，避免损伤房室结。

⊘ 下腔静脉梗阻

发育良好的下腔静脉瓣的内侧面是一个重要的标志，它标志着下腔静脉开口的内侧边界。将房间隔片与下腔静脉瓣的内侧边缘缝合，可保证下腔静脉有足够的流入通道。

⊘ 下腔静脉瓣发育不良或缺失

如果下腔静脉瓣缺失或发育不良，可通过左心耳和新构建的房间隔缺损将适当大小的静脉插管插入下腔静脉。然后以插管作为支架将心房壁隔片缝合到位（图 25.20）。

⊘ 腔静脉梗阻

如果缝线缝到上腔静脉或下腔静脉的开口，可因收缩效应导致静脉回流受阻。这一问题可能在上腔静脉处表现得尤为严重（图 25.21）。

缝合心房壁前部的后缘

将右心房壁前部的后缘缝至左心房开口处和腔静脉周围的右心房壁上（图 25.22）。

⊘ 窦房结损伤

为了避免损伤窦房结，在上腔 - 房交界处上方 0.5~1cm 采用间断缝合。或者，在此区域用 6-0 或 7-0 的聚丙烯缝线进行连续的表浅缝合。

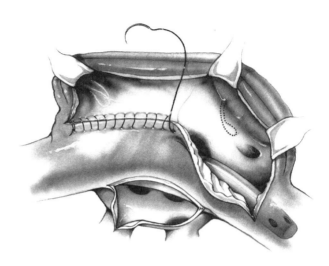

图 25.20 当下腔静脉瓣缺失或发育不良时，应在下腔静脉插入一根静脉插管以确保有充分的回流

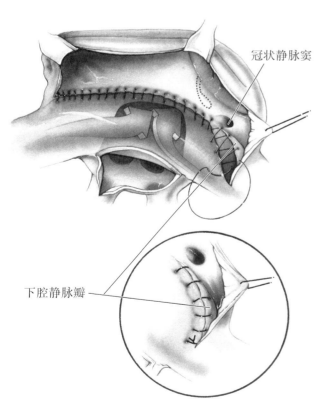

图 25.19 避免损伤房室结的缝线方向。下图：在冠状静脉窦下方的缝线的放大图

冠状静脉窦

下腔静脉瓣

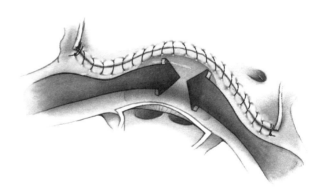

图 25.21 腔静脉开口缩窄导致的静脉回流受阻

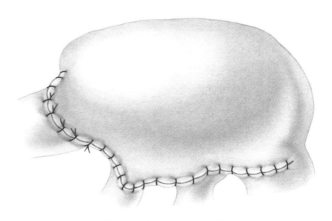

图 25.22 闭合右心房

⊘ 腔静脉缩窄

继续缝合之前，松开腔静脉阻断带，以便让上、下腔静脉充盈，完全扩张和伸展。这样可防止腔静脉发生缩窄。

⊘ 右心房壁不够大

有时，右心房壁的前部可能不能满意地覆盖新的体静脉腔，以及足够大的肺静脉腔。这个问题可以通过用一块心包片或 Gore-Tex 片扩大右心房壁来克服（图 25.23）。当有心耳并列畸形时，这将特别有用。在这些情况下，心房壁总是太小，只能被迫用补片扩大。在一些接受双调转手术的患者中，形态学右心房的游离壁有限，需要额外的组织来扩大肺静脉心房。沿着心脏右侧的一段原位心包可以代替单独的补片，但在经过膈神经的心包上需浅表缝合。

MUSTARD 手术

手术切口、插管及心肌保护与 Senning 手术相同。

板　障

将心包与胸腺及胸膜反折游离开，小心切除一大块心包，避免损伤膈神经（图 25.24）。然后，将心包裁剪成适当的大小和形状。过去使用的矩形逐渐被楔形或哑铃形所取代。Brom 裤形板障的优点是考虑到了所有详细的心房内部尺寸（图25.25）。

Mustard 手术的主要并发症除了心律失常外，还有体静脉和肺静脉系统的梗阻，这可能归因于挡板故障。因此，对 Mustard 手术的功能解剖有清晰和准确的理解对于预防后续并发症至关重

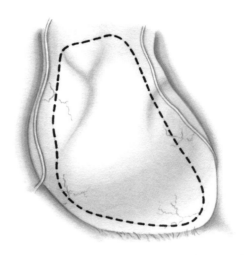

图 25.24　在 Mustard 手术中用作板障的心包部分

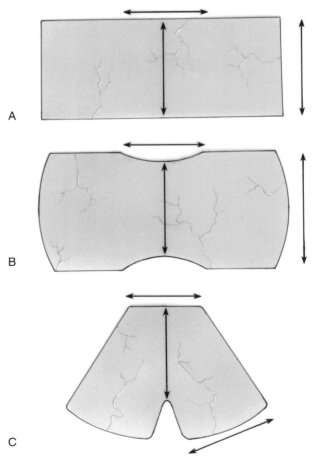

图 25.25　用作板障的心包的合适大小和形状。A. 传统矩形。B. 哑铃形。C. 裤形。见图 25.26 中对尺寸的解释

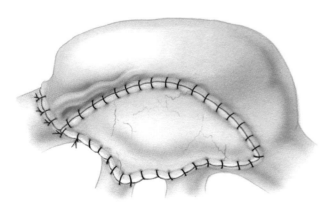

图 25.23　用心包或 Gore-Tex 补片扩大右心房壁

要。房间隔必须尽可能完全切除（注意不要损伤窦房结动脉和优势传导通路，参见 Senning 手术的风险部分）。板障随后成为新的心房间隔，并起到将腔静脉回流的血液经二尖瓣引流的流入道功能。

NB 板障的后缘

板障的后缘应比两个左肺静脉直径之和长 0.5cm（它们都可用校准的 Hegar 扩张器进行测量）。在 6 个月以下或体重小于 5kg 的小婴儿中，肺静脉直径约为 7mm。因此，在小婴儿中板障的后缘为 2~2.5cm（图 25.26）。

NB 板障的宽度

从左肺静脉到残余房间隔中点的距离是新的体静脉心房侧壁的宽度。板障宽度应相同，因为它将作为房间隔，并构成引流上、下腔静脉经二尖瓣进入新的肺动脉心室的流入道的一部分。此

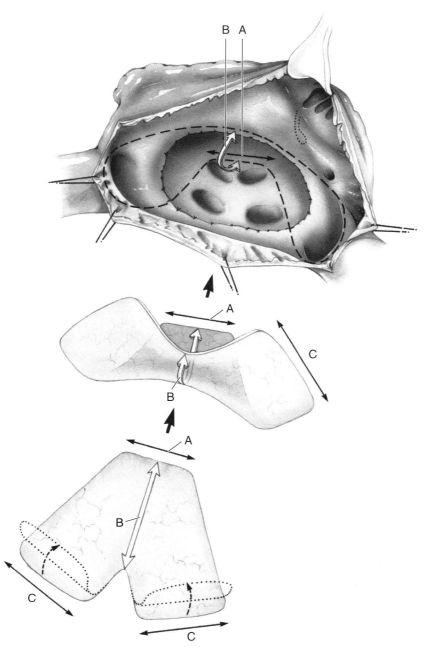

图 25.26 与患者年龄相对应的板障尺寸。背侧边缘（A）在小婴儿中为 2~2.5cm。板障的宽度（B）在婴儿中约为 3cm，在大龄儿童中为 3~5cm。腔静脉开口（C）为 2.5~4cm

距离在婴儿中为 3cm，在大龄儿童中为 3.5~5cm（图 25.26）。

NB 冠状静脉窦

广泛切开冠状窦至上缘以减少成角（避免造成板障阻塞）通常是有帮助的（图 25.27）。

制备板障的技术

应注意腔静脉开口的大小，板障"两肢"应足够宽，以便缝在远离腔静脉开口的地方。此宽度通常为 2.5~4cm，取决于患者的体型大小（图 25.26）。无论使用何种材料的板障，适当的形状和尺寸都是预防板障并发症的重要因素。为此，Brom 为不同年龄组设计了金属模板。此模板放在心包片上，板障是用刀沿着模板周围切割而成的。Gore-Tex 补片比心包容易处理，并且不会收缩或变形，因此是一些外科医生选择的材料。未经处理的心包可能缩小到约原来大小的 2/3。然而，当自体心包用戊二醛预处理后，就会变得固定且随着时间变化非常小。但是，正常心房壁可扩张和扩大以保持足够的心房容量。在任何情况下，板障收缩通常在很大程度上受到固定缝线产生的张力的限制。因此，只有在准备合适形状和

大小的板障时注意细节，并精心地将其缝合到位，才可以防止与此手术相关的许多并发症。

右心房切口

于终末嵴前方并与其平行做一斜切口打开右心房，将其边缘悬挂于心包或皮肤巾上。

⊘ 窦房结损伤

窦房结总是容易在插管、上腔静脉过带和心房切开时受到损伤。切口应远离窦房结，其向上延伸应限制在距右心房上缘 0.5cm。如果需要增加长度，切口可以向前延伸到右心耳（图 25.15）。

切除房间隔

房间隔包括卵圆窝（可能以前已经被球囊间隔造口撕裂），现予部分切除。从卵圆窝开始切除，并向上腔静脉开口中心延伸一小段距离（约 7mm）。然后，继续向后朝向房间隔的底部，最后转弯向下（与房间隔平行）（图 25.28）。切口从卵圆窝前缘开始向下，避开冠状静脉窦，向下腔静脉口延伸。切除残余房间隔，用 6-0 聚丙烯缝线间断缝合，将房间隔的粗糙边缘内膜化（图

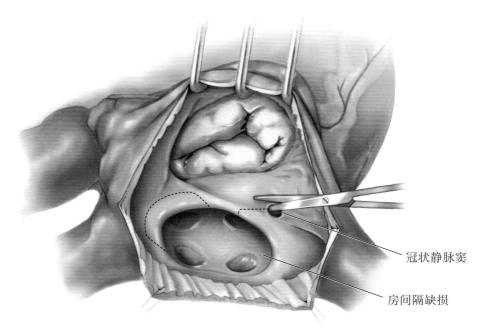

冠状静脉窦

房间隔缺损

图 25.27　切除上边缘部分并切入冠状窦（通常使用聚丙烯缝线连续缝合将切缘重新内膜化）可减少在"裤腿"部位向三尖瓣转弯处发生板障阻塞的机会

25.28 下图）。这项技术确保了安全切除尽可能大的房间隔。

⊘ 切除房间隔

窦房结动脉穿过心房壁的前上象限，切除房间隔应保护窦房结的血管供应。这可以先从卵圆孔向上开始切除，然后再向后向房间沟继续切除（图 25.28）。

NB 优势传导通路

窦房结和房室结之间有 3 根主要的传导束连接（图 25.17），这些可能对应于终末嵴和肌肉缘束。前传导束在卵圆窝和冠状静脉窦的前方通过；中间传导束也位于卵圆窝的前方，但可通过或到达冠状静脉窦的后方；后传导束跨过腔静脉之间的右心房后壁，然后弯曲转向冠状静脉窦。虽然在切除房间隔的过程中，中间传导束和后传导束很可能被牺牲，但应采取一切预防措施，以免损伤前传导束。

植入板障

从左上肺静脉和左心耳之间开始，用 5-0 或 6-0 聚丙烯缝线将板障连续缝合到位。缝线沿着左心房后壁向上腔静脉最外侧的底部延伸，然后逐渐转到上腔静脉开口周围的右心房壁，折回后继续沿着已经切开的房间隔的边缘缝合（图 25.29）。

同样，缝线的另一端沿着左肺下静脉和心房后壁的边缘，并朝向下腔静脉瓣的外侧边缘继续缝合。然后，绕下腔静脉开口转到右心房壁上，沿着冠状窦后房间隔的切缘返回，并与另一端缝线会合打结（图 25.30）。

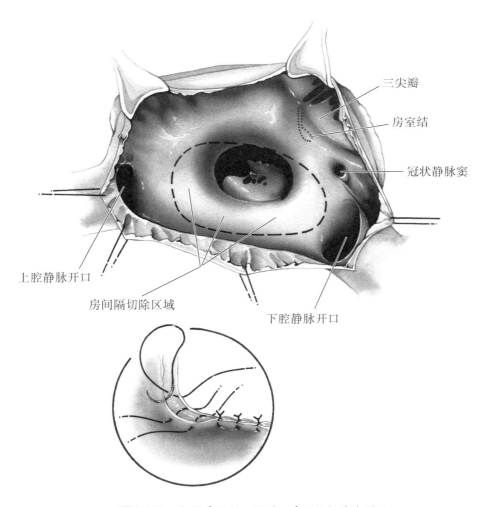

三尖瓣
房室结
冠状静脉窦
上腔静脉开口
房间隔切除区域
下腔静脉开口

图 25.28　切除房间隔。下图：房间隔切缘内膜化

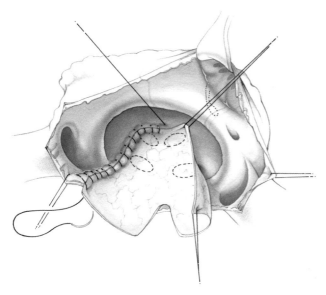

图 25.29　植入板障的技术：开始缝合

⊘ 肺静脉梗阻

缝线应远离肺静脉的开口，避免引起肺静脉阻塞。

⊘ 板障的腔静脉"肢"的方向

板障的腔静脉"肢"应向上、下腔静脉侧缘底部倾斜延伸，以减少因将来板障收缩导致的肺静脉梗阻的可能性（图 25.31）。

⊘ 防止上腔静脉梗阻

应离上腔静脉开口边缘一些距离小心地缝合，以确保有一个宽的上腔静脉开口。右心房壁上的针距小，板障上的针距相对较大，可让板障膨起，减少了将来上腔静脉梗阻的可能性（图 25.32A）。

⊘ 防止下腔静脉梗阻

应采取同样的预防措施，防止下腔静脉梗阻。板障的缝线继续沿下腔静脉瓣边缘缝合，避免影响下腔静脉开口（图 25.32B）。

🅽🅱 冠状静脉窦与板障的关系

由于传导束和房室结靠近冠状静脉窦，板障缝合应在冠状静脉窦后面进行，这使它的回流与肺静脉回流相混合（图 25.33）。

⊘ 缝合缘漏

外科医生可借助精细的神经拉钩检查缝合线是否收紧，如有缝合缘漏的可能，可以用额外的缝线进行矫正，以防止术后分流。也可以松解腔静脉阻断带并短暂阻断静脉插管，此时板障将膨起，能显示任何可能的漏，同时可评估板障的大小和形态。

⊘ 二尖瓣梗阻

如果板障有冗余，它可能会在舒张期阻塞二尖瓣口。应注意评估，必要时切除多余的板障材料（图 25.34）。

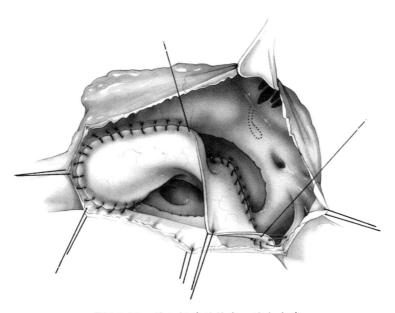

图 25.30　植入板障的技术：缝合完毕

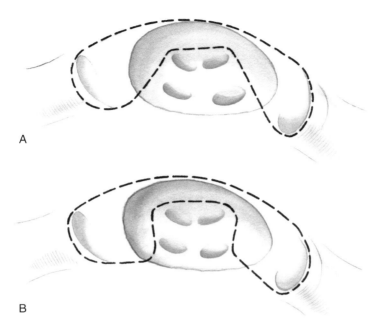

图 25.31 板障腔静脉"肢"的方向。A. 正确。B. 不正确

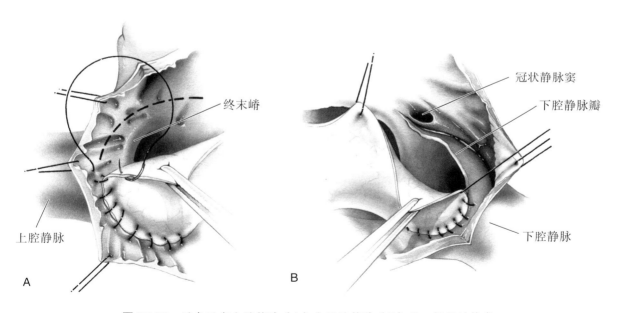

图 25.32 避免远期上腔静脉（A）和下腔静脉（B）开口梗阻的技术

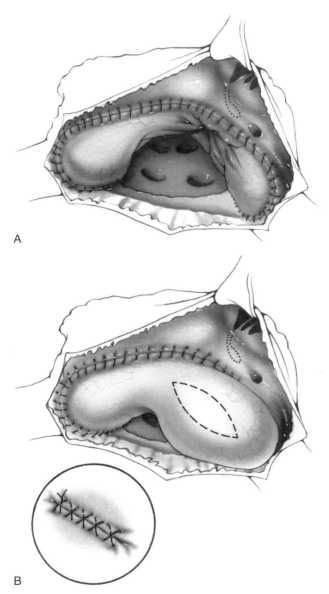

图 25.33 冠状静脉窦与板障的关系

A

B

图 25.34 A. 冗余的板障组织阻塞二尖瓣。B. 切除过多的板障组织，以防止舒张期二尖瓣口阻塞

MUSTARD 手术晚期并发症的处理

血流动力学恶化

术后即刻的血流动力学恶化可能是由于板障冗余间歇性地突出到二尖瓣并阻塞静脉回流（图 25.34A）。通过二维超声心动图很容易做出诊断。患者必须尽快再次手术，切除多余的部分，然后将缺损缝合（图 25.34B）。

板障残余分流

轻微残余瘘在大多数患者中相对常见。偶有分流量大到需要再次手术。在手术时，有可能直接缝闭，但更常用 Gore-Tex 或心包片修补收缩的心包，并减少缝合线上的张力（图 25.35）。

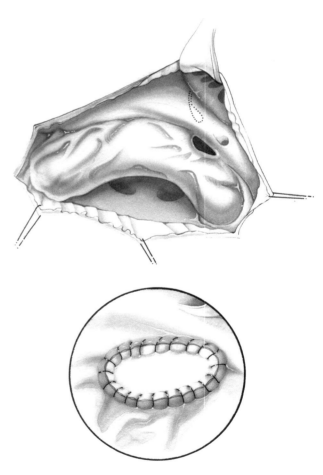

图 25.35 补片修补板障上的残余瘘

上腔静脉梗阻

上腔静脉梗阻会引起与上半身的中心静脉压升高相关的严重并发症。梗阻通常是由于板障"上肢"的宽度和长度不足或缝合太接近上腔静脉开口而导致。除非跨腔静脉开口的压差很小，否则这些梗阻应该手术纠正。在重新手术时，板障看起来增厚、收缩和起皱。纵向切开板障，用适当大小的 Gore-Tex 补片扩大上腔静脉流入道，也用相同的补片材料扩大右心房（图 25.36）。

下腔静脉梗阻

下腔静脉阻塞不常见。一旦发生，可以用与上腔静脉梗阻相同的方式处理。

🆖 在大多数情况下，累及上、下腔静脉处的体静脉板障狭窄可以在心导管室用球囊扩张的方法治疗。

肺静脉梗阻

右肺静脉管腔周围纤维化和瘢痕可能导致肺静脉回流受阻，这些患者应该接受手术矫治。此技术需要延长右心房横切口，在上肺静脉和下肺静脉之间跨过房间沟一小段距离。可以用适当大小的补片来修复该缺损，也可以将壁层心包缝在右肺静脉上方的右心房切缘，从而显著扩大了肺

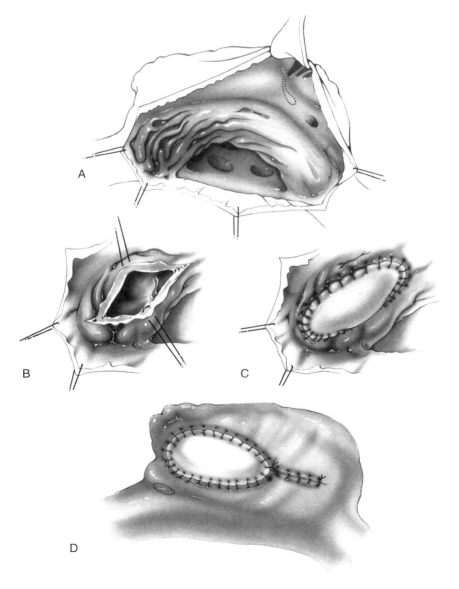

图 25.36　用补片扩大梗阻板障的手术技术步骤

静脉流入道。右心房的其余切口可以直接关闭，也可以用另一块心包片或 Gore-Tex 补片缝闭。如果肺静脉梗阻导致肺动脉高压，左心室可能已经为动脉调转术做好了准备。如果肺动脉压力至少有体循环压力的 2/3，可同期进行动脉调转手术并切除房间隔板障，将心房重新分隔。

半 MUSTARD/RASTELLI 术

由于先天性矫正性大血管转位患者中约有75％伴有心室缺损和肺动脉狭窄，因此经常施行的"双重调转"术是心房调转（Senning 或 Mustard）同时行 Rastelli 型重建（关闭室间隔缺损和右心室 - 肺动脉导管连接）。最近，一些人推广了所谓的半 Mustard/Rastelli 术，即仅行 Mustard 的"下肢"和 Rastelli 进行双向 Glenn 手术。其优点是避免了窦房结区域缝合、Mustard 补片技术简单化（特别是对右位心患者），以及理论上的右心室 - 肺动脉管道的耐用性增加。由于右心室 - 肺动脉管道靠近腔 - 肺连接，Glenn 会"搏动"，但很少出现这一问题。由于 L 型大动脉转位可能会导致终生完全性心脏传导阻滞，以及以后放置静脉起搏导线的困难，因此，预防性地在皮下"口袋"中放置心外膜起搏电极可能是有益的。

NB 与进行常规双向 Glenn 技术不同，由于在右心室 - 肺动脉连接的情况下 Glenn 压力可能会升高，故完整保留奇静脉可能会有帮助。该系统中的奇静脉起到大脑循环的"泄洪"作用。**NB**

在手术过程中的任何时候都可以进行双向 Glenn。半 Mustard 连接的"下肢"的准备方法与 Mustard 一样，要特别注意"打开"冠状窦并向后反折房间隔的下缘，以减少"裤腿"向左移动时转向下腔静脉的血流。

半 Mustard 补片的制作简单，实质上是一个圆盘，其直径大约是从三尖瓣的最上端到下腔静脉（或下腔静脉瓣）入口的距离。用柔韧性较小的材料（例如，厚壁的聚四氟乙烯而不是

自体心包）制成这种贴片是很有帮助的，可以最有效地将下腔静脉血流向左导引而不会进入肺静脉心房（图 25.37 ）。

从左侧三尖瓣的嵴部开始将补片缝置到位。缝线沿着三尖瓣瓣环行进，直至到达房间隔，然后朝下向下腔静脉（或下腔静脉瓣）行进。左心耳标志着缝线在其第一象限向前延伸的边界。对面的缝线沿下肺静脉的下侧行进，直至下腔静脉的另一侧（图 25.38 ）。

操作完成的示意图显示了从下腔静脉向左流

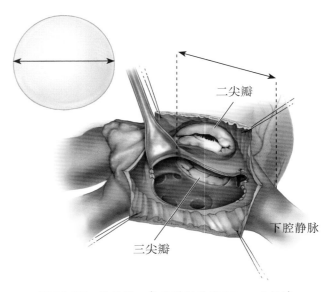

图 25.37　使用聚四氟乙烯制作半 Mustard 板障

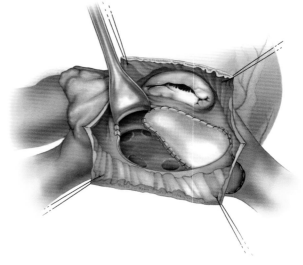

图 25.38　半 Mustard 板障植入

向三尖瓣并最终流出右心室 – 肺动脉管道的血流。注意该管道通常穿过中线以 45°与主肺动脉汇合（由于 L 型大动脉转位的关系）；这也可以在主动脉的左侧进行，以避免将管道置于胸骨后。示意图还显示了双向 Glenn。通常情况下，管道直径可能比经体表面积计算的要小，因为存在 Glenn 的情况下流量会减小（图 25.39）。

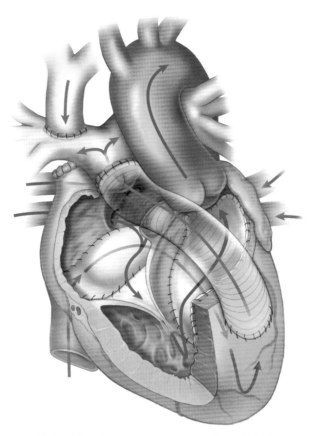

图 25.39 半 Mustard/Rastelli 完成的示意图

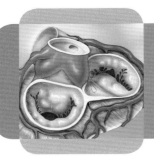

第 26 章
主 – 肺动脉窗

主 – 肺动脉窗是一种相对罕见的畸形，可以作为孤立的畸形发生，也可以合并其他先天性病变，如室间隔缺损、房间隔缺损、主动脉弓离断和法洛四联症。典型的缺损发生在肺动脉和主动脉之间，刚好在 Valsalva 窦之上（图 26.1A）。偶尔，缺损可能在右肺动脉的起源处（图 26.1B）。罕见的情况为右肺动脉单独异常起源于主动脉（图 26.1C）。目前有很多分类方法，但是，远端、近端、完全及中间的分类法有助于手术方案的制定。近端型缺损下缘小，远端型缺损上缘小；完全型主 – 肺动脉窗则累及大部分升主动脉，中间型缺损周围边缘充足，是一种可经导管装置进行闭合的缺损。

虽然过去曾有过对主 – 肺动脉窗进行简单的结扎或切断，且有成功记录，但目前的治疗策略是在体外循环下直视修补缺损。这有助于防止因大血管壁脆弱、主动脉和冠状动脉开口扭曲而发生严重的出血性并发症，并能精确地关闭各种类型的缺损。超声心动图确诊后，应及时关闭主 – 肺动脉窗，以防止肺血管病变的发展。

手术技术

通过标准的胸骨正中切口，在远端主动脉弓上行主动脉插管，在右心房放置单根静脉插管。左、右肺动脉套带，用金属夹阻断动脉导管。随着体外循环的开始，收紧肺动脉的套带。在右上肺静脉放置一个引流管，并降温至 28~34℃。在无名动脉起始处阻断升主动脉。主动脉根部灌注心脏停搏液，然后在两个细聚丙烯牵引线之间纵向切开升主动脉。切口从主动脉阻断钳下方延长到右冠窦和无冠窦交界的上方。确认缺损后，用 5-0 或 6-0 聚丙烯缝线将一片经戊二醛处理的自体心包或 Gore-Tex 补片连续缝合，关闭缺损（图 26.2）。在缺损的前部完成缝合后将缝针的两头穿出血管壁，在腔外打结。以 5-0 或 6-0 聚丙烯缝线连续缝闭主动脉切口。

另一个手术方案是：在主 – 肺动脉窗的前部做一切口，找到右肺动脉开口及左、右冠状动脉开口；然后将心包片或 Gore-Tex 补片缝在缺损的后缘、上缘和下缘，在切口边缘继续缝合，穿过肺动脉边缘、补片及主动脉壁，直到整个开口关

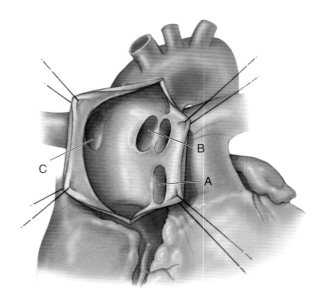

图 26.1 主 – 肺动脉窗的类型。A. 缺损位于 Valsalva 窦水平之上。B. 缺损位于右肺动脉起源处。C. 右肺动脉异常起源于主动脉

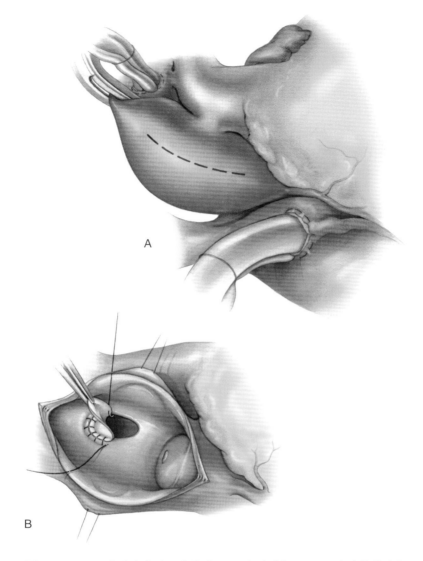

图 26.2　主 – 肺动脉窗的闭合技术。A. 主动脉切口。B. 补片修补缺损

闭。这样，补片被夹在主动脉和肺动脉之间，将主 – 肺动脉窗关闭（图 26.3）。

开放主动脉阻断钳，完成心脏排气。患者复温并脱离体外循环。

⊘ 主动脉插管

主动脉插管必须在升主动脉高位上，或者最好在主动脉弓上，这样在放置阻断钳后仍然可以很好地显露缺损。

⊘ 阻断肺动脉

体外循环开始时，必须阻断左、右肺动脉，防止肺循环充血。在灌注心脏停搏液时，仍需保持肺动脉处于阻断状态。

⊘ 损伤左冠状动脉开口

近端型缺损的下缘可能非常靠近左冠状动脉开口，因此必须采取措施，避免对冠状动脉开口造成损伤。

⊘ 冠状动脉异常起源

偶有右冠状动脉起源于靠近缺损边缘的肺动脉干，这种情况在左冠状动脉较少见。在这些情况下，必须修正补片缝合径路使其成为板障，使冠状动脉开口于主动脉。

⊘ 肺动脉狭窄

当缺损涉及两个肺动脉的起源时，主动脉内的补片必须远离缺损的边缘缝合，以防止右或左

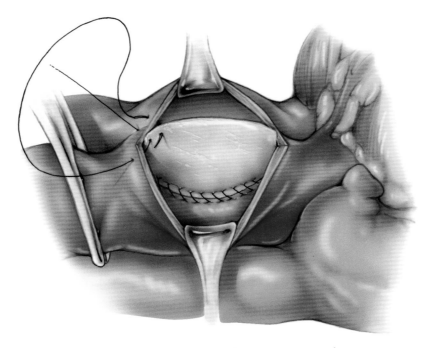

图 26.3　"三明治"补片闭合主－肺动脉窗

肺动脉狭窄。

NB 右肺动脉异常起源于主动脉

如果右肺动脉异常起源于主动脉，则将其从主动脉上切下，用 6-0 聚丙烯缝线连续与主肺动脉吻合。然后用适当大小的 Gore-Tex 补片或同种肺动脉补片关闭主动脉上产生的缺损。

⊘ 缺损显露不佳

当有主动脉阻断钳时，可能很难充分显露和修补远端型缺损。在这些情况下，短暂的低温停循环后可去除阻断钳，以便能准确地识别和修补缺损。有时，切开主动脉及远端主肺动脉以充分显露确切的解剖也有助于缺损的修补。

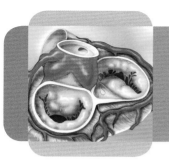

第 27 章
永存动脉干

永存动脉干的特征是从心脏发出骑跨在室间隔上的单一共同动脉干。主肺动脉或左、右肺动脉从共同动脉干的侧面或后部发出，发出位置与动脉干瓣膜的距离可有不同。大多数情况下，共同动脉干的瓣膜为三叶瓣或四叶瓣，并骑跨在高位室间隔缺损之上。近一半的动脉干瓣膜为二叶瓣或四叶瓣。所有瓣膜均有不同程度的发育不良，并可能有关闭不全和（或）狭窄。主肺动脉通常从动脉干的左侧发出，分出左、右肺动脉分支并以常见的方式横行走向两侧的肺部。Collett 和 Edwards 将此型定义为 Ⅰ 型。在 Ⅱ 型中，左、右肺动脉开口彼此相邻，从动脉干的侧面或后方发出。在 Ⅲ 型中，每支肺动脉分别从动脉干的不同部位发出（图 27.1）。在 Ⅳ 型中，仅有发自降主动脉的两条侧支血管提供肺血流，目前认为此型不是真正的永存动脉干，而是肺动脉闭锁合并室间隔缺损的一种类型。合并畸形包括主动脉弓离断及冠状动脉畸形。

现今，大多数心脏中心对永存动脉干施行一期矫治手术，以防止发生不可逆的肺血管病变。由于肺动脉环缩术死亡率高，已不再推荐。对于有症状的新生儿，如果抗心力衰竭药物治疗有效，可推迟数周再进行手术。但是，如果持续存在症状，则应紧急实施手术进行干预。当患者年龄超过 12 个月时，术前就必须行心导管检查，评估肺血管阻力和手术矫治的可行性。

切　口

选择胸骨正中切口。

手术技术

尽可能选择高位行升主动脉插管，并行双腔静脉插管。仔细探查畸形的解剖情况，充分游离左、右肺动脉，并进行套带，以便在体外循环开始时将其阻断。

ⅤⅢ 主动脉插管的位置

主动脉插管应置于无名动脉开口水平，以确保在放置主动脉阻断钳后能充分显露肺动脉。

⊘ 肺循环充血

有必要对两支肺动脉进行游离解剖，这样就能对其套带，并在体外循环开始后就能将其阻断。这样能防止泵中动脉血流涌入肺，这会导致体循环和冠状动脉灌注不足而肺循环充血。⊘

一旦开始体外循环，即应收紧肺动脉套带并开始全身降温。

⊘ 动脉干瓣膜关闭不全

如果动脉干瓣膜有严重关闭不全，体外循环开始后，心脏将会明显充盈。应立即将引流管经右上肺静脉插入左心室中（见第 4 章）。如果瓣膜反流严重，大量的动脉供血将被左心室引流管引流，导致体循环灌注不足。在这种情况下，应立即阻断并切开动脉干，经冠状动脉口直接灌注心脏停搏液。⊘

阻断动脉干，将心脏停搏液注入动脉干根部。将主肺动脉从动脉干上切下，并用 6-0 聚丙烯缝线连续缝合（通常使用补片）关闭缺损（图 27.2）。在 Ⅱ 型或 Ⅲ 型缺损中，把肺动脉从动脉干中切下，保留左、右肺动脉之间的一段连接，这段连接恰为主动脉壁组织。缝闭动脉干上留下的缺损。

NB 在肺动脉开口周围保留足够的组织

应将主肺动脉或左、右肺动脉与足够的周围组织一同切下。通常，最佳的方法是在肺动脉上方横断动脉干，切下肺动脉开口，将升主动脉远心断端与动脉干根部做端 – 端吻合。此手术技术需要充分游离远端升主动脉、主动脉弓及主动脉弓的分支血管，以防止主动脉缝线的张力过大。

⊘ 冠状动脉开口损伤

左冠状动脉可能位于动脉干根部后壁上较高的位置，闭合主动脉上的缺损时应避免损伤左冠状动脉。

⊘ 心肌保护不充分

必须收紧肺动脉上的套带直到心脏停搏液灌注完成。否则，心脏停搏液会流入肺循环中造成冠状动脉床灌注不足。如果动脉干瓣膜存在严重关闭不全，应经冠状动脉开口直接灌注心脏停搏液。⊘

右心室行高位纵行切口，显露室间隔缺损。室间隔缺损通常为下缘较厚的动脉干下漏斗部缺损（图 27.3）。有时它可能为延伸至三尖瓣环的大的膜周型缺损。

⊘ 异常的冠状动脉分支

心室切口要避开右心室前表面的冠状动脉主干，当冠状动脉左前降支从右冠状动脉发出时尤其危险。

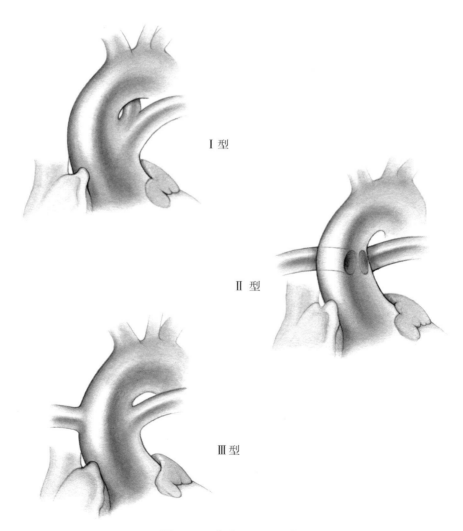

Ⅰ 型

Ⅱ 型

Ⅲ 型

图 27.1 永存动脉干的类型

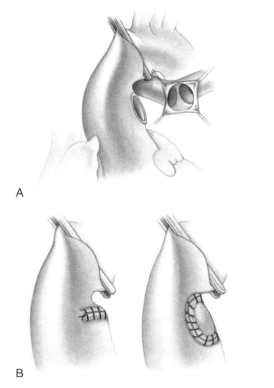

图 27.2　A. 从动脉干上切下肺动脉。B. 用补片闭合缺损

⊘ 右心室切口过高

向上延长心室切口时，必须谨慎操作，切勿切断或损伤动脉干的瓣膜或瓣环。

𝐍𝐁 动脉干瓣膜成形

如果动脉干瓣膜有轻至中度反流，大多数外科医生建议使用一种保守的手术方法。通过缩小窦管交界（如存在）来改善发育不良的瓣膜的对合。在窦管峰上方横断主动脉。切除肺动脉后，在远端主动脉前部楔形切下一块组织。缝合缺损后，远端升主动脉新的直径将会成为新的窦管交界的直径。在主动脉近端和远端的吻合时，将主动脉根部均匀地缩小。当瓣膜有轻到中度的关闭不全时，一些外科医生纵向缝合切除肺动脉时留下的缺损，折叠窦管交界并改善瓣叶的对合。𝐍𝐁

当主动脉瓣膜有中到重度反流时，就应进行瓣膜成形手术。在这种情况下，在肺动脉水平之上横断动脉干并将心脏停搏液直接注入冠状动脉开口中。以共汇方式切下肺动脉后，仔细检查动脉干的瓣膜情况。如果瓣膜为三叶瓣，在一个或多个交界下缝合可增加瓣叶中央的对合。严重关闭不全的瓣膜大多数为四叶瓣。通过将相邻的两个瓣叶缝合在一起，可将四叶瓣转变成三叶瓣，在交界下进行缝合以加固修补，以此增加瓣叶的对合。另一种方法是切除四叶瓣中最小的瓣叶及其附着的主动脉壁，在交界下将两个瓣叶缝合在一起并折叠这部分瓣环。用 6-0 聚丙烯缝线连续缝合再吻合动脉干根部上的缺损。这样就可缩小

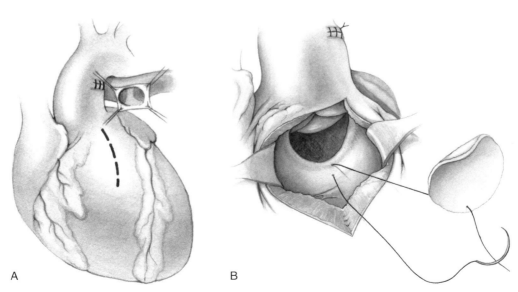

图 27.3　合并室间隔缺损的修补技术。A. 右心室切口。注意切除的肺动脉共汇上的牵引线。B. 用补片闭合室间隔缺损。注意动脉干瓣膜与心室切口和室间隔缺损邻近

瓣环和窦管交界的尺寸（图 27.4）。通过切除一块等边的楔形组织来缩小远端主动脉直径，并用 6-0 聚丙烯缝线连续缝合将两端再吻合。

NB 主动脉瓣狭窄

术前超声心动图常常会发现动脉干瓣膜存在显著的跨瓣压差，这可能会让人们思考是否应针对动脉干瓣膜关闭不全进行瓣膜修复。但我们需要认识到：术前的动脉干瓣膜不但要额外应对反流的血流，还要负担整个肺循环的血流，因此，当大量血流通过动脉干瓣膜时，测量的压差会被高估。隔开肺循环并矫正瓣膜反流后压差会显著降低，这一点非常重要。

NB 冠状动脉畸形

可能存在冠状动脉开口位置异常及壁内冠状动脉，在进行瓣膜修补手术之前应仔细辨认冠状动脉解剖，以避免对这些动脉造成损伤。

NB 瓣膜修补后测试

主动脉重建后可经右心室切口探查瓣膜（图 27.3B）。暂时开放主动脉阻断钳或者向主动脉根部灌注心脏停搏液，可以对反流量进行估测。如果反流量难以接受，必须重新打开主动脉进一步修复瓣膜；仅在持续存在严重的反流时，才应该选用同种异体瓣膜进行置换（见第 5 章）。 NB

用 5-0 或 6-0 聚丙烯缝线连续缝合 Gore-Tex 补片关闭室间隔缺损。当补片上缘与心室切口的上缘重合时（图 27.5），可与右心室 - 肺动脉管道缝合在一起。开放主动脉阻断钳进行排气。在复温过程中完成右心室与肺动脉的连接。

🚫 左心室扩张

如果存在残余的主动脉瓣反流，当阻断钳开放时左心室可能会扩张。用手压迫心脏，直到充分复温并射血时才可能会有所改善。

NB 卵圆孔未闭

小于 2~3 月龄的患者，需保持卵圆孔的开放，用作术后早期右侧循环减压。 NB

最理想的是使用同种肺动脉或主动脉来重建右心室流出道，近来也有使用牛颈静脉管道的报道。猪的肺动脉或主动脉根部可提供较小的尺寸

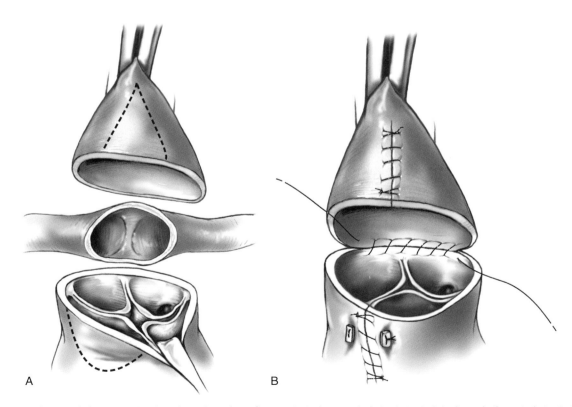

图 27.4 动脉干瓣膜成形。A. 切除一个瓣叶及其附着的主动脉壁。B. 重建新的主动脉根部，裁剪远端升主动脉。吻合重建的根部和升主动脉

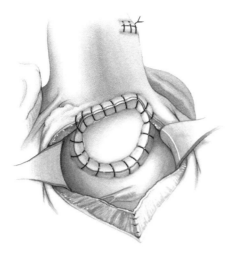

图 27.5 室间隔缺损补片的上缘与心室切口上缘缝重合

选择。适当裁剪远端肺动脉。在其外膜上缝置 4 根牵引缝线，以保持正确的方向（图 27.3A）。

无瓣膜的右心室-肺动脉连接

一些外科医生建议直接用自体组织、心包或 Gore-Tex 补片连接重建右心室流出道。尽管此方法可使右心室流出道有生长潜力并能减少再手术需要，但会给婴儿带来难以耐受的肺动脉瓣关闭不全（图 27.6）。

肺动脉内径过小

可以通过将切口延伸到左、右肺动脉分支来扩大肺动脉内径，然后用一片同种血管管壁来修补扩大这些开口。

将同种血管或管道修剪至适当的长度，用 5-0 或 6-0 聚丙烯缝线连续缝合，将其吻合至肺动脉上。首先缝合吻合口后壁（图 27.7）。

同种血管的长度

应当在瓣膜交界水平之上裁剪同种血管，如果同种血管留得太长，会导致肺动脉分叉部弯折。

后壁吻合口漏

一旦手术完成，后壁的吻合口漏将难以控制。为此，后壁应采用小针距缝合。

完成吻合口远端前壁缝合后，打结缝线。从后壁开始，用 5-0 聚丙烯缝线连续缝合将同种血管近端吻合至右心室切口（图 27.8）。用这种方法完成同种血管约 40% 的周长后，应用 5-0 或 6-0 聚丙烯缝线连续缝合一块经戊二醛处理的三角形心包片，闭合剩下的缺口，补片沿着同种血管的前缘及剩余的右心室切口缝合（图 27.9 右下图）。如果使用同种主动脉，调整主动脉的方向使附着在主动脉上的二尖瓣前瓣叶位于前方。可用这种组织来替代三角形心包片关闭剩余的右心室切口（图 27.9）。

同种主动脉的方向

可以调整同种主动脉的方向，使其大弯侧朝向左侧，这或者是有利的，可避免关胸后同种血管受到压迫，进而避免同种血管瓣膜关闭不全及血管狭窄。

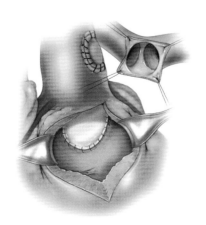
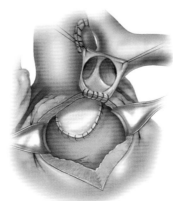
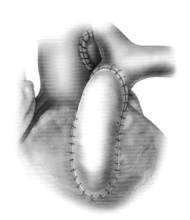

图 27.6 采用"直接连接"或"Brazilian"技术，肺动脉分支直接吻合到右心室切口的上缘。用人工补片或自体心包补片修补剩余缺口

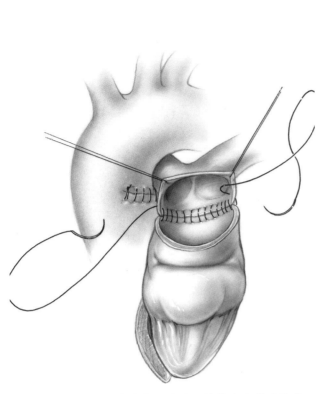

图 27.7 右心室至肺动脉间放置同种异体血管的技术。后壁远端的吻合

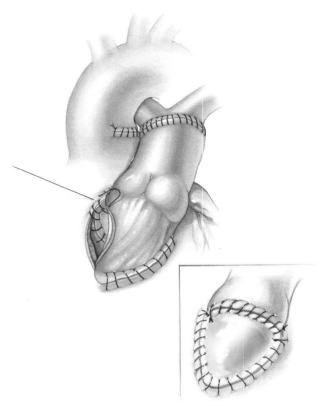

图 27.9 完成右心室至肺动脉间同种主动脉管道的植入。右下图：当使用同种肺动脉时，用心包扩大近端吻合口

⊘ **管道扭曲**

在进行近端吻合时，必须注意保持同种血管的正确方向，避免肺动脉共汇发生扭曲。⊘

完成手术后复温，心脏排气后逐渐脱离体外循环。

永存动脉干合并主动脉弓离断

这类患者适合同期修补两种畸形，坚持对降主动脉及主动脉弓分支血管进行广泛游离是非常重要的（见第 29 章）。可很好地完成降主动脉与主动脉弓的直接吻合，弓底用一块同种血管壁进行重建。另外，完全切断肺动脉近端的动脉干，然后将动脉干的两个断端重新吻合，这将使得新主动脉稍稍右移，能降低左支气管受压的风险。一些外科医生认为采用 Lecompte 技术，即将肺动脉分叉移到动脉干前方，可有效避免主 – 肺动脉窗狭窄及右肺动脉受压。

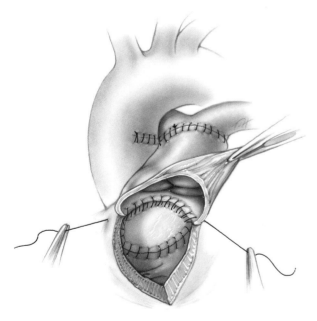

图 27.8 右心室至肺动脉间放置同种异体血管的技术

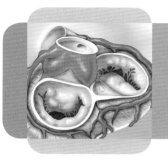

第 28 章
Ebstein 畸形

Ebstein 畸形是一种少见畸形。其病理解剖为部分或全部的三尖瓣下移进入右心室。所有瓣叶的附着缘均为异常，特别是隔瓣和后瓣，发育不良且向下移位。这可导致右心房向右心室延伸，并形成右心室瓣膜上方的"房化"部分。三尖瓣的前瓣叶较大，通常情况下，其附着部位也有异常，有时可造成右心室腔的梗阻。房室结和传导束与正常的心脏一样位于 Koch 三角中，但由于三尖瓣下移低于真正的房室交界，房化心室将三尖瓣与穿隔束隔开。通常还存在房间隔缺损或卵圆孔未闭（图 28.1）。

临床表现

Ebstein 畸形的解剖变异很大，最轻型病例可存有一个具备足够心室容积的真正右心室。此型患者的发绀很轻，即使到成人时也可能没有症状。但最严重类型的病例，其右心室几乎完全心房化。此型患者在新生儿时就表现为心脏巨大、严重心力衰竭、发绀和酸中毒。

新生儿期的手术治疗

对于需要机械通气且依赖于前列腺素 E₁ 来保持动脉导管开放的新生儿，保守治疗效果普遍很差。外科手术的目的是建立一个可靠的肺动脉血流来源，缩小巨大心脏并防止严重的三尖瓣反流。如果右心室具有完整的 3 个部分，并且流出道开放及瓣膜组织足够，就可以进行修补手术。

症状最严重的新生儿，其心脏解剖条件不理想，右侧心腔显著扩张，挤压左心室及肺。右心室旷置手术可使右侧心腔减压，缓解此类危重患者的症状。此手术建立了一个单心室生理，可在将来行 Fontan 手术（见第 31 章）。

手术技术

取胸骨正中切口，行常规的主动脉及双腔静脉插管。建立体外循环后结扎动脉导管。全身降温至 28~32℃。阻断主动脉，于主动脉根部灌注冷血心脏停搏液。收紧腔静脉阻断带，持续低灌注流量体外循环。斜切口打开右心房，将一块经戊二醛处理的自体心包或 Gore-Tex 补片缝合在解剖三尖瓣环水平，在传导系统走行区域偏向真正的右心房侧缝合。用 4mm 的冠状动脉打孔器在补片上开一个孔，并切除房间隔（图 28.2）。

⊘ 传导系统损伤

过去，为了避开传导组织，会将补片缝合在冠状静脉窦上方的右心房壁上。但是，这样会导致流入旷置右心室的血流增加、冠状静脉压力增高。在冠状静脉窦内缝合，既可避免损伤传导系统，又可将冠状静脉窦保留在右心房内。

NB 右心室流出道梗阻

在补片开孔技术出现之前，肺动脉狭窄或闭锁的患者需要在右心室和肺动脉之间放置一根小的同种肺动脉，使右心室减压。开孔技术可充分减压右心室而不需要使用同种血管，降低了未使用右心室－肺动脉管道导致血栓形成的可能性，简化了手术并缩短了手术时间，且避免了右心室

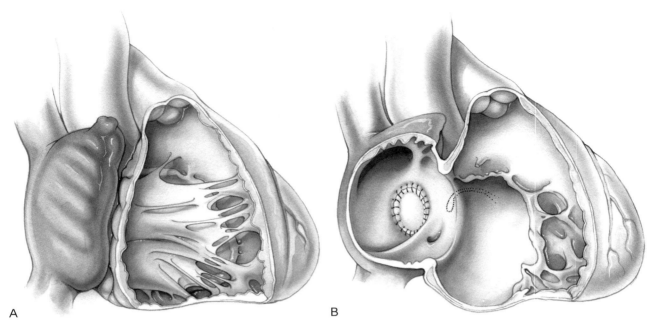

A   B

图 28.1 Ebstein 畸形的手术观。A. 心脏的右前斜位观，已切除右心室前壁。正如此心脏中所示，异常巨大的前瓣叶及其多处的异常附着有时可阻碍血流进入远端心室和肺动脉流出道。B. 与（A）同样的视角，但去除了右心房的前侧壁和三尖瓣的前瓣，以显示房化心室的扩张区域和移位残留的三尖瓣隔瓣叶和后瓣叶，房间隔缺损已用补片关闭

流出道的再次干预。

NB 肺动脉瓣关闭不全

如果存在严重的肺动脉瓣关闭不全，应将主肺动脉切断并缝合断端，这样可防止来自体－肺分流的血液反流入右心室中。**NB**

部分切除右心房游离壁可缩小过度扩大的右心房。根据房化右心室的病变程度来确定是否需要进行折叠，然后用 6-0 聚丙烯缝线连续缝合关闭心房切口。开放主动脉阻断钳。在复温阶段，将一根直径为 3.5~4.0mm 的 Gore-Tex 血管连接升主动脉与主肺动脉，也可以是无名动脉至右肺动脉，直至停止体外循环前方可开放此分流管。

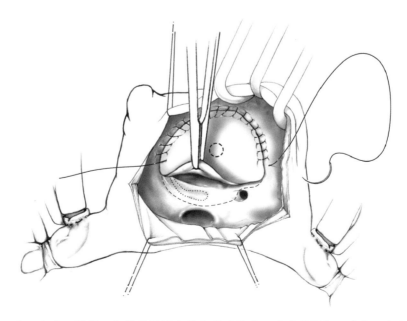

图 28.2 右心室开口周围心包补片的缝合偏向真正的右心房（虚线）。建立一个 4mm 开孔

婴儿期后的手术治疗

对于大多数患者，直到青少年期或成人时都没有明显症状。相关的症状包括：继发于三尖瓣关闭不全的进行性心力衰竭、右心室功能不全及经未闭卵圆孔或房间隔缺损的右向左分流所造成的发绀。许多患者都能通过双心室修补恢复三尖瓣的正常功能，改善右心室收缩状态。传统上有两种手术方式：第一种方式是折叠三尖瓣环，合并或不合并横向折叠房化心室；另一种方式是广泛游离三尖瓣前瓣叶，将功能性三尖瓣瓣环提升至真正的瓣环处，并纵向折叠房化心室。最近，一些外科医生提倡使用一种简化的手术方法，在功能性瓣环水平修补三尖瓣，仅当房化心室壁薄时选择性折叠。如果修补术后出现轻到中度以上的三尖瓣反流，就需要行三尖瓣置换以确保右心室的远期功能。如果右心室收缩功能受损，一些团队在手术结束时常规施行双向上腔静脉－肺动脉吻合术。

手术技术

常规选择胸骨正中切口。主动脉及双腔静脉插管，开始体外循环。主动脉阻断后经主动脉根部灌注含钾冷血心脏停搏液进行心肌保护，还可辅之以逆行灌注技术（见第 3 章）。

在房室沟后方 1cm 处平行于房室沟做纵行的心房切口。用缝线牵拉心房切口的边缘，并用大小适当的拉钩增加三尖瓣的显露。有传导旁路的患者术前可在导管室中进行消融治疗，也可对局部的传导通路进行手术离断或冷冻消融。如果患者有心房颤动或扑动史，应进行右心迷宫手术（见第 13 章）。

当三尖瓣前瓣叶较大且附着部相对正常时，折叠三尖瓣环，消除房化心室，常能获得功能正常的三尖瓣。将下移的后瓣环和隔瓣环（向上至冠状静脉窦附近）提升至右心房内的房室交界水平。使用 3-0 Ticron 缝线进行间断缝合，心房及

心室两侧的缝线用涤纶或心包垫片进行加固即可完成（图 28.3）。

⊘ 损伤右冠状动脉

必须在辨清右冠状动脉及其分支后才能进行心室折叠，以避免直接损伤或扭曲冠状动脉，引起心肌梗死。

⊘ 损伤传导组织

由于房室结与希氏束距离很近，如果缝线走行于隔瓣叶和真正的右心房之间是危险的，尤其是在冠状静脉窦左侧。

⊘ 形成动脉瘤

将缝入、穿出房化心室的褥式缝线打结后，房化心室会完全消除，不会形成室壁瘤（图 28.3）。

NB 二叶瓣化

根据三尖瓣的解剖情况，有时有可能通过改良的瓣环成形技术来消除后瓣叶，将三尖瓣转变为二叶瓣（如果隔瓣叶发育极差，可转变为单叶瓣），从而消除三尖瓣残余反流（图 28.4）。使用 3-0 Ticron 带垫片缝线间断缝合，收紧三尖瓣的后瓣环部分，即可完成二叶化成形。NB

另一种由 Carpentier 倡导的手术技术，需要将前瓣叶从前－隔至后瓣叶交界（如果存在）处暂时切下（图 28.5A）。通过切断瓣叶与右心室肌肉壁连接的纤维束带，广泛地游离前瓣叶。瓣叶腱索之间的部分需要采用保守的开窗技术。

右心室的房化部分得到充分显露。用数针 3-0 Ticron 缝线间断缝合折叠房化心室，并以同样方法缩小三尖瓣后瓣环，使右心室恢复相对正常的形状。用 4-0 聚丙烯缝线连续缝合折叠位于冠状静脉窦后方多余的心房壁。将前瓣叶用 5-0 聚丙烯缝线连续缝合再连接至纤维瓣环上。瓣膜顺时针旋转后，通常用瓣环成形环加固修复，即利用多余的前瓣弥补隔瓣处的缺失（图 28.5B）。

⊘ 瓣叶过度牵拉

如果前乳头肌位置异常，应将它从根部切下，并用 3-0 带垫片聚丙烯缝线将它重新移植到室间隔或心室壁的较高位置上。

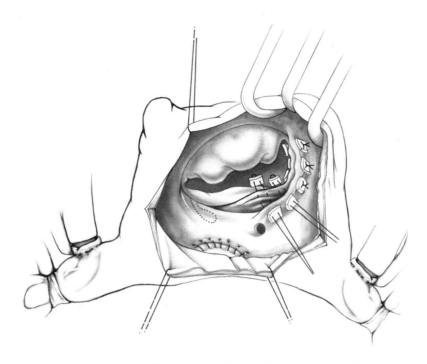

图 28.3　用带垫片的缝线修补三尖瓣、消除房化心室

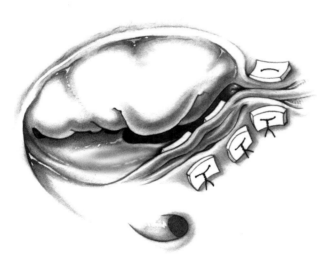

图 28.4　将三尖瓣转变成二叶瓣

⊘ 损伤传导系统

为避开传导系统，必须在冠状静脉窦右侧进行右心房的折叠。

NB 双向腔 – 肺吻合

如果右心室功能受损，双向腔 – 肺吻合可以降低右心室前负荷并可改善患者的生存率。但是，此手术使那些在日后需行消融手术或起搏器植入的患者无法使用经上肢置管的径路。在此类患者中，有些人还合并左心室功能不全，因此，在施

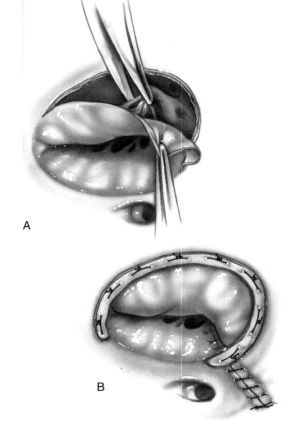

图 28.5　A. 从瓣环上切下前瓣叶以显露和切断纤维束。B. 折叠房化心室和多余的心房组织，重建前瓣叶并加固瓣环

行双向腔 - 肺分流术前,务必要明确左心房及肺动脉压力不高(见第 31 章),这一点非常重要。

NB 闭合房间隔缺损

直接缝合或使用心包或 Gore-Tex 补片关闭卵圆孔或房间隔缺损(见第 19 章)。如果右心室功能处于临界状态,可在缺损周围缝合一圈带垫片缝线,缝线穿过一根阻断带,使缺损口径可调。待右心室收缩功能改善后,在局部麻醉下即能完成缺损闭合(见第 31 章)。

替代 Carpentier 修复技术的是所谓的 Cone 手术。在标准的双腔静脉插管和心脏停搏后,在"真正"瓣环上缝置缝线,探查解剖结构(图 28.6)。在此值得注意的是 D 小静脉,它是膜性间隔和房室结的标志。然后切下前瓣叶,特别是利用前瓣叶和右心室之间的真正分层区域(图 28.7)。将瓣叶前缘的所有纤维和肌肉附着物广泛切下,注意不要将真正的腱索支撑附件的前缘切断。然后顺时针解剖全部隔瓣叶直到前 - 隔交界。隔瓣通常很小(几乎不存在),可能有多个需要封闭的窗孔(图 28.8)。在前瓣、后瓣和隔瓣均已完全游离的情况下,将后瓣的切缘顺时针旋转至隔瓣的近端边缘(与在 Carpentier 修补中一样),并将两者用 6-0 聚丙烯缝线间断缝合即完成"Cone"(圆锥)(图 28.9)。这样做,就有 360° 的瓣叶组织以组成新的三尖瓣开口,特别是沿着先前隔瓣区域构建瓣叶。随着圆锥的回缩,将房化右心室区域纵向缝闭,注意保护右冠状动脉(就位于该区域的外面)(图 28.10)。心外膜向内形成"皱褶"。与 Carpentier 技术一样,纵向折叠(与水平折叠不同)将保留真正的三尖瓣环的高度,而不是人为地将其进一步向下移位。

NB 关闭房化心室

缝线朝向房室沟,但不超过房室沟,以使右冠状动脉的走行不发生扭曲(图 28.1)。

小心缝置用于消除房化心室的间断缝线(图 28.11)。然后,将新构造的"圆锥"(三尖瓣)重新吻合到真正的瓣环水平;如果采用连续缝合

技术,在这里建议使用多条间断的缝线来加固。通常,必须折叠瓣环以适应周长较小的圆锥(图 28.12)。同样,尽管缝线必须足够深才能牢固,但是注意避免损伤邻近的右冠状动脉,这一点非常重要。

NB 圆锥的额外支撑

通常需要额外的折叠缝线,如果患者为成人,需植入瓣膜成形环以全面支撑圆锥。

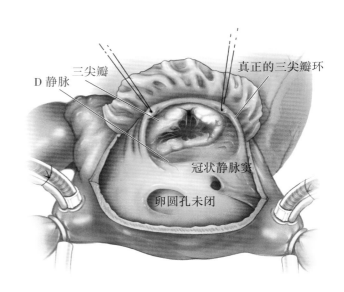

图 28.6 显露准备修补的瓣膜。注意修补的瓣膜将要固定到的"真正"三尖瓣环的位置,以及 D 静脉(它通常表示传导系统的区域)

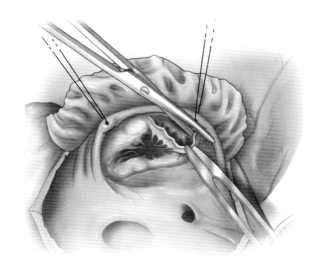

图 28.7 初始的前瓣切口顺时针方向延伸,同时分离下面附着的纤维

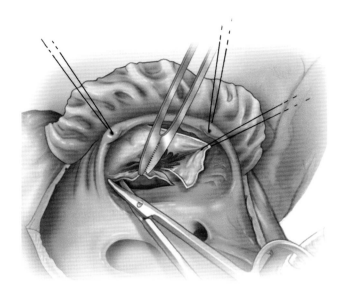

图 28.8　延伸切口至隔瓣，无论其有多小

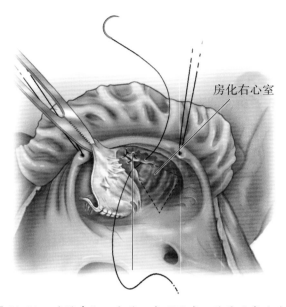

图 28.10　旷置房化心室的三角形区域。需要注意这些缝合线的深度，以免损伤右冠状动脉

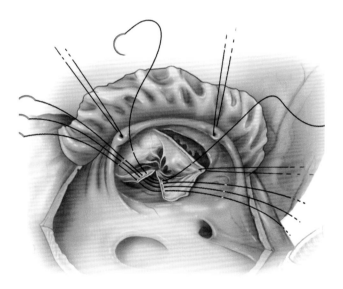

图 28.9　隔瓣和前瓣的边缘缝合，开始形成圆锥

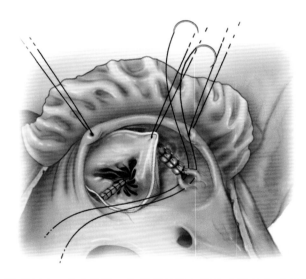

图 28.11　完成旷置，使用间断缝合消除旷置部分顶部的所有"盲袋"

　　完成重建后用盐水进行静态测试以确认瓣膜功能良好。任何残余漏或瓣叶开孔都要处理，未闭的卵圆孔也一样（如图所示）。通常情况下，需行右心房减容术，然后关闭心房切口。在示意图中，重建的圆锥现位于真正的瓣环水平，已被垂直折叠的房化右心室维持此高度，并且瓣环本身尺寸已被缩小并得到支撑（图 28.13、图 28.14）。

NB 右心室减容需求

　　如果右心室不足以支持全部的心排血量时，

则可以建立 Glenn 腔 – 肺连接以减少部分容量负荷。

三尖瓣置换

　　当畸形造成了右心室内的梗阻，可切除三尖瓣并置换合适的人工瓣膜。如果瓣膜修补后仍然存在轻至中度以上的反流，提示需行瓣膜置换。在三尖瓣置换中，切除后瓣及隔瓣组织，但前瓣叶组织往往被纳入固定瓣膜的缝合中。由于三尖瓣位置异常导致传导系统的位置模糊，故可利用冠状静脉窦上方的真正心房壁建立一个新的瓣环，将人工瓣用多条 2-0 Tevdek 带垫片缝线间断、外翻褥式缝合至新瓣环上（见第 8 章）。

🚫 损伤传导组织

在缝合中，缝合真正的心房壁而不是隔瓣环，可避免损伤传导系统。或者，可以将一块经戊二醛处理的自体心包或牛心包缝到右心房壁上。从前 - 隔交界开始缝合，在房室结水平之上和冠状静脉窦之内继续缝合，最后返回至后瓣环。然后将瓣膜缝合环缝合到此补片上，以避免缝线穿过隔瓣环。

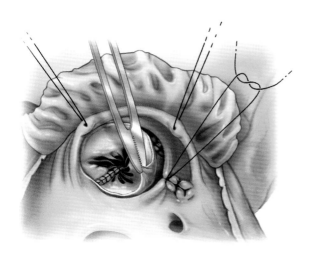

图 28.12　折叠真正瓣环边缘使其尺寸适合圆锥再附着

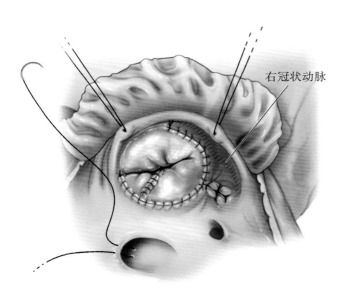

图 28.13　圆锥再次附着到真瓣环上，可能需要间断缝合甚至缩环成形。阴影线表示右冠状动脉的走行

右冠状动脉

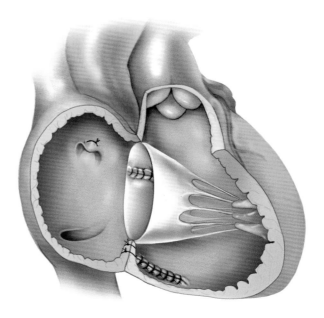

图 28.14　已完成 Cone 手术的示意图，将心房垂直折叠后重新连接到真正的瓣环上

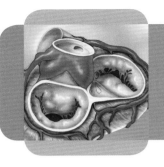

第 29 章
主动脉弓离断及发育不良

主动脉弓离断

主动脉弓离断是一种少见的心脏畸形，需要动脉导管的开放才能维持生存。常合并室间隔缺损及由于圆锥间隔错位所导致的左心室流出道狭窄，其他的合并畸形包括主动脉瓣二叶瓣畸形、永存动脉干及主-肺动脉窗。主动脉弓可能在以下 3 个部位发生离断，分别位于：左锁骨下动脉远端（A 型），左总颈动脉和左锁骨下动脉（B 型）之间，以及无名动脉和左颈总动脉之间（C 型）（图 29.1）。B 型是主动脉弓离断最常见的类型，C 型则非常罕见。

主动脉弓发育不良

主动脉弓发育不良可伴有或不伴有局限性缩窄。无名动脉和左颈总动脉之间的近端弓发育不良的定义为其直径小于升主动脉的 60%。如果左颈总动脉和左锁骨下动脉之间的远端弓的直径小于升主动脉的 50%，则认为该弓发育不良。主动脉弓发育不良可能同时合并室间隔缺损和其他先天性心脏病。

主动脉弓离断或发育不良的患者，其症状通常在新生儿期出现，此时动脉导管闭合，流向降主动脉的血流中断或严重受限。随后即会出现低心排血量及代谢性酸中毒。应立即给予前列腺素 E_1 来开放动脉导管，改善主动脉远端灌注。当患者的一般状况得到改善及低心排血量得到纠正后，需考虑亚急诊手术进行干预。一期矫治主动脉弓和相关心脏缺陷是首选。

切 口

正中开胸。次全切除胸腺（如有）以充分游离主动脉弓的分支。

插 管

传统上，主动脉弓手术常采用深低温停循环技术。近来，提倡在重建主动脉弓的过程中采用低流量的顺行脑灌注，以避免或尽量缩短停循环和脑缺血的时间。

在升主动脉的远端右侧，于无名动脉起始部附近缝置荷包。对于主动脉弓离断的患者，需在肺动脉近端再缝置一个荷包。游离左、右肺动脉，并用硅橡胶止血带环绕。在主动脉弓离断的动脉管路上使用 "Y" 形连接头，连接可弯曲的 8~10F 双主动脉插管。主动脉弓发育不良则只需单一主动脉插管。然后通过右心耳荷包缝线置入右心耳插管。如果需要同时处理心内畸形，则需行双腔静脉插管。通过右上肺静脉置入一个引流管（见第 4 章）。当开始体外循环时，收紧左、右肺动脉的止血带，以防止肺动脉床奢灌。

通用技术

在降温过程中，游离无名动脉、左颈总动脉和左锁骨下动脉，并分别放置紧缩带。一并游离动脉导管及降主动脉至左支气管水平。同时可以阻断主动脉并在主动脉根部灌注心脏停搏液，完成心内畸形矫治。而后将主动脉插管送入无名动脉，收紧无名动脉周围的紧缩带。泵流量减至

10~20mL/（kg·min），并适当调整流量，以保持右桡动脉血压在 30~40mmHg 水平。收紧左颈总动脉和左锁骨下动脉上的紧缩带，并用弯曲的血管钳阻断远端降主动脉。

NB 右锁骨下动脉异常起源

如果右锁骨下动脉异常起源于降主动脉，在低流量脑灌注时，需监测右侧颞动脉的压力；或者使用双侧近红外光谱（NIRS）帮助评估双侧大脑半球血流，这一措施更为常用。

NB 替代的插管技术

无论患者是否需要体 - 肺分流，外科医生可以选择将 3mm 或 3.5mm 的 Gore-Tex 管道端 - 侧缝合至无名动脉，在管道内插入并固定一根尖端呈橄榄样的动脉插管，普通小动脉插管亦可。阻断无名动脉近端后，再进行低流量脑灌注。也可

在短暂的低温停循环下切开主动脉弓，在直视下将动脉插管置入无名动脉。随后收紧无名动脉周围的紧缩带，并开始低流量脑灌注。随后即可开始主动脉弓手术。

NB 在阻断头部血管并开始低流量脑灌注之前，要在患者头部周围放置冰袋降温。

主动脉弓离断手术技术

游离动脉导管，用 6-0 或 7-0 聚丙烯线缝合其肺动脉断端。须彻底切除主动脉末端所含有的所有导管组织。沿升主动脉左后外侧做切口，通过将切口延伸至左颈总动脉（B 型离断）或左锁骨下动脉（A 型离断），扩大切口至接近降主动脉腔。

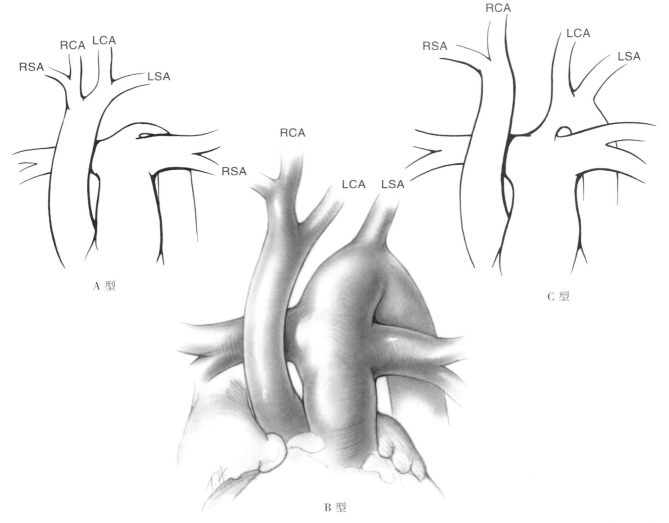

图 29.1 主动脉弓离断的分型。RSA：右锁骨下动脉；RCA：右颈总动脉；LCA：左颈总动脉；LSA：左锁骨下动脉

牵拉先前放置在降主动脉上的血管弯钳，使降主动脉无张力地靠近主动脉近心端。用 6-0 或 7-0 聚丙烯线连续缝合将主动脉的这两端端 – 侧吻合到一起（图 29.2）。或者，降主动脉的上端直接与升主动脉远端的开口吻合。然后用菱形的同种肺动脉补片修补吻合口下部（图 29.3）。

⊘ 右锁骨下动脉异常起源

右锁骨下动脉偶尔会起源于 B 型主动脉弓离断的降主动脉上段。这可能需要将其结扎两道后切断，以充分游离降主动脉段，确保吻合无张力。

NB 补片扩大技术

如果重建的主动脉弓仍较细小，可能需要用补片进行扩大，特别是在横跨吻合口缝线处。

NB 左支气管受压梗阻

左主支气管位于升主动脉后方，与降主动脉及左肺动脉相毗邻。如果在吻合前未能充分游离主动脉弓分支及降主动脉，可能会在左主支气管上方形成弓弦效应，压迫左主支气管。降主动脉必须从周围组织充分游离出来，超过左主支气管的远端，以防止这种并发症。对于主动脉弓离断距离较远的 B 型离断尤其如此。

NB 一种较少见的情况是

一种较少见的情况是，尽管已充分游离了主动脉弓分支血管和降主动脉，仍不能实现直接吻合，甚至加用补片仍不能扩大吻合口。如果这一情况发生在 B 型主动脉弓离断中，可将左锁骨下动脉结扎两道并切断，以增加降主动脉段的游离度（图 29.4）。或者，将左锁骨下动脉外侧壁与同种肺动脉补片的内侧一起缝制成延长降主动脉的血管。游离锁骨下动脉到其远端的第一个分支，在这个水平结扎后横断。对于 A 型弓离断，从弓的远端开始将锁骨下动脉沿其外侧面纵向切开。将其向下反折，并用 7-0 聚丙烯缝线将其与降主动脉外侧壁连续缝合。对于 B 型弓离断，沿锁骨下动脉长轴的切口从降主动脉末端向内侧壁延伸。在这种情况下，它是向上翻折并吻合到主动脉弓远段的上壁。在这两种类型的弓离断中，弓底和降主动脉内侧剩余的缺口均用一块同种肺动脉补片修补。

NB 迷走锁骨下动脉

如果存在迷走右锁骨下动脉，只有牺牲双侧锁骨下动脉才能使降主动脉充分游离，从而降低左侧支气管受压梗阻或吻合口张力过高的可能

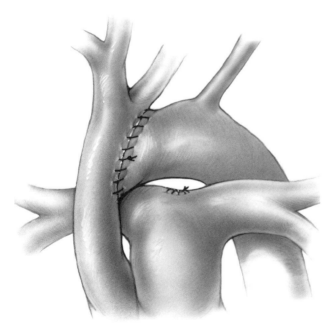

图 29.2　完成 B 型弓离断的一期修复。已切除导管组织，充分游离的降主动脉与升主动脉远端后外侧吻合

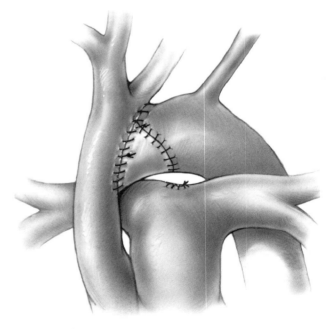

图 29.3　降主动脉和升主动脉远端行部分直接吻合，使用同种肺动脉补片修补吻合口下部

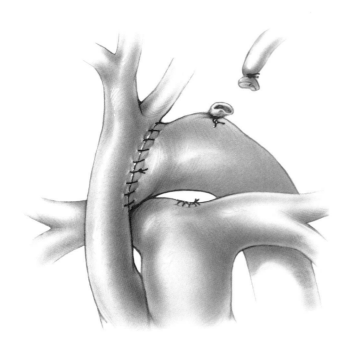

图 29.4 如果吻合口张力过大，离断左锁骨下动脉能让降主动脉活动度增加

性。但这大大增加了术后监测吻合口压力差的复杂性。

手术技术：主动脉弓发育不良

游离动脉导管，肺动脉端用细聚丙烯线缝合。必须切除所有的导管组织。将主动脉弓下方的开口向远端延伸至降主动脉。用反向 Potts 剪刀或海狸刀片剖开主动脉弓底，切口从动脉导管开口直到升主动脉（图 29.5）。用 7-0 聚丙烯缝线将一块矩形同种肺动脉补片缝入主动脉降段切口起始处（图 29.6）。先完成后缘的缝合，再缝合切口前缘。

⊘ 导管组织残留

由于动脉导管组织易碎的特性，其残留在主动脉弓内可能导致缝合缘出血，甚至该区域的补片发生哆裂。残留的导管组织也可能导致晚期主动脉弓收缩和狭窄。

NB 主动脉弓再梗阻

动脉导管组织切除不完全是主动脉弓发育不良矫治术后主动脉弓狭窄复发的重要原因之一。因此，许多外科医生会环周切除与导管连接处的

主动脉部分。采用连续的 7-0 聚丙烯缝线将主动脉弓远心端与降主动脉近心端的后外侧壁端 - 端吻合（图 29.7）。吻合完毕后分别打结。在降主动脉前内侧壁上做纵向切口，以劈开任何残留的导管组织。然后剪取一块同种肺动脉补片，用 7-0 聚丙烯线连续缝合重建弓和降主动脉留下的缺口（图 29.8）。

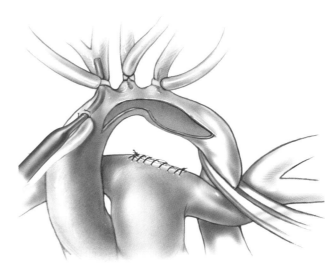

图 29.5 主动脉弓发育不良：游离切除导管组织，并切开主动脉弓弓底。主动脉插管已进入无名动脉用于低流量脑灌注

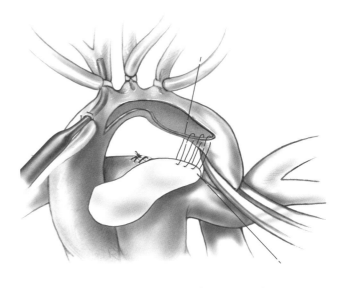

图 29.6 同种肺动脉补片扩大主动脉弓

NB 短段主动脉缩窄

如果出现短段的主动脉缩窄，则将其切除。充分游离降主动脉，扩大降主动脉及主动脉弓下侧切口，完成端 – 端吻合。在降主动脉的侧面和主动脉弓的下侧各做一个切口。用 7-0 聚丙烯线连续缝合完成吻合（见第 15 章）。

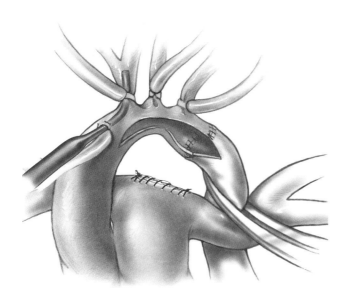

图 29.7　切除连接导管处一圈的主动脉。重新连接降主动脉后外侧和远端弓

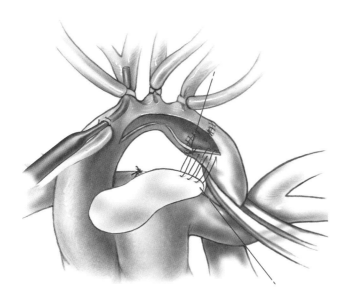

图 29.8　用一块同种肺动脉补片缝闭弓和近端降主动脉余下的缺损

完成手术

在完成吻合准备缝线打结之前，取下降主动脉上的阻断钳，使升主动脉远端排气。将动脉插管重新放入升主动脉。撤掉无名动脉、左颈总动脉、左锁骨下动脉上的紧缩带，恢复全流量体外循环。如果存在心内畸形，可以在弓重建前或重建后阻断主动脉，全流量体外循环下进行修复。复温完成后，常规撤停体外循环。

⊘ 出　血

如果弓部吻合口张力过大，出血则会相当常见。组织的脆性也会增加出血的风险，原因通常是缝合线内有导管组织残留。局部应用纤维蛋白胶可能有助于控制针孔出血。在出血点周围的浅表外膜做"8"字缝合可能对持续出血有一定帮助。多处大的撕裂则需要在重建体外循环、全身降温和低流量脑灌注下重新翻修主动脉弓。这可能需要更进一步地游离降主动脉和（或）切除保留的导管组织。

⊘ 喉返神经和膈神经损伤

喉返神经和膈神经在主动脉弓离断或发育不良的矫治过程中都有受损的风险。应注意识别和保护这些神经。

NB 术后左支气管受压

尽管已充分游离降主动脉，但仍有少数弓矫治的患者表现出左支气管受压的征象。传统上，这种并发症的处理方法是将升主动脉固定在胸骨后方，但手术结果并不确定。像单心室这类需要再次手术的患者，主动脉固定术可能是禁忌。此时，可能需要用人造血管延长升主动脉或主动脉弓，通常使用 Gore-Tex 或 Hemashield 人造血管。

NB 左心室流出道梗阻

在一些主动脉弓离断伴室间隔缺损的病例中，需要关注小的左心室流出道梗阻，如果主动脉瓣下有一个后偏的室间隔缘，此时出现左心室流出道梗阻极具挑战性。在这种情况下，有时可以切除阻塞的间隔，或采取更常用的方法，即在用补片修补室间隔缺损时将间隔"拉出"主动脉瓣下区域（图 29.9）。其他的左心室流出道极

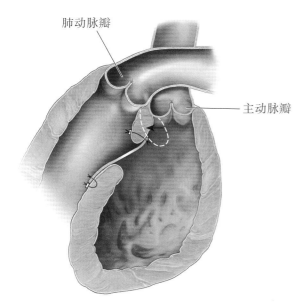

肺动脉瓣

主动脉瓣

图 29.9 闭合室间隔缺损时将主动脉瓣下间隔残端向右牵拉

度狭窄的患者可能需要行 Yasui 手术进行重建。

Yasui 手术

对于左心室流出道非常小的主动脉弓离断伴室间隔缺损的患者，另一种双心室修补方法涉及以下原则：矫治离断的主动脉弓，Damus-Kaye-Stansel 术式连接肺动脉近端与小升主动脉，经右心室切口关闭室间隔缺损，使左心室血液通过室间隔缺损到达肺动脉瓣，建立一个右心室到肺动脉的管道。这种手术也被用于罕见的、两个心室的大小适当且存在室间隔缺损的左心发育不良综合征患者。

Damus-Kaye-Stansel 与 Norwood 重建类似，用该术式完成主动脉弓重建，可使直径较小的降主动脉与较粗的 Damus-Kaye-Stansel 重建的新的主动脉根部之间缓和地变细。行右心室切口显露膜周部缺损。如有必要，可沿室间隔缺损右上方

远离传导系统的部位将其扩大（图 29.10）。

NB 与 Ross 手术中的切口类似，此术式的右心室切口，必须在认清肺动脉瓣后向下方延伸，可能要达到右心室游离壁的下方。**NB**

用聚四氟乙烯（PTFE）补片或剪成两半的人工涤纶管道（与 Rastelli 手术一样）引导通过室间隔缺损的血流流向肺动脉瓣。板障的上端固定在心室切口的最上 / 前端，板障的下端固定在圆锥乳头肌附近（图 29.11）。三尖瓣附近区域的板障最好缝到三尖瓣瓣环上。

利用右心室切口，以同种血管在右心室和切断的主肺动脉之间建立连接，从而达到双心室修复（图 29.12）。

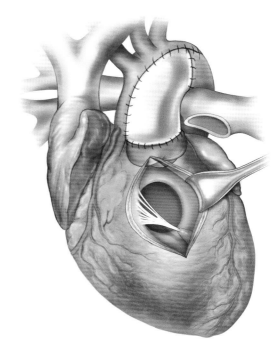

图 29.10 行右心室垂直切口显露膜周部缺损，并显示出需要扩大室间隔缺损时的"安全区"

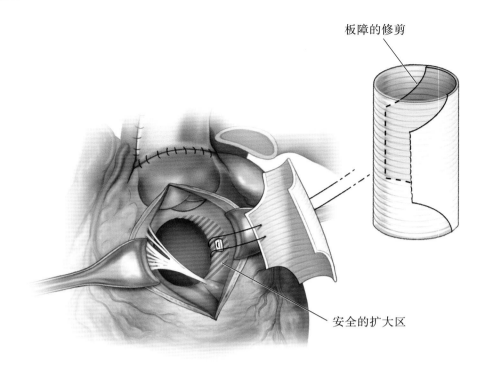

板障的修剪

安全的扩大区

图 29.11 将涤纶人造血管剪成两半来制作板障

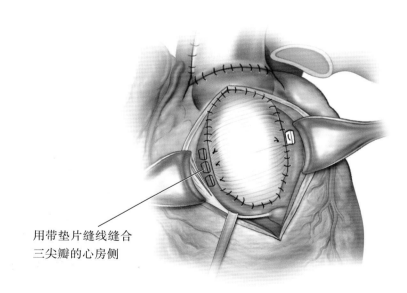

用带垫片缝线缝合
三尖瓣的心房侧

图 29.12 在三尖瓣隔瓣下缝合完成的心内板障（通常是间断缝合），然后通过右心室切口将肺动脉与右心室连接

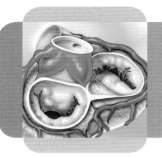

第 30 章
Norwood 手术

左心发育不良综合征是最常见的先天性心脏病之一（译者注：此疾病在西方国家发生率较高），患者只有一个发育完全的心室。在出生后第 1 年即出现症状的先天性心脏缺陷中，发病率排名第 4 位。解剖特征包括主动脉瓣闭锁或严重狭窄，伴有明显的左心室发育不良或缺失。升主动脉很细小，直径通常只有 2~3mm，二尖瓣发育不良或闭锁。未闭的动脉导管是充当全身灌注的唯一途径。

除了有潜在的或明显的左心室流出道梗阻，还可合并单心室的其他畸形，包括三尖瓣闭锁伴大动脉转位和单心室伴左心室流出腔。球室孔狭窄可导致主动脉瓣下梗阻，此类患者行肺动脉环缩术可导致主动脉瓣下梗阻的发生。

Norwood 术适用于所有的单心室合并或有潜在体循环梗阻的患者。它需要创建或保留理想的血流动力学和解剖，为成功施行 Fontan 术做准备。

在最初的姑息治疗阶段有 3 个重要的基本概念。

1. 主动脉必须与单心室直接相连，以提供从单心室到体循环的无梗阻的血流，并有生长的潜能。

2. 必须调整肺动脉血流，以避免出现肺血管病变；尽量减少单心室的容量负荷，以保持长期心室功能；同时需避免肺动脉扭曲。

3. 当左侧房室瓣狭窄或闭锁时，必须建立大的房内交通，以避免出现肺静脉梗阻及高压。

左心发育不良综合征的一期姑息性重建

可在产前经胎儿超声心动图做出诊断，以便提前准备，从分娩时即对新生儿进行管理。术前管理包括持续输注前列腺素 E_1 以保持动脉导管开放。肺循环和体循环的平衡对这些患者的生存至关重要。限制性的房间隔缺损限制了肺的过度循环，应避免球囊房间隔造口术或房间隔切除术可能导致的血流动力学恶化。相反，真正的限制性心房交通可能增加肺血管阻力并明显增加围手术期死亡率。在这种情况下，小心地用气囊行房间隔造口术可以减轻梗阻，且不会引起肺奢灌。此外，过度通气和增加吸氧浓度可降低肺血管阻力，导致体循环灌注减少而肺血流量增加。这些患者在呼吸室内空气时最常表现为肺换气不足。

传统上，这种手术是采用深低温停循环下重建主动脉。近来，大多数机构使用选择性脑灌注以避免或尽量减少使用停循环的技术。

切　口

采用正中开胸，切除胸腺。如果打算植入 Sano 型右心室 – 肺动脉分流管，可以在开胸之前就用一块已经用皮肤打孔器打好孔的 Gore-Tex 补片和人工管道（直径通常为 5~6mm）做好"礼帽"样结构装置（图 30.1）。

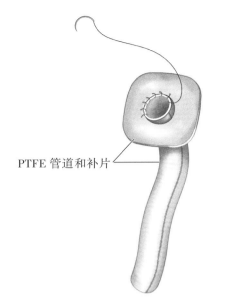

图 30.1 用 PTFE 管道和"裙边"制作 Sano 插入位点

插 管

无论选择哪一种分流方式重建肺血流，均用 7-0 聚丙烯线连续缝合，将 3.0 mm 或 3.5 mm 的 Gore-Tex 管道与无名动脉吻合。在右心耳缝置荷包。用硅橡胶带环绕右肺动脉和左肺动脉。动脉插管排气，并将插管深入 Gore-Tex 血管几毫米，收紧荷包缝线。在右心耳放置一根静脉插管，开始体外循环。收紧肺动脉周围的硅橡胶带，防止肺窃血，以保证满意的全身灌注。在等待降温时，游离升主动脉与主肺动脉间隔，游离主动脉弓分支血管。无名动脉、左颈总动脉和左锁骨下动脉用硅橡胶带为内芯的紧缩带环绕、阻断。钝性游离远端主动脉弓和降主动脉至左支气管水平。

🆖 插管之前，在患者头部周围放置冰袋。

🆖 对于主动脉弓横弓发育不良的患者，经动脉导管插入的第二插管可以改善下半躯体的灌注和降温。

🆖 严重主动脉瓣闭锁患者（升主动脉 < 2mm）游离主动脉要小心，以免扭曲大血管，引起冠状动脉缺血。

手术步骤

至少降温 15~20min 至体温 18℃以后，将另一根动脉插管排气后插入并固定到 Gore-Tex 血管

上。使用单根插管时，短暂的深低温停循环后，从肺动脉上取下插管，再插入人造血管。先前放置的止血带用于阻断无名动脉近端、左颈总动脉和左锁骨下动脉（图 30.2）。移除肺动脉插管。用弯曲的阻断钳阻断降主动脉远端。泵流量降至 10~20mL/（kg·min）。切断动脉导管，结扎或用 6-0 聚丙烯线连续缝合肺动脉端。将主肺动脉在发出右肺动脉水平横断（图 30.2）。如果拟行主动脉 – 肺动脉分流，则用一块 Gore-Tex 补片修补远端肺动脉切口，或用已经制作好的 Sano 型的"礼帽"样装置修补远端肺动脉切口（图 30.3）。

🆖 心肌保护

阻断胸主动脉和主动脉弓分支血管后，从主动脉插管的侧孔灌注冷血心脏停搏液。通过动脉导管、弓和升主动脉逆行灌注冠状动脉循环。🆖

短时间的停循环或持续的低流量脑灌注，用泵吸引器回收静脉血，切除房间隔。这可以通过临时移除右心房插管来完成，或者在右心房做小切口，建立足够的房间隔交通后，再用 6-0 聚丙烯线缝合切口。

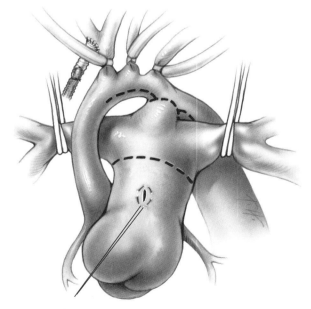

图 30.2 在降温过程中闭塞肺动脉。与无名动脉吻合的 Gore-Tex 管用于脑灌注。低流量脑灌注时缩紧无名动脉、左颈总动脉和左锁骨下动脉的止血带。如果有经动脉导管插管，则用荷包标记动脉导管的位置

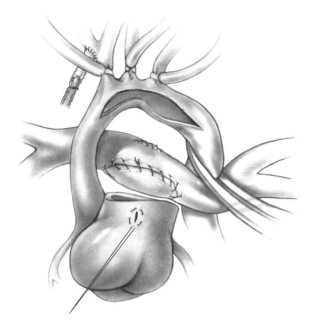

图 30.3 横断肺动脉主干，用补片闭合汇合部。缝闭导管的肺动脉端，切开降主动脉近心端和弓

重建主动脉弓

补片重建技术

在动脉导管的主动脉开口处，沿降主动脉内侧向远端延伸 10~15mm。切口沿主动脉弓小弯侧向近端延伸至升主动脉弓的左侧，止于肺动脉近端横断水平。

⊘ 残留导管组织

切除主动脉弓及降主动脉上所有导管组织，如果存在缩窄，缩窄组织也需一并切除。缝到导管组织可能会导致出血或吻合口裂开。另外，残余的导管组织可能导致重建的主动脉弓晚期狭窄。大部分患者需要环形切除导管周围的主动脉组织。用聚丙烯线连续吻合降主动脉段和远段主动脉弓切口的后外侧。吻合完毕后打结，更换缝线缝补片。⊘

剪取椭圆形的补片来重建降主动脉近心端、主动脉弓和升主动脉。用 7-0 双头针聚丙烯线从降主动脉切口最远心端开始与同种肺动脉壁补片缝合，连续缝合后壁至升主动脉，即主动脉切口近心端上 5mm 处停止。换针缝合前壁至主动

切口近心端上 5mm 停止。

🄽 补片材料

从成人同种肺动脉壁剪取的补片具有自然弯曲的形状，可以模仿主动脉弓小弯的曲线，而且操作简便、止血效果好。但是存在可获得性差及成本的问题，同时，考虑到有传播病毒及产生细胞毒性抗体的风险，因此会限制其作为补片材料。一些外科医生推崇使用牛心包或其他替代材料，切成曲线形的两片，然后沿着它们的凹面缝在一起来制作成主动脉弓形状的补片。

🄽 主动脉弓的缝合

交替牵拉左侧颈动脉止血带和无名动脉止血带可以更好地显露主动脉弓下的前后缘缝合路径。🄽

将主肺动脉吻合到升主动脉，注意避免主动脉根部扭曲。此处用 7-0 聚丙烯线间断缝合来避免主动脉根部切口的荷包效应。间断缝合至与升主动脉和同种肺动脉之间的补片的缝合线汇合，打结，然后将补片缝合线打结（图 30.4）。向上牵拉同种肺动脉壁补片和肺动脉，修剪补片呈风帽样，用 7-0 聚丙烯线连续缝合肺动脉和补片（图 30.5）。

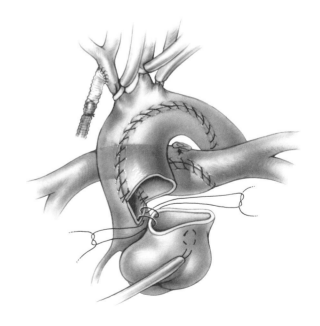

图 30.4 用同种肺动脉的三角形补片重建主动脉。间断缝合将肺动脉近端与主动脉根部吻合

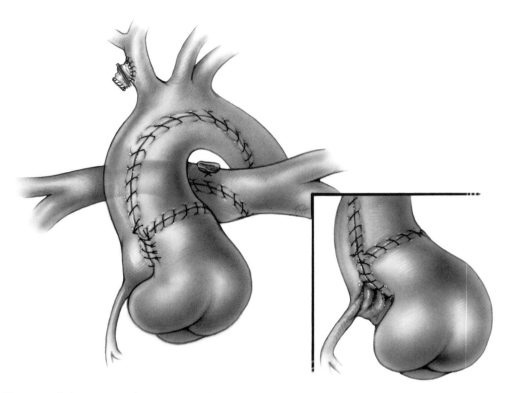

图 30.5 完成主动脉重建，无名动脉旁路侧支用金属夹夹闭。右图：由于肺动脉近端与主动脉切口吻合错位或荷包效应造成主动脉近端扭曲

⊘ 新主动脉压迫肺动脉

同种补片不可太大或保留太多，否则可能压迫主肺动脉，尤其在原始升主动脉直径大于 3~4mm 时容易出现。同种肺动脉移植组织是可延展的，修剪补片时就应考虑到这一点。

NB Damus 改良术式

对于左心室双入口或二尖瓣闭锁伴右心室双出口的患者，最好采用改良的 Blalock-Taussig 分流，从而避免切开左心室，且需要重建的大血管尺寸大而容易操作。对于这些患者，Damus 连接双动脉的改良通常是最简单的（图 30.6）。

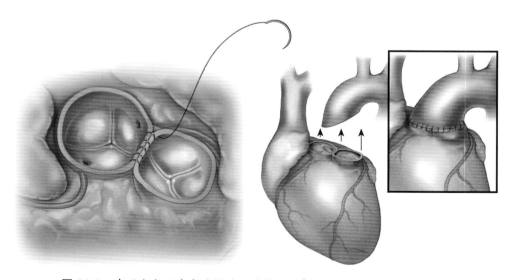

图 30.6 有两个大尺寸半月瓣的双动脉干改良 Damus-Kaye-Stansel 重建术

⊘ 冠状动脉受损

当吻合一条细小的升主动脉到主肺动脉的近端时，必须小心仔细，以避免冠状动脉梗阻（图30.5 右图）。一些外科医生建议在肺动脉瓣窦内做切口，以扩大细小的主动脉和肺动脉的交通。

Ⓝ 改良补片技术

一些外科医生使用一块同种肺动脉补片从降主动脉开始扩大切口，跨过主动脉弓，向下到升主动脉，止于窦管交界水平。补片大部分使用 7-0 聚丙烯线连续缝合，但是升主动脉近心端采用间断缝合。在主动脉弓下的补片上做一个切口，将肺动脉远心端与补片切口吻合。此式的缺点是补片不具有生长潜能，会环形限制吻合到补片切口的肺动脉生长。

直接吻合弓重建

切除动脉导管和导管连接部分的主动脉（图30.7）。切口沿主动脉弓下侧向近端延伸至无名动脉水平（图30.8），吻合降主动脉至主动脉弓的后侧壁（图30.9）。

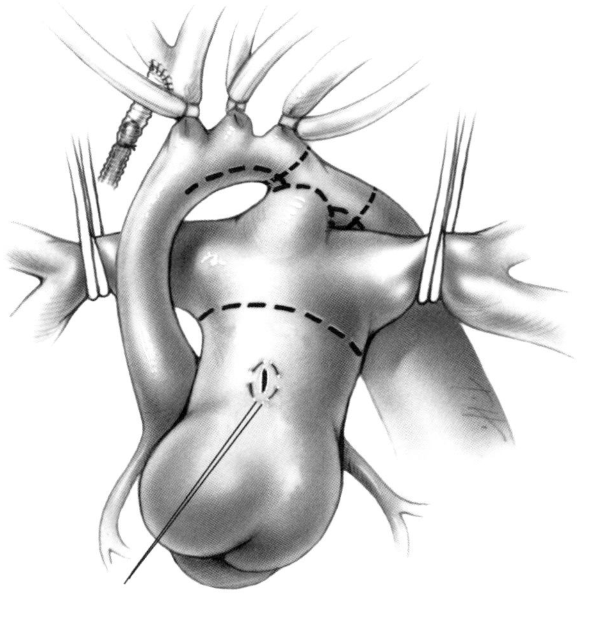

Ⓝ 升主动脉细小

如果升主动脉直径小于 3~4mm，在发出无名动脉附近横断升主动脉，远端开口可吻合到主动脉弓切口或单独用线连续缝闭（图30.9）。

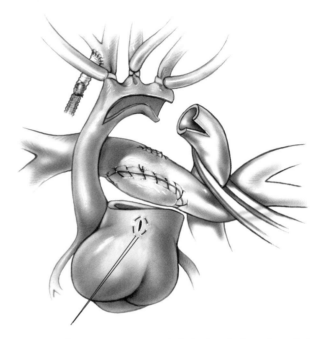

图 30.8 横断主肺动脉，用补片修补汇合部。缝闭动脉导管肺动脉端，切除导管周围主动脉段及弓部切口

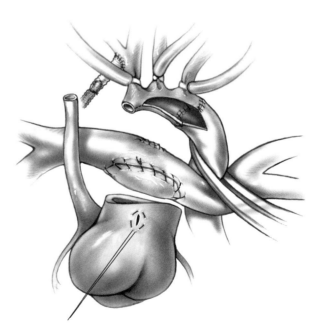

图 30.9 切断细小的升主动脉。远端开口可与主动脉弓下方的切口相连（虚线）

图 30.7 在降温过程中阻断肺动脉。低流量脑灌注过程中阻断无名动脉、左颈总动脉和左锁骨下动脉。虚线表示切除所有导管组织的切口

将肺动脉上提至主动脉弓切口。如果主肺动脉足够长，就可以不使用补片，而是将其直接吻合到主动脉弓切口上（图 30.10）。用 7-0 聚丙烯双头针缝线，从降主动脉切口开始缝合，针首先自肺动脉内进外出，然后在主动脉外进内出。连续缝合后壁至弓的近心端切口。换针在降主动脉内进外出，连续缝合前壁至与前一缝线汇合。

⊘ 降主动脉游离不充分

降主动脉游离要充分，应至少超过动脉导管开口 1cm，以避免吻合口张力。在降主动脉上置入弯曲的阻断钳可以使其保持在固定的位置并更好地显露吻合口（图 30.10）。

⊘ 主肺动脉长度不足

右肺动脉开口离肺动脉瓣的距离存在较多变异。如果距离较近，则主肺动脉横断后可能不足以达到主动脉弓，然后用一块矩形或椭圆形的同种肺动脉补片来扩大主动脉弓和降主动脉切口的后壁（图 30.11）。继之将主肺动脉向后缝合到肺同种补片上，前壁直接缝合到主动脉弓切口前缘。

⊘ 主 - 肺动脉窗狭窄

直接将短的主肺动脉吻合到主动脉弓可能导

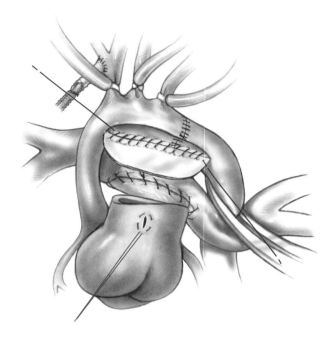

图 30.11 用一块同种肺动脉补片扩大主动脉弓后壁

致主 - 肺动脉窗狭窄，因为吻合会向下牵拉主动脉弓，向后拉新主动脉根部。这会导致左肺动脉或左支气管受压的严重后果。

NB 导管组织延伸

一些患者的导管组织会延伸到左锁骨下动脉和左颈总动脉之间的主动脉弓处。其他有较长动脉导管的患者，可能会导致导管组织切除后降主动脉较短，此时禁忌直接吻合。

NB 降主动脉的切口

一些外科医生主张在切断的降主动脉内侧开一个 5~10mm 的口（图 30.10）。这一措施可以分隔任何可能残留的导管组织。随后将主肺动脉吻合到降主动脉及主动脉弓的切口上。NB

如果横断了主动脉，则将其修整成 10~15mm 长，并将开口修成斜口（图 30.12）。使用 2.8mm 主动脉打孔器在主肺动脉的后侧壁上打合适大小的圆孔。用 7-0 和 8-0 聚丙烯线做端 - 侧吻合。

⊘ 升主动脉过长

如果细小的主动脉留得太长，它可能会扭结，从而导致冠状动脉缺血。

⊘ 吻合口的荷包效应

如果升主动脉直径 ≤ 2mm，则主肺动脉和

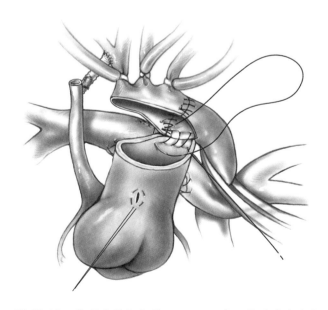

图 30.10 使用自体组织的 Norwood 术，肺动脉底吻合至近端降主动脉及弓下侧。注意降主动脉内侧的切口已切除了残余的导管组织

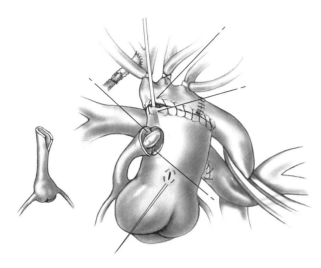

图 30.12 将细小的升主动脉与主肺动脉（新主动脉根部）后外侧相吻合。注意探子通过主动脉弓吻合口插入，以防止升主动脉吻合口的荷包效应

主动脉弓吻合完后的缝线暂不打结。当升主动脉吻合完毕后，通过主动脉弓吻合口用 1.5mm 或 2mm 冠状动脉探子插入至升主动脉，然后在探子上打结，以避免出现吻合口荷包效应（图 30.12）。

肺动脉血流

习惯上，在这些患者中，使用一个 Gore-Tex 管道连接无名动脉到右肺动脉近心端的体 – 肺分流，来提供控制性的肺动脉血流。近来，一些中心改用右心室 – 肺动脉连接来提供肺血流。此分流的潜在优势是，舒张压升高可以改善冠状动脉灌注，同时减少围术期的分流管栓塞；但还存在一些待解决的问题，如分流管的最佳材料和大小及其对肺动脉生长的影响，以及右心室切开对心室功能的影响。在肺动脉分叉处横断主肺动脉后，在右心室流出道标记合适的切口。小心地将切口置于肺动脉瓣下方 1.5~2.0cm 处。将带 Gore-Tex 管道的汇合处补片吻合至肺动脉分叉处的切口。

右心室 – 肺动脉分流术

在复温过程中，在先前标记的位置切开右心

室。人造血管的近端斜切至适当长度，并与右心室切口吻合（图 30.13）。

⊘ 肺动脉瓣损伤

需在肺动脉瓣叶下小心定位右心室切口，因为患者的肺动脉瓣会成为新的主动脉瓣。在肺动脉根部打开时标记切口位置是避免损伤该瓣膜的最好方法。

⊘ 右心室切口的大小

已观察到这些右心室分流口的动态狭窄。已有心室内膜向管内生长并造成堵塞的报道。必须充分切除肌肉和下面的心内膜，但要谨记切口的心室为体循环心室，切口不可大于分流通畅所需要的大小。一些医生使用主动脉打孔器来清除切口下的右心室肌肉。如果采用"扣篮"技术（见下文），可使用适当大小的皮肤打孔器（图 30.14）。

NB 为方便第二阶段手术，一些外科医生将连接右心室 – 右肺动脉的管道放置到新主动脉右侧。这一操作可以让二次手术时更易移除人工材料，并简化任何狭窄吻合口的重建。标准的左侧分流

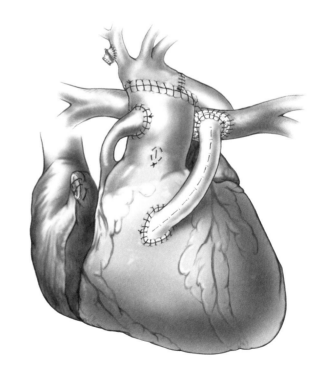

图 30.13 右心室 – 肺动脉分流术。远端吻合于肺动脉汇合处的补片上，近端与右心室切口吻合

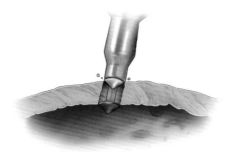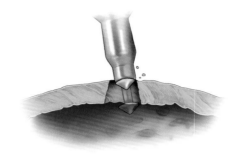

图 30.14　用打孔器清除右心室切口下的肌肉来扩大近端的右心室切口

管也可以用 Gore-Tex 胶条或硅橡胶条环绕，胶条留长并置于新主动脉前面。在二期手术时，这一标志可使人造血管更容易被找到及游离。

NB 尽管很多中心都采用了这一技术，但其长期的影响尚不明确。这种来源的肺动脉血流可能尤其适合于低出生体重的患儿，对于这些患儿，3.5mm 的体 - 肺分流管道可能太大了，而 3.0mm 的分流管容易发生血栓。

NB 近端连接

一些外科医生主张采用以下几种方法来减少分流管近端的狭窄。第一个是所谓的"扣篮"技术，将带环的 Gore-Tex 管道插 2~3 个环到心室腔，用 4 条定位缝线和 2 条荷包缝线固定移植物（图 30.15）。另一些人推崇将分流管道的近端修剪成风帽状结构，以减少直接连接所需的角度（图 30.16）。

NB 无名动脉上缝置的 Gore-Tex 管道

如果建立了右心室 - 肺动脉分流，用金属夹在吻合口附近夹闭缝到无名动脉上的人造血管，将其剪短，并在末端缝闭（图 30.13）。

体 - 肺分流

当进行了选择性脑灌注，并需要改良的 Blalock-Taussig 分流术时，放置一根新的新主动脉插管，并将泵出的血流过渡到新的插管。将吻合至无名动脉的 3.5 mm Gore-Tex 人造血管的吻合口远端夹紧，并测量到正对着 Gore-Tex 补片的肺动脉上侧缘的距离。在右肺动脉上做合适大小的切口，用 7-0 聚丙烯线连续缝合将人造血

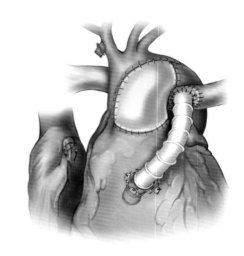

图 30.15　"扣篮" 技术用于近端 Sano（显示心室内管道及同心的荷包缝线）

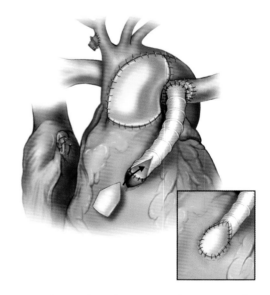

图 30.16　使用五边形的假体组织对 Sano 分流管近端开口进行修改以减少角度

管端－侧吻合到肺动脉上（图 30.17）。然后，在接下来的复温期内用"哈巴狗"血管钳夹住分流管。

NB 肺动脉分流管的放置

分流管的远心端应尽可能居中放置，靠近肺动脉近端动脉导管的位置进行吻合。理论上讲，这将使两条肺动脉的生长更加均匀。此外，这就允许在非体外循环下行双向 Glenn 手术（见第 31 章）。NB

完成复温后，打开分流管，撤停体外循环。停体外循环后的 15~30min 肺血管阻力通常很高，这时常需要积极地用纯氧过度通气。一氧化氮（NO）可能会有一定帮助。在此期间，血氧饱和度可能低至 50%~60%。如果能够维持心室功能，这种低氧血症是可耐受的。

⊘ 持续低氧血症

如果持续低血氧饱和度，必须确定原因。全身血氧饱和度低的一个原因是低心排血量，混合静脉血氧饱和度很低。直接观察心脏或通过经食管超声心动图评估心室功能会有帮助。如果注意到心功能下降，增加正性肌力药物支持可以改善这种情况。如果心肌收缩力仍然很差，可能需要体外膜肺氧合支持。⊘

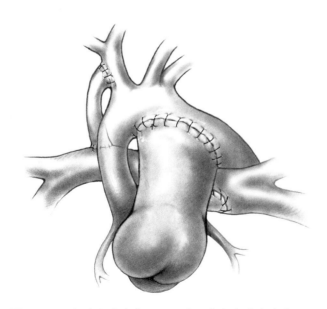

图 30.17 当升主动脉直径不小时，完成主动脉重建。从无名动脉到右肺动脉近端的 Gore-Tex 分流管

如果施行了体－肺分流术，可认为分流量是不够的，患者应该重新连接体外循环，对分流管道进行翻修，将分流管从 3.0mm 增大到 3.5mm，或从 3.5mm 增大到 4.0mm。

⊘ 持续高氧饱和度

通常认为血氧饱和度大于 85% 提示肺血过多。如果肺动脉血流源自体－肺分流，可能导致进行性低血压和代谢性酸中毒。适度通气不足和保持 21% 的吸入氧浓度可能有所帮助。如果问题变得很明显，则表明分流管的尺寸过大，那么分流管应该用直径缩小 0.5 mm 的 Gore-Tex 血管来代替。或者，可以小心地将金属夹纵向放置在分流管上，以减小其直径。

⊘ 主动脉弓残余梗阻

重建主动脉弓的狭窄可能导致全身血氧饱和度高，因为会有更多的血液直接进入无名动脉，并经此分流管分流入肺。如果考虑这种可能，就应测量上、下肢血压。如果压力差大于 10mmHg，则要重新转体外循环，降温，然后翻修主动脉弓的吻合口。⊘

许多病例常常延迟关胸，用椭圆形的硅橡胶补片覆闭纵隔胸管上方的皮肤切口。将碘伏油膏（Betadine）涂抹在缝合缘，并将用碘伏处理过的 Vi-Drape 敷贴覆盖整个胸部。

⊘ 心律失常

撤停体外循环后，如果出现心律失常，常提示冠状动脉灌注不足。如果发现心室颜色变暗或冠状动脉充盈不足，则需重新开始体外循环。可能需要翻修升主动脉和主肺动脉近端的吻合口。

DAMUS-KAYE-STANSEL 手术

单心室合并轻度或潜在的体循环血流受阻的患者最适合行 Norwood 术。对这类患者，对肺动脉进行环缩可能会加重主动脉瓣下的梗阻，需要避免这样的处置。这些病例中，通过将肺动脉吻合到升主动脉，使两个出口都供应体循环灌注的术式常被称为 Damus-Kaye-Stansel 手术。随后在无名动脉和右肺动脉间插入一根 Gore-Tex 血管来提供限制性的肺血流。

切 口

正中开胸，切除胸腺，获取自体心包片，并浸入 0.6% 戊二醛溶液备用。

插 管

在升主动脉远端和右心房插管，将动脉导管从周围组织中游离出来。

手术步骤

开始体外循环并全身降温，用中号金属夹夹闭动脉导管。降温一段时间后，阻断主动脉，在主动脉根部灌注心脏停搏液。

靠近分叉处横断主肺动脉。用 6-0 聚丙烯缝线将卵圆形心包片或同种肺动脉补片连续缝合，以关闭远心断端切口。

在升主动脉左侧靠近肺动脉处做一个大的纵行切口。切口应自主动脉瓣交界上方开始，然后在主动脉切口附近纵向切开肺动脉近心端（图 30.18）。

从主动脉和冠状动脉切口的下段开始，用 6-0 或 7-0 聚丙烯线连续缝合，将肺动脉与此切口吻合。为防止肺动脉根部扭曲，吻合口的远端用一块半锥形的心包片或同种肺动脉补片扩大肺动脉，用 6-0 或 7-0 聚丙烯缝线连续将其缝合至主动脉 – 肺动脉的汇合处（图 30.19）。

⊘ 瓣膜装置受张力影响

吻合时需要注意：不要使肺动脉瓣或主动脉瓣发生扭曲变形。瓣环上的任何张力都可能导致瓣膜关闭不全。

⊘ 瓣膜损伤

在切开升主动脉时应将切口保持在瓣交界的上方，这一点非常重要，可以避免瓣膜关闭不全。

⊘ 出 血

在吻合主动脉后壁和肺动脉并行补片扩大

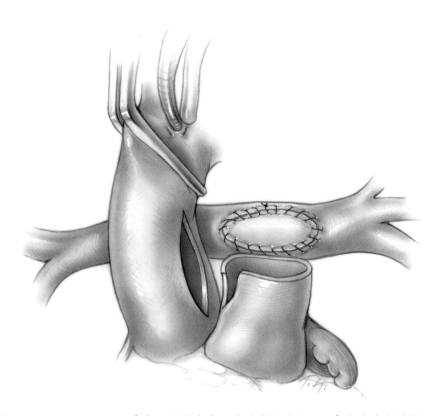

图 30.18 Damus-Kaye-Stansel 手术。用补片关闭肺动脉远端开口。在主动脉内侧做切口，在肺动脉近端做一个相对应的切口

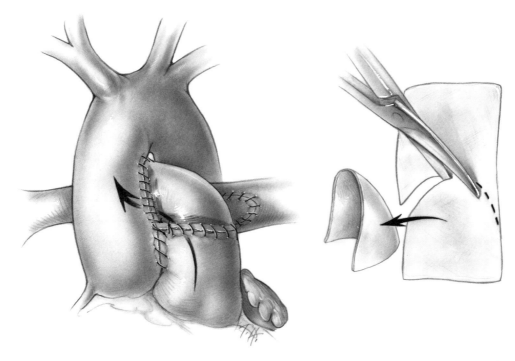

图 30.19 已完成 Damus-Kaye-Stansel 的吻合。右图：修剪半锥形补片，完成肺动脉－主动脉吻合

时，应充分确保止血完全，这一点非常重要。脱离体外循环后，此区域的止血很困难。如果要在这种情况下缝合此区域外膜，必须重新开始体外循环。

NB 替代技术

可在窦管交界上方横断肺动脉和升主动脉。

将两个血管的相邻边缘缝合在一起，缝合长度大约占其周长的 1/3~1/2（图 30.20A）。然后用 5-0 或 6-0 聚丙烯缝线将远端升主动脉与两根血管根部后壁吻合，再用一块椭圆形的同种肺动脉补片修补前壁的开口（图 30.20B）。

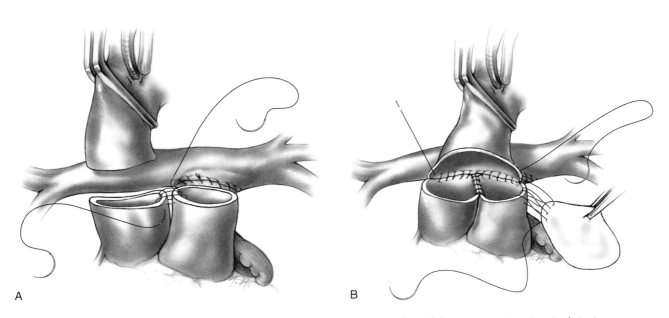

图 30.20 横断主动脉和肺动脉形成双血管流出道。A. 沿两根血管相邻侧做吻合，然后与升主动脉相连。B. 用同种肺动脉补片修补前面的开口

完成手术

如果需要扩大主动脉横弓，这也是首选的方法。移除主动脉阻断钳，在复温期间，用 3.5mm 或 4mm Gore-Tex 人造血管连接无名动脉和右肺动脉，完成改良 Blalcock-Taussig 分流术。直到停止体外循环后才能开放分流管。由于体外循环撤机后的早期肺动脉阻力常常较高，因此，有可能需要强有力的过度通气。

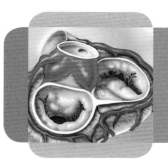

第 31 章
Fontan 手术

Fontan 手术适用于罹患单心室疾病的患者。其最终目标是建立这样一个循环：体循环静脉血直接回流到肺动脉，而单心室则用于负担体循环血流。最初的 Fontan 手术是利用房 – 肺连接治疗三尖瓣闭锁，此后，这项技术被逐步改良，其适应证也逐渐拓展，使得许多单心室患者可以通过建立 Fontan 循环而得到治疗。

单心室的病理生理

单心室的患者表现多种多样，这取决于是否存在肺循环或体循环梗阻。严重的肺循环梗阻可引起发绀，体循环梗阻可能导致全身灌注不足和低心排。血流通过未闭动脉导管绕过肺循环或体循环的阻塞，可维持临床稳定状态。然而，一旦导管开始闭合，临床状况会明显恶化。也有一小部分患者，体循环或肺循环没有或仅有轻微梗阻。最初，这些患者可能表现为良好的肺、体循环平衡状态；然而，随着度过出生后的前几周，肺血管阻力下降，肺血流量增加，逐渐出现充血性心力衰竭。如果肺静脉出现梗阻，患者可能由于肺血管阻力增加而发绀。

新生儿期单心室患儿的管理目标是：获得理想的全身氧合，同时防止发生肺血管疾病。可能需要通过手术来确保单心室到体循环通畅。必须保证体静脉和肺静脉血液的充分混合。只有满足以上血流动力学参数的患者才能成为 Fontan 手术的候选者。

手术治疗

肺血流量不足的 3 月龄以下的婴儿需要进行体 – 肺动脉分流术（见第 18 章）。肺血流量过多而无体循环流出梗阻的婴幼儿需要早期干预，以减少体循环心室的容量负荷，减少肺血流量，预防肺血管疾病。过去采用肺动脉环缩术来实现这些目标（见第 16 章），但肺动脉环缩术可能无法有效地控制肺血流量，甚至有可能导致右肺动脉或双肺动脉扭曲。因此许多外科医生认为这些病例的最佳处理方案是切断缝合主肺动脉，建立体 – 肺分流。对于肺血流量过多，同时有体循环流出道梗阻的病例最好采用 Damus-Kaye-Stansel 手术，同时建立体 – 肺分流（见第 30 章）。

新生儿期之后的管理

这些患者的目标是尽快减少单心室的压力负荷和容量负荷。所有患者均应在 4~6 个月时进行常规心导管检查。如果发现有心室功能障碍的症状、房室瓣病变或肺血管阻力增加的迹象，则应尽早进行检查。这些患者易形成主 – 肺侧支血管，因此在心导管检查时，应寻找这些侧支血管，并用弹簧圈将其栓塞。

以前没有治疗过的任何主动脉弓或主动脉瓣下梗阻必须在进行其他手术干预前优先予以处理。主动脉瓣下梗阻可能需行 Damus-Kaye-Stansel 手术（见第 30 章）或球室孔扩大术。主动脉弓梗阻或单纯缩窄可采用球囊扩张成形术治疗，也可手术干预（见第 15 章和第 29 章）。任何需要输送到体循环和肺循环的血液都会给单心室施加容量负荷。所有的单心室病例，其心室都需要承担一个初始即存在的、额外的容量负荷，无论是通过体－肺动脉分流管提供肺动脉血流，还是通过单心室的控制性前向血流（见于肺动脉狭窄或肺动脉环缩术后）。由于所有肺血都直接来自上腔静脉而非心室，因此上腔静脉－肺动脉连接可减少心室一部分的容量负荷。单心室只需负责体循环血流。通常在 3 个月大后，肺血管阻力下降，就可以成功实施此手术。早期消除心室的容量负荷可能会改善心室的远期功能。

分两期进行 Fontan 手术可以降低手术风险。当容量负荷突然从心室移除时，单心室的后负荷会有所增加。仅行上腔静脉－肺动脉连接时，这种后负荷增加的效应比全腔－肺动脉连接的 Fontan 术小。分期施行手术降低了各期后负荷不匹配的影响。上腔静脉－肺动脉连接术后，舒张期心室容量的减少也较全腔－肺动脉连接术后少。Fontan 分期手术有时可以避免致命的心室肥厚和舒张期容积突然减少。

双向 Glenn 术

经典的腔静脉－肺动脉连接术或称为 Glenn 术，是通过切断上腔静脉，将其端－端吻合至离断的右肺动脉，形成分流，现已很少应用。双向上腔静脉－肺动脉连接术或双向 Glenn 术使上腔静脉的血液进入双侧肺动脉。因为有近 40%~50% 的体静脉血回流至肺动脉血管床，所以不适合行 Fontan 术的患儿可以行双向 Glenn 术。此术式常作为单心室患者分期手术的一部分。双向 Glenn 术也可用于右心室狭小或功能不全的患者，此时称为"一个半"心室矫治。这就允许不能进行双心室矫治的患者的右心室承担一部分体循环的回流。

插　管

正中开胸。选择两个接近上腔静脉直径的直角插管，建立一个上腔静脉到右心耳的分流后，

就可以不使用体外循环来施行双向 Glenn 术。在无名静脉与上腔静脉交汇处和右心耳分别缝置荷包，全身肝素化后插入上腔静脉插管。让血液充满上腔静脉插管并钳闭。然后插右心耳插管，同样让右心房的血液充满右心耳插管，并连接两根插管，保证连通的管道内无气泡。打开分流管，让血液从上腔静脉通过分流管进入右心房。任何以前植入的体－肺分流管道均应切断。用细丝线双重结扎奇静脉，并在结扎线中间离断，以保证上腔静脉充分游离，并避免 Glenn 术后发生静脉窃血。阻断上腔静脉，用一有角度的血管钳在上腔静脉与右心房连接处钳闭。切断上腔静脉（图 31.1），用 6-0 聚丙烯缝线连续缝闭上腔静脉－右心房连接处，移除有角度的血管钳。

⊘ 上腔静脉的扭曲

应先在上腔静脉上缝一个标记线来确保吻合过程中上腔静脉保持准确的方向。⊘

右肺动脉的上壁可以用弯钳钳夹或用硅橡胶带阻断，用尖刀和 Potts 剪刀在右肺动脉上壁做一切口。用 6-0 或 7-0 聚丙烯双针缝线采用连续缝合的方式，自右肺动脉切口的左端起针，先用一根针吻合后壁，然后换另一根针吻合前壁（图 31.2），完成上腔静脉和右肺动脉的吻合。

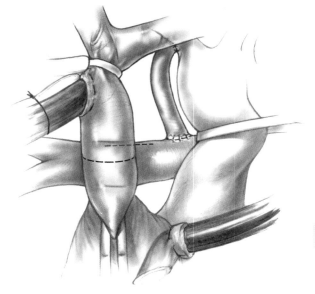

图 31.1　双向 Glenn 分流术：横断上腔静脉，纵向切开右肺动脉上壁

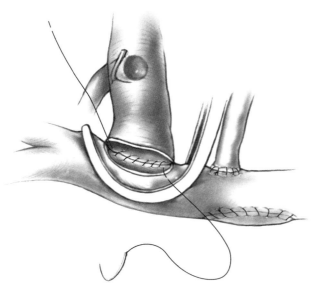

图 31.2　双向 Glenn 分流术：完成后壁的缝合

NB 如果在非体外循环下行双向 Glenn 术，吻合过程中需要确保肺血流。如果肺血流是通过原始肺动脉瓣、环缩的肺动脉或心室 – 肺动脉分流管流入，则患者应对放置右肺动脉阻断钳有良好的耐受。但是，如果存在右肺动脉的体 – 肺分流，则需要小心地放置侧壁钳。如果之前的分流吻合点位于右肺动脉中部，就不可能在非体外循环下完成双向 Glenn 术。

⊘ 上腔静脉 – 肺动脉吻合张力

尽可能长地保留上腔静脉，在可行的范围内将右肺动脉的切口尽量靠近上腔静脉，以避免上腔静脉与右肺动脉吻合时的张力。吻合口张力过高可能导致术中吻合口出血、裂开或远期的纤维化及吻合口狭窄。

⊘ 吻合口的荷包效应

在吻合口的前壁采用间断缝合来避免荷包效应及吻合口狭窄可能是明智之举。对于上腔静脉直径较小的患者，此措施尤为重要，这常见于存在双上腔静脉的情况。一些外科医生推崇在前壁使用间断锁边缝合的方法来缓解此问题。

完成分流

移除右肺动脉的侧壁钳，检查吻合口的通畅性和出血情况。钳闭分流管道，拔除上腔静脉插

管，缩紧荷包。将之前植入的体 – 肺分流管或心室 – 肺动脉分流管用金属夹夹闭。如果存在心室的前向血流，可将主肺动脉扎紧或切断缝扎。拔除右心房的插管，推注鱼精蛋白中和。

⊘ 窦房结损伤

窦房结位于心房与上腔静脉交界的外侧，易发生损伤。外科医生应将阻断钳放置在远离该区域的地方，在进行缝合时应考虑到这种潜在的并发症。

⊘ 肺动脉结扎

结扎肺动脉会在肺动脉瓣到结扎线之间产生一段血液淤滞并常常形成血栓的区间。这就需要在靠近肺动脉瓣的上方横断主肺动脉，用 5-0 或 6-0 聚丙烯缝线缝闭肺动脉瓣，或者采用直视下完整切除肺动脉瓣来避免这一问题。

NB 额外的肺血流

一些外科医生认为，额外的肺血流对这些患者很重要。可以通过保留体 – 肺分流或心室 – 肺动脉分流，缩窄或不缩窄分流管来实现。如果存在心室到肺动脉的前向血流，就可以确切地结扎肺动脉。这一措施的好处是可以改善氧饱和度，让肺血管更好地发育；不利的方面是会增加心室的容量负荷。如果维持额外的肺血流，就需要监测肺动脉压力。

NB 肺动静脉瘘的发展

随着双向 Glenn 术后时间的延长，肺动静脉瘘的发生率渐增，这被认为是由于肝静脉血未进入肺循环导致的。如果患者长期处于双向 Glenn 循环状态，会导致进行性加重的发绀。由于双向 Glenn 术通常仅作为分期 Fontan 手术的一部分，因此肺动静脉瘘一般不成为问题，但因为有明显的发生肺动静脉瘘的风险，故双向 Glenn 术不应作为非 Fontan 术候选者的最后术式。肝静脉血重新流入肺动脉床可以让肺动静脉瘘消退。防止肺动静脉瘘形成是一些外科医生在行双向 Glenn 手术时保留额外肺血流的一个依据。

⊘ 肺动脉高压

肺动脉压力大于 20mmHg 是不能耐受的，如

果出现这种情况，可能需要阻断额外进入肺动脉的血流。⊘

如果上腔静脉压力仍然很高，可用穿刺针直接测量肺动脉和上腔静脉的压力，以排除吻合因素。如果采取减少肺血管阻力的措施后肺动脉压力仍保持在 20mmHg 或以上，则必须拆除双向 Glenn 分流，即将上腔静脉重新吻合到右心房，并重新建立体 – 肺分流。

⊘ 保持分流管完整

如果仅用一个金属夹将之前植入的体 – 肺分流管或心室 – 肺动脉分流管夹闭，而不将其切断，那么肺动脉可能会因牵拉而扭曲。这时最好将分流管从中间离断。

⊘ 上腔静脉插管的部位变窄

如果将上腔静脉插管部位的荷包缝线简单地扎紧，可能会导致上腔静脉远端和肺动脉发生严重的扭曲和梗阻。如果出现了这种情况，可用侧壁钳夹闭上腔静脉，移除荷包线，用 7–0 聚丙烯缝线仔细地间断或连续修补插管口。

体外循环下双向 Glenn 术

一些患者可能有必要或者更适合在体外循环下行双向 Glenn 术，例如需要同时行肺动脉重建，或存在双侧上腔静脉需行双侧双向 Glenn 术等。这种情况下，建立主动脉插管，尽可能高地置入上腔静脉插管及右心房插管，开始体外循环。离断之前植入的体 – 肺分流管或心室 – 肺动脉分流管。在心脏减压后可进行前文描述的上腔静脉吻合至右肺动脉的操作。

⊘ 远端放置分流管

如果之前所植入的体 – 肺分流管的肺动脉端靠近右上肺动脉分支的开口处，双向 Glenn 术则必须要在体外循环下进行。在靠近分流管近心端处将其夹闭，而后离断。去除肺动脉端分流管，同时扩大肺动脉切口，与上腔静脉进行吻合。

NB 双侧上腔静脉

大部分存在双上腔静脉的患者需要行双侧双

向 Glenn 术，很少一部分患者可存在足够大的桥静脉，大到足以允许结扎较小的一侧上腔静脉而行较粗上腔静脉侧的双向 Glenn 术。这种情况大部分可在心脏跳动的并行循环下完成。双侧上腔静脉的插管要尽可能的高。阻断左上腔静脉，测量左上腔静脉远心端的压力，如果压力大于 20mmHg，则在左上腔静脉插管行体外循环；如果压力小于 20mmHg，则可阻断左上腔静脉完成左上腔静脉 – 左肺动脉吻合。开始体外循环之前，任何体 – 肺分流都需要阻断。采用前文所述的端 – 侧吻合的方法，完成双侧双向 Glenn 术。

⊘ 奇静脉和半奇静脉

为了防止术后经奇静脉和半奇静脉被窃血至下腔静脉系统，必须将奇静脉和半奇静脉结扎和离断，否则会使肺动脉血流量减少，出现发绀。

⊘ 肺动脉中部不生长

两个吻合口之间的肺动脉节段没有像肺门附近的左肺动脉和右肺动脉那样生长。这可能是由于选择性的肺血流导致中间部位血液相对停滞，甚至可能形成血栓。每根上腔静脉都尽可能吻合到靠近中间部，以缩短这一段肺动脉的长度。

⊘ Glenn 循环血栓

双侧上腔静脉的患者 Glenn 循环出现血栓的风险会增加。这可能与血管细小、血流量低以及吻合口问题高发生风险有关。在操作时，认真注意每个细节是至关重要的，可能需要采用间断缝合法完成整个吻合口。有些外科医生更愿意等到患者 6~9 月龄时再进行双侧双向 Glenn 术，那时的血管会稍微粗一些。另外应该避免在上腔静脉置入中心静脉导管，或在术后尽早拔除置管。

NB 下腔静脉离断伴奇静脉连接

内脏异位综合征和下腔静脉离断伴奇静脉连接上腔静脉的患者行双向 Glenn 分流术，约 85% 的体循环静脉血会回流到肺循环。仅有冠状静脉和肝静脉回流到心室。显然这种病例中的奇静脉不可结扎，因为它承载着膈以下的体静脉回流。最初，这种手术被认为是这类患者的终极治疗。然而随着时间的推移，许多患者出现肺动静脉瘘和渐进性的发绀。这类患者需要同时或分期手术，将肝静脉通过侧管道或心外管道引流至肺动脉（见下文）。有些外科医生主张将肝静脉与奇静脉直接连接。

NB 肺静脉异位引流

心内型的肺静脉异位引流无须干预。其他类型的肺静脉异位引流可通过将肺静脉共汇与左心房或共同心房吻合并结扎垂直静脉来治疗。有些特殊类型，例如垂直静脉引流至靠近心房的右侧或左侧上腔静脉的心上型肺静脉异位引流，可以在垂直静脉汇入处之上横断上腔静脉，远心端与肺动脉吻合，小心地缝闭近心端，使肺静脉引流入心房。

半 Fontan 术

双向 Glenn 术的优点是相对容易操作，可以在非体外循环下或心脏不停跳并行体外循环下完成，该术式可以为使用心外管道连接下腔静脉和肺动脉的全 Fontan 手术做准备。然而，半 Fontan 手术可以更好地用于需要广泛扩大肺动脉的患者。一些外科医生将此术式用于左心发育不良综合征的 II 期手术。半 Fontan 手术可以为心房侧壁隧道连接下腔静脉和肺动脉的 Fontan 术做准备。

手术技术

正中开胸。手术可在低温停循环或中度低温持续体外循环下进行。升主动脉常规插管。如果行低温停循环则在右心耳置入单根直角插管，也可在上腔静脉与无名静脉移行处及右心房和下腔静脉移行处分别插直角插管。

开始体外循环，游离并用金属夹关闭之前植入的分流管。如果使用低温停循环，至少需要持续 10~15min 降温，使肛温降至 18℃ 或以下。阻断升主动脉后，在升主动脉内灌注冷血停搏液。回收全身血液到储血罐，拔除静脉插管。如果拟使用体外循环，则降温至 28℃，阻断升主动脉后每 15~20min 灌注一次心脏停搏液。收紧上、下腔静脉阻断带。

沿长轴纵行切开右肺动脉前壁，在主动脉背侧将切口向左侧的左、右肺动脉汇合部延伸，并将切口右侧向上腔静脉后方延伸（图 31.3）。

NB 既往分流吻合点的处理

经常会存在一个吻合到右肺动脉或肺动脉汇合部的 Gore-Tex 血管。游离人造血管，并用两个金属夹在距肺动脉尽可能远处将其夹闭，并自中间切断。移除连接到肺动脉上的残余 Gore-Tex 分流管道，吻合口自然地成为肺动脉纵切口的一部分。

⊘ 肺动脉汇合部狭小

如果左或右肺动脉近端细小或狭窄，肺动脉上的纵切口需要延长到左肺门。⊘

切开右心房的上缘，并向上延伸到上腔静脉的内侧壁。切口终止于肺动脉切口上方 3~4mm 的上腔静脉的后壁。用 6-0 聚丙烯缝线缝合肺动脉切口的右端和上腔静脉切口的后缘（图 31.3）。取一块大的自体心包片或同种肺动脉壁

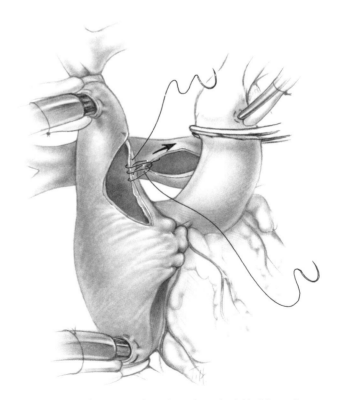

图 31.3 半 Fontan 术：右心房－上腔静脉切口和右肺动脉切口

来扩大肺动脉和上腔静脉的切口。自肺动脉切口的左端起针，连续缝合到与开始时肺动脉 – 上腔静脉的缝线汇合（图 31.4），打结。三角形补片的下缘与右心房的心内膜缝合，沿右心房切口边缘缝合。另取一块 Gore-Tex 作为补片缝置一个"坝"样结构（图 31.5），隔断上腔静脉和右心房的连接（图 31.6）。经右心房切口去除心包或同种移植物补片，重建通过此连接处的血流，完成 Fontan 手术。

⊘ 窦房结的血供

重要的是在心房的最上部分开始的右心房切口，必须沿上腔静脉内侧延伸，以避免损伤窦房结的血供。

⊘ 结扎肺动脉

半 Fontan 术多被用于左心发育不良综合征的 II 期手术。如果存在肺动脉的前向血流，则需在肺动脉瓣水平横断肺动脉，而不是结扎。结扎肺动脉会在肺动脉瓣与结扎点间产生一个无效腔，易形成血栓。近端用带垫片的 4–0 聚丙烯缝线连同肺动脉瓣间断缝闭，用 5–0 聚丙烯缝线连续缝合加强。远端肺动脉主干开口随后延长至右肺动脉。

NB 房室瓣反流

已证明中度以上的房室瓣反流会对单心室功能产生负面影响，并升高肺动脉压。这两种后遗症都可能阻止患者进一步行全 Fontan 手术。无论

第二期手术采用双向 Glenn 术还是半 Fontan 术，同期或之前行瓣膜成形术很重要。

全 Fontan 术

患者至少要到 2 岁方可完成全 Fontan 术。如今，Fontan 术通常作为已行双向 Glenn 分流术或

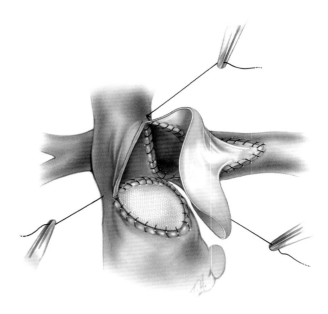

图 31.5 半 Fontan 术：折叠补片隔断右心房 – 上腔静脉连接

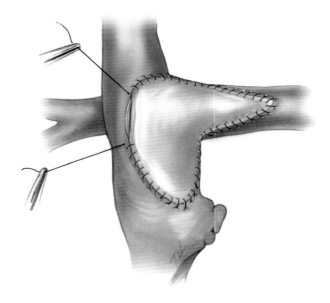

图 31.6 半 Fontan 术：右肺动脉 – 上腔静脉切口吻合完毕

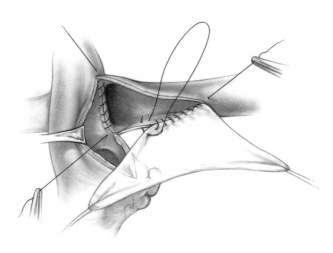

图 31.4 半 Fontan 术：用自体心包片或同种肺动脉壁补片修补肺动脉和上腔静脉切口

半 Fontan 术的单心室患者分期手术的一部分。

原始的 Fontan 术的一个重要步骤是心房 – 肺动脉连接。全身静脉回流阻力低削弱了心房收缩带来的益处。因此，现今采用全腔 – 肺动脉连接来实现 Fontan 循环，包括：上腔静脉直接引流进入肺动脉，通过直管道或板障引导下腔静脉回流至肺动脉。这种连接被认为提供了改良的血流模式和血流动力学优势，减少了血液淤滞，降低了引起血栓的风险，同时更少出现继发于心房扩张的心律失常。

全腔静脉 – 肺动脉连接术

切　口

由于 Fontan 手术通常是分期进行，此式式常为再次手术。标准的正中开胸可以提供良好的术野。

插　管

经升主动脉常规插管。上腔静脉插管需要位于其与无名静脉交界处。位于右心房与下腔静脉交界处的下腔静脉插管要尽可能的低。

心外管道 Fontan 手术技术

既往已行双向 Glenn 手术的患者，很适合施行心外管道 Fontan 术。可在不阻断主动脉并行体外循环下进行。此术式的潜在优点是改善了经人造血管进入肺动脉的血流动力学，减少了继发于有限的心房缝合和心房扩张所产生的心律失常。另外，肺静脉和下腔静脉开口的位置等解剖因素可能会使房内板障手术复杂化，这也使心外管道成为最佳选择。此术式的缺点是人造血管没有生长潜能。因此，此术式多在年龄和身材大一点的儿童中实施，以植入成人尺寸的管道。

开始体外循环，心脏减压，伴随着心脏搏动，充分游离右心房侧面和右肺动脉下壁。缩紧下腔静脉阻断带，在下腔静脉与右心房连接处以上 2~3cm 处以 Satinsky 阻断钳阻断（图 31.7）。距阻断钳约 1cm 离断右心房，用 4-0 聚丙烯缝线双层连续缝合右心房侧切缘。

选择一条直径 18mm 或 20mm 的 Gore-Tex 人造血管，用 6-0 或 5-0 聚丙烯缝线将其与下腔静脉断端吻合。然后修剪人造血管到合适的长度，使其位于右心房的后外侧并与右肺动脉的下缘相接（图 31.8）。修剪管端，使内侧缘稍长。阻断上腔静脉后，在右肺动脉下壁做一个平行血管走行的纵行切口，并向肺动脉共汇处延伸。用 6-0 聚丙烯缝线从内侧开始吻合 Gore-Tex 管道与肺动脉切口，行针路线为管道内进外出，肺动脉外进内出（图 31.8），后壁吻合完毕后换另一根针，完成前壁的吻合。

移除上、下腔静脉阻断带，恢复通气，心脏开始充盈射血。停止体外循环，拔除心脏插管。

⊘ 右心房断端残余组织过少

如果右心房组织从阻断钳滑脱，空气栓塞可能造成灾难性的后果。因此，必须在阻断钳外保留 1cm 的边缘。另外，切开右心房 1~2cm 时就开始缝合此心房切口，而后，每切 1cm 就沿切口

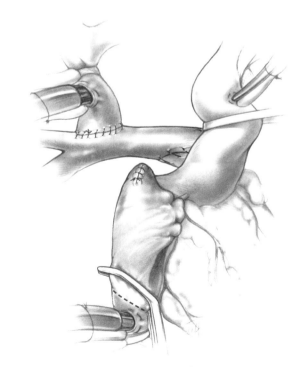

图 31.7　心外管道 Fontan 手术：在下腔静脉上方 2~3cm 的右心房处放置阻断钳

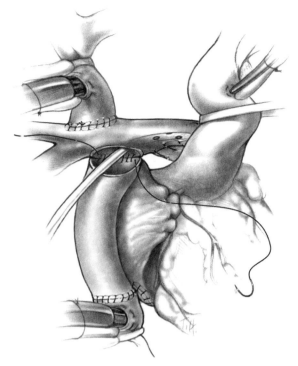

图 31.8 心外管道 Fontan 手术：完成下腔静脉吻合。将 Gore-Tex 管道缝合到肺动脉下壁切口。注意肺动脉内的引流管

缝 1cm，确保即使阻断钳滑脱，也能够及时控制住右心房切口。

⊘ 冠状窦损伤

阻断右心房的前后需要检视心脏，确保冠状窦或右冠状动脉没有被钳夹。

⊘ 肺动脉前向血流

如果存在单心室向肺动脉的前向血流，则需要切断缝扎主肺动脉。需要在略高于肺动脉瓣水平横断肺动脉，连同肺动脉瓣一起缝合近心端肺动脉口，或者直视下切除所有肺动脉瓣，以避免肺动脉瓣上到结扎水平的空间内血液淤滞产生血栓。这一操作需要短暂地阻断主动脉。肺动脉远心端可以直接缝闭、补片修补或作为心外管道吻合口的左侧壁（最内侧）。

⊘ 肺动脉狭窄

需明确发生在肺动脉任何区域的狭窄，通常情况下，可在狭窄处做一纵切口，用同种肺动脉壁扩大狭窄区域。右肺动脉近心端的狭窄通常可以通过将 Gore-Tex 血管吻合至此处来处理。

NB 维持层流进入肺动脉

许多研究显示，对腔动脉进入肺动脉的前向血流扰动最小的情况是上腔静脉和下腔静脉回流的血流错开（图 31.9）。因此，应尽量将 Gore-Tex 管道向内侧放置，使其开口与左侧的上腔静脉吻合口错开。如果双向 Glenn 分流管吻合至右肺动脉近心端，且靠近中部，心外管道可吻合到右肺动脉远心端靠近下肺叶动脉分支的下壁。

⊘ 大量血液回流影响肺动脉术野

当肺动脉切开后，可能会出现大量的侧支血液回流。实施吻合时，在肺动脉内置入一个负压引流管可保证术野清晰（图 31.8）。

NB 管道的尺寸

心外管道有两个潜在的生长限制：其一是管道的直径，另一个是其长度。令人担忧的是，如果人造血管的直径是患者下腔静脉的 1.5 倍以上，可能会导致血液淤滞，增加血栓形成的风险。2~4 岁体重为 12~15kg 时，右心房处下腔静脉直径和下腔静脉到右肺动脉的距离均为成人的 60%~80%。因此，当患者达到这个年龄和体重时，可以进行心外管道 Fontan 手术，而不需要明显过大的管道，有望避免再次手术。

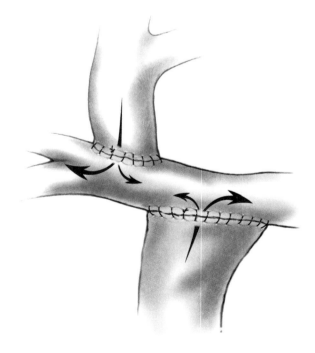

图 31.9 上腔静脉和下腔静脉血流错位

NB 下腔静脉离断

下腔静脉离断伴奇静脉连接的患者，其进入右心房的肝静脉相对细小。对于此类患者，用一个直径较细的人造血管来行心外管道 Fontan 术，可避免血流缓慢和血栓形成，但可能需要长期应用抗凝药物。一些外科医生推崇另外一种处理方式，即在切断肝静脉时连带一片右心房组织做成袖套，将此袖套作为血管蒂，在短时低温停循环下，将其与奇静脉直接吻合。

NB 双侧上腔静脉

之前行双侧双向 Glenn 手术的患者，其两个肺动脉吻合口之间的中央段常会存在某种程度的发育不良。在这种情况下，为了获得最佳的血流动力学效果，连接下腔静脉的人工管道可置于两个上腔静脉吻合口之间。如果局部的解剖允许这样处置，就可以用人工管道本身来扩大发育不良的肺动脉中央段。如果这样的处置看起来有可能压迫肺静脉，可将人工管道吻合于右肺动脉，再另用一块补片来扩大肺动脉狭窄段。

侧壁隧道 Fontan 手术技术

既往行半 Fontan 术的患者适合采用侧壁隧道 Fontan 术。这些患者已经完成了右心房顶和肺动脉的吻合。取人工管道的一部分用来构建一个从下腔静脉到右心房 – 肺动脉吻合口的心房内板障。这类 Fontan 术下腔静脉到肺动脉的路径具有生长潜能，其可用于年龄较小的患者。

双腔静脉插管，中低温体外循环。阻断主动脉，于主动脉根部灌注冷血心脏停搏液。缩紧下腔静脉阻断带，在界沟前 0.5~1cm 处的右心房上做一平行于界沟的纵切口。切除残留的房间隔组织，确保肺静脉畅通无阻地流入房室瓣。

取一根直径 10~12mm 的 Gore-Tex 人造血管进行适当修剪，长度相当于下腔静脉 – 右心房交界到上腔静脉 – 右心房交界的距离。纵向剖开人造血管，根据患者的情况调整人造血管片的宽度，在心房内缝合形成一个下腔静脉到上腔静脉的板障。将血管片置于心房内，用 5–0 聚丙烯缝线从

下方开始连续缝合后壁（图 31.10）。板障缝合路径在右侧肺静脉开口前方，围绕下腔静脉的开口进入右心房，直到右心房切口上角，缝合线穿出右心房。随后继续完成后壁的缝合。如果之前采用的术式是半 Fontan 术，则需要缩紧上腔静脉阻断带，完整地拆除隔断右心房 – 肺动脉的补片"坝"。连续缝合的路径超越界嵴，围绕上腔静脉口到右心房切口，缝合线被带出右心房。由于下腔静脉和上腔静脉之间的外侧距离小于两个结构之间的内侧距离，因此常常需要对该区域的板障进行修剪。关闭右心房切口的同时将血管片前缘收进缝线中完成内板障的构建（图 31.11）。在缝合完成之前，将一根 16G 的导管经缝合缘插入板障的肺静脉侧，以监测术后的肺静脉压。

NB 右心房与肺动脉的吻合

侧壁隧道 Fontan 常在半 Fontan 手术后进行。这些患者已经吻合了上腔静脉、肺动脉、右心房上缘，必须完全切除隔断右心房和上腔静脉及肺动脉吻合口的补片，以使下腔静脉的血流畅通无阻地通过板障进入肺动脉。如果患者之前实施的

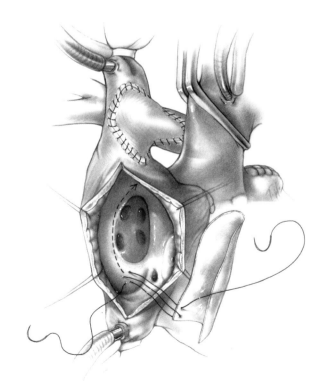

图 31.10　Fontan 术：心房内板障

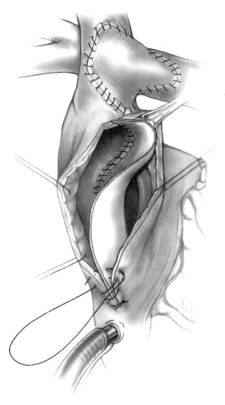

图 31.11 Fontan 术：完成心房内板障

是双向 Glenn 术，则需要一个额外的步骤来连接右心房和肺动脉。切开右心房的上缘，切口通常在先前被缝合的上腔静脉处。在右肺动脉下壁与右心房开口相对应的位置做切口。用 6-0 或 5-0 聚丙烯缝线连续缝合完成吻合。

完成手术

心脏排气后，打开主动脉阻断钳。开始机械通气，移除上、下腔静脉阻断带使血液流入肺动脉。如果术前没有通过上腔静脉或下腔静脉放置监测导管，则应该通过右心房切口置入插到板障内的第二根导管，并用带垫片 5-0 聚丙烯缝线系紧来监测肺动脉压。完成复温后可停体外循环。

NB 肺动脉压

监测肺动脉压，如果肺动脉压持续达到 20mmHg 甚至更高，则要找到原因并行纠正。用 25G 针分别直接测量上腔静脉、下腔静脉、板障右心房侧及肺动脉压力，来排除任何吻合口狭窄和压力阶差。如果发现肺静脉压升高，则需改善

心室功能，降低心室舒张末压。经食管超声心动图可以发现明显的房室瓣反流。如果存在反流，可能需行瓣膜成形，甚至置换。

NB 对于没有生长可能的大龄儿童或青壮年，可用 16mm 或 18mm 的 Gore-Tex 管道连接下腔静脉和上腔静脉，而不采用内板障。

NB 肝静脉与下腔静脉分别进入右心房底部的患者需要更复杂的房内板障，以确保所有的体循环静脉都直接回流到肺动脉。

NB 近来，一些之前行半 Fontan 术的患者已经在心导管室完成 Fontan 手术。通过在心房内植入从下腔静脉到上腔静脉和右心房连接处的覆膜支架来完成此术式，用导管打穿隔离右心房 – 肺动脉吻合口的补片，再用球囊扩大以安放支架。

Fontan 手术的高危候选者

通过先实施双向 Glenn 术或半 Fontan 术来将 Fontan 术分期完成，可能让一些患者的心功能改善或减低容量负荷后降低肺动脉压力，从而能够让不适合做 Fontan 手术的患者得以手术。在心外管道和右心房之间或在心内板障上开一个小窗，可以让肺血管阻力升高或心功能轻度到中度不全的患者施行 Fontan 术（图 31.12）。将管道或板障的侧壁打个孔之后再植入。以降低体循环血氧饱和度为代价来降低体静脉压力和提高体循环灌注。此外，开窗有矛盾性栓塞的风险，以及需要导管介入关闭开窗的可能。一些心脏中心对所有患者常规开窗，相信开窗可以降低手术风险，缩短术后胸腔积液时间。

手术技术

对处于边缘状态的患者，可在体外循环下做开窗，或者撤除体外循环后发现肺动脉压仍高于 20mmHg 时施行开窗。在心外管道和右心房相邻的位置做标记。用侧壁钳分别钳夹管道和心房侧壁。用 4mm 主动脉打孔器在两个被夹住的侧壁结构上打孔，用 6-0 聚丙烯缝线将两者侧 – 侧缝合（图 31.12A），需要注意的是仅将心房孔的边缘缝至 Gore-Tex 人造血管孔的周围（而不是孔本

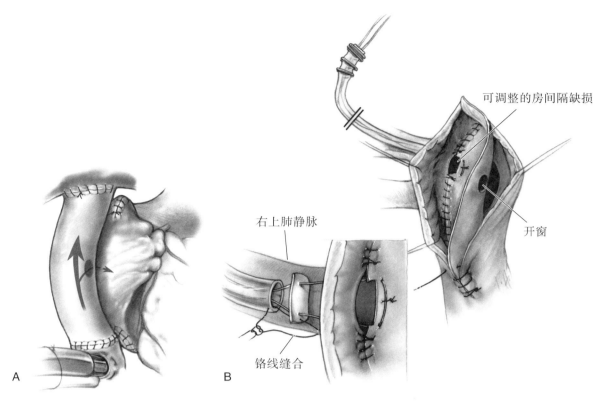

图 31.12　A. 开窗的心外管道 Fontan 手术。B. 心外管道的开窗

身），从而使"窗口"梗阻的风险降至最低（图
31.13）。打开侧壁钳，并排气。后期如有需要，
可在心导管室用房间隔缺损封堵器将开窗封堵。

🆖 侧 - 侧吻合时，确保直视下吻合口处右心房
的心内膜被切除很重要，这可以保证足够的分流，
并防止"窗口"过早关闭。或者用侧壁钳钳夹右
心房及人造血管壁后，取一小截 4~6mm 的 Gore-
Tex 人造血管，端 - 侧吻合到右心房和人造血管
侧壁。🆖

　　对于进行侧壁隧道 Fontan 手术的患者，在主
动脉阻断期间，通常在植入补片之前，就在心房
内板障上开窗。在 Gore-Tex 板障中间用 4mm 主
动脉打孔器开窗。可在心导管室用房间隔缺损封
堵器将其封堵，尽管许多开窗会自行闭合。或者

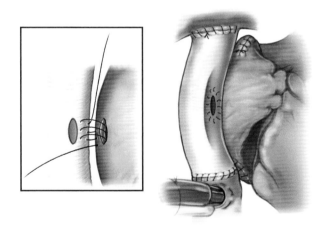

图 31.13　心外管道开窗的缝合技术

在板障上开 3 个 2.5mm 的孔，这些小孔早期可以
提供很好的右侧减压，但大多会自行闭合。

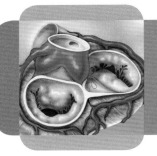

第 32 章
冠状动脉畸形

冠状动脉畸形较罕见，它包括左冠状动脉起源于肺动脉、冠状动脉瘘，以及左或右冠状动脉起源异常，导致其夹在大血管之间。

左冠状动脉异常起源于肺动脉

左冠状动脉起源于肺动脉是最常见的先天性冠状动脉异常，每30万活婴中可发生1例。胎儿期肺动脉内压力和氧饱和度都较高，因此患儿可以适应子宫内的生活。然而，在出生后的前1~3个月，随着肺血管阻力的降低，左冠状动脉的血流减少，导致冠状动脉灌注不足，这可能造成左心室进行性扩张、心肌梗死和二尖瓣反流。左冠状动脉缺乏足够的灌注会刺激发生右冠状动脉到左冠状动脉的侧支循环，但可能会继发明显的左向右分流，即从侧支血管到肺动脉的窃血。临床病程的演变取决于左、右冠状动脉的相对优势和侧支发育的速度和范围。

外科解剖

异位起源的左冠状动脉开口可能位于肺动脉主干、右肺动脉近端或左肺动脉近端的任何位置。最常见的位置是在主肺动脉根部的左侧后窦（面对主动脉瓣窦的肺动脉瓣窦，正常情况下左冠状动脉在该主动脉瓣窦发出）。

切 口

左冠状动脉异位起源于肺动脉的手术，最优策略是采用胸骨正中切口及标准的体外循环。

手术技术

在体外循环开机前，要游离左肺动脉和右肺动脉，并分别套阻断带。采用升主动脉高位插管、单根静脉插管。在开始体外循环后，收紧左、右肺动脉阻断带。通过右上肺静脉将引流管置入左心室（见第4章），降温至28℃，阻断升主动脉，在主动脉根部顺行灌注心脏停搏液。

于肺动脉窦管交界上做一横切口。移除左、右肺动脉阻断带。确认异位起源的冠状动脉的开口。通常情况下，可将一大小适当的橄榄头样灌注管送入冠状动脉口，直接注入停搏液，以获得最佳的心肌保护。横断主肺动脉，从肺动脉瓣窦内切下异位起源的左冠状动脉纽扣或"U"形瓣，保证冠状动脉纽扣或"U"形瓣包含足够的肺动脉壁组织（图32.1）。

用牵引缝线向下牵拉肺动脉根部的前缘，这个动作可更好地显露异常起源的左冠状动脉。用低电流的电刀将其从周围组织中游离出来。冠状动脉游离好后，将其向升主动脉的左后方牵拉（图32.2）。在主动脉上做一个纵向或横向的小切口，以确定主动脉瓣瓣叶及交界的准确位置。直视下，在主动脉壁后方做一个切口，注意不要损伤到主动脉瓣。用4mm主动脉打孔器适当扩大切口，以适应左冠状动脉纽扣或"U"形瓣。然后用6-0或7-0聚丙烯缝线将左冠状动脉纽扣或"U"形瓣与主动脉切口吻合。采用6-0聚丙烯线连续缝合关闭主动脉切口。以6-0或7-0聚丙烯缝线将一块自体心包片连续缝合在肺动脉根部，修补缺损，然后用5-0聚丙烯缝线连续缝合，将肺动脉根部与肺动脉汇合部吻合在一起（图 32.3）。

⊘ 冠状动脉窃血

在体外循环开机后，阻断左、右肺动脉是必需的；否则，右冠状动脉血流可能通过冠状动脉侧支流入低压的肺动脉。右冠状动脉窃血可引起广泛的心肌缺血。

⊘ 左心室膨胀

大多数患者左心室扩大、功能受损，且不能耐受左心室膨胀。阻断肺动脉有助于防止大量的血液通过肺静脉回流到左心房。通过右上肺静脉引流可以很好地进行左心室减压（见第 4 章）。

⊘ 异常起源的左冠状动脉长度不足

通过适当的游离，左冠状动脉的长度通常足以抵达主动脉；如果发现左冠状动脉的长度仍然不够时，就应该考虑使用延展技术。

NB 异常的左冠状动脉延展技术

在从肺动脉切取左冠状动脉纽扣或瓣片之

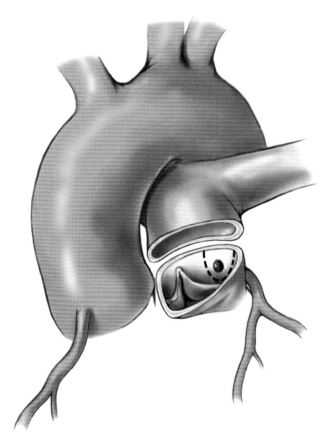

图 32.1 横断肺动脉。按虚线切下左冠状动脉主干

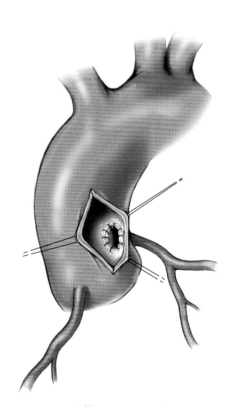

图 32.2 游离左冠状动脉主干后，将其重新植入主动脉后外侧

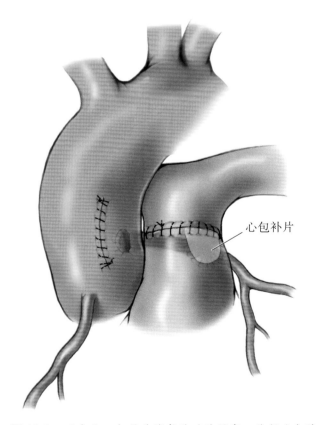

心包补片

图 32.3 用自体心包补片修复肺动脉瓣窦，重新吻合肺动脉主干

前，应判断左冠状动脉是否能够无张力地直接吻合至主动脉。如果原位左冠状动脉与主动脉之间的距离过大，则应切取带舌形肺动脉壁的左冠状动脉瓣片，以延长左冠状动脉（图 32.4）。用 6-0 或 7-0 聚丙烯缝线将瓣片上缘和下缘缝合在一起，形成与冠状动脉直径大小相同或略大的管道。该管道的末端吻合至主动脉左侧。用自体心包修补肺动脉壁上的缺损。

NB 选择正确的左冠状动脉吻合点

在重建肺动脉前，开放主动脉阻断钳是很有帮助的。这一操作容许外科医生检查移植的冠状动脉在加压后是否会发生扭曲。一经发现，则需要重新吻合。有时，轻微的扭曲可以通过游离外膜、减轻对冠状动脉的约束来实现。

⊘ 肺动脉吻合口的张力

广泛游离主肺动脉、右肺动脉和左肺动脉，切断动脉韧带或动脉导管等措施可实现肺动脉的无张力吻合。

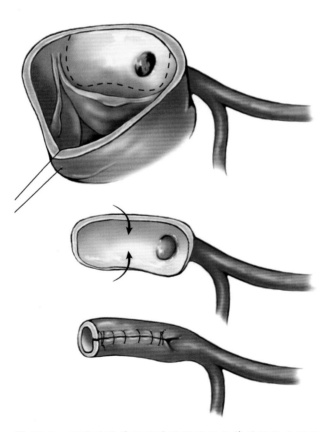

图 32.4 用肺动脉壁舌形片缝置的延长管道延长左冠状动脉主干

NB 这些患者中有许多人由于左心室功能严重受损，术后数天可能需要使用左心室辅助装置或体外膜肺氧合进行左心室支持。

冠状动脉瘘

由于许多瘘管非常细小，并不会引起任何症状，也没有可测量的左向右分流，因此，在出生后早期即可诊断冠状动脉瘘的情况是非常罕见的。部分患者可因冠状动脉窃血而出现心绞痛症状，或因显著的左向右分流导致充血性心力衰竭。如果患者罹患单纯的冠状动脉瘘，上述症状即为手术适应证。接受冠状动脉旁路移植手术的患者偶然会发现合并冠状动脉瘘，术中可一并关闭，这种情况并不少见。许多也可以在心脏导管室通过介入技术治疗。

手术技术

采用正中开胸。可在非体外循环下直接缝合瘘口。为避免心肌缺血或梗死，瘘管可在进入心腔时结扎，同时监测心电图，然而这通常是不精准的。在缝闭前用手指压住瘘管可能会有所帮助。

当瘘管引流入右心房或肺动脉时，使用体外循环，在直视下缝闭末端（通常是近端）开口。通常情况下，瘘管有多个通向心腔的开口。当瘘管流入右心房时，采用双腔插管；当瘘管开口于肺动脉时，通常一根心房-腔静脉插管就足够。通过标准的右心房斜行切口或垂直的肺动脉切口，可以确认瘘管的开口。用多个带垫片的缝线水平褥式缝合关闭瘘口。这可以在并行循环下完成，允许血液通过瘘管，而不阻断主动脉。如果阻断了主动脉，在顺行灌注心脏停搏液时可以显示瘘管开口。对于那些非常粗大且基底较宽的瘘管，纵向切开冠状动脉并从冠状动脉内修补瘘管是最有效的方法。考虑到在这种情况下，冠状动脉本身已显著扩大，修复后出现狭窄的可能性就很小了。

冠状动脉起源异常并走行于大血管之间

当左主干从前（右）瓦氏窦发出时，穿行于肺动脉和主动脉之间向后向左走行，然后发出左前降支和旋支。运动时，心排血量增加，导致左冠状动脉受到两个大血管的压迫，左心室发生缺血。由于存在猝死的风险，诊断即是手术指征。右冠状动脉异常起源于左主动脉窦，随后在大血管之间走行，也被认为是心肌缺血和猝死的风险因素。值得注意的是，这种异常的患者运动试验和心脏灌注扫描结果可能正常。对于无症状的患者，手术通常会推迟到 10 岁，因为青春期前猝死的风险很低。超声心动图通常可明确冠状动脉近端走行情况，从而做出诊断。建议所有患者在手术前进行冠状动脉造影或磁共振成像检查。

目前已经有多种可用于治疗此类疾病的手术方法，包括在左主干起源异常的情况下，使用一个或两个胸廓内动脉来对左前降支和旋支的某一分支冠状动脉做旁路术。但竞争性的血流通过正常的畅通无阻的左主干冠状动脉可能导致所谓的"线样征"，只有极少的血流会流经胸廓内动脉。还有人建议将主肺动脉向左肺门侧移动，在大血管之间创造额外的空间，从而减少运动后发生冠状动脉动力性梗阻的风险。然而，最好的选择是尽可能恢复正常的冠状动脉解剖。

手术技术

建立体外循环、阻断主动脉后，于主动脉根部灌注心脏停搏液。切开主动脉，检查冠状动脉解剖形态（图 32.5A）。如果冠状动脉有异常壁内走行，可以采用去顶的方法，三角形切除壁内段的主动脉内壁（图 32.5B）。如果冠状动脉不是壁内走行的，可以连主动脉壁一起取下做冠状动脉纽扣。用低档电刀游离冠状动脉近端。然后移植到合适的主动脉窦内，通常略高于正常水平，以防止扭曲。用一片经戊二醛固定的自体心包或Gore-Tex 补片修补主动脉的缺损。缝闭主动脉切

口，开放主动脉钳，排气。查看处理后的冠状动脉分支充盈良好后，可撤停体外循环。

⊘ 主动脉瓣功能不全

无论冠状动脉是去顶的还是重新植入的，可能均需要从主动脉壁上部分切下主动脉左冠瓣、右冠瓣交界。随后必须将切下的瓣膜交界重新悬吊到主动脉壁上，以防止主动脉瓣关闭不全（图32.5C）。

NB 心肌保护

术中，可将橄榄头样灌注管直接送入冠状动脉口，加灌额外剂量的心脏停搏液。

NB 复杂的冠状动脉解剖

如果术中探查发现冠状动脉解剖复杂，冠状动脉移植或去顶并重新悬吊瓣膜交界的技术难度大，则应关闭主动脉切口，改行冠状动脉旁路移植术（左侧或双侧胸廓内动脉连接左冠状动脉或右胸廓内动脉连接右冠状动脉）。

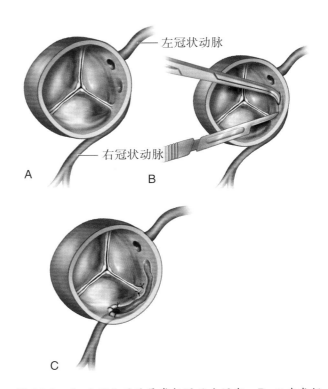

图 32.5　A. 右冠状动脉异常起源于左冠窦。B. 以直角钳为导向，将壁内走行部分"去顶"。C. 完成去顶后，如果有需要，可重新悬吊瓣交界。还要注意将主动脉上的右冠状动脉开口的新的切缘"锁边"，以防止开口梗阻